# ID
# 스트레칭 수기요법

# ID Individual Muscle Stretching
# 스트레칭 수기요법

SUZUKI SHIGEYUKI

김 희 상 · 윤 동 환 옮김

신흥메드싸이언스

# ID
# 스트레칭 수기요법

2011년 1월 발행

**지 은 이** : Shigeyuki Suzuki, Koshin Hirano, Toshikazu Suzuki
**옮 긴 이** : 김 희 상, 윤 동 환
**발 행 인** : 홍 성 혁
**발 행 처** : **신흥메드싸이언스**
**편　　집** : 박 혜 림
**디 자 인** : 서 은 미

**주　　소** : 서울시 영등포구 양평동3가 15-1번지 월드메르디앙 비즈센터 501호
**등록번호** : 제318-2007-000077호
**전　　화** : 02) 2165-8670~4
**팩　　스** : 02) 2165-8675
**홈페이지** : www.shmed.co.kr

**I S B N** : 978-89-6498-005-7 93510
**정　　가** : 70,000원

# 역자소개

## 김 희 상 교수

### 학력
- 1983년 경희대학교 의과대학 의학과 졸업
- 1992년 경희대학교 의학박사 학위 취득
- 2006년 경희대학교 경영대학원 의료경영학 (medical MBA) 석사학위 취득

### 활동 학회
- 대한임상통증학회(이사 및 차기 회장)
- 대한임상노인의학회(이사)
- 대한재활의학회(이사)
- 대한스포츠의학회(부회장)
- 대한류마티스학회(이사)
- 대한신경근골격초음파학회(회장)

### 경력
- 2001년 스포츠의학 전문의 취득
- 2001년 노인의학 전문의 취득
- 2001년 노인병 인정의 취득
- 2001년 스포츠의학 전문의 취득
- 2003년~2010년 경희대학교 의대병원 재활의학과 과장
- 2003년~현재 경희대학교 의대병원 재활의학과 교수, 주임교수
- 2009년~현재 경희대학교 의학전문대학원 및 의과대학, 부대학원장

## 윤 동 환 교수

### 학력
- 1994년 경희대학교 의과대학 졸업
- 1999년 경희대학교 일반대학원 재활의학전공 의학석사 학위 취득
- 2005년 경희대학교 일반대학원 재활의학전공 의학박사 학위 취득

### 활동 학회
- 대한재활의학회(수련교육위원회위원, 정보위원회위원, 정책위원회위원)
- 대한임상통증학회(학술위원회위원)
- 대한노인재활의학회(정보위원회위간사)
- 대한신경근초음파학회(홍보위원회위원)
- 대한스포츠의학회(편집위원회위원)
- 대한통증연구학회(학술위원회부위원장)
- 대한임상노인의학회 회원

### 경력
- 2001년 경희대학교 의대병원 재활의학과 전공의 수료 및 전문의 취득
- 2001년~2003년 경희대학교 의대병원 재활의학과 전임의
- 2003년~2007년 을지의대 을지병원 재활의학과 조교수
- 2007년~현재 경희대학교 의대병원 재활의학과 부교수
- 2000년 노인의학전문 인정의 취득
- 2007년 스포츠의학전문 인정의 취득

# 역자서문

급속한 도시화, 산업화를 거쳐 정보화되고 있는 현대는 건강관리의 시대라고 말할 수 있을 정도로, 유사 이래 어느 때보다 신체와 정신의 안녕에 대한 주목이 모아지고 있는 때라 할 수 있다. 이러한 세태를 발로로 수많은 건강지식, 의학지식의 홍수 속에 살고 있는 현대인은 올바른 지침을 선별하여 취하는 것이 무엇보다 중요하다.

스트레칭이 인체에 미치는 효과와 건강을 위한 중요한 치료적 운동법인 것은 매우 잘 알려져 있다. 특히 장시간 부동자세로 일하는 사무직, 반복적인 일을 하는 노동자, 운동 전 후, 관절염 등 만성 질환자, 고령 및 유소년들에게 안전하고 정확한 스트레칭을 실시하는 것은 불균형의 근육, 근육통 및 관절통의 예방과 치료, 경기력 향상 및 부상 방지, 질환의 자연 경과 호전, 피로 회복, 낙상 방지 등을 위해 반드시 필요한 일이라 할 수 있다.

이에 본 저자들은 신경-근육-관절을 망라한 의학적 토대를 근거로 제시되고 있으며 해부학적 관점과 기능적인 면을 고려하여 알기 쉽고 상세한 설명 및 도해를 붙인 Suzuki Shigeyuki 선생의『Individual Muscle Stretching』제2판을 역하여 독자들에게 선보인다. 치료자들은 이 책을 통하여 스트레칭이 필요한 환자에게 보다 정확하고 안전하며 효과적인 방법을 배울 수 있기에 추천한다.

보다 구체적으로 번역에 아낌없는 도움을 주신 경희의대 재활의학과 윤동환 교수, (주)신흥메드싸이언스 관계자 여러분께 감사드린다.

2010년 9월

**김 희 상**

# 제2판 서문

『Individual Muscle Stretching』 초판을 출판한지 벌써 약 7년이 경과했다. 덕분에 초판은 의료직뿐만 아니라 스포츠 관계자 분들도 애독하고 있다. 그 사이 ID 스트레칭은 임상에서의 경험이나 각지에서 지도하면서 알게 된 점에 대해 검토하고 개량하여 이번에 제2판을 출판하게 되었다.

제2판의 특징은 ① ID 스트레칭의 이론적 배경을 가필한 것, ② ID 스트레칭의 효과를 높이기 위해 통증억제법을 더한 것, ③ ID 스트레칭의 대상 근육을 늘린 것, ④ ID 스트레칭의 방법을 개선한 것, ⑤ 각 근육의 일러스트를 더한 것, ⑥ ID 스트레칭의 효과를 더욱 지속하기 위해서 home exercise로써의 능동적 ID 스트레칭을 일부 소개한 것 등이다.

ID 스트레칭이 연부조직을 중심으로 한 만성적인 통증에 대한 치료법의 하나로써 이용되고 있는 것도 기쁘지만, 그 이상으로 이론적 배경을 이해하면서 통증을 경감 또는 소실시켜 관절 가동성의 개선, 수행 능력 또는 삶의 질(QOL) 향상 등의 효과를 실감하는 사람들이 증가했던 것은 더욱 기쁘다.

연부조직 유래의 통증은 지금까지 경시되어 왔지만 2000년부터 시작된 「운동기의 10년」, 세계 운동과 같은 시기에 미국 의회에서 결의된 「통증의 10년」의 각 운동에 의해 연부조직 유래의 통증이 크게 주목받고 있다. 한편, 신경생리학 분야에서의 상해 영역의 연구는 눈부시게 발전하고 있어 연부조직 치료의 이론적 배경이 더욱 확실해졌다.

만성적인 통증은 신경인성이나 심인성의 것을 제외하면 영상이나 검사 수치로 판단할 수 있는 질환 자체의 병리학적 변화가 직접 관여하는 경우, 질환 자체의 병리학적 변화에 중복해 영상 등으로는 판단할 수 없는 연부조직의 기능적 변화가 원인이 되는 경우, 연부조직의 기능적 변화만으로 발생하는 경우를 생각할 수 있다. 연부조직의 기능적 변화는 영상으로 파악할 수 없기 때문에 그 평가에는 문진 · 촉진 · 운동 검사가 매우 중요해진다. 이러한 평가의 정밀도를 높이기 위해서는 해부학 · 신경생리학 등의 기초지식이 필요하다. 관절가동역이나 근력 등의 저하가 나타났을 때, 그 개선책으로써 골두의 움직임이나 운동 부하에 직접 관련될 뿐 아니라 관절의 움직임을 제한하고 있는 요인 또는 근력을 발휘할 수 없는 요인에 대해 평가하는 것이 중요하다.

독자의 여러분이 ID 스트레칭의 방법을 습득하여 보건 · 의료 · 복지 영역 또는 스포츠 영역에서 활용되기를 바라며, 나아가 본서의 내용을 직장 상사나 동료에게도 소개하여 치료법의 하나로 이용하기 위해서는 해부학 · 신경생리학 등의 기초지식에 정통해, 통증억제나 근육 신장의 이론적 배경을 제3자에게 설명할 수 있는 것이 더욱 중요하다. 그래야만 본서에 제창하고 있는 방법을 기초로 하여 자기 자신의 치료 방법을 탄생시킬 수 있는 것이다.

연부조직의 치료는 아직도 발전 단계에 있다. 많은 분들이 이 영역에 흥미를 가져 주셔서 이론적 배경을 기초로 서로 논의하여 연부조직의 치료가 더욱 발전하게 되어 통증이나 수행 능력이 떨어져 삶의 질이 저하된 사람들에게 조금이라도 도움이 될 수 있기를 바란다.

마지막으로 제2판의 출판에 협력해주신 三輪書店의 青山智 님, 濱田亮宏 님, 일러스트레이터 中野朋彦 님, 카메라맨 酒井和彦 님, 모델 木下芳美 씨, 촬영 현장을 제공해 주신 유마니테크 의료 전문학교장 淺井友詞 선생님, 그리고 언제나 멀리서 응원해 주는 가족에게 감사드린다.

2006년 2월

**Suzuki Shigeyuki**

# 초판의 서문

스트레칭은 혈액 순환의 개선, 통증 경감, 가동역 개선, relaxation 등을 기대할 수 있을 뿐만 아니라 상해 예방, 정교함의 개선 등을 목적으로 하여 스포츠 분야뿐 아니라 병원, 클리닉 등에서도 빈번하게 이용되고 있다. 본서에 기재하고 있는 스트레칭법은 각각의 근육을 개별적으로 스트레칭하여 근육의 신장성, 유연성을 높이는 것으로, 근육이 관여하는 관절가동역과 정교의 개선을 목적으로 하고 있기 때문에 이것을 ID 스트레칭(Individual Muscle Stretching)이라고 명명했다.

ID 스트레칭은 개개의 근육에 대해 그 긴장도에 따라 다음의 2개의 방법을 선택한다. 즉, 근육이 이완되어 있고 가동역의 제한도 없을 때는 베이직(basic)법〈① 스트레칭 ② 이완 ③ 스트레칭〉을 시행하고, 근육긴장이 항진하고 있다고 판단될 때는 컨트랙트(contract)법〈① 스트레칭 ② 이완 ③ 등척성 수축 ④ 이완 ⑤ 스트레칭〉을 시행한다. 본서에서는 스트레칭 시작 전과 종료 후의 사진만을 각 근육에 대해 게재하고 등척성 수축 시의 사진은 생략했다.

ID 스트레칭의 대상은 체간 · 사지 모든 근육이지만, 본서에서는 일상적으로 스트레칭을 실시할 기회가 많은 근육이 모두 망라되어 있다. 신장법의 전반은 주로 두부로부터 견갑대, 상지에 주행하는 근육을 대상으로 하며, 후반은 전부로부터 하지에 주행하는 근육에 대해 정리하고 있다. 게다가 스트레칭 시의 자세는 전반에서 후반으로 감에 따라 배와위, 복와위, 측와위, 좌위, 입위로 구분했다.

각 스트레칭 마다, 첫 페이지는 해당근의 기시부, 부착부, 지배를 받는 척수골수절 레벨, 혈관지배와 함께 해당 근육이 근육연결을 갖는 근육군을 들어 도시했다. 각 근육의 ID 스트레칭이 복수의 자세에서 할 수 있는 경우는 각 자세마다 기재했다. 또한 같은 근에서도 근육섬유의 방향이 다른 경우는 구별해 스트레칭법을 제시했다. 비고에서는 특히 유의해야 할 사항이 있으면 명기했다.

본서는 1992년 일본 도수의학연구회 회원이기 때문에 공동 집필자 선생님과 함께 제작한 소책자를 三輪書店의 추천도 있어 내용을 다시 정리해 완성된 것이다. 본서 제작의 계기가 된 일본 도수의학연구회에 감사함과 함께, 막대한 협력, 원조를 해주신 히로시마대학 의학부 보건학과 교수 奈良勳 선생님, JR 토쿄종합병원 高田治實 선생님, 三輪書店의 青山智 님, 關山步 님, 모델 服部美智 님, 카메라맨 酒井和彦 님께 깊이 감사의 말씀을 드린다.

마지막으로 본서가 스포츠 분야, 병원, 클리닉 등에서 사용되어 선수, 환자의 상해 예방이나 기능 개선에 도움이 되기를 바란다.

1999년 3월

**Suzuki Shigeyuki**

# 목 차

# 본서를 사용하는 방법

106 • ID 스트레칭 수기요법

## 13 후사각근(scalenus posterior muscle) → 17 후사각근

기　　　시 : 제4(5)~7경추 횡돌기 후결절
부　　　착 : 제2 늑골 외측면
신 경 지 배 : 완신경총 C5~8
혈 관 지 배 : 하갑상선동맥, 경횡동맥
근 육 연 결 : 견갑거근, 중사각근

촉진의 포인트를 알 수 있도록 『ID 촉진술』의 근육 번호를 기재하였습니다.

후사각근 landmark

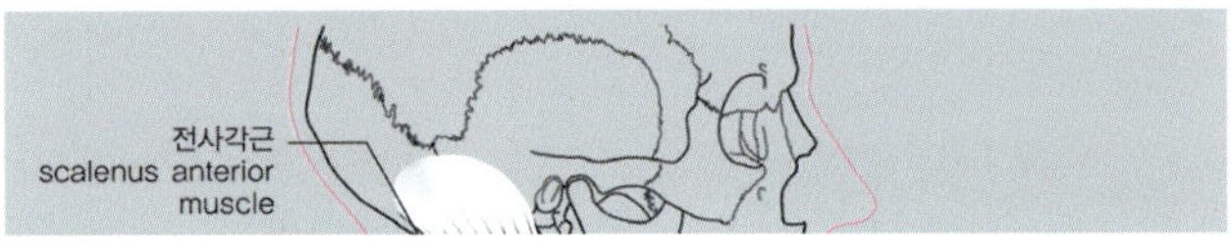

# 제1장

# ID 스트레칭 개론

## 스트레칭의 역사적 흐름

일본에서 스트레칭이 일반인들에게 널리 행해지게 된 것은 NHK 방송국 라디오 체조로부터라고 할 수 있다. 라디오 체조는 일상생활 활동을 시작하기 전의 스트레칭으로써 행해졌으며, 학교의 체육 수업에도 일부 이용되고 있었다. 이러한 반동을 이용한 근스트레칭법을 발리스틱 스트레칭(ballistic stretching)이라고 한다. 그러나 1950년대 경까지는 스트레칭의 의의나 그 효과에 대해 과학적으로 검토되어 있지 않아 일반인들이 인식하는 데까지는 도달하지 않았다.

그러나 스포츠 인구의 증가와 함께 운동 전후 스트레칭의 중요성이 인식되기 시작했다. 그 기폭제가 되었던 것이 Bob Anderson(1975)의 저서 『STRETCHING』이었다. Anderson은 반동을 주지 않고 천천히 근육을 신장해 그 자세를 수십 초간 유지하는 정적 스트레칭(static stretching)을 제창했다. 정적 스트레칭은 운동 선수뿐만 아니라 일반인들에게도 널리 받아들여져 일본에 이른바 스트레칭 붐을 일으켰다.

그 후 Kabat(1950)나 Knott & Voss(1968) 등에 의해 제창된 고유수용성 신경근 촉진법(PNF: proprioceptive neuromuscular facilitation)이 스포츠 선수 사이에 근력 증강법으로 주목을 받게 되었다. PNF는 원래 의료 분야에서 사회복귀요법을 담당하는 물리치료(physical therapy)의 치료 수기로 미국으로부터 도입된 것으로, 이 수기는 스포츠 분야에도 받아들여져 주로 근력증강법으로써 모든 경기 종목의 트레이닝에 이용되어 왔다. 또한 이 수기를 이용한 PNF 스트레칭이 유연성이나 민첩성 개선을 목적으로 하여 주로 스포츠 분야에서 행해지고 있다.

## 스트레칭의 종류와 생리학적 배경

스트레칭은 발리스틱 스트레칭과 정적 스트레칭의 두 종류로 대별된다(표 1-1).

**표 1-1 스트레칭의 비교**

| 타 입 | 종 류 | 특 징 |
|---|---|---|
| 정적 | 정적 스트레칭 | • 최종역에서 부착해 수 초~수십 초간 스트레칭한다<br>• Ib 억제를 이용해 근육강직을 저하시킨다 |
| | PNF 스트레칭(일부) | • PNF 패턴을 이용해 각 패턴의 최종역에서 실시하는 등척성 수축 후의 정적 스트레칭<br>• 각 패턴의 습득이 필요 |
| | ID 스트레칭 | • 각각의 근육에 대한 Ib 억제를 이용한 타동적 정적 스트레칭<br>• 근육의 주행, 자극에 대한 근육의 반응 등 해부학 · 생리학의 상세한 지식이 필요<br>• 근육강직의 정도에 의해 등척성 수축을 조합한다 |
| 동적 | 발리스틱 스트레칭 | • 반동을 이용한 스트레칭<br>• 근육 손상의 위험성이나 근육강직 항진의 가능성이 있다 |
| | PNF 스트레칭(일부) | • PNF 패턴을 이용해 길항근의 등장성 수축을 실시하게 한 후 스트레칭 |
| | 동적 스트레칭 | • 순발적인 움직임에 대응하는 것이 하나의 목적이다<br>• 길항근의 등장성 수축을 재빠르게 반복하여 목적으로 하는 근육의 강직을 억제한다 |

# 1. 발리스틱 스트레칭(ballistic stretching)

발리스틱 스트레칭은 반동을 이용해 근육을 신장하는 방법으로 학창시절의 체육 수업이나 클럽 활동에서의 유연체조 등 반동을 이용해 실시하는 스트레칭을 떠올릴 수 있다. 이 반동을 이용한 급격한 근육 신장은 근육 길이의 변화를 받아들여 근육방추를 흥분시켜 구심성 Ia 신경섬유에 의해 척수 후각을 거쳐, 척수 전각에 존재하는 운동신경 세포를 직접 흥분(탈분극)시켜 신장한 근육을 반사성으로 수축시키는 신장 반사를 조장한다(그림 1-1). 따라서 발리스틱 스트레칭은 스트레칭에 기대되는 근육강직(stiffness)의 억제 효과와는 반대로 근육강직을 항진시켜 결과적으로 가동역의 감소나 근육·힘줄 손상을 일으킬 위험성을 수반한다.

발리스틱 스트레칭은 이러한 결점 때문에 현재는 거의 사용되지 않고 있다.

# 2. 정적 스트레칭(static stretching)

Bob Anderson(1975)은 반동을 이용하지 않고 천천히 근육을 신장해 그 자세를 수십 초간 유지하는 정적 스트레칭을 제창했다. 정적 스트레칭은 근육을 신장했을 때 근육 및 결합조직으로부터의 저항이 생긴 시점에서 유지하면 근건 이행부에 많이 존재하는 골지건기관(Golgi tendon organ)이 그 자극을 수용하여, 구심성 Ib 신경섬유를 통해 척수 후각까지 자극(impulse)이 전파된다. 척수 내에서는 척수 전각세포와 시냅스 결합하고 있는 interneuron이 Ib 신경섬유로부터의 신호를 받는다. Interneuron은 척수 전각세포의 전위를 내리는 기능이 있기 때문에 결과적으로 전각세포의 탈분극을 억제해 지배근의 근육강직을 저하시키게 된다. 이러한 신경생리학적 반응을 Ib 억제라고 한다(그림 1-2). 이 결과 정적 스트레칭은 유연성을 개선해 수행 능력을 향상시키게 되어 운동선수뿐만 아니라 일반인들에게도 널리 받아들여지게 되었다. 또한 정적 스트레칭은 스포츠 영역뿐만 아니라 물리치료를 비롯하여 의료 분야에서 근육강직 항진을 수반하는 관절가동역 제한의 개선에 이용되어 효

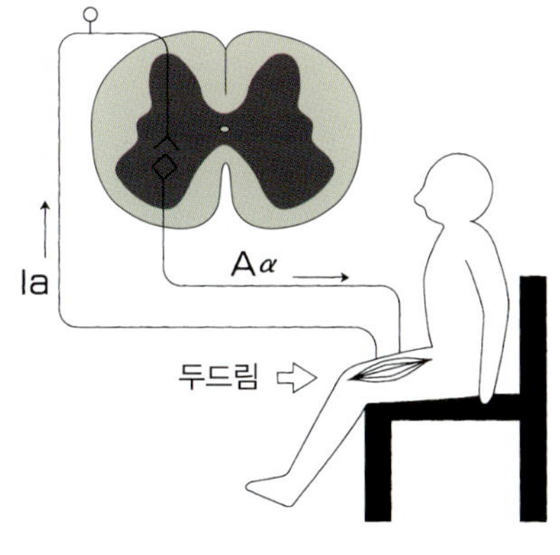


**그림 1-1 신장 반사**

슬개건을 두드리면 근육은 순간적으로 길게 늘어진다. 근육의 길이의 변화는 근육방추에 의해 감지되어 구심성 Ia 섬유에 의해 척수에 전달된다. Ia 섬유는 척수 내에서 직접 전각에 있는 운동신경 세포에 시냅스 결합해 이 세포를 탈분극시킨다. 이 탈분극은 원심성 Aα 섬유에 의해 근육까지 도달해 근육을 반사적으로 수축시킨다.

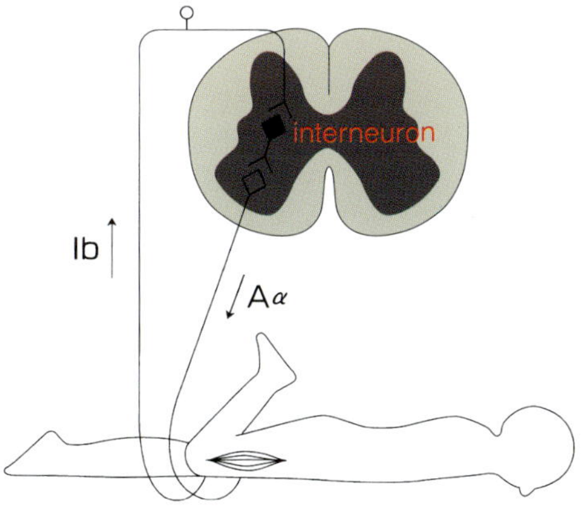


**그림 1-2 지속 신장과 Ib 억제**

근육이 지속적으로 신장되면 골지건기관이 근육강직의 고조를 감지하고 이 신호는 구심성 Ib 섬유를 전파해 척수까지 달한다. 척수 내에서는 interneuron이 이 신호를 받아 척수 전각에 있는 운동신경 세포의 흥분을 저하시켜 결과적으로 지속적으로 신장된 근육의 강직을 저하시킨다.

과를 올리고 있다. 반대로 정적 스트레칭은 급성 효과로써 peak torque의 저하(Cramer 등, 2005)가 나타나 운동 전의 스트레칭이 근 출력을 감소시킬 가능성도 엿볼 수 있다.

이에 비해 상반신경 메커니즘과 Ib 억제의 양자를 이용한 방법이 동적 스트레칭(dynamic stretching)으로, 주로 스포츠 분야에서 이용되고 있다. 동적 스트레칭은 예를 들면 대퇴사두근을 반복적으로 등장성 수축하여 상반신경 억제에 의해 길항근인 햄스트링의 근육강직을 저하시킨 후, 마지막에 햄스트링을 정적 스트레칭하는 방법(鈴木, 1994)이다. 동적 스트레칭은 정적 스트레칭 단독에 비해 근육 출력을 증가시켜 근육의 기능을 발휘하는 데 효과적이라는 보고(Yamaguchi 등, 2005)가 있다. 그렇지만 유연성의 획득에는 정적 스트레칭이 동적 스트레칭보다 효과적이라는 보고(Bandy 등, 1998)와 같이 동적 스트레칭의 방법에 정통하지 않으면 어느 근육이 등장성 수축할 때에 길항근이 동시 수축할 가능성도 생각할 수 있어 주동근뿐만 아니라 길항근의 근육강직 항진을 일으킬 수도 있다. 게다가 주동근의 등장성 수축에 의해 어느 관절 각도로 부착하는 데는 길항근의 수축이 필요하거나 주동근에 의해 최종 가동역까지 관절을 움직이면 발리스틱 스트레칭과 같이 길항근에 신장반사를 일으키는 것도 생각할 수 있다. 이러한 것으로부터 경기 전에 모든 근육에 대해서 한결 같이 동적 스트레칭을 하면 원래 근육강직이 항진하고 있는 근육, 통증이 발생하고 있는 근육 등에서는 더욱 근육강직이 항진해 통증 악화나 장애 발생의 원인이 될 수도 있으므로 항상 근육강직 상태를 평가해 스트레칭의 방법을 선택하는 것이 중요하다.

## 스트레칭의 대상

스트레칭은 스포츠 영역에 있어 근육 및 결합조직을 대상으로 해 운동 전후의 유연성, 점탄성 획득을 목적으로 하는 수법으로써 이용되어 임상에서는 관절가동역 개선을 위한 하나의 방법으로써 파악되고 있다.

관절가동역에 대한 치료에서는 통증 경감, 혈액순환의 개선을 포함한 근육 및 결합조직 등의 연부조직을 대상으로 하여 연부조직의 유연성, 신장성을 개선하여 결과적으로 관절가동역의 개선을 요구하는 방법과 관절의 움직임 자체에 주목해 관절에 직접 접근하는 방법으로 나누어진다.

관절에 직접 접근하는 치료법의 기초에는 관절의 움직임, 즉 관절와에 대해서 관절두가 정상적인 움직임이 저해되고 있으므로 관절두의 움직임을 끌어내기 위해서 운동이 제한되고 있는 방향으로 타동적으로 관절을 움직인다는 생각이 존재한다. 따라서 이러한 사고에는 근육을 스트레칭한다는 의식은 희박하다. 한편, 관절가동화는 마찬가지로 관절와에 대한 관절두의 움직임이 정상적이 아니기 때문에 관절두의 움직임을 상세하게 검토해 관절두를 직접 움직여 관절낭의 유연성을 높이는 것과 동시에 관절두의 움직임을 개선하려고 하는, 관절의 움직임을 중심으로 한 생각이다.

관절가동역 제한의 원인은, 관절 내의 외상이나 섬유성 조직의 증식, 추간판탈출증, 회전근개손상 또는 관절열극의 협소화 등 단순 X선, MRI, 초음파, 내시경 등에 의해 진단되는 기질적 변화와 근육 또는 관절낭, 인대, 근막 등 결합조직의 유연성 및 점탄성의 저하, 근육강직 항진 등에 의한 기능적인 변화가 생각된다(그림 1-3).

기능적 변화는 근육 · 근막성 요통 등과 같이 원발성으로 출현하는 경우와 기질적 변화에 수반하여 존재하는 경우를 생각할 수 있다. 본래 관절 또는 뼈는 척수전각에 세포체를 갖고 있는 운동신경의 지배를 받지 않기 때문에 관절의 운동 제한은 기질적 변화가 없는 경우나 관절내 염증에 의해 부종이 형성되고 있는 것 등을 제외하면 골두 그 자체가 관절의 움직임을 제한하고 있는 것이 아니라, 관절 주위의 연부조직에 의해 골두의 움직임이 제한되어 그 결과 관절 운동이 제한되고 있다고 생각된다.

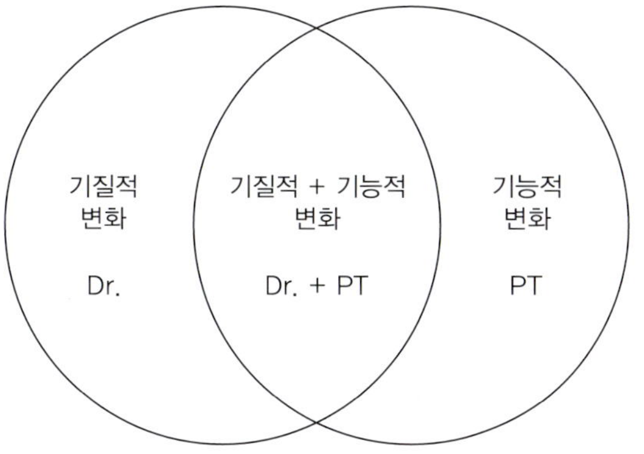


**그림 1-3 기질적 변화와 기능적 변화**(문헌 1에서 인용)
통증과 근육강직 항진에 수반하는 관절가동역 제한은 기질적 변화와 기능적 변화의 양자로부터 발생한다고 생각되므로 그 원인을 추적하는 것과 동시에 의사와 물리치료사가 각각의 역할을 담당하는 것이 중요하다.

관절가동역 제한을 일으키는 관절구축의 원인은 선천적인 것 이외에 ① 피부성 구축 ② 결합조직성 구축 ③ 근육성 구축 ④ 신경성 구축 ⑤ 관절성 구축으로 분류되고 있다(高橋, 1994). 이 중에서 ① 피부성 구축 ② 결합조직성 구축 ③ 근육성 구축은 각각 연부조직이 직접 구축의 원인이 되고 있다. 그리고 ④ 신경성 구축은 통증 등에 의한 반사성 수축이나 중추성 신경장애에 의한 근육강직 이상, 말초신경장애 등으로 근육의 이완성 마비가 원인으로 여겨지고 있어 연부조직의 관여를 엿볼 수 있다. 또한 관절성 구축은 관절을 구성하는 연부조직인 활막 · 관절낭 · 인대 · 관절 주위 조직 등의 염증 또는 외상에 의해 이러한 위축 또는 유착으로 일어난 구축이라고 정의되고 있어 연부조직 유래인 것을 알 수 있다. 이러한 것으로부터 관절구축에 대해서도 그 원인은 결합조직 또는 근육 등이 포함되는 연부조직의 기능적 변화에 의한 것이 많기 때문에 관절가동역을 개선하기 위해서는 연부조직에 주목할 필요가 있다.

또한 의사 이외의 사람이 연부조직에 의한 관절가동역 제한에 대해서 역량을 발휘할 수 있는 것은 생체 외부로부터 자극을 주고 변화시킬 수 있는 다음의 세 경우로 좁혀진다. ① 기질적 변화의 개선을 목적으로 한 수술 후에 기능적 변화가 잔존하는 경우 ② 수술의 대상이 되지 않는 정도의 기질적 변화의 존재와 함께 기능적 변화가 중복되어 있는 경우 ③ 기능적 변화만의 경우이다(鈴木, 2003). 따라서 관절가동역 제한에 대한 치료법에서는 관절의 움직임을 주도하는 근육 및 근육의 형상을 유지하는 근막, 인대 · 힘줄, 또는 관절낭의 안쪽 등 결합조직 등으로 구성되는 연부조직의 기능적 변화에 대한 평가 능력과 연부조직의 기능적 변화에 따라 일어나는 관절 운동에 대한 평가 능력이 필요하다. 더욱 관절가동역에 대한 치료에서는 위험 관리의 점으로부터도 우선 연부조직에의 접근 후에 관절에의 직접적인 접근으로 진행되는 것이 바람직하다. 또한 각각의 접근이 무엇을 타겟으로 해 어떠한 목적으로 실시하는지를 명확하게 해야 한다. 그러기 위해서는 우선 관절가동역 제한 또는 구축의 병태를 아는 것이 중요하다(그림 1-4~6)(沖田 등, 2000, 2003; Okita 등, 2004).

한편, 관절가동역 운동에서 우리는 그 원인을 관절두(關節頭)의 움직임 저하나 길항근 근육강직의 항진이라고 단정지어 안이하게 제한이 있는 방향으로 작동시킨다. 그렇지만 예를 들어 요통이 있을 때 요추를 신장하는 것으로 척주기립근육군의 일부에 통증이 다시 나타나 체간 신전 동작이 제한되는 것이나, 전 날 밤까지 전혀 통증이나 운동 제한이 없었던 경우에서도 이른바 급성 목덜미 강직에 의해 운동 제한이 일어나, 제한되고 있는 방

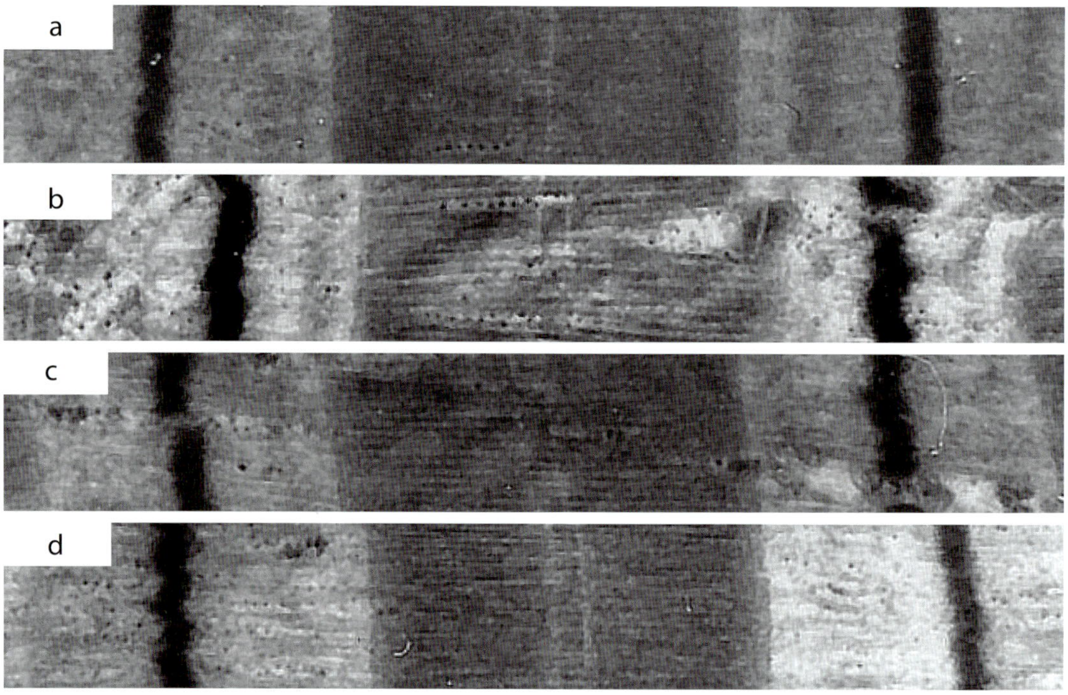


그림 1-4 Rat의 근절 길이 변화
a. 정상
b. 4주간 고정
c. 4주간 고정 후 자유 사육
d. 4주간 고정 후 스트레칭
Rat의 족관절을 4주간 족저굴곡 자세로 석고 고정하면 근절 길이가 단축되지만(b), 스트레칭에 의해 근절 길이는 회복된다(d).
(사진: 沖田 實 선생님의 후의에 의함)

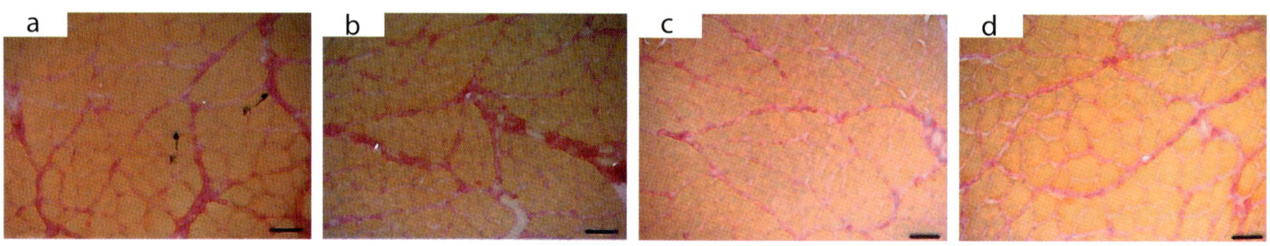


그림 1-5 Rat의 근육섬유와 결합조직의 변화
a. 정상
b. 4주간 고정
c. 4주간 고정 후 자유 사육
d. 4주간 고정 후 스트레칭
Rat의 족관절을 4주간 족저굴곡 자세로 석고 고정하면 근육세포는 위축하고(b) 반대로 결합조직의 점유 면적이 증가한다. 스트레칭에 의해 정상까지 거의 회복한다(d).
(사진: 沖田 實 선생님의 후의에 의함)

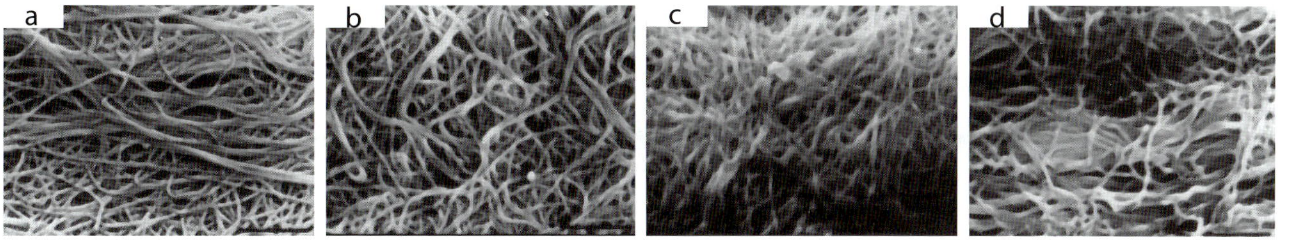


**그림 1-6 Rat의 콜라겐 섬유 주행의 변화**(문헌 2에서 일부 개정 인용)
a. 정상
b. 4주간 고정
c. 4주간 고정 후 자유 사육
d. 4주간 고정 후 스트레칭
Rat의 족관절을 4주간 족저굴곡 자세로 석고 고정하면 콜라겐 섬유 주행은 근육섬유를 가로질러 가지만(b) 스트레칭에 의해 근육섬유에 대해 정상과 같이 종주화한다(d).

향으로 경부를 움직이면 같은 사태가 일어나는 일도 경험하고 있다. 즉, 근육을 포함한 연부조직은 강직 항진이나 유연성 저하의 상황에서는 단축 또는 압축시키는 방향으로 작동시키는 것에 의해서도 통증과 함께 관절의 운동 제한이 일어나는 것이다. 따라서 연부조직의 기능적 변화에 의한 가동역 제한에서는 그 원인이 길항근뿐만 아니라 주동근과 주동근을 싸는 근막 등에도 존재하는 것을 알아두어야 한다.

# 스트레칭의 효과

## 1. 관절가동역(유연성)의 개선과 근육강직 저하

Hagbarth(1985)는 수지 중수지관절(MP: metacarpophalangeal joint)에 Torque 모터를 설치해 수동적으로 MP 관절을 굴곡 · 신전해 각 조건하에서의 관절의 가동성 · 근육강직에 대해 검토하고 있다(그림 1-7). 그 결과, 지굴근육군을 수동적으로 크게 신장하면 신장 전에 비해 MP 관절 신전의 가동역 확대와 신장 반사의 억제가 나타나며, 반대로 지굴근육군을 단축 방향으로 작동시키면 MP 관절 신전의 가동역 감소와 신장 반사의 항진이 출현해 근육강직의 항진을 시사했다.

이것은 스트레칭은 근육 및 결합조직의 유연성을 개선할 뿐만 아니라, 신장 반사의 억제 효과가 나타난 것으로부터 근육강직의 억제에도 효과적인 것을 나타낸 것이라고 생각된다. 반대로 근육을 수동적으로 단축하면 관절가동역이 감소해 신장 반사가 항진한 것에 의해 연부조직의 기능적 변화에 의한 관절가동역 저하에 대한 스트레칭에서는 신장 방향이 매우 중요하다는 것을 알 수 있다. 예를 들면 견관절 굴곡의 가동역 제한이 있어 굴곡 최종영역에서의 통증이 삼각근 전부 섬유에 존재하는 경우에서는 견관절을 수동적으로 또는 도르래 등을 이용해 자동 개호적으로 굴곡하면 삼각근 전부 섬유가 단축 방향으로 작동되기 때문에 근육강직이 더욱 항진해 관절가동역은 더욱 저하하는 것이 예상된다. 이 경우의 견관절 굴곡의 가동역을 개선시키기 위한 스트레칭의 방향은 견관절 신전 방향이며 결과적으로 굴곡의 가동성 개선을 얻을 수 있는 것이다. 그리고 스트레칭이 근육강직 항진에 대한 효과로써 전기 생리학적으로는 안정될 때 방전이 매우 분명하게 저하(De Varies, 1961), 신경 전달 효율의 증대(片平 등, 1985), 운동할 때에 이상 방전의 감소(寺崎 등, 1988), H 반사의 진폭 감소(Guissard 등, 2003), 평균 주파수의 고주파 성분으로의 이행(그림 1-8)(森谷 등, 1987), 물결무늬(moire)의

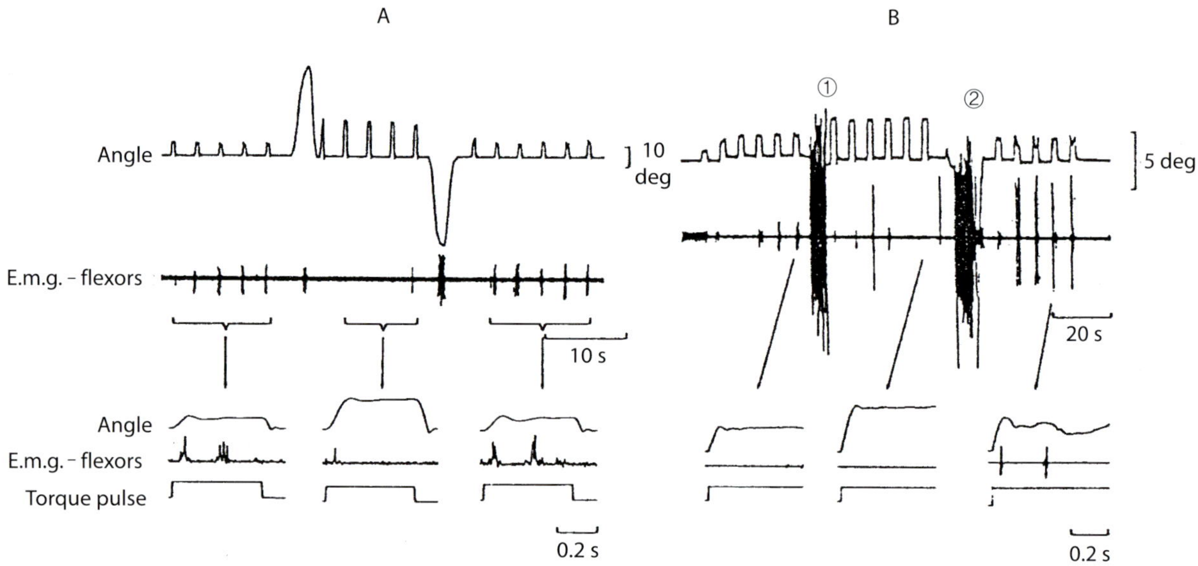


**그림 1-7 다른 조건하에서의 근육강직에 수반하는 반사적 변화**(문헌 3에서 일부 개정 인용)

A. 수지 MP 관절을 Torque 모터로 타동적으로 크게 신전하여(최상단의 baseline보다 윗 방향), 수지굴근군을 신장하면 신장 후는 신장 전과 같은 Torque를 부하하더라도 수지굴근군의 근육강직이 저하해 신장 반사의 소실(최상단부터 2단째)과 함께 큰 각도를 얻을 수 있다. 반대로 수지 MP 관절을 타동적으로 크게 굴곡했을 경우에서는 신장 반사의 재출현과 신전 각도의 감소가 나타났다.

B. 수지굴근군에 등척성 수축(①)을 부하하면(최상단부터 2단째) 부하 전에 비해 몇 안 되는 수지 MP 관절의 각도 증가가 보여졌지만(최상단), 등장성 수축(②) 후에는 신장 반사의 증강과 함께 신장 각도의 감소가 관찰되었다.

정상화(그림 1-9)(寺崎 등, 1988) 등에 의해 뒷받침되고 있다.

스트레칭의 가동역 또는 유연성의 개선 효과는 관절 가동성의 증대(Williams, 1988; Bandy 등, 1994; 佐伯 등, 2000; Okita 등, 2001; 沖田 등, 2002), 근육 습중량의 개선(佐伯 등, 2000; Okita 등, 2001), 근육 섬유 단면적의 증대(그림 1-5)(Yamazaki 등; 1996; 沖田 등, 1998, 2003; Okita 등, 2001), 근절 길이의 개선(그림 1-4)(佐伯 등, 2000; 沖田 등, 2003), 근절 감소의 방지(Willams, 1990; Cox 등, 2000; 佐伯 등, 2000), 결합조직 점유 면적의 감소(그림 1-5)(Williams, 1988; 佐伯 등, 2000; Okita 등, 2001), 콜라겐 섬유의 주행 개선(그림 1-6)(佐伯 등, 2000)이나 콜라겐 섬유의 대사 개선(Savolainen 등, 1988) 등에서 검토되어 모두 스트레칭의 효과를 시사하고 있다.

연부조직의 유연성에 관여하는 인자로서 관절낭, 근육 · 근막, 힘줄, 피부 등을 생각할 수 있는데, 그 대부분은 관절낭과 근육 · 근막이, 각각 47%와 41% 관여해(Johns 등, 1962) 근육 · 근막이 가동역이나 유연성에 주는 영향의 중요성을 엿볼 수 있다. 또한 관절낭 · 힘줄 · 인대 등의 결합조직은 수축 · 이완의 특성은 없이 약간의 유연성을 갖고 신장할 수 있지만 단축한 결합조직의 신장을 위해서는 적어도 20분 이상 시행하는 것이 바람직하다는 보고(Kottke, 1966)나, 스트레칭은 결합조직의 점성에는 효과적이지만 탄성에는 효과가 없다는 보고(Kubo 등, 2001, 2002)도 볼 수 있다.

## 2. 혈액 순환의 개선

혈액 순환의 개선은 근육 이완을 위해서 근육세포 내에 방출된 칼슘을 근육소포체에 넣을 때의 에너지원인 아데노신 3인산의 생성을 활발하게 해 근육이 수축으로부터 이완으로 순조롭게 이행하게 하여 근육 피로의 회

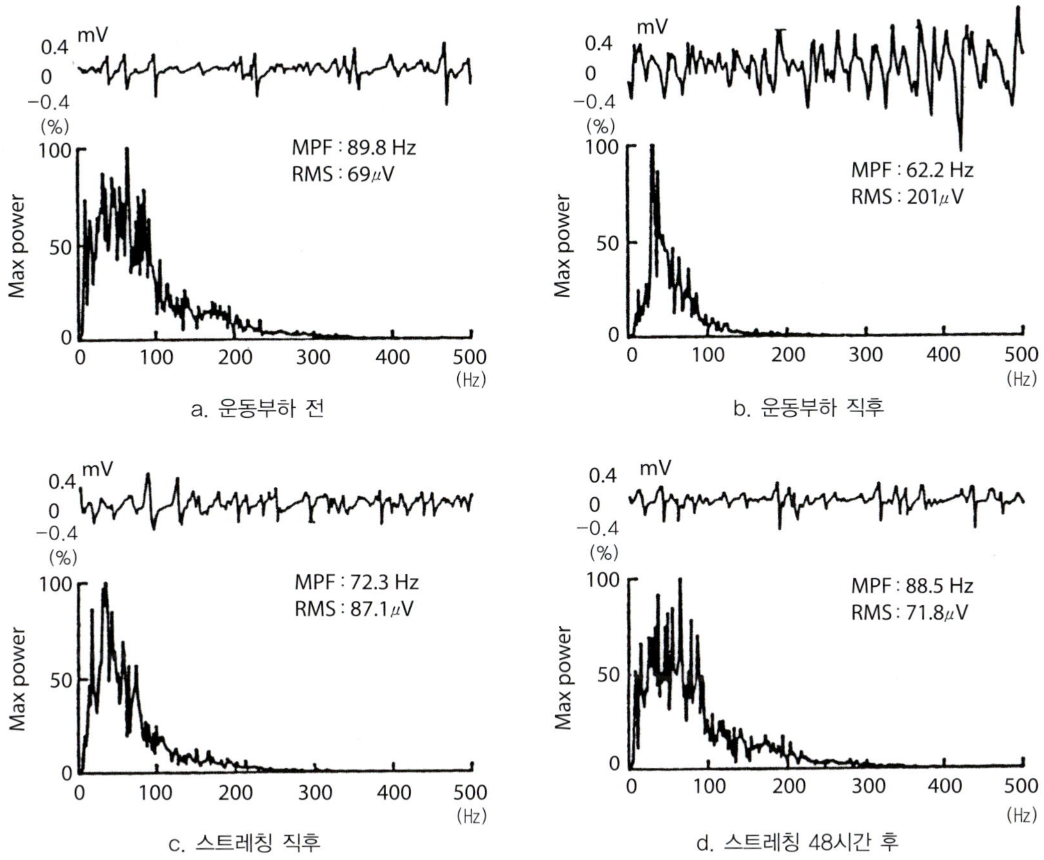


**그림 1-8 스트레칭에 의한 근전도 주파수의 변화**(문헌 4에서 일부 개정 인용)
운동 부하에 의해 근전도는 저주파 성분이 증가해 평균 주파수도 저하하지만, 스트레칭 48시간 후에는 운동 부하 전까지 거의 회복하고 있다.

복을 촉진하는 것을 생각할 수 있다.

정상인을 대상으로 한 실험에서 스트레칭 후의 혈류량은 스트레칭 시간이 길어짐에 따라 많아지는 경향이 나타나 운동 전의 스트레칭이 운동 후의 피부온도 상승에도 관여한다고 보고되고 있다(福永 등, 1983; 安部 등, 1983; 影山 등, 1986; 中村, 1995). 또 鈴木 등(2004, 2005)은 만성 요통자에 대해 통증억제와 스트레칭을 시행한 결과, 요부 심부 미세동맥의 혈관 단면적이 확대해 혈류가 개선한 것을 확인하였다.

## 3. 근육통의 완화

혈액의 순환 개선은 통증 유발 물질이나 통증 증강 물질의 생성을 억제해 이른바 근육통을 완화한다. 또한 스트레칭에 의한 Ib 억제 작용은 근통에 의한 척수 운동 뉴런의 흥분성을 저하시킨다(森谷 등, 1987). 鈴木 등(2003~2005)은 견관절부에 여러 가지 기질적 질환을 가지며, 한편 통증이 발생하고 있는 근육에 대해 스트레칭에 의한 경감 효과를 보고하고 있다.

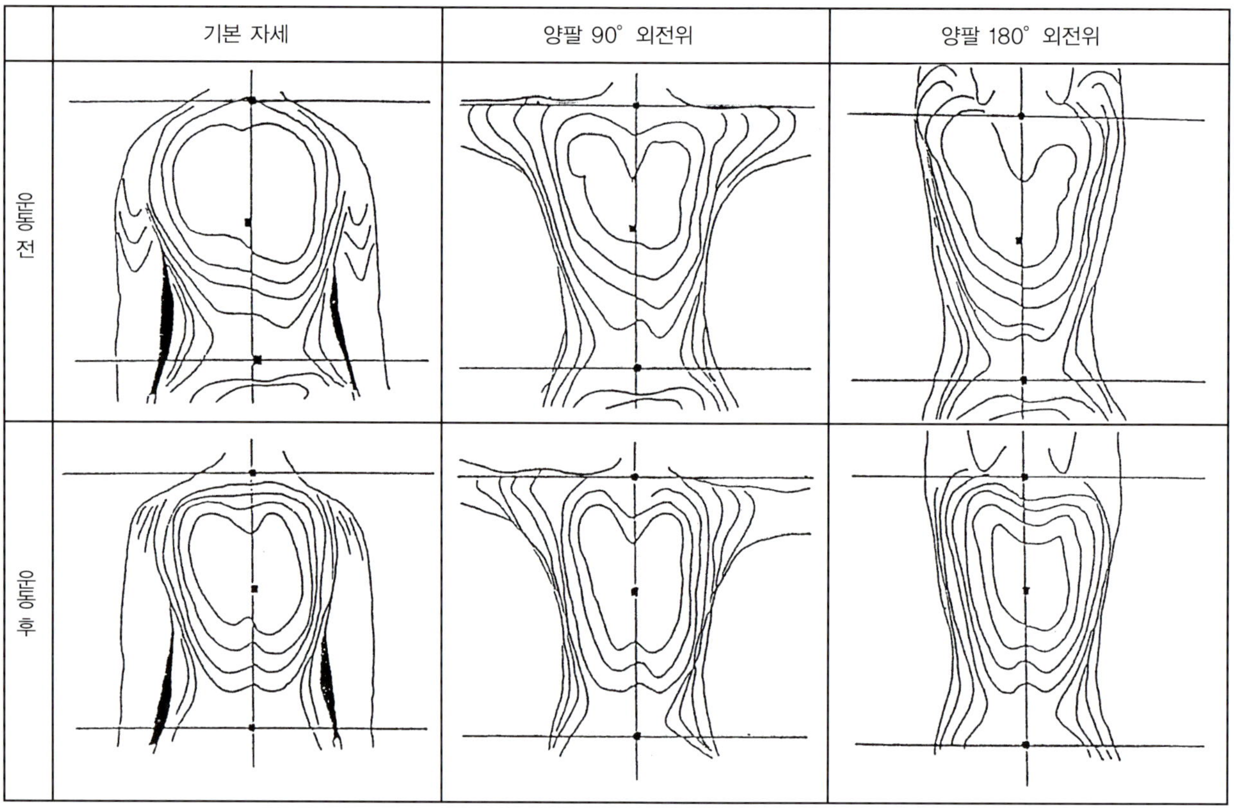


**그림 1-9 스트레칭에 의한 물결무늬의 변화**(문헌 5에서 인용)

상단: 요통환자의 물결무늬

하단: 스트레칭 후의 물결무늬

요통이 있는 사람에서는 근육강직의 좌우 불균형 때문에 물결무늬가 비뚤게 촬영되지만, 스트레칭 후 거의 좌우 대칭적인 상을 얻을 수 있었다.

## 4. 장애 예방 · 경기 수행 능력의 개선

스트레칭은 근육방추(muscle spindle)가 관여하는 신장 반사의 역치를 높이는 것과 동시에 여러 가지의 동작에 협조해 작용하는 주동작근, 길항근, 공동근 및 고정근의 순조로운 반응을 촉진해, 근육단열 등을 방지한다.

山下 등(1993, 2001)은 근육 신장에 의해 신경근 접합부 틈(간격)의 거리가 단축한 것으로서 근 신장이 신경근 전달 기능을 촉진한다고 시사하고 있다. 게다가 rat의 하비골에 연장술을 시행해 근육을 지속적으로 신장한 片平 등(1985)의 보고에서는 신경 전달 효율이 증대해 다음에 생기는 자극에 대해서 반응하기 쉬워져 신경 전도 속도는 혈류에 의존하는(Mortimer 등, 1970) 것을 생각해 보면 스트레칭이 신경 전달 기능을 향상시켜, 밸런스 기능이나 반응 시간 향상(Behm 등, 2004)의 결과, 수행 기능의 개선에 작용한다고 생각된다.

# 근육 수축의 양식이 스트레칭 효과에 주는 영향

근육 스트레칭은 정적 스트레칭 단독의 경우와 근육 수축 후에 스트레칭하는 경우로 크게 나눌 수 있다. 근육 수축의 양식은 등척성 수축, 등장성 수축, 등속성 수축으로 분류된다.

# 1. 등척성 수축과 스트레칭

지금까지도 정적 스트레칭 단독과 등척성 수축 후의 정적 스트레칭의 비교 연구가 많이 보고되고 있지만 연구자에 따라 스트레칭의 시행 시간이 다를 수도 있어, 일정한 결과에는 이르지 않았다. 정상인을 대상으로 한 연구에서는 등척성 수축 후의 스트레칭이 스트레칭 단독에 비해 가동역 획득에 효과가 나타난다는 보고(Sady 등, 1982; Etnyre 등, 1986; Tanigawa, 1972)가 많기는 하지만 전기 생리학적 검토에서는 스트레칭 후의 자발 방전이 크고 근육이 이완하지 않는다는 보고(Osterings 등, 1987)나 등척성 수축 직후, H 반사의 억제 효과가 수백 msec로 나타나지만, 그 후는 스트레칭 단독의 레벨까지 돌아온다(Entyre, 1986)는 보고도 있어, 등척성 수축을 조합한 정적 스트레칭이 항상 효과적이라고는 단언할 수 없다. 그 이유로서 Ribot-Ciscar 등(1991)은 사람 근육방추로부터의 구심성 신경의 자발 방전에 주목해, ① 신장 반사에 관여하는 근육방추로부터의 구심성 신경이 자발적인 방전을 하고 있지 않을 때, 즉 근육이 이완한 상태에서는 등척성 수축을 실시하면 반대로 자발 방전이 발생해 신장 반사가 일어날 때까지의 잠시도 단축해 신장 반사의 역치는 저하하며 ② 근육방추로부터의 구심성 신경에 자발 방전이 보일 때, 즉 근육강직이 항진한 상태에서는 등척성 수축에 의해 그 방전 활동은 일시적으로 소실한다는 결과를 얻었다(그림 1-10). 또한 Hagbarth 등(1985)도 마찬가지로 근육을 가볍게 신장하는 것만으로도 신장 반사가 출현하는 이른바 근육강직이 항진된 상태에서는 등척성 수축 후 약간의 가동성 개선과 스트레칭할 때에 신장 반사 출현의 저하를 보고하고 있다(그림 1-7).

이러한 결과는 임상에서 등척성 수축 후의 스트레칭은 근육강직 항진 상태의 근육에 대해 효과적이지만 근육

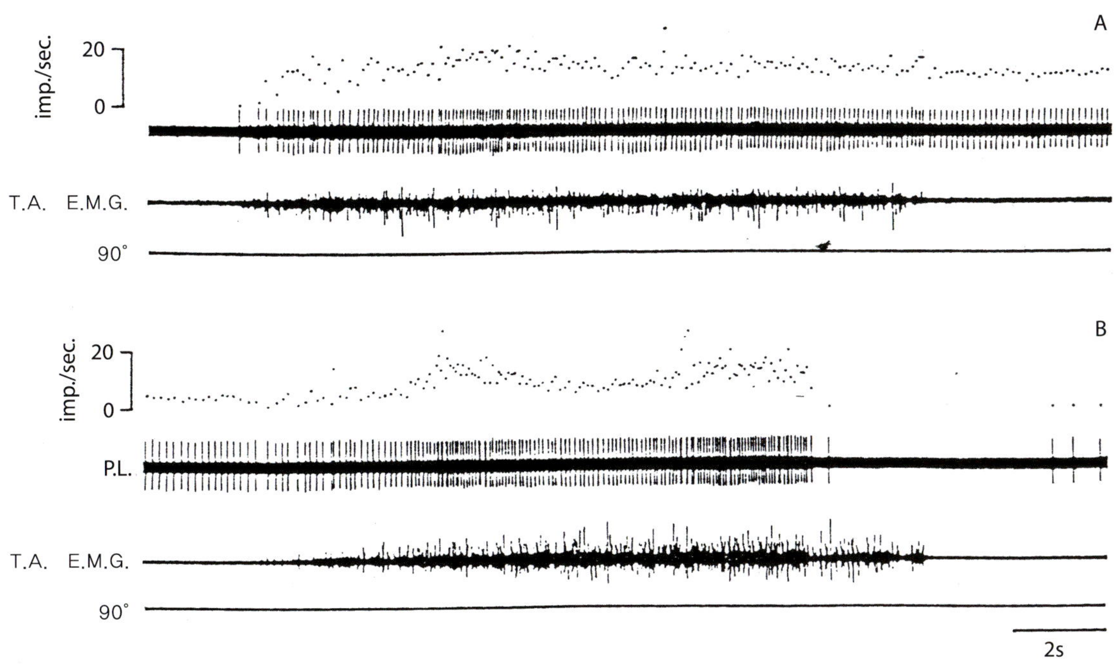


**그림 1-10 등척성 수축과 Ia 신경섬유 활동**(문헌 6에서 인용)

A, B 모두 상단: Ia 활동
중단: 전경골근 활동
하단: 족관절 각도 변화

A. Ia 신경섬유의 활동이 나타나지 않는, 이른바 이완한 상태에서 전경골근에 등척성 수축을 부하하면 수축 종료 후에도 Ia 신경섬유의 활동이 유지되어 근육강직이 항진하고 있는 것을 추론할 수 있다.

B. Ia 신경섬유의 활동이 매우 분명할 때 등척성 수축을 부하하면 수축 종료 후에는 Ia 신경섬유 활동이 있는 시간 억제되어 근육강직이 억제된 것을 추론할 수 있다.

이 이완한 상태에서는 등척성 수축 후의 스트레칭은 반대로 근육강직을 항진시키는 결과로 연결될 가능성을 시사하고 있어 스트레칭을 실시할 때에는 근육의 생리적 강직 상태를 잘 파악해 등척성 수축을 이용할 필요성이 있는 것을 엿보게 한다. 덧붙여 근육강직이 항진할 때에 가동성의 개선 및 근육강직 억제를 목적으로 하여 등척성 수축을 병용하는 방법은 「hold-relax」로 불리며 임상적으로도 다용되고 있다.

## 2. 등장성 수축과 스트레칭

근육 트레이닝을 실시한 직후는 운동 부하한 근육의 강직이 증강해 극단적인 때에는 관절의 가동성도 저하한다. Hagbarth 등(1985)은 수지굴근에 대한 등장성 수축 후는 분명한 신장 반사를 조장해 수지 MP 관절의 신장 방향의 가동성을 극단적으로 저하시켰다고 보고하고 있다(그림 1-7). 물리치료에서는 관절가동역 운동 후에 해당 관절 주위근에 대해 근력 증강 운동을 당연한 것처럼 실시해, 많은 경우 등장성 수축에 의한 운동 부하를 준다. 이것은 관절가동역 운동에 의해 가동역이 개선되었다고 해도 등장성 수축에 의해 반대로 근육강직이 항진하여 가동성을 저하시키게 되는 것을 의미하고 있어 특히 유의할 필요가 있다. 등장성 수축을 부하한 근육에 대해서는 그 유연성을 유지하기 위해서 다시 해당근을 스트레칭하면 좋다. 스포츠 영역에서도 마찬가지로 등장성 수축을 많이 이용한 트레이닝 후에는 스트레칭을 포함한 cooling down을 실시하지 않으면 근육강직이 항진한 상태가 유지되어 그 후의 근육장애 발생의 원인이 될지 모른다.

이상을 정리하면 관절가동역이나 근육강직에 대한 스트레칭의 효과는 다음과 같다. ① 근육 및 결합조직을 신장하면 관절가동역은 증가한다. ② 근육 및 결합조직을 신장하면 신장 반사는 억제된다. ③ 근육강직이 항진하고 있을 때 등척성 수축을 부하하면 신장 반사는 억제되어 관절가동역은 약간 개선한다. ④ 근육강직이 항진하고 있을 때 등장성 수축을 부하하면 신장 반사는 더욱 항진해 관절가동역은 저하한다.

# ID 스트레칭의 필요성

해부학이나 해부 실습으로부터도 이해할 수 있듯이, 같은 근육에서도 여러 방향으로 섬유가 주행하고 있다. 각 근육은 전부 · 중부 · 후부 섬유에, 대흉근은 쇄골부 · 흉늑부 · 복부 섬유와 주행 방향이 크게 다를 때는 명칭을 구별하고 있다. 또한 광배근은, 장골릉에 부착하고 있는 외측부 섬유는 세로 방향으로, 흉추 극돌기에 부착하고 있는 근육섬유는 오히려 가로 방향으로 주행해 중둔근의 외측부 섬유는 대전자를 향해 세로 방향으로 상후 장골극 근처로부터의 섬유는 경사 방향으로 주행하고 있다. 이와 같이 전술한 삼각근과 같이, 같은 근육이름에서도 다른 섬유 이름이 지어질 수 있는 근육은 물론이거니와, 하나의 근육이름뿐인 경우에 대해도 섬유의 주행 방향은 다른 것이 많다. 따라서 근육을 효과적으로 신장하려면 근육섬유가 가능한 한 일직선상이 되는 자세를 선택해 같은 근육에서도 근육섬유의 주행 방향이 크게 다를 때에는 방향을 바꾸어 각각 근육섬유를 개별적으로 스트레칭할 필요가 있다.

종래 행해지고 있는 스트레칭은 다음과 같은 이점이 있다. ① 하나의 운동 방향의 근육군을 정리해 스트레칭할 수 있다. 따라서 단시간에 많은 근육군을 스트레칭할 수 있다. ② 치료자, 파트너가 없어도 혼자서 할 수 있는 방법을 포함하고 있다. ③ 전문적 지식을 그다지 필요로 하지 않는다. 특히 혼자서 실시하는 스트레칭에서는 각 관절의 운동 방향을 알고 있으면 그 운동 방향으로 길항하는 근육군을 스트레칭할 수 있다. ④ 침대나 매트의 설비가 없어도 간단하게 스트레칭을 실시할 수가 있는 경우가 많아 장소를 가리지 않는다.

그러나 종래의 스트레칭에는 다음과 같은 중대한 결점이 포함되어 있다. ① 선택적인 근육 스트레칭이 곤란하다. 스트레칭은 어떤 운동 방향에 길항하는 근육군을 하나의 근육군으로 파악하고 있어 근육이 삼차원적으로 주행하는 것이나, 광배근과 같이 하나의 근육 중에서도 섬유 방향이 크게 차이가 나는 경우가 많은 것 등을 생각하면 몇 개의 근육을 정리해 스트레칭하려면 무리가 있다. ② 근육강직이 항진하고 있는 근육을 더욱 악화시킬 가능성이 있다. 종래의 스트레칭은 근육주행 등의 해부학이나 생리학적 반응에 대한 전문적 지식을 그다지 필요로 하지 않기 때문에 어느 근육을 스트레칭하는 것에 의해 길항근의 근육강직을 더욱 항진시킬 가능성이 있다.

이러한 결점을 보충해 근육을 스트레칭하려면 단지 관절의 운동 방향만을 고려할 뿐만 아니라 근육이나 결합조직으로 이루어진 연부조직의 기능 평가만이 아니라 근육주행의 특징 등을 포함한 해부학의 상세한 지식과 통증이나 근육강직에 관한 신경생리학의 지식을 기초로 한 스트레칭이 바람직하다.

개별적 근육 스트레칭법(Individual Muscle Stretching; 이하, ID 스트레칭)을 배우는 것은 치료자나 트레이너의 근육에 관한 해부학 또는 생리학의 지식이 풍부하게 되는 것과 동시에 근육이나 landmark가 되는 골돌출부의 촉진 기술, 관절가동역 제한이나 통증의 원인이 되고 있는 연부조직의 기능 평가 능력이 확실히 향상된다. 그 결과, 근육을 정확하게 파악해 적절한 방향으로 스트레칭하는 것이 용이해져 결과적으로 가동역 제한이나 통증이 개선되어 장애를 미리 막을 수 있게 된다. 이러한 것에 의해 탄생한 것이 ID 스트레칭이다.

# 제2장

# ID 스트레칭을 위한 기초 지식

# 해부학적 지식

## 1. 근육주행

개개의 근육을 스트레칭하려면 근육의 주행을 이해해 둘 필요가 있다. 인체 해부의 실제나 견학 등에 의해 방추상근 · 익상근 · 반익상근 · 거근 등으로 구별되어 있는 개개의 근육섬유 방향이 다른 것을 실감하기 바란다(그림 2-1). 사지의 근육에서도 대부분의 근육섬유는 뼈의 장축에 따라 똑바로 주행하고 있지 않기 때문에 하나의 근육을 스트레칭할 때에도 몇 개의 방향으로 스트레칭하는 것이 바람직하다.

## 2. 삼차원적 구조

하나의 근육을 상세하게 관찰하면 근육섬유가 얼마나 많은 방향으로 삼차원적으로 주행하고 있는지 알 수 있다(그림 2-2). 또한 어떤 근육이 체표 근처에 존재해 주로 큰 관절 운동에 관여하는 경우에서도 부착부가 관절낭이나 골간근막 등의 심층부에 비집고 들어가 관절의 고정에도 관여한다고 상상할 수 있어, 어느 운동 방향에 관여하는 근육군을 정리해 스트레칭할 수 없는 것을 알 수 있다. 이 삼차원적 구조의 이해에는 해부 실습 · 견학이 불가결하다. 해부 실습 · 견학을 할 수 없을 때는 해부학 책에 기재되어 있는 사진 및 사지를 둥글게 자른 구

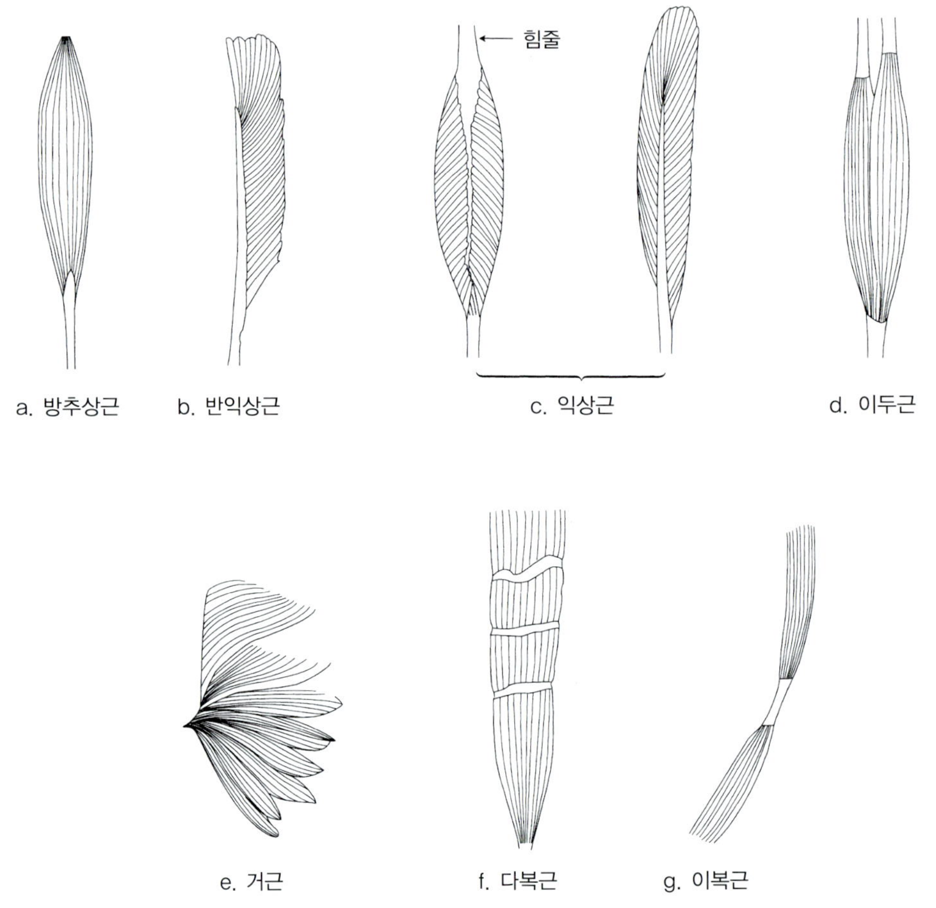


그림 2-1 **타입별 근육주행**(문헌 7에서 일부 개정 인용)

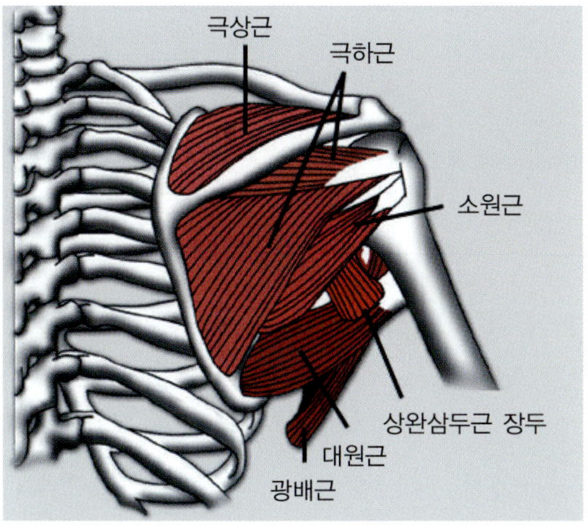


**그림 2-2 삼차원적 구조의 이해**(문헌 8에서 일부 개정 인용)

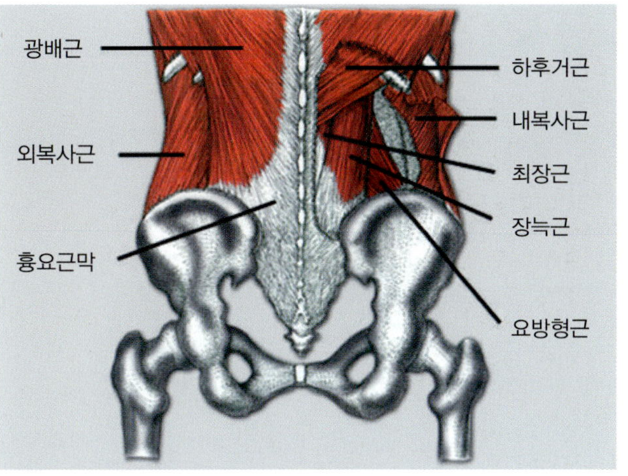


**그림 2-3 근육연결의 이해**(문헌 8에서 일부 개정)
근육은 근막을 비롯한 결합조직뿐만 아니라 근육섬유끼리도 연결하고 있다.

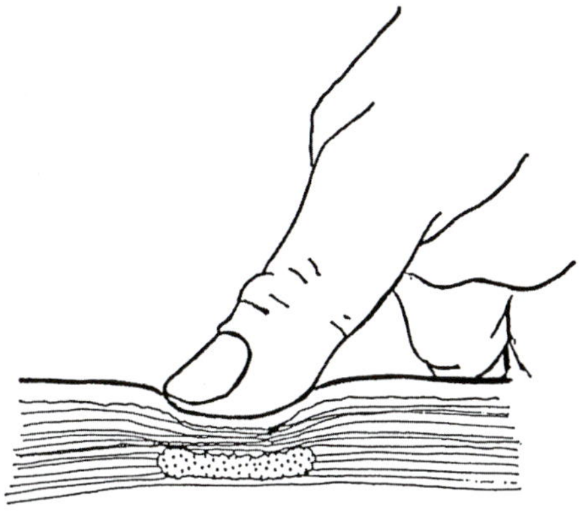

**그림 2-4 근육결절(muscular nodule)**(문헌 9에서 일부 개정 인용)
근육결절은 근육섬유의 일부에 존재해 압박하면 통증이 있다.

조를 나타낸 그림 등을 차분히 관찰하는 것 또는 시판 DVD 비디오 등에 의해 근육의 삼차원적 구조를 이해하는 것도 좋은 방법이다.

## 3. 근육연결

근육은 뼈와 뼈 사이에 부착할 뿐만이 아니라, 근막 · 근중격 · 인대 · 관절낭 등에도 부착한다. 그리고 상완근간중격이 상완근 · 상완이두근 등의 주굴근군과 상완삼두근의 주신근군 양쪽에 부착부를 제공하고 있는 것으로 대표되듯이, 근육은 간접적 또는 근육섬유끼리에 의해 직접적으로 같은 작용을 갖는 근육군뿐만 아니라, 길항근과의 사이에도 이른바 근육연결을 형성하고 있다(그림 2-3)(Vleeming 등, 1995; 河上 등, 1998). 만성 통증에서는 이 근육연결에 따른 통증을 자각해 근육강직 항진이 존재하는 경우가 많기 때문에 주의해 관찰할 필요가 있다.

## 4. 근육결절(muscular nodule)

근육결절이란 근육섬유를 따라 존재하는 딱딱한 것을 말하는데, 근육섬유 전체에 있는 경우는 적고 매우 일부의 근육섬유에 국한되어 있는 것이 특징이며 압박하면 그 국소에 통증이 나타난다(그림 2-4). 근육결절은 지속적인 근육 수축과 순환부전이 기초가 되어, 자발 방전이 보여지는 부분적인 근육 수축과, 근육 수축 자체는 나타나지 않는 결절형 변화가 혼재해 있다. 또한 근육을 싸는 결합조직의 점탄성도 저하하고 있는 것이 예상된다. 그러므로 근육결절을 압박하면 결합조직에의 기계적 자극의 입력과 함께 순환장애가 일어나 통증이 나타난다.

근육결절은 연부조직이 관계하는 가동역 제한의 원인의 하나로 생각되며, 무리하게 가동역을 확대하려고 하면 근육결절부위 주변으로부터 통증이 발생한다. 연부조직의 기능적인 변화에 의한 가동역의 제한이나 통증의 원인이 이 근육결절부인 경우가 많기 때문에 근육결절을 찾아내는 것이 매우 중요하다. 생체에서는 연령 증가와 함께 연부조직이 딱딱해져 이른바 근육결절이라 불리는 부위가 많이 존재하게 된다. 그렇지만 통증이나 가동역 제한을 일으키는 근육결절부위는 한정되어 있으므로 치료에 대해 환자나 선수가 호소하는 근육결절부위 또는 결합조직의 딱딱한 부위를 정확하게 파악하는 것이 필요하며 ID 스트레칭의 치료 효과에도 영향을 준다.

## 5. 관절의 작용

관절은 그 구조에 따라 구관절 · 아상관절 · 경첩관절 · 타원관절 등으로 분류되며 그 작용은 다양하다(그림 2-5). 관절의 움직임을 충분히 이해하고 ID 스트레칭 시에는 가볍게 견인해 관절면의 접촉에 의한 스트레칭의 범위가 제한되지 않도록 유의한다.

## 6. Landmark

ID 스트레칭은 개개의 근육을 대상으로 하기 때문에 ID 스트레칭을 시행하는 사람은 적어도 각각의 근육을

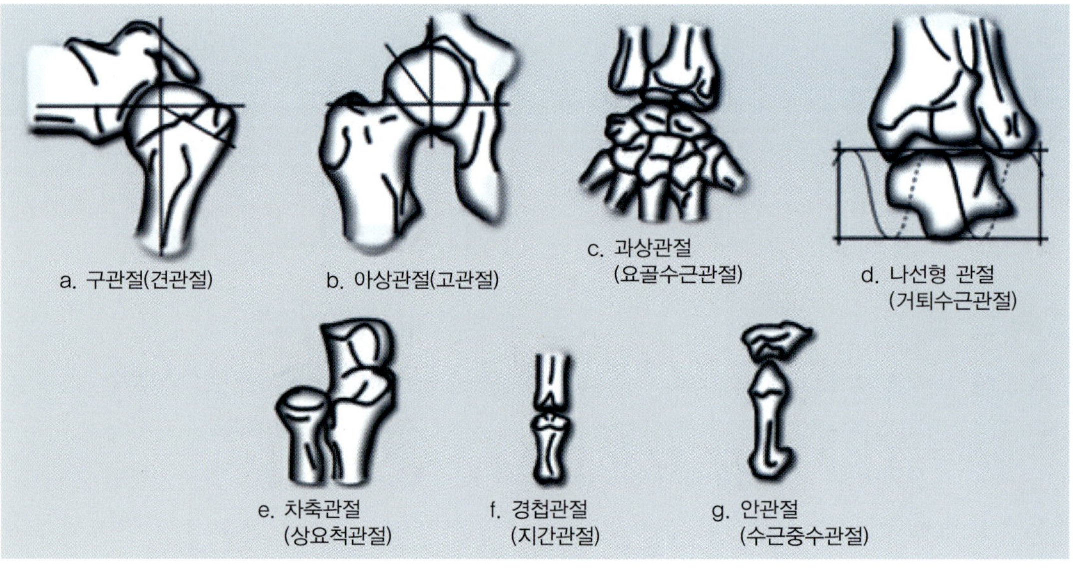


**그림 2-5 관절의 구조와 작용**(문헌 7에서 일부 개정 인용)
스트레칭에서는 관절의 구조와 움직임을 이해해 두는 것이 중요하다.

표 2-1 Landmark 일람표

| | |
|---|---|
| 두 부 | 외후두융기, 상항선, 유양돌기 |
| 척 주 | 극돌기, 횡돌기, 천골 외측연 |
| 흉 골 | 흉골각, 흉골병(manubrium of sternum), 검상돌기 |
| 쇄 골 | 전체 |
| 늑 골 | 각 늑골(특히, 제2, 12늑골), 늑골활 |
| 견갑골 | 견갑극, 내측연, 하각, 외측연, 견봉, 오훼돌기 |
| 상완골 | 대결절, 소결절, 외측상과, 내측상과 |
| 전완골 | 요골두, 요골경상돌기, 주두, 척골경상돌기 |
| 수근골 이하 | 각 수근골, 중수골, 지절골 |
| 골 반 | 장골릉, 상전장골극, 하전장골극, 상후장골극, 좌골결절, 좌골혁, 대 · 소좌골 절흔 |
| 대퇴골 | 대전자, 소전자, 외측상과, 내측상과, 내전근결절 |
| 슬개골 | 슬개골저, 상연, 하연 |
| 하퇴골 | 비골두, 경골조면, 경골전연, 외과, 내과 |
| 족근 이하 | 각 족근골, 중족골, 지절골 |

촉진할 수 있는 것이 요구된다. 개개의 근육의 촉진이 용이하게 되기 때문에 우선 골돌출부의 확인이 필요하다. 근육섬유 전체 또는 그 일부는 기시부 · 부착부 모두 뼈에 부착하는 경우가 많기 때문에 근육의 촉진에서는 골돌출부를 landmark로써 활용한다(표 2-1).

# 생리학적 지식

## 1. 근육 및 결합조직의 특성

부동의 영향으로 근육은 단축, 위축됨과 함께 근육섬유 타입이 변화해 결합조직은 증식함과 함께 콜라겐 섬유는 근육섬유 장축 방향에 대해서 횡단하듯이 주행이 변화하며 히알론산 함유량이 증가한다. 이러한 결과 관절가동역은 감소해 유연성의 저하를 일으킨다(沖田 등, 1998, 2000, 2003, 2004; 佐伯 등, 2000)(그림 1-5, 6).

관절의 가동역 제한은 관절 구성체의 이상과 관절을 둘러싸는 연부조직의 단축 · 위축 등에 의한 신장성의 저하 · 통증 등이 관여한다. 뼈는 수의 운동을 주관하는 운동신경섬유의 지배를 받지 않기 때문에 그 자체로는 움직임을 발휘할 수 없다. 따라서 가동역의 제한은 골 · 관절의 병리학적 변화가 없는 한, 결과적으로는 효과기의 기능을 가지는 근육 및 그 외 연부조직의 이상이라고 생각할 수가 있다. 중추신경계의 이상은 많은 경우 경직(spasticity)이나 경축(rigidity) 등의 강직 이상이 효과기인 근육에 출현한다. 따라서 ID 스트레칭은 중추신경계의 병리학적 변화 그 자체에는 적응이 되지 않지만 운동 부하에 의한 근육강직 항진이 원인으로 가동역 제한이 악화되었을 경우 또는 그 예방으로써 시행된다.

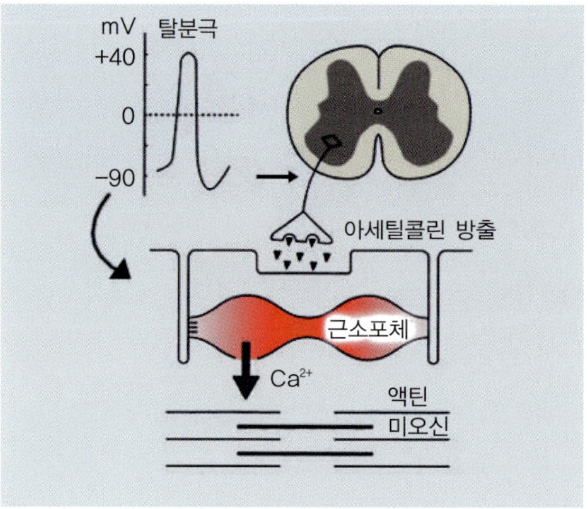


그림 2-6 **척수전각 세포의 탈분극과 근육수축**

근육 중에서도 스트레칭의 영향이 큰 부위에 대해서 Garrett 등(1988)은 동물근육의 신장 부하 시험으로부터 신장되는 것은 근육의 형태에 관계없이 추외근(extrafusal muscle) 실질, 즉 근육섬유 그 자체보다 근건이행부라고 하고 있다.

## 2. 근육의 수축과 이완

ID 스트레칭의 대상은 그 정도의 차이는 있지만 일반적인 상태에서도 과도한 강직 상태에 있는 근육이 많다. 특히 격렬한 운동 후에 발생하는 이른바 지발성 근육통(delayed onset muscle soreness)의 근전도 소견에서는 운동 전에 비하면 비정상인 근육 방전이 인정되고 있다(森谷, 1987). 따라서 ID 스트레칭의 기초로써 근육 수축과 이완에 대한 지식도 필요가 있다.

근육의 수축은 척수전각세포(운동신경세포)의 탈분극(흥분)이 유발(trigger)되어 일어난다(그림 2-6). 전각세포가 탈분극하면 그 흥분은 축삭(말초운동신경)을 거쳐 근육과의 접합부인 신경근 접합부에 도달한다. 신경근 접합부에서는 신경의 흥분을 근육에 전파하기 위해서 신경전달물질인 아세틸콜린이 신경종말로부터 근육세포막으로 향해 방출되어 있는 일정 이상의 전위 변화가 생겨야 비로소 세포막의 탈분극이 일어난다. 이 변화는 근소포체에 전해져 근소포체로부터 칼슘이 근육세포 내에 방출되는 것으로 근육 수축이 발생한다.

근육이 수축한 후, 이완 상태로 이행하려면 근소포체로부터 방출된 칼슘을 다시 수중에 넣기 위한 이른바 「칼슘 펌프」라는 에너지가 필요하다(그림 2-7). 칼슘 재흡수를 위한 에너지는 아데노신 삼인산(ATP: Adenosine triphosphate)이 아데노신 이인산(ADP: Adenosine diphosphate)과 무기인산(Pi)으로 분해될 때 발생하는 에너지가 관여해 근육 수축으로부터 이완으로 원활한 이행을 촉진하고 근육강직을 생리적 정상 범위로 유지한다. 즉, 근육수축에 의해 일어나는 근육강직의 항진은 체성신경계나 자율신경계를 통해 척수전각세포의 이상 흥분이 계속되는 상태라고 파악할 수가 있어 최악의 경우는 이른바 「장딴지 경련」이나 「급성 요통」을 나타내게 된다.

## 3. 근육강직과 순환 상태

순환 상태가 양호하다는 것은 근육이 수축으로부터 이완으로 순조롭게 이행하는 것을 재촉해 근육강직을 생

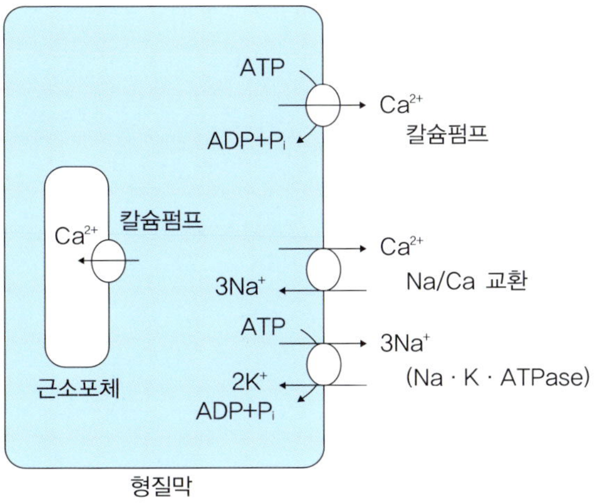


**그림 2-7 근육 이완 시의 에너지원**(문헌 10에서 인용)

근육이 이완하려면 ATP가 ADP와 Pi로 분해될 때 발생하는 에너지가 필요하다.

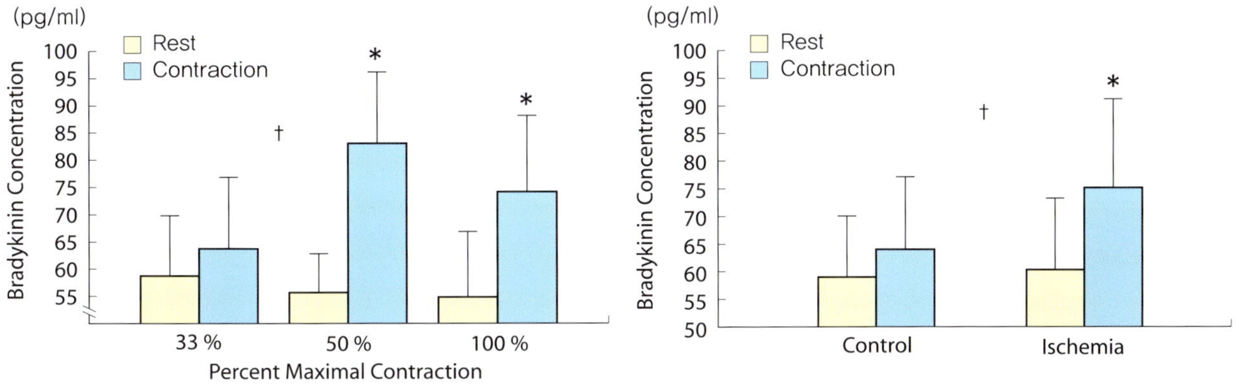


a. 최대 근육 수축의 50%, 100%로 혈중 bradykinin 농도가 의미 있게 증가해 통증을 유발한다.

b. 최대 근육 수축의 30%에서도 혈류를 차단하면 똑같이 혈중 bradykinin 농도가 의미 있게 증가하여 통증을 유발한다.

**그림 2-8 근육 수축과 브라디키닌(bradykinin) 농도**(문헌 11에서 인용)

리적 범위 내로 유지하기 위해서 중요하다. 한편 지속적인 수축은 통증 유발 물질인 bradykinin의 혈중농도를 상승시키고 통증을 유발해 침해 수용기를 흥분시키지 않는 정도의 근육 수축으로도 혈류가 장애되면 똑같이 bradykinin 농도가 상승해 이른바 근육통을 발현시킨다(그림 2-8).

## 4. 신장 반사

신장 반사는 근육이 순간적으로 과도하게 신장되었을 때, 근육방추의 기능에 의해 반사적으로 근육이 수축하는 현상을 말하며(그림 1-1), 뇌혈관장애 등에 의한 추체로장애에서는 병적으로 항진하지만, 정상인에서도 근육강직의 정도에 따라 신장 반사의 역치가 다르다. 그 이유는 척수전각에 있는 운동신경 세포체가 상위 중추나 골지건기관, 통증 감각을 전하는 구심성 신경, 내장 등으로부터의 자율신경계 등에서 직접적으로 시냅스를 통해 결합하고 있기 때문이다. 즉, 척수전각세포는 직접적 또는 간접적으로 흥분성 또는 억제성의 전위 변화를 일으켜 결과적으로 근육의 반사성 수축이나 이완 상태를 나타내게 된다.

근육강직이 항진한 상태에서는 신장 반사의 감수성은 높아져 신장 반사는 일어나기 쉽고, 반대로 근육이 이완한 상태에서는 신장 반사는 일어나기 어렵다. ID 스트레칭은 근육강직을 저하시켜 신장 반사의 역치를 높이는 것과 동시에 여러 가지의 동작에 협조해 작용하는 주동작근, 길항근, 공동근 및 고정근의 순조로운 반응을 촉진해 근육장애를 예방한다.

## 5. 지속 신장(Ib 억제)

지속 신장(prolonged stretch)은 근육강직의 억제 또는 저하의 효과를 발휘한다. 근육이 늘려질 때 근육강직의 억제에 관여하는 말초의 수용기는 골지건기관 · 관절 수용기이다. 일반적으로 근건 이행부(반드시 근육의 기시부 · 부착부의 양단이라고는 할 수 없는 것에 주의할 것)에 많이 존재한다고 말해지고 있는 골지건기관으로부터의 Ib 구심성 섬유는 근육의 장력에 따라 흥분의 정도가 변화한다(그림 1-2). 즉, 근육에 지속적인 신장이 가해지면 주동근 · 공동근에 존재하는 골지건기관이 흥분해 이 신호가 구심성으로 Ib 섬유를 전파해 척수 후각에 들어와 interneuron을 통해 동명근의 척수전각세포의 흥분을 억제하고 반대로 길항근의 척수전각세포에 대해 촉진(facilitation)적으로 작용한다(자기 억제와 상반성 촉진). 즉, 골지건기관을 흥분시키는 것에 의해 목적으로 하는 근육의 강직을 저하시키는 것이 가능해진다. 이 원리를 이용한 것이 ID 스트레칭이다.

## 6. 등척성 수축

근육의 수축 양식에는 등척성 수축(isometric contraction), 등장성 수축(isotonic contraction), 등속성 수축(isotonic contraction)의 세 종류가 있다.

등척성 수축은 근육의 길이가 변화하지 않고 근육 수축을 나타내는 수축 양식이며, 등장성 수축은 근육의 길이가 단축 또는 연장하면서 수축하는 양식이다. 등속성 수축이란 근육의 길이가 일정한 속도로 단축 또는 연장하면서 수축하는 양식을 말하며 기계적인 부하가 걸렸을 경우에 한정해 나타나는 것이다.

등척성 수축 후의 스트레칭의 효과는 주로 근육강직이 항진하고 있는 경우 나타나 이완하고 있는 근육에 대해 등척성 수축을 실시하면 반대로 강직을 조장할 위험성이 있다(그림1-10). 따라서 ID 스트레칭에서는 등척성 수축의 부하를 주는지 아닌지를 판단하는 능력이 요구된다. 또한 ID 스트레칭의 수축(contract)법으로 실시하는 등척성 수축에 의해 근력이 증강된다고는 생각할 수 없다. 그렇지만 동물 실험에서는 스트레칭이 속근근육세포의 증식을 일으켜, 나아가 근육아세포에 대해도 스트레칭을 받은 곳에서만 근육세포의 증식과 비대가 관찰되고 있다(山田 등, 1992). 이 사실은 스트레칭이 골격근육세포의 비대나 증식에 대해서 중요한 요인인 것을 나타내는 것이다.

## 7. 정신 상태의 파악

정신 상태가 근육강직을 변화시키는 것은 잘 알려져 있다. 시합 전의 과도한 강직 상태나 걱정거리 등에 의해 교감신경계가 우위에 작용해, 그 결과 근육강직이 증강한다. 과도하게 근육강직이 항진하면 수행 능력이 저하된다. 경기자나 환자의 정신 상태를 파악하기 위해서는 스트레칭하기 전에 대화 등을 통해 관찰할 필요가 있다.

**표 2-2 일차통과 이차통**(문헌 12에서 인용)

| | 일차통 | 이차통 |
|---|---|---|
| 감각의 성질 | 판별성 감각<br>날카로운, 찌르는 것 같은 통증 | 원시성 감각<br>둔한, 쑤시는 것 같은 통증 |
| 정보의 정밀도 | 높다(자극의 부위, 기간에 대해) | 낮다 |
| 반복 자극에 의해 | 40초에 1회 이상의 빈도로 감소(말초성) | 3초에 1회 이상의 빈도로 증강(중추성) |
| 수식 작용<br>말초, 중추 자극에 의해<br>심리적 요인에 의해 | <br>없음<br>없음 | <br>억제될 수 있다<br>증강될 수 있다 |
| 수용기 | 고역치 기계적 수용기<br>또는 열수용기 | 다형성 수용기 |
| 적자극 | 침해적 기계 자극<br>또는 침해적열자극 | 침해적열, 기계적 및 화학적 자극의 모두 |
| 신경섬유 타입 | 주로 Aδ 섬유 | 피부에서는 주로 C섬유<br>심부 조직에서는 Aδ 및 C섬유 |
| 척수 후각 뉴런 | 변연 세포(L I) | 참양질세포(L II) → 광작동역 뉴런(L I, V, VII, VIII) |
| 상행로 | 척수전측색: 척수 시상로 | 척수전측색: 척수 시상로, 척수 망양체 경로 등 |
| 시상 | 외측 복측부(복측 기저핵피각부) | 내측부(속방핵, 속방하핵, 외측 중심핵 등) |
| 대뇌 | 피질 감각영역 | 피질하핵 |

菊池(2003)는 통증 치료가 어려운 예의 치료에는 무작위 비교 시험에서도 보고(Lemstra 등, 2005)되고 있듯이 생물학적 · 심리적 · 사회적 통증증후군이라고 파악하면서 정신과 의사도 참가한 집학적인 접근이 중요하다고 하였고 態澤(2005)은 학제적 통증 센터에서의 임상 심리사를 포함한 팀 접근의 중요성을 역설하고 있다.

# 8. 통증

어떤 자극이 생체에 작용해 해를 끼칠 때 일반적으로 그 자극을 침해 자극이라고 부른다. 침해 자극에 의해 통증을 체감했을 때 순간적으로 느끼는 통증을 일차통이라 부르고 일차통의 후에 계속해 일어나는 통증을 이차통이라고 부른다(표 2-2). 일차통은 Aδ 신경섬유에 의해, 이차통은 Aδ 및 C 신경섬유에 의해 척수 후각까지 침해 정보가 전달된다. 이 양자의 신경섬유는 척수 후각 회백질에 비집고 들어가는 부위가 다르다. 즉, 척수 후각을 6층으로 나눈 중에서 Aδ 신경섬유는 척수 후각의 가장 배측부를 차지하는 제I층(변연 세포), 제II층(슬양질층)의 외측부에 입찰 특이적 침해 수용 뉴런(nociceptive specific neuron)과 시냅스를 형성한다. 또한 C신경섬유(Kumazara 등, 1977; 横田, 1988)는 척수 후각으로 특이적 침해 수용 뉴런 외에 제I, II, N, V, VI층에 세포체도 광작동역뉴런(wide dynamic range neuron)과 시냅스를 형성한다(그림 2-9).

일차통은 통증의 부위가 명확한 판별성 감각이 뛰어나 말초 및 중추신경계로부터의 작용에 의해서도 통증의 정도는 변화하지 않고, 심리적 영향도 받지 않는 것이 특징이다. 따라서 이 통증은 일단 발생하면 방어할 수 없

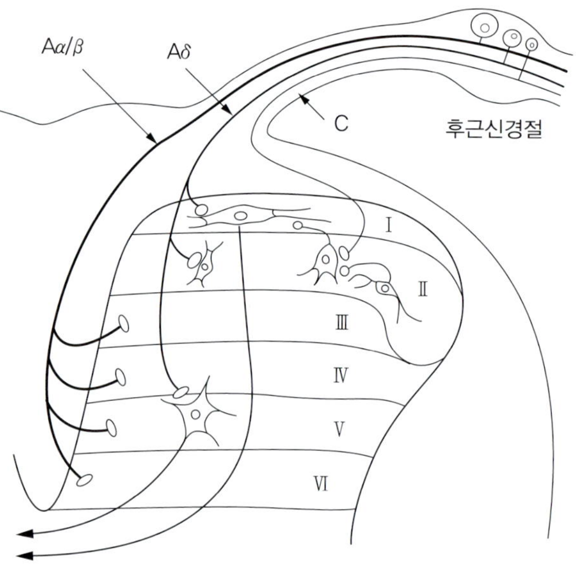


그림 2-9 척수 후각의 계층 구조와 말초 신경의 층 특이적 종말 분포(문헌 13에서 인용)

**표 2-3 다형성 수용기의 특징**

- 피부 · 인대 · 근막 · 관절낭 · 내장 등 전신에 분포
- 비침해 자극으로부터 침해 자극까지 응답
- 기계적, 열, 화학적 자극의 어느 자극에도 응답
- 연부조직의 지속적인 통증에 관여
- 감작, 이질통(allodynia)에 관여

다. 한편 이차통은 일차통에 이어서 일어나는「욱신욱신 하는 통증」「저릿한 통증」이라고 하는 표현을 하는 성질을 가진 통증이다(態澤, 1989). 지속적인 근육통도 이차통이다. 이차통은 그 통증이 만성화할수록 통증 부위의 판별성이 어려워진다. 또한 이차통은 핫팩 등에 의한 온열 자극이나 반대로「초조」등의 심리적 작용에 의해 통증이 악화되는 특징을 갖고 있다. 따라서 보존요법의 대상이 되는 병태 중에서도 기질적 변화에 의해 출현하는 통증은 일차통과 이차통을 포함하고 있는 데 비해, 연부조직 유래의 통증은 대부분이 물리치료에 의해 가역적인 변화를 기대할 수 있는 이차통이라고 생각되므로 이차통에 관계하는 수용기의 기능을 얼마나 억제할지가 과제가 된다(鈴木 등, 2004).

환자가 호소하는 통증에 밀접한 관계를 갖는 다형성 수용기(polymodal receptor)(Kumazawa 1977, 1989, 1996)는 이차통을 전하는 수용기로 알려져 피부에서는 무수(無髓)로, 전도 속도가 매초 3 m 이하의 C 신경섬유에 의해 전달되지만 골격근 · 관절 · 내장 등의 심부 조직으로부터의 통증은 Aδ 섬유에 의해 전달되는 경우도 있다.

다형성 수용기(polymodal receptor)라는 명칭은 그 기능이 많은(poly) 양식(mode)의 자극에 반응하는 것으로부터 유래한 것이다(표 2-3). 즉, Aδ 신경섬유에 자극(impulse)을 보내는 고역치 기계적 수용기가 일반적으로는 침해적인 기계적 자극에 반응하는 데 비해, 다형성 수용기는 기계적 자극(촉, 압), 화학적 자극(통증 유발 물질) 또 열자극의 어느 것에도 반응하는 특징을 갖고 있다. 또한 다형성 수용기는 통증을 느끼게 하지 않는 비침해적 자극으로부터 침해적 자극까지의 폭넓은 자극 강도에 따라 다른 수용기에는 없는 특수성을 갖고 있다

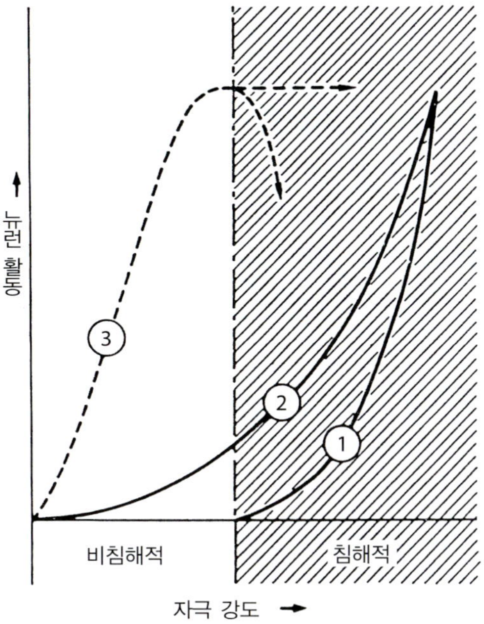


**그림 2-10 자극 강도와 수용기 활동**(문헌 14에서 인용)
비침해 자극에 반응하는 수용기는 침해 자극에까지 강해지면 그 반응은 저하한다(③). 또한 침해 자극에만 반응하는 수용기는 비침해적인 자극에는 관여하지 않는다(①). 한편 다형성 수용기는 비침해 자극 · 침해 자극의 양자에 반응해 자극이 강해짐에 따라 반응성도 커진다(②).

(그림 2-10). 바꾸어 말하면 다형성 수용기는 모든 자극의 종류나 힘에 반응하는 수용기라고 할 수 있다. 그리고 다형성 수용기는 피부 · 근막 · 인대 · 힘줄 · 관절낭 · 내장 · 혈관 등 전신에 분포해 조직의 이상을 알리는 경고로서 중요한 기능을 하고 있다.

다형성 수용기의 뚜렷한 특징은 침해적인 자극을 같은 강도로 같은 부위(수용영역)에 반복하면 ① 역치의 저하 ② 자극에 대한 반응성의 증대 ③ 수용범위의 확대 ④ 자발 방전 증대 등의 현상을 나타나게 한다. 이것을 감작(sensitization)(Perl 등, 1976; Suzuki 등, 1994, 1995, 1996)이라고 하며 척수 후각에서는 광작동역뉴런이 관여하고 있다(그림 2-11).

통증의 수용기는 관절두 · 관절상, 또 근육세포 내에는 존재하지 않기 때문에 우리가 가동역 운동할 때에 주는 통증은 근막 · 인대 · 관절낭 등의 결합조직으로부터 발생하는 경우가 많다고 생각된다. 또한 그 통증은 반사적으로 교감신경계 및 운동신경계의 흥분을 조장해 결합조직 및 근육에의 혈류저하, 유연성 저하 및 강직 항진을 일으켜 더욱 가동역을 제한한다. 따라서 가동역 운동에서는 통증을 참게 하여 가동역의 개선을 꾀하는 것은 피해야 하는 것이다. 통증을 수반하는 관절가동역 운동을 열심히 할수록, 시간이 지날수록 통증은 더욱 악화되어 관절가동역은 더욱 저하한다(鈴木, 2005).

다형성 수용기는 C신경섬유에 의해 침해 정보를 전달할 뿐만 아니라, 말초 조직에 효과기로써 움직이는 성질을 갖고 있다. 다형성 수용기가 효과기로써의 작용을 발휘해, 수용기의 근방 주변에 염증 증상을 나타낼 때, 이것을 신경인성 염증(neurogenic inflammation)(Kumazawa, 1990)이라고 한다.

통증 신호는 세경(細徑) 구심성 섬유에 의해 척수 후각에 입찰 interneuron을 통해 척수전각세포를 흥분시켜

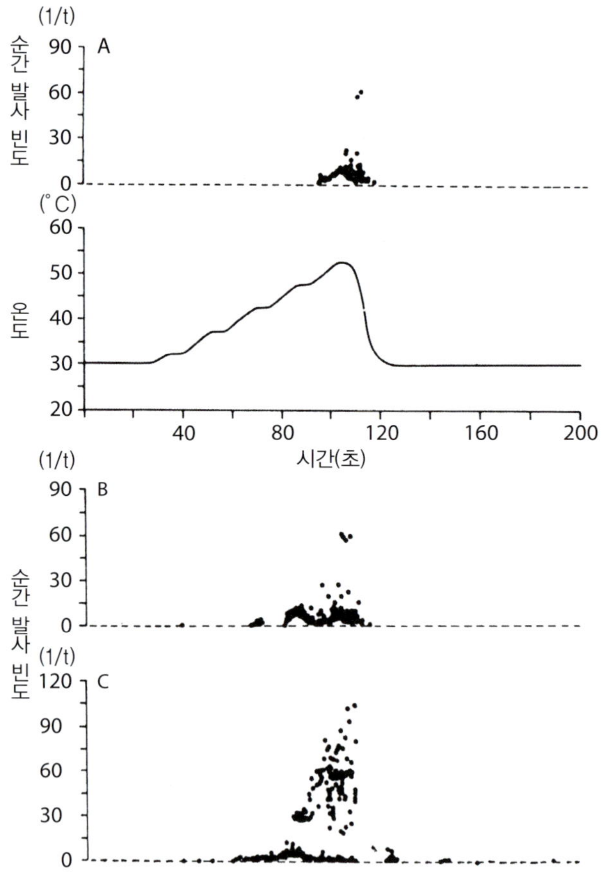


**그림 2-11 감작**(문헌 15에서 인용)
다형성 수용기는 침해적인 자극을 반복하면 역치의 저하, 반응성의 증대, 자발 방전의 증대 등을 일으킨다.

근육강직을 조장할 뿐만 아니라, 척수회백질 외측부에 절전섬유의 세포체도 교감신경계와도 시냅스를 통해 결합해 교감신경계를 흥분시킨다(態澤, 1980, 1984, 1996; Sato 등, 1993). 통증의 만성화는 교감신경계의 흥분을 조장하여 말초 혈관을 수축시켜 말초 조직에 혈류부전이 촉진되는 것으로, 이른바 「통증의 악순환」을 일으킨다(그림 2-12).

게다가 근육강직 항진이나 연부조직에 통증이 존재하는 상태에서 스포츠를 실시하면 통증의 정도가 악화될 뿐만 아니라 다형성 수용기의 감작을 일으켜 그때까지 통증을 느끼고 있지 않았던 범위 내의 움직임에서도 통증이 출현해 결과적으로 수행 능력을 저하시키게 됨에 따라 연부조직 유래의 통증에서는 우선 통증과 근육강직을 저하시키는 일이 중요(鈴木, 2000, 2001, 2004, 2005)하며 이것이 스포츠장애를 예방하게 된다.

態澤(2005)는 만성통을 급성통이 오래 지속되는 것과 만성 통증으로 분류하고 있다(표 2-4). 급성통은 조직 손상에 의해 통각 수용기가 흥분해 오피오이드가 유효한 병태인데 비해 만성 통증은 신경계의 가소적인 이상을 일으켜 오피오이드가 무효인 경우가 많은 병태로 하고 있다. 국제통증학회에서는 통증을 「불쾌한 감각성 · 정동성의 체험이며 거기에 조직 손상을 수반하는 것, 또는 그처럼 표현되는 것이다」라고 정의해 조직 손상을 검출할 수 없는 통증도 통증인 것을 비롯해 명문화하고 있다. 이것으로부터 연부조직의 기능적 변화에 의한 통증으로 분류된다고 생각되므로 향후 만성 통증의 병태 해명이 세계적으로 진행되어 가는 것이 기대된다.

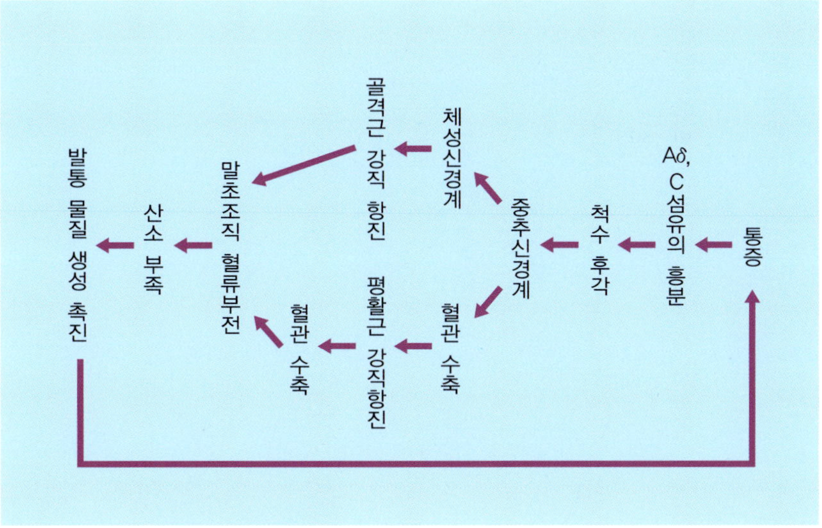


**그림 2-12 통증의 악순환**
통증은 운동신경뿐만 아니라 교감신경에도 영향을 주어 근육강직 항진, 혈류부전으로 산소 부족을 일으켜 더욱 통증을 증강시킨다.

**표 2-4 만성통의 분류**(문헌 16에서 일부 개정 인용)

| | 만성통이라고 불리는 것 | |
|---|---|---|
| | 급성통이 오래 지속되는 것 | 만성 통증 |
| **발생원** | 조직 장애부의 통각 수용기의 흥분 | 신경계(주로 중추)의 가소적(plastic) 이상 |
| **조직 장애** | 있음 | 없음 |
| **경고 신호로서의 의의** | 있음 | 없음 |
| **약물 치료** | 유효 | 무효인 경우가 많음 |

# 9. 진통

근육 스트레칭의 효과는 스트레칭 전에 연부조직 유래의 통증을 얼마나 경감 또는 억제할 수 있는지에 의존하고 있다고 해도 과언은 아니다. 그 이유는 근육 스트레트칭 시의 통증은 방어 반응으로서 반대로 근육강직을 항진시키기 때문이다. 따라서 연부조직 유래의 통증의 치료에 대해서는 생체에 갖춰지는 진통의 메커니즘을 이해해 응용하는 것이 중요해진다.

## 1) 하행성 통증억제계

뇌의 중추부로부터 척수(또는 연수) 후각에 있어서의 통각 전달에 억제의 작용을 미치는 신경계를 하행성 통증억제계(그림 2-13)라고 한다.

하행성 통증억제계는 노르아드레날린(NA: noradrenaline) 신경계가 대표적이다. 제3뇌실과 제4뇌실을 연결하는 뇌척수액의 통로인 중뇌 수도를 둘러싸는 신경세포의 모임인 중뇌 수도회백질(PAG: periaqueductal central gray matter)이 하행성 통증억제계의 기시부로써 관여하고 있는 PAG에 따르는 방거대세포 망양핵이

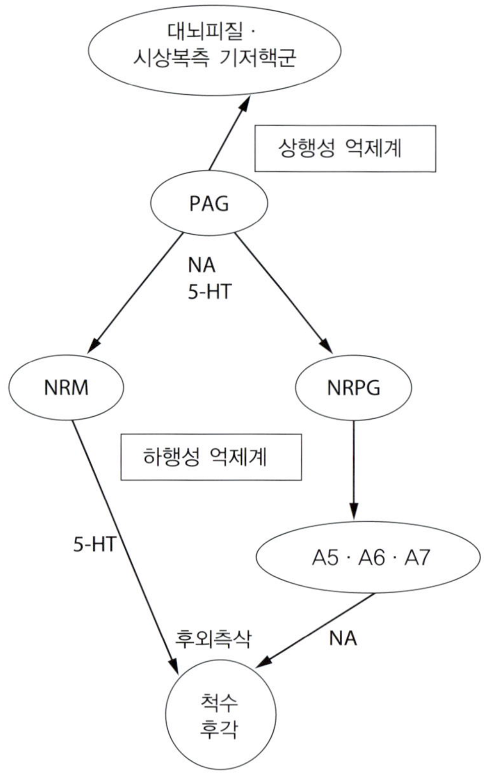


**그림 2-13 하행성 통증억제계**(문헌 17에서 개정 인용)
5-HT: 세라토닌, NA: 노르아드레날린, PAG: 중뇌 수도회백질,
NRPG: 방거대세포망양핵, NRM: 대봉선핵

관여하는 NA신경계」는 다리와 청반핵에 존재하는 NA 세포군으로부터, 5-HT 신경계는 PAG로부터 직접 연결된 대봉선핵으로부터 각각 척수 후각에 투사해 척수 후각에서의 통각 전달 억제에 관여하고 있다. 더욱이, 방거대세포 망양핵은 상해 자극에 따라 엔케팔린을 유리해 하행성 통증억제계에 있어서의 중요한 역할을 하고 있다. 따라서 이 계가 작용과 척수 후각으로 서브스탠스 P, 글루타민산, 소마트스타틴 등의 신경전달물질 유리를 억제하는 것으로부터 말초로부터의 침해 자극에 대한 척수 후각 뉴런의 반응이 억제되어 통증을 전하는 자극(impulse) 상행을 막게 된다.

## 2) 광범위성 침해 억제 조절

Le Bars 등(1979)은 마취한 rat의 척수 후각이나 삼차신경 척수로핵으로부터 광작동역 뉴런을 기록해 후지발에 C섬유가 흥분하는 강한 전기자극을 첨가해 유발되는 뉴런의 발사가 미부에 전해진 침해적 자극에 의해 억제되는 것을 발견해 이것을 광범위성 침해 억제 조절(DNIC: diffuse noxious inhibitory controls)이라고 명명했다(그림 2-14). 또한 어느 부위로부터의 광작동역 뉴런에 있어서의 C 섬유의 활동이 억제할 수 있는 다른 부위의 검토도 이루어져 반사측 발이나 완전히 떨어진 수절 레벨인 비부에서도 같은 효과(Villanua 등, 1984)가 보고되고 있다(그림 2-15). 게다가 꼬리 부분에 열자극을 주어도 같은 효과가 보고되고 있다. 즉, 어느 부위의 통증이 그 부위 이외의 손발 등 연부조직에 준 통증 자극에 의해 억제되는 것이다. 이것은 통증 자극을 이용한 만성적인 통증억제에 대한 방법의 생리학적인 기초를 제시한 것이며, 이 조절 기구에 다형성 수용기의 관여가 생각되고 있다. 또한 DNIC 메커니즘으로써 뇌의 중추부부로부터의 음성 피드백 기구의 관여(Gall 등, 1998)가 보고되고 있어 척수 분절성의 통증 억제의 관여 등은 부정되고 있다(그림 2-16).

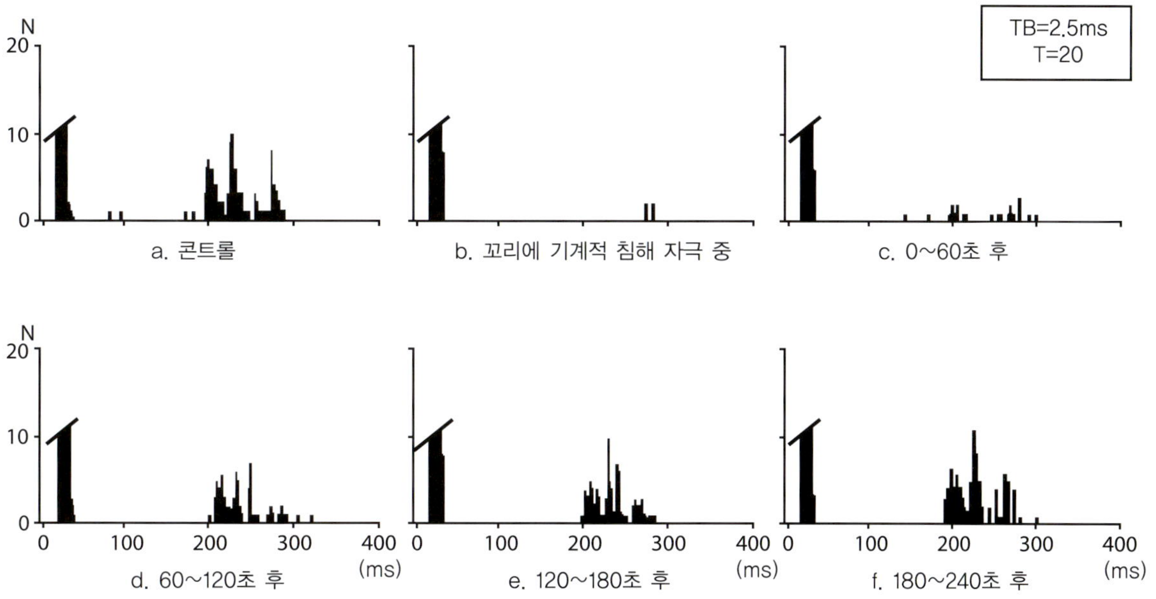


**그림 2-14 광범위성 침해 억제 조절**(문헌 18에서 개정 인용)

각 그림의 종축은 신경섬유의 발사 빈도, 횡축은 시간 경과를 나타낸다. 각 그림은 잠시(潛時)가 짧은 A섬유의 방전과 늦게 나타난 C 섬유의 방전을 나타낸다. Rat의 후지 족부에 강한 전기 자극을 주면 척수후각 광작동역 뉴런에 있어서 C섬유 활동이 증강하고 있다 (a). 핀셋으로 강력하게 rat의 꼬리를 쥐면 C섬유 활동이 완전히 억제된다(b). 그 억제 효과는 2분 정도 지속되며(c, d) 3~4분 후에 원래의 활동으로 돌아온다(e, f).

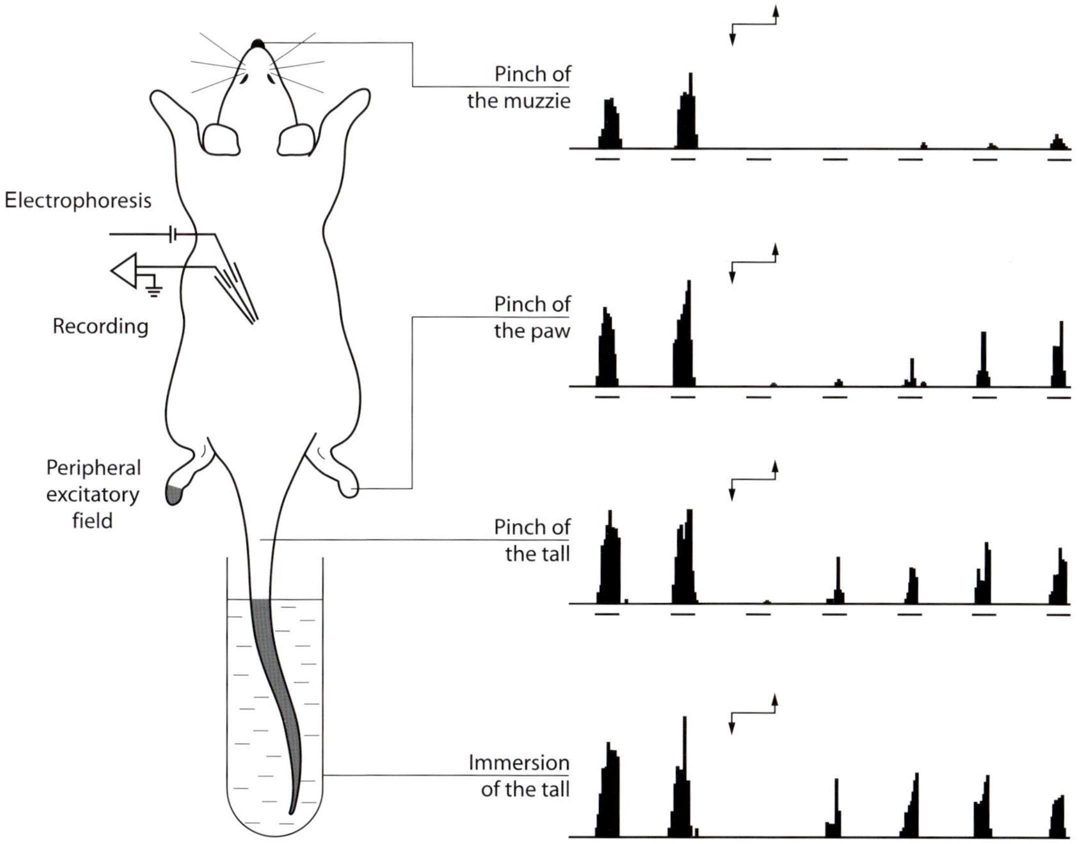


**그림 2-15 광범위성 침해 억제 조절의 효과 출현부위의 검토**(문헌 19에서 인용)

광범위성 침해 억제 조절에 의한 효과가 출현하는 부위는 신체부위에 관계없으며, 또 열자극으로도 보여지는 것 등, 자극의 종류에도 의존하지 않는다.

### 3) 내인성 오피오이드 진통계

생체에는 강렬한 통증으로부터 생체를 보호하는 내인성 진통물질(오피오이드 물질)이 중추신경계에 존재한다. 물질에는 $\beta$-엔돌핀, 엔케팔린, 다이놀핀 등이 있어 척수 후각을 비롯하여 중뇌중심회백질 · 시상하부 · 시상 내측부 · 미상핵 등에 이들 마약성 진통제의 수용체가 존재하는 것을 알 수 있다(高木, 1986). 따라서 말초 조직에 일어난 침해 수용성 자극(impulse)은 대뇌에서 통증으로 지각할 때까지 중추의 몇몇 부위에서 억제될 가능성을 나타내고 있다. 또한 염증 시에는 이러한 진통효과가 정상 시에 비해 큰 것(態澤, 1997)이 알려져 있다. 게다가 오피오이드 물질은 전술한 하행성 통증억제계에 있어서의 엔케팔린과 같이 하행성 진통에도 작용한

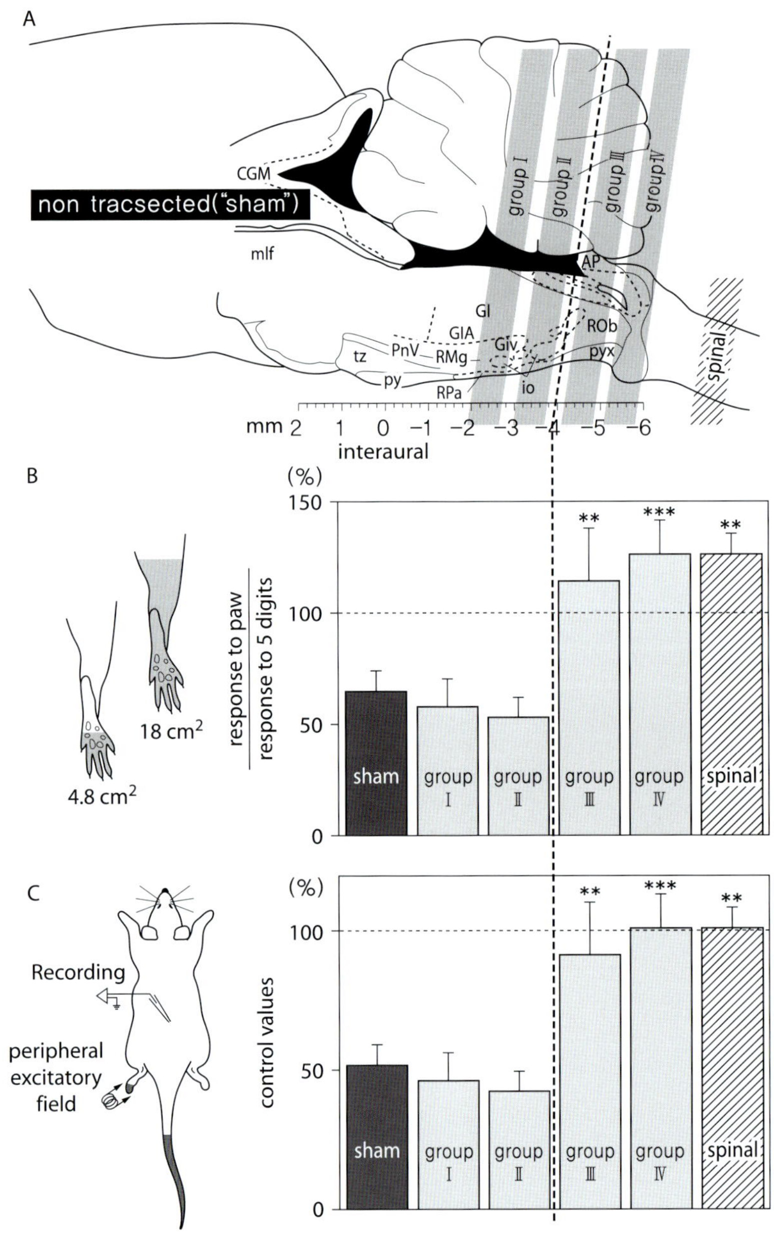


**그림 2-16 광범위성 침해 억제 조절에 관계하는 뇌의 중추부로부터의 통증억제계**(문헌 20에서 인용)

광범위성 침해 억제 조절은 뇌의 중추부를 보존해야(제거하지 않아야) 비로소 억제 효과가 나타난 것으로부터 척수 레벨의 반사가 아닌 것을 알 수 있다.

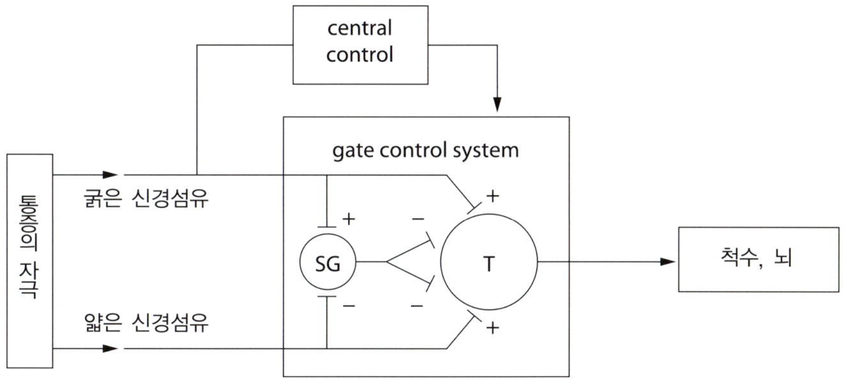


**그림 2-17 관문조절설**(문헌 21에서 개정 인용)

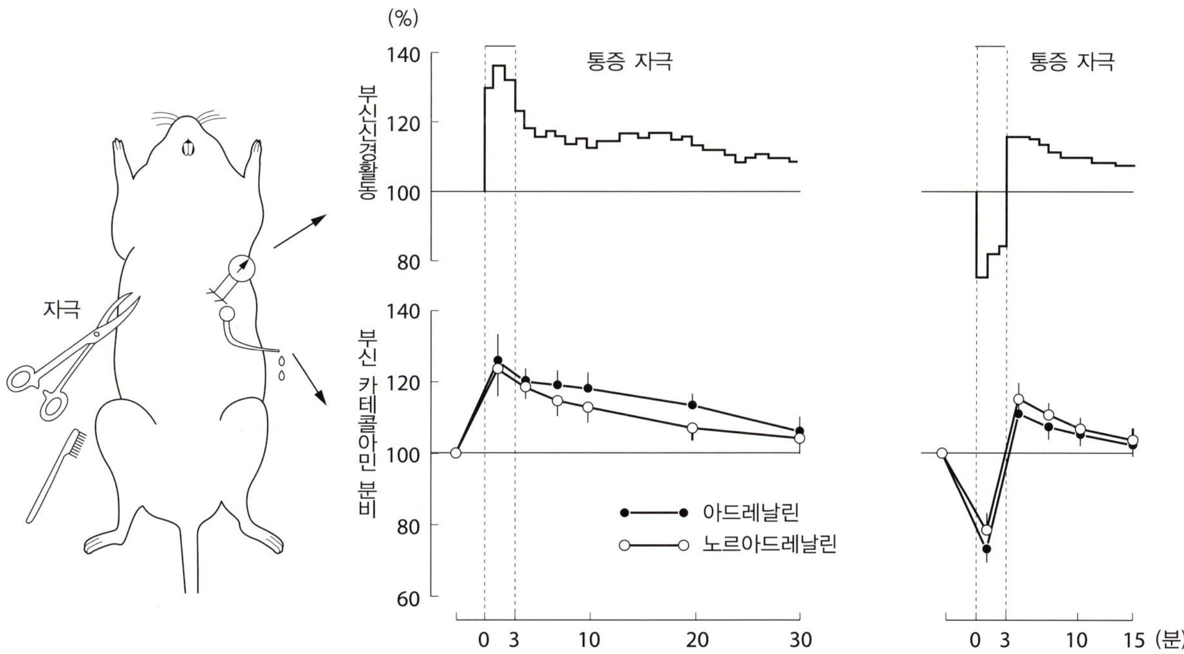


**그림 2-18 비침해 자극에 의한 카테콜아민의 분비**(문헌 22에서 개정 인용)

Rat에게 침해 자극을 주면 부신으로부터의 카테콜아민의 분비는 증강하지만, 비침해 자극을 주면 반대의 생체 반응이 나타난다.

다. 이러한 물질은 통증 시에 작용할 뿐만 아니라 런닝 등의 스트레스에도 움직여 매일 런닝하는 것으로 상쾌감이 생기고 반대로 달리지 않으면 초조해하는 등의 감각을 일으키는 이른바 「running high」 현상을 낳는다.

## 4) 비침해 자극 억제

Melzack와 Wall(1965)은 통증의 억제에 관계되어, 관문조절설(gate control theory)을 제창했다. 그들의 설은 통증의 특이성설(specificity theory)과 통증의 강도설 또는 패턴설(intensity or pattern theory)로 이루어진다. 즉, 통각전도계는 말초로부터 중추까지 존재하지만, 촉자극 등에 관여하는 빠른 전도 속도도 굵은 유수신경섬유(예를 들면, A$\beta$ 섬유)의 흥분이 척수 후각교양질 세포(SG 세포)를 탈분극시켜 통증 신호를 전달하는 가는 신경섬유에 대해서 문을 닫듯이 SG 세포를 과분극시킨 결과, 제V층에 존재하는 전달 세포와 시냅스를 형성

하기 전에 억제한다는 것이다. 그렇지만, 가는 신경이 SG 세포의 과분극을 일으켜 시냅스 전 억제를 탈억제한다는 생각은 많은 신경생리학자에 의해 부정되었다. 그 후, 게이트 조절설의 이론적 결함은 수정되어 오늘에 이르렀지만 이 설의 통증 치료에 관한 임상적인 의의는 지금도 높게 평가되고 있다(그림 2-17).

비침해 자극에 의한 통증의 억제법은 경피적 전기 자극(TENS: transcutaneous electrical nerve stimulation) 등으로 대표되는 전기 자극, 핫팩이나 회전욕(whirlpool bath) 등의 온열 자극, 테이핑이나 마사지 등 압수용기(baroreceptor)나 촉수용기(tangoreceptor)를 흥분시키는 각종 테크닉 등이 포함된다. 비침해 자극인 촉압 자극이 카테콜아민의 분비를 지표로 한 실험에서 침해 자극에 의한 반응과는 완전히 반대로 국소의 교감신경계 활동을 억제하는 것이 보고(그림 2-18)(Kurosawa 등, 1982; Araki 등, 1984)되고 있어 그 결과, 혈류 증가 · 근육강직 저하를 일으키는 것 등을 생각할 수 있다. 게다가 비침해 자극의 하나인 스트레칭은 근육강직 억제 · 혈액 순환 개선 등의 효과가 있는 것으로부터 간접적으로 통증을 억제한다고 생각된다.

# 제3장

# ID 스트레칭

ID 스트레칭은 필자 등(1999)에 의해 제창되어 연부조직에 대한 통증억제법을 병용하는 것으로 스포츠 영역뿐만 아니라 의료 관계 특히 물리치료 영역에 있어 관절가동역 제한의 개선책으로써 많이 사용되도록 되어 있다.

## 정의

ID 스트레칭은 주로 신장성이 저하한 개개의 근육을 대상으로 근육강직의 저하, 가동역 및 유연성의 개선 등을 목적으로 하여 개개의 근육섬유 주행 및 근육연결을 의식해 같은 운동 방향에 관여하는 근육군 중에서도 목표로 하는 근육이 가장 효율적으로 신장할 수 있는 수동적 발리스틱 스트레칭법이다. 본법은 근육강직 억제를 위해서 Ib 억제 및 등척성 수축을 도입한 정적 스트레칭법의 범주로 분류된다.

ID 스트레칭은 해부학에서는 근육의 명칭, 기시 · 부착부, 주행, 삼차원적인 근육의 위치 관계의 이해가 중요하고 스트레칭하는 근육 또는 결합조직이 촉진할 수 있는 능력 등이 요구된다. 신경생리학적으로는 근육 수축기구, 신경 반사, 체성신경계와 자율신경계와의 관련, 통증 및 통증억제에 관련된 지식 등의 전문적 지식이 중요하다. 관절가동역 제한에 대한 ID 스트레칭에서는 상정되는 근육 및 결합조직 모든 것을 대상으로 해 문진, 촉진 및 운동 검사를 실시해 책임관계 및 부위를 분류해 그 방면 섬유 및 결합조직에 따른 스트레칭을 실시한다. 또한 통증을 수반하는 경우는 우선 통증을 완화한 후 ID 스트레칭을 실시한다.

## 목적

ID 스트레칭은 다음과 같은 목적을 가지고 대상이 되는 근육을 개별적으로 스트레칭한다.

① 근육강직의 저하
② 가동역(유연성)의 개선
③ 근육통의 완화
④ 혈액 순환의 개선
⑤ 장애 예방
⑥ 수행 능력의 향상

## 대상

ID 스트레칭의 대상은 개별적으로 근육을 스트레칭할 수 있다는 특징으로부터 원칙적으로는 상 · 하지 및 체간의 근육군 모두이며, 근육강직 상태에 따라 그 방법을 선택한다.

여러 개의 근육에 강직 항진이 나타날 때에는 그 중에 가장 많이 나타나는 근육 및 운동 제한이나 통증의 원인이라고 생각되어지는 근육부터 스트레칭한다. 또한 스포츠 영역 등에서 warming-up이나 cooling down에 이용하는 경우, 중추측의 근육일수록 고정 작용을 강요당하고 강직도가 높은 경향이 있으므로 스트레칭은 중추측에 위치하는 근육으로부터 말초측에 위치하는 근육에 차례차례 실시하면 시간도 절약할 수 있어 한편 효과적이다. 그리고 스트레칭은 사지 · 체간의 표층을 주행하는 근육으로부터 시작해 심층근육으로 진행시켜 나간다. 이 때문에 근육의 삼차원적인 주행의 이해가 필요하다. 심층근육의 스트레칭은 표층관계의 강직이 항진하고 있을 때에는 효과적인 것은 아니다.

## 1. 스트레칭하는 근육의 선택

스트레칭하는 근육의 선택은 중요하다. 예를 들면, 견관절 굴곡의 가동역 제한이 있을 때 그 원인을 안이하게 길항근인 광배근이나 삼각근 후부 섬유로 하여 단순하게 관절 운동이 제한되고 있는 방향으로 스트레칭 해서는 안 된다. 연부조직의 기능적 변화에 의한 가동역 제한에서는 오히려 길항근보다 주동작근의 근육강직 항진 또는 통증이 원인인 경우가 많다. 견관절 굴곡 제한의 원인이 길항근인 광배근이나 삼각근 후부 섬유가 아니고, 주동작근인 삼각근 전부 섬유라면 스트레칭 방향은 완전히 반대가 되어 스트레칭할 때의 자세도 배와위에서 복와위로 변화한다. 따라서 스트레칭에 있어서의 근육의 선택은 관절의 움직임을 제한하고 있는 근육이 어디에 존재하고 있는지를 확실히 파악하는 것이 중요하다(鈴木, 2003).

스포츠 영역에서 ID 스트레칭은 통증을 호소하는 연부조직 또는 어느 스포츠의 종목에서 빈번하게 이용되는 주동작근 또는 길항근에 주목해 시행된다. 덧붙여 스포츠 종목별로 스트레칭해야 할 관계를 본서의 권말에 게재했다.

## 2. 관절 운동을 이용한 스트레칭이 곤란한 경우

일반적으로 시행되는 스트레칭은 관절의 움직임을 이용한 스트레칭이며 근육에 대해서는 간접적 스트레칭(indirect stretching)이다. 한편, 삼각근 중부 섬유나 극상근 등과 같이 체간이 스트레칭의 방해가 될 때는 근육섬유를 치료자의 손가락으로 직접 스트레칭하는 방법이 효과적이다. 이것을 직접적 스트레칭(direct stretching)이라고 한다. 직접적 스트레칭은 피부로부터 주로 엄지손가락으로 수직 방향으로 압박해 근육섬유를 확인한 후, 그 깊이를 유지하면서 다음에 근육섬유에 대해 직각 방향으로 엄지손가락을 움직여 직접적으로 근육섬유를 스트레칭한다. 이 방법은 근육촉진의 방법과 같다.

## 3. ID 스트레칭의 시간에 대한 생각

정적 스트레칭의 효과가 출현하는 시간에 대해 일정한 결론은 나와 있지 않다. Bandy 등 (1994)은 30초 또는 60초간 스트레칭군이 15초간, 또는 조절군에 비해 의미 있게 가동역의 개선이 보여졌다고 보고하고 있다. 安部 등(1983)은 스트레칭의 시간과 전완혈류량과의 관계에 대해 검토해, 가장 혈류량의 증가가 현저한 것은 가벼운 스트레칭과 그것보다 강한 스트레칭을 각각 20초씩 실시한 것이었으므로 혈류는 안정할 때보다 1.4배로 증가해 통계적으로 의미 있는 증가를 나타냈다고 하고 있다. 魚住(1987)는 그 시행 시간에 대해 10초를 1~2회, 10초간 할 수 없는 경우는 3~5회 실시한다고 하고 있다. 『STRETCHING』의 저자 Anderson은 10~30초의 스트레칭을 지시하고 있다.

ID 스트레칭의 시간은 스트레칭 중에 Ib 억제 등에 의해 근으로부터의 저항이 약해져 근육의 신장성이 확대할 때까지의 약 10~20초간으로 한다. 스트레칭 시간을 통일할 수 없는 이유는 하나의 근육은 많은 척수전각세포로부터의 지배를 받고 있어 골지건기관으로부터의 Ib 구심성 섬유 등의 영향으로 전각세포의 전위의 하강과 함께 전각세포의 탈분극을 억제하려면 그때그때의 휴지기 전위 상태에 의존하는 것이 예상되는 것에 의한다. 따라서 ID 스트레칭에서는 시행 전에 가능한 한 근육강직 항진의 원인이기도 한 통증을 경감하는 것이 중요해진다.

# 4. 특징적인 증례에서 고려할 점

## 1) 스트레칭할 때에 다른 부위에 통증이 발생하는 경우

예를 들면 중둔근의 스트레칭에서는 고관절을 굴곡 · 내전시키기 때문에 고관절 전면에 통증을 호소하는 경우가 있다. 이 때는 고관절 굴곡의 주동근인 장요근 · 봉공근 · 대퇴직근 등의 단축이나 기계적 압박에 의한 통증발현을 의심해 문진 · 촉진에 의해 해당 근육을 분류하여 우선 해당 근육의 운동통을 억제한 후 중둔근에 대해서 ID 스트레칭을 시행할 필요가 있다. 관절가동역 제한할 때에 일어나는 운동통은 이러한 경우가 많기 때문에 주의한다.

## 2) 만성 통증의 경우

만성 통증에서는 통증을 유발하는 근육결절부위가 한 군데가 아니고, 같은 근 또는 인접한 근육에도 존재하는 일이 있으므로 치료의 순서는 문진 · 촉진을 신중하게 실시해 통증을 가장 강하게 호소하고 있는 통증 역치의 낮은 부위로부터 치료를 진행시킨다. 1회의 치료로 모든 통증부위를 치료하는 것이 아니라 몇 차례로 나누어 실시하는 것도 생각할 수 있다.

## 3) 중추신경장애에 따른 통증, 관절가동역 제한의 경우

중추신경장애에서는 강직이나 경축에 의한 근육강직 이상이 발생하는데 나아가 부동 또는 노력성 근육 수축

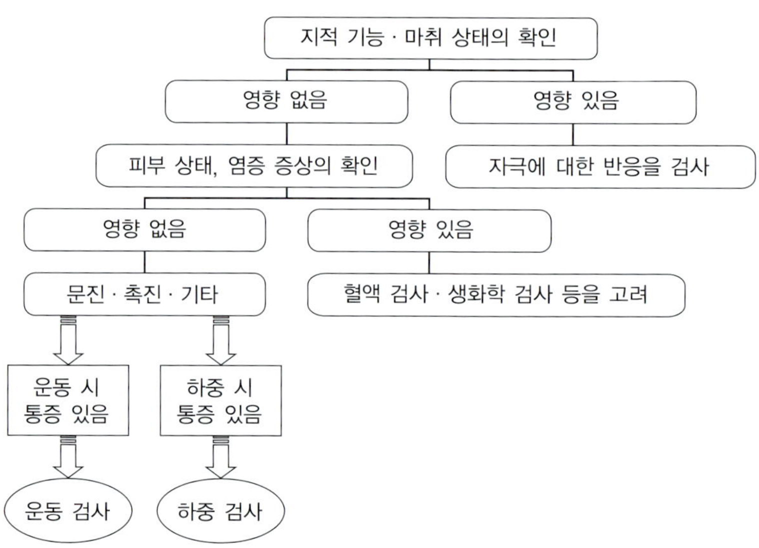


그림 3-1 평가의 흐름

이나 물리치료사가 주는 외적 자극에 의해서도 통증이나 반사성의 근육강직 항진이 일어나 더욱 관절가동역 제한이 악화되는 일이 있다. 따라서 중추신경장애에 대한 스트레칭에서는 말초성의 근육강직 항진에 대해서 효과를 발휘할 수 있다고 생각되어 그 결과, 좌위 밸런스나 보행의 개선 효과를 기대할 수 있다.

### 4) 급성 염증에 의한 통증이나 가동역장애의 경우

이른바 급성 요통 등의 급성기로는 각종 통증억제법에 의해 일시적으로 통증이 억제되어 그 결과 ID 스트레칭이 가능해지지만 염증의 병태상이 국소에 잔존하고 있으면 시간의 경과와 함께 침해 수용기의 활동이 다시 활발해져, 통증 · 근육강직 항진 · 가동역 장애가 재발한다. 따라서 급성 염증이 있는 해당 부위에는 각종 통증억제법이나 ID 스트레칭은 특수한 목적 이외에는 적응이 되지 않는다. 특수한 목적이란 수술 후 통증에 의해 근력을 발휘하지 못한다고 생각되듯이 근력 증강 운동이 진행되지 않는 경우에는 일시적으로 해당 부위의 침해 수용기로부터의 자극(impulse)을 통증억제법을 이용해 차단하는 것이며, 이것에 의해 운동 부하를 줄 수 있게 된다.

## 평가

평가의 흐름을 그림 3-1에 나타내었다.

## 1. 문진

우선 문진에 있어서의 일반적인 유의점을 설명한다(鈴木 등, 2006).

문진은, ① 양호한 환자 관계의 구축 ② 필요한 정보의 청취 ③ 대상자에게로의 정보 제시나 교육이라고 하는 역할을 갖고 있다. 따라서 통증에 대해서의 단순한 질의응답이 아니라, 대화를 성립시켜 가는 것이 중요하다. 통증에 한정하지 않고 문진에서는 대상자의 자발적 발언을 재촉하는 개방형 질문(open-ended question)을 주체로 한다. 그리고 듣는 입장으로 자세 · 표정 · 목소리의 어조 · 시선 · 사지의 움직임 · 감정 기복 등의 비언어적 표현(body language)에도 주목한다. 자발적 발언이 끝난 후에는 빠져 있는 정보를 보충해야 하기 때문에, 폐쇄형 질문(close-ended question; direct question)에 의해 「네」「아니요」로 대답하게 하는 것도 필요하다.

문진 환경은 프라이버시를 배려해 의식을 집중할 수 있는 장소를 제공한다. 사전 조사에서 중요한 것은 환자와의 신뢰 관계를 소중히 하여, 통증에 관련된 의학적 소견을 주의 깊게 듣는 것이다. 동시에 통증에 관련된 정신적 · 심리적 · 사회적 요인에도 주시하여 대인관계나 1일, 1주일간의 생활리듬을 알아두는 것도 중요하다. 대상자의 통증을 이해하기 위해서는 일내 변동, 일간 변동 등 통증변화 시각의 확인이나 기후, 기온 변동과의 관련 등도 파악해 둔다. 또한 검사할 때 약리 효과를 파악하기 위해, 약제 투여량 · 투여 방법 · 투여로부터의 경과 시간을 파악한다. 동시에 지금까지 사용한 진통제에 대해서도 파악해 둔다.

일반적인 요점으로서 통증의 병력을 청취해 급성 통증이나 만성 통증인지를 판별해 통증의 종류를 파악한다. 급성 통증의 경우는 통증의 장소를 특정해 기인하는 기질적 병변을 찾아 관련하는 피부 및 내장 증상을 듣는다. 만성 통증의 경우는 통증의 병력을 확인해 통증 발현부터의 기간을 고려한다. 이전에 사용하고 있던 약제가 여러 방면에 걸쳐 있을 가능성이 있어, 약리 효과를 알아두기 위해 진통제〔비스테로이드성 항염증제(NSAIDs),

코데인, 모르핀), 수면제, 정신안정제, 항울제(작열통), 항경련제(방산통), 진경제(산통) 및 신경 차단 등의 처방 상황을 듣는다. 또한 그 밖의 인자를 이해하기 위해 가족 관계 · 사회 관계 · 직업 등의 사회적 요인을 확인해 대상자뿐만 아니라 가족의 병력도 파악해 심리적 요인을 고려하기 위해 불안 · 억울 · 고뇌 등도 확인한다. 게다가 이전에 받은 물리치료가 있으면 그 때의 효과 상황을 들어두면 좋다. 심인성의 경우는 기질적 병변이 없는 것을 확인해 신체화장애나 건강염려증 등은 반드시 확인한다.

연부조직 유래의 통증에서는 아래의 내용을 더한다.

### 1) 통증의 유무, 부위의 확인

우선, 통증의 부위를 물어 근 · 근막, 힘줄, 인대, 지대 등의 연부 조직에 호소가 있으면 그 부위를 확인한다. 확인 작업은 다음과 같이 실시한다.

① 환자에게 통증부위를 물어 손가락으로 가리키게 한다. 손가락 하나로 가리키는 경우는 그 시점에서 그 부위에 있는 침해 수용기가 활발하게 활동하고 있다고 생각되어 치료는 그 손가락 아래에 있는 근 또는 결합조직 등이 대상이 된다. 손바닥으로 가리키는 경우는 증상이 만성화 하고 있는 경향이 강하고 그 중에서도 가장 통증이 강한 부위를 찾아낼 필요가 있다.

② 관절부의 통증이어도 관절 내에 염증 또는 기질적 변화가 존재하지 않는 경우는 연부조직 유래의 통증인 것이 많기 때문에 주의 깊게 관찰한다. 또한 통증부위가 관절 내의 염증에 의한 것인지, 관절 구성체 이외로부터의 통증에 의한 것인지를 판단할 필요가 있다. 그러기 위해서는 단순 X선이나 관절조영 등에 의한 영상 검사, 백혈구나 혈침 등의 혈액 일반 검사, C반응성 단백(CRP: c-reactive protein)이나 류마티스인자(RF: rheumatoid factor) 검사 등의 면역 · 혈청학적 검사 등을 참고로 해야 한다(鈴木 등, 2005). 관절 내의 염증이면 의사가 아닌 사람에 의한 직접적인 치료는 할 수 없다.

### 2) 통증부위에 존재하는 근육을 상정한다

근육강직 또는 통증의 부위를 손가락 끝으로 가리킬 때는 그것이 국한되어 있고 증상 발현 기간도 짧다는 것을 알 수 있으며 손가락 끝으로 가리켜 부위에 주행하는 근육을 떠올린다. 이 때, 많은 경우 손가락 끝 아래를 주행하는 근육은 하나가 아니다. 따라서 운동 방향이 다른 근육이 서로 겹쳐 주행하고 있는 경우로 상상할 수 없을 때는 해부서 등에 의해 통증을 발현하고 있을 가능성이 있는 근 또는 결합조직을 상정한다.

근육강직 또는 통증의 부위가 손바닥으로 크게 가리키는 것 같으면 만성화 하고 있는 것을 나타내고 있어 ID 스트레칭은 많은 근육군이 대상이 된다.

## 2. 운동 검사

통증이 다시 나타나는 동작의 확인과 함께 통증부위의 재확인을 실시한다(그림 3-2). 가동역의 제한이 존재하고 있는 경우는 안이하게 길항근을 책임근육으로 하지 않는다. 반대로 주동근의 근육강직 항진이나 통증에 의해 관절가동역 제한을 일으키는 것이 많다. 또한 인대 · 힘줄 등의 연부조직이 통증의 원인이라고 생각되는 경우에 대해서도 통증발현 동작의 확인을 실시한다. 근육세포 내에는 통증에 관계하는 침해 수용기가 존재하지 않기 때문에 운동 검사에 의해 출현하는 통증은 근육을 싸는 근막, 인대, 지대 등의 결합조직으로부터 발생하고 있다고 상상할 수 있다.

통증이 발현하는 운동통은 단축통 · 신장통 · 수축통의 세 종류이다(그림 3-3). 단축통이란 수동적으로 근육의 기시부와 부착부를 서로 가깝게 하여 최종가동역에서 발생하는 통증이다. 근육 및 통합조직을 포함한 운동

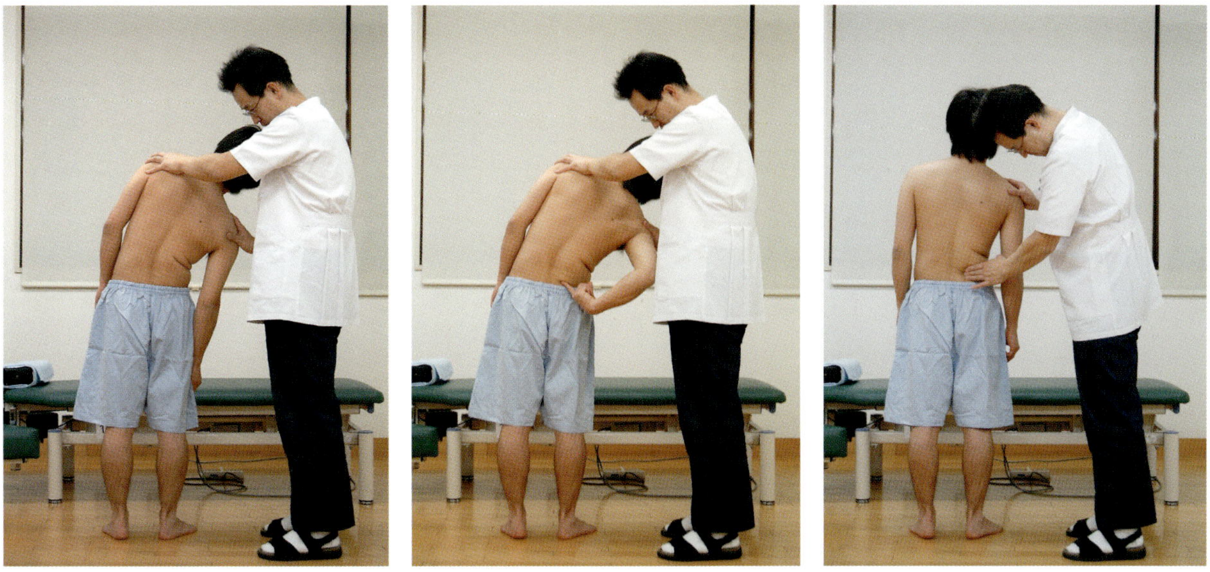

a. 운동통의 확인　　b. 통증부위의 확인　　c. 통증부위의 촉진

**그림 3-2 운동 검사**
운동검사에서는 운동통의 확인(a), 통증부위의 확인(b), 통증부위의 촉진(c)을 실시한다.

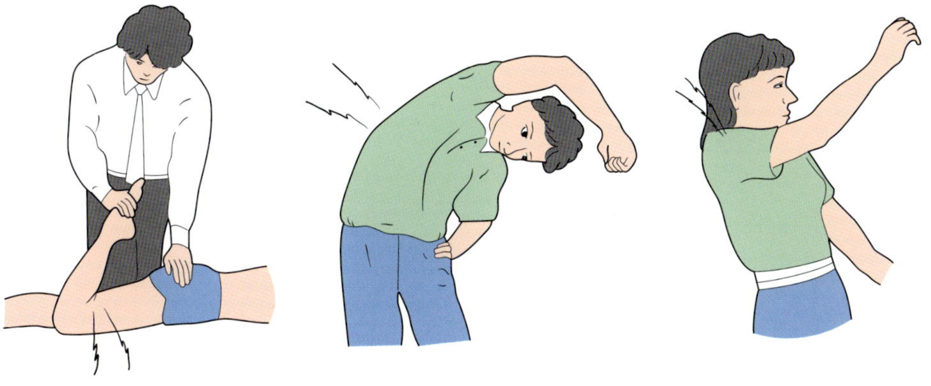

a. 단축통　　b. 신장통　　c. 수축통

**그림 3-3 연부조직의 통증 발현**(문헌 23에서 개정 인용)

검사에서는 그 조직을 단축하는 방향으로 수동적으로 움직이면 통증이 발현하기 쉽다. 신장통이란 수동적으로 근육섬유가 주행하는 방향으로 잡아늘였을 때에 발생하는 통증이다. 수축통이란 근육을 자동적으로 수축시켰을 때에 최종 가동역 근처에서 출현하는 통증을 말한다. 이 세 종류 중에서 가장 통증이 나타나기 쉽고, 평가에 유용한 것은 단축통이므로 ID 스트레칭을 시행하기 전에는 반드시 체크해, 보다 효율적으로 정확한 스트레트칭이 되도록 유의한다(표 3-1).

아래에 운동 검사의 구체적인 예를 몇 가지 들어본다.

### 1) 고관절 굴곡운동 검사(그림 3-4a)

고관절 수동적 굴곡은 대둔근과 중둔근 후부 섬유의 신장통을 확인할 수 있다. 이 때 고관절을 내회전시킬 때

표 3-1 각 관절에 있어서의 단축통 · 신장통의 출현근

| | 굴 곡 | | 외 전 | | 외회전 | |
|---|---|---|---|---|---|---|
| | 단축통 | 신장통 | 단축통 | 신장통 | 단축통 | 신장통 |
| 견관절 | 삼각근 쇄골부<br>상완이두근<br>오훼완근 | 삼각근설갑완부<br>선하근<br>소원근<br>대원근<br>광배근(부착부)<br>상완삼두근 | 삼각근 견봉부<br>극상근 | 대흉근<br>소흉근<br>대원근<br>광배근 | 극하근<br>소원근<br>삼각근견갑극부 | 대흉근<br>견갑하근<br>대원근<br>광배근<br>삼각근쇄골부 |
| 주관절 | 상완삼두근<br>상완근<br>완요골근 | 상완삼두근<br>주근 | | | | |
| 수관절 | 요측수근굴근<br>장장근<br>척측수근굴근<br>(심지굴근)<br>(천지굴근) | 장요측수근신근<br>단요측수근신근<br>척측수근신근<br>(총지신근) | | | | |
| 고관절 | 대요근<br>장골근<br>대퇴직근<br>봉공근<br>대퇴근막장근 | 대둔근<br>중둔근<br>대퇴이두근<br>반건양근<br>반막모양근 | 중둔근<br>대퇴근막장근 | 대내전근<br>장내전근<br>박근<br>단내전근<br>치골근 | 이상근<br>외 · 내폐쇄근<br>상 · 하쌍자근<br>대퇴 방형근 | 대퇴근막장근 |
| 슬관절 | 대퇴이두근<br>반건양근<br>반막모양근<br>비복근 | 대퇴직근<br>외측광근<br>중간광근<br>내측광근 | | | | |
| 족관절 | 비복근<br>가자미근<br>후경골근<br>장모지굴근<br>장지굴근 | 전경골근<br>장모지신근<br>장지신근 | | | | |
| 경부 | 흉쇄유돌근<br>전 사각근<br>중사각근<br>두 · 경장근 | 승모근 상부<br>두판상근<br>두반극형근<br>두최장근<br>견갑거근<br>후사각근 | | | | |
| 체간 | 복직근<br>외복사근<br>내복사근 | 극근<br>최장근<br>장늑근<br>다열근 | | | | |

주 1) 신장 시의 단축통과 신장통의 출현근은 굴곡 시의 반대가 된다. 내전할 때, 내회전할 때도 마찬가지이다.
주 2) 각 운동에 주요 근육만 나타냈다. 이러한 근육 이외에도 단축 · 신장되는 근육은 있으므로 운동을 생각하면서 실시하기 바란다.
주 3) 수축통은 단축통과 같은 방향으로 수의 운동시키는 것으로 출현한다.

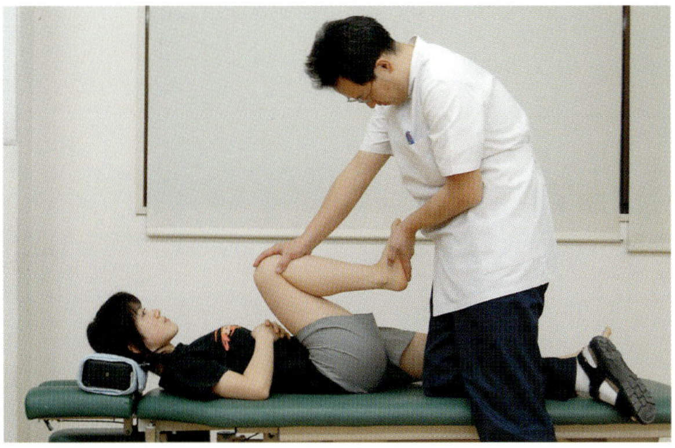

a. 고관절 굴곡운동 검사

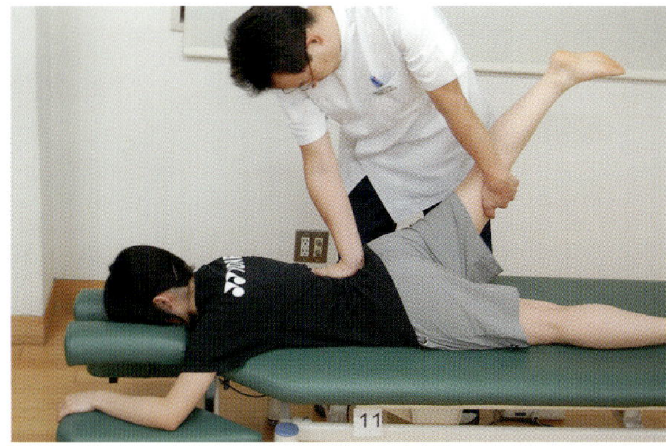

b. 고관절 신전운동 검사

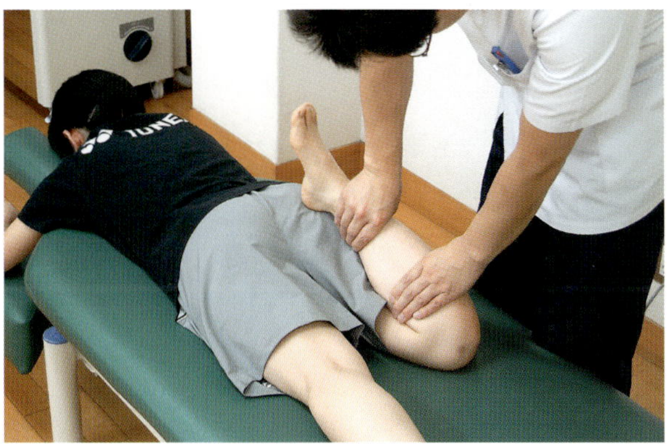

c. 슬관절 굴곡운동 검사

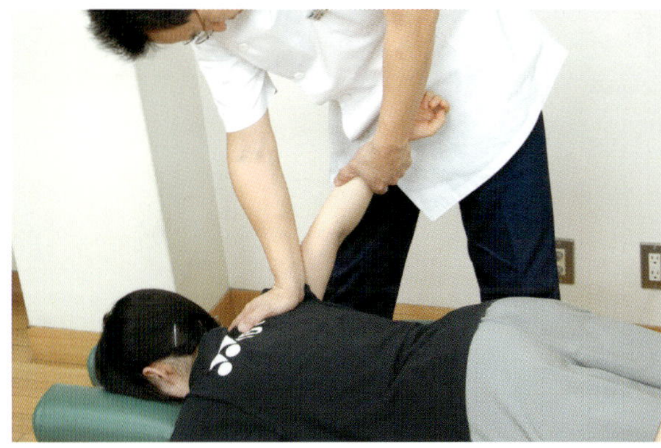

d. 견관절 신전운동 검사

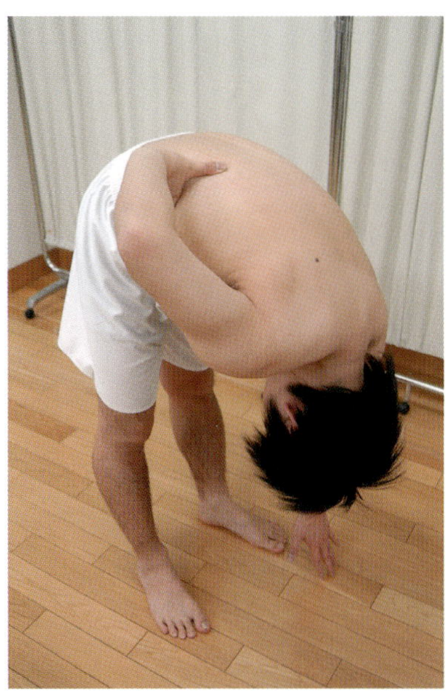

e. 체간 굴곡운동 검사

그림 3-4 **운동 검사의 구체적인 예**

보다 강한 신장을 줄 수가 있다. 또한 액와 방향으로 고관절을 굴곡하면 대둔근이, 약간 내전 방향으로 신장하면 중둔근 후부 섬유가 각각 신장되어 양자를 구별할 수 있다. 이 검사로 출현하는 고관절 전면의 통증은 대요근 · 장골근 · 대퇴직근 등의 단축통이 생각된다. 단축통이 어느 근육에 출현하고 있는지는 다음에 실시하는 상세한 촉진에서 최종적으로 판단한다.

### 2) 고관절 신전운동 검사(그림 3-4b)

고관절 수동적 신장은 대요근 · 장골근 · 대퇴직근을 신장한다. 무릎이 완전 신전한 상태에서는 주로 대요근과 장골근이 신장된다. 게다가 골반을 고정한 채로의 고관절 신전은 장골근의 신장통을 골반을 고정하지 않고 앞쪽으로 기움을 자유롭게 한 약간 외전 상태에서의 고관절 신전은 대요근의 신장통을 각각 강조해 유발할 수 있다. 이 검사로 대둔근 · 중둔근은 단축되지만 고관절 신전 가동역이 적기 때문에 단축통의 유발에는 이르지 않는다.

### 3) 슬관절 굴곡운동 검사(그림 3-4c)

슬관절 수동적 굴곡은 대퇴사두근의 신장통을 확인할 수 있다. 고관절 내회전 상태에서의 슬관절 굴곡은 외측광근, 고관절 외회전 상태에서의 슬관절 굴곡은 내측광근을 보다 강조해 신장할 수가 있다. 이 검사로 넙다리뒤근육, 비복근은 단축되지만 넙다리뒤근육은 근육의 길이가 길어 어느 부위에 통증이 유발되는지 확인할 필요가 있다. 슬와에 통증이 유발되는 경우는 비복근 기시부의 단축통의 가능성도 고려한다.

### 4) 견관절 신전운동 검사(그림 3-4d)

견관절 수동적 신장은 삼각근 쇄골부 · 상완삼두근 · 오훼완근의 신장통을 확인할 수 있다. 단순한 신장은 상완이두근의 신장통을, 약간 외회전 · 내전 상태에서의 신장은 삼각근 쇄골부의 신장통을 외회전 · 외전 상태에서의 신장은 오훼완근의 신장통을 각각 강조해 유발할 수 있다. 이 검사로 단축되는 근육은 다수 존재하기 때문에 촉진 등으로 확인하면서 근육의 특정을 실시한다. 그러나 견관절 신전은 가동역이 적기 때문에 충분한 단축통의 유발은 어렵다.

### 5) 체간 굴곡운동 검사(그림 3-4e)

체중에 의한 체간의 자동적 굴곡은 완근, 최장근, 장늑근, 다열근의 신장통을 확인할 수 있다.이 검사에서는 체간굴근인 복직근, 외 · 내복사근, 고관절굴근인 대요근, 장골근이 단축되기 때문에 단축통 출현부위에 주의가 필요하다.

기본적으로 신장통은 검사하는 근육의 기시부 · 부착부가 가장 멀어지는 방향으로, 단축통에 대해서는 양자가 가장 가까워지는 방향으로 작동시킨다. 또 수축통에 대해서는 단축통과 같이 기시부 · 부착부가 가장 가까워지는 방향으로 수축시키면 각각의 목적으로 하는 근육을 검사할 수가 있다.

## 3. 촉진

ID 스트레칭은 개개의 근육 및 결합조직을 대상으로 하기 때문에 ID 스트레칭을 시행하는 사람은 적어도 각각의 근육을 촉진할 수 있어야 한다. 개개의 근육을 판별할 수 있으면 강직이 항진하고 있는 근육을 분류할 수 있어 확실하며, 효과적인 ID 스트레칭이 가능해진다. 통증을 수반할 때는 우선 통증경감을 꾀할 필요가 있어 통증부위를 명확하게 하기 위해서 촉진은 중요한 기술이 된다. 또한 환자나 선수가 통증을 호소하지 않는 부위에서도 통증 역치가 낮은 경우나 근육강직이 항진하고 있는 부위도 존재하므로 치료할 때 문진에 의한 호소가 있던 부위를 중심으로 촉진한다.

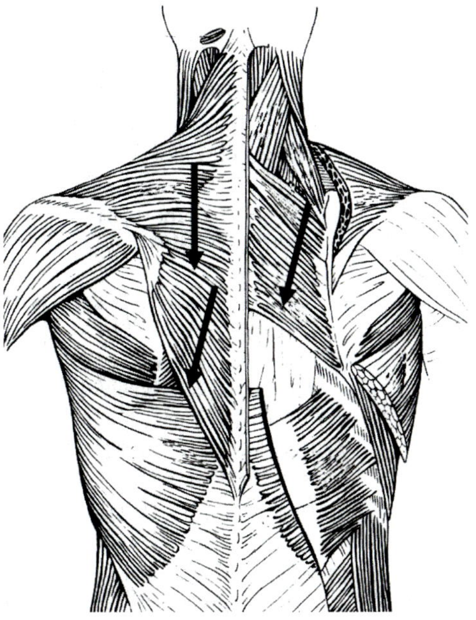

**그림 3-5 촉진 방향**
촉진은 근육섬유에 대해서 횡단하도록 실시한다.

촉진의 목적은 통증발현부위를 국소화하여 그 발현부위의 상태, 통증 역치를 판단하기 위해서 실시한다. 근육이 관여하는 통증발현부위에는 근육결절이 존재하는 경우가 많다. 또한 결합조직 중에서도 근막의 판별은 곤란하므로, 근복에 상당하는 부위로부터 통증이 발현할 때는 근육섬유를 촉진하는 것이 좋다. 관절 주위에서는, 힘줄 · 인대 · 지대 등의 결합조직으로부터 통증이 많이 발현하는(Guibuab 등, 1985; 鈴木, 2001) 것으로, 특히 탄력성이 저하한 결합조직에도 주목해 환자가 호소하는 통증이 압박에 의해 재현할 수 있는지를 확인하는 것이 필요하다.

촉진은 엄지손가락 바닥으로 실시하는 것을 기본으로 해 우선 그 촉진손가락이 근육섬유 또는 힘줄 · 인대 · 지대 등의 결합조직을 감지할 수 있을 때까지, 뼈 등이 딱딱한 조직으로 향해 압박한다. 다음으로 압박 부위에서의 근육섬유 등의 촉지 후 해당 근육의 근육섬유 또는 힘줄 · 인대의 주행을 머릿속에 그리며 그 주행에 대해 횡단 방향으로 손가락을 움직여, 근육강직위나 근육결절부위의 크기, 성질과 상태 등을 확인한다. 특히 심층근을 촉진하려면 천천히 심부에 촉진손가락을 진입시켜 직접 접하는 천층근의 근육섬유 주행 방향에 혼돈되지 말고 심층근의 근육섬유 주행을 머릿속에 그리는 것이 중요하다(그림 3-5). 근육결절을 찾아내기 위해서는 같은 부위에서도 여러 방향으로 압박 자극을 더해 가장 촉진하기 쉬울 방향을 찾아내는 것이 필요하다(鈴木 등, 2005).

다음으로 촉진할 때의 구체적인 주의점에 대해 말한다(鈴木 등, 2006).

## 1) 신체 형상 · 부위 · 깊이 · 통증 역치에 적절한 촉진손가락의 선택

촉진은 엄지손가락으로 실시하는 것이 기본이지만, 모든 골격근을 엄지손가락으로 실시할 필요는 없다. 환자가 가리켰을 때 통증부위가 좁으면 엄지손가락이 바람직하지만 넓은 범위를 나타내는 경우, 엄지손가락만의 촉진으로는 시간이 걸려 버려 근육의 상태를 파악할 수 없는 경우가 많다. 또한 통증 역치가 낮아지고 있는 부위에서는 엄지손가락에서의 자극이 너무 강해 여분의 근육강직을 초래해 근육의 상태를 판단할 수 없는 경우도 있다. 따라서 아래에 말하는 촉진의 특징을 이해해 적절한 촉진 방법을 선택을 할 필요가 있다.

## 2) 촉진 손가락의 속도

촉진의 기본으로서 목적으로 하는 골격근에 이를 때까지 촉진손가락으로 피부를 누른다. 이 때 너무 빠르게 진입해 버리면 방어 반응에 의해 근육강직이 늘어나버려 근육 상태를 판별할 수 없을 뿐만 아니라 통증 역치를 더욱 저하시키는 경우도 있다. 따라서 적절한 진입 속도에 유의하도록 한다.

## 3) 촉진 위치

촉진할 때, 환자의 위치는 매우 중요해 목적으로 하는 근육이 신전 상태로 되어 있지 않은지, 강직 상태로 되어 있지 않은지 항상 전신에 배려할 필요가 있다. 또한 심층근을 촉진할 때 가능한 한 천층근이 이완하는 자세를 취해야 심층근을 정확히 촉진할 수 있게 되므로 고려한다.

## 4) 공동근의 파악

근육은 단독으로 작용하지 않고, 공동 수축을 하는 것으로 관절 운동을 낳는다. 따라서 촉진은 공동으로 하여 작용하는 근육군 전체의 강직 상태를 파악할 필요가 있다. 예를 들면, 슬관절 굴곡근인 햄스트링은 대퇴이두근 · 반건양근 · 반막모양근으로 이루어지므로, 반막모양근에 특히 통증이 강한 경우에서도 촉진은 대퇴이두근 · 반건양근도 실시해 전체의 근육강직을 파악한다.

## 5) 큰 골격근의 촉진

크고 두꺼운 골격근은 전체를 촉진하기가 매우 어렵다. 근육섬유의 주행을 머릿속에 그리며 전체를 구석구석 촉진할 수 있도록 유의해 실시한다. 예를 들면, 대둔근은 매우 두꺼우므로 촉진은 근육섬유 전체를 몇 차례에 나누어 실시한다.

## 6) 촉진 방향의 의식

촉진은 항상 심부에 위치하는 뼈를 향해 압박해 근육섬유를 확인한다. 같은 근육에서도 부위가 바뀌면 심부 뼈의 위치가 바뀌기 때문에 압박 방향도 변화하는 것에 주의해야 하는데 예를 들면 대퇴사두근은 대퇴골을 가리듯이 주행하고 있으므로 촉진은 대퇴골 내측 · 전면 · 외측 · 후면 외측의 각 방향으로부터 실시하는 것이 필요하다.

## 7) 정상근육의 이해

근육은 형상 · 심층의 조직 상태(골 · 연부조직 · 복강 등), 기시 · 부착 사이의 거리를 촉진할 때의 자세 등에 의해 정상적이어도 그 경도가 변화하는 통증을 수반하지 않는 정상적인 근육강직 범위에 있는 근육을 많이 손대어, 정상과 이상을 잘 판단할 수 있도록 유의한다. 또한 근육의 경도가 증강하고 있는 부위에서도 환자의 호소가 없는 경우도 많은 것을 경험하면 좋다.

## 8) 근육 이외의 기관에의 배려

예를 들면 사각근육군 촉진의 경우는 기관지, 상완신경총, 액와동 · 정맥 등의 심부 기관에 유의할 필요가 있다. 근육 촉진에서는 근육에만 집중해 버려 다른 조직에 대한 배려가 저하한다. 근육의 형상을 이해할 뿐만 아니라 다른 조직 · 기관에 대한 배려가 필요하다.

위와 같은 것에 유의해 실시하면 촉진을 보다 정확하고 용이하게 실시할 수 있게 된다. 근육을 촉진할 때에는 통증 호발부위를 고려하여 실시해야 한다. 즉, 근육 부착부 · 근건이행부 · 근육교차부 · 근육연결부 등은 역치가 낮은 경향이 있어 이 부위의 해부학적 특징을 상정할 수 있으면 촉진 기술의 향상을 더욱 기대할 수 있다. 또 근육뿐만이 아니라, 인대 손상 · 관절낭염 등의 염증부위는 역치가 저하하고 있기 때문에 그 해당부위를 압박하면 쉽게 통증을 유발할 수 있다. 이 경우도 근육과 같이 해부학적 지식이 부족하면 촉진이 곤란해진다. 해부학적 지식이 부족한 사람은 촉진해도 통증발현부위를 발견할 수 없을 뿐만 아니라 반대로 염증을 악화시키는 경우가 있으며 우연히 통증유발부위를 확인할 수 있어도 그 통증이 어디인지 판단하지 못해 치료에 활용할 수 없다.

촉진은 통증발현부위의 위치, 그 발현부위의 상태, 통증 역치를 판단하기 위해서 실시한다. 이 판단을 정확하게 실시하는 것은 그 후에 실시하는 치료 부위 · 방법의 선택 · ADL 지도 등에 영향을 주게 된다. 통증발현부위와 치료부위에 차이가 있는 경우 당연히 치료 효과는 기대할 수 없으며, 다시 촉진 치료부위를 특정해야 하므로 불필요한 치료 시간을 소비해 버린다. 정확한 촉진은 치료 효과의 향상뿐만이 아니라 치료 시간의 단축으로도 연결된다.

연부조직의 촉진에 익숙하지 않은 경우에는 다음과 같은 점에 유의해 촉진하는 것을 권한다.

① 우선 근육주행에 따라 촉진손가락을 움직여 근육섬유를 판별할 수 있을 것.

② 근육섬유 중에서 근육결절을 찾아내는 연습을 실시해 근육결절 중에서도 압박에 의한 통증 역치가 다른 것을 실감할 것.

③ 관절 주위의 근조직이 존재하지 않는 부위에서도 골막으로부터의 통증과는 다른 연부조직성의 통증이 존재하는 것을 실감할 것.

## 4. 통증 역치

근육결절이나 결합조직을 압박했을 때 통증이 일어나기 시작하는 압박력, 즉 통증 역치(threshold)를 확인한다. 통증 역치는 치료 후에도 다시 확인해 치료 효과 판정의 근거로 한다. 확인 작업에서는 필요 이상으로 압박을 가해 통증을 너무 주지 말 것, 통증이 출현하기 쉬운 방향과 깊이를 파악하는 것이 중요하다. 그 이유는 과도한 통증을 주는 것으로 반사성의 근육강직 항진 출현을 방지하기 때문에 같은 부위에서도 압박하는 깊이나 방향이 바뀌면 통증 역치가 변화하기 때문이다.

## 5. 관절가동역(유연성)

근육강직부위 또는 통증부위에 관계하는 근육 또는 근육군을 상정한 후, 해당 근육 또는 근육군이 관여하는 관절의 가동역을 검사한다. 이 때, 굴곡–신장, 외전–내전, 외회전–내회전의 방향뿐만이 아니라, 삼차원적으로 가동역 제한 또는 유연성 제한 방향으로 작동시켜, 좌우 비교와 함께 근육강직 항진 또는 통증이 출현하고 있는 부위를 재확인한다. 또한 체간의 가동역은 측정이 곤란하지만, finger–floor distance(FFD)나 체간 신전의 가동성은 반드시 확인해 치료 효과 판정의 지표로 하면 좋다.

## 6. 근력

근력은 도수 근력 테스트법이나 시판의 근력 측정기를 이용해 검사되지만 연부조직에 통증이 존재할 때 근력 측정을 하면 일반적으로 낮게 나타난다. 이것은 일상생활에서도 경험하는 것으로 검사 결과 근력 저하의 수치가 나타났다고 해도 단순하게 근력 증강을 꾀해서는 안 된다. 특히 등장성 수축에 의한 근력의 강화는 해당 근육의 강직을 더욱 높여 통증을 악화시킬 가능성이 있는 것을 염두에 둘 필요가 있다. 반대로 해당 근육의 통증이 경감해 근육강직이 정상 범위로 돌아오면 근력이 발휘되는 경우가 많다.

# 7. 그 밖의 평가법

## 1) McGill 통증 질문표(MPQ: McGill pain questionnaire)

Melzack(1975)은 통증을 표현하는 말, 예를 들면 「욱신욱신」「쑤심」「부들부들 떨림」「답답함」 등의 감각이나 정동을 표현하는 형용사 등 45 표현을 분류한 질문표를 작성해 점수화했다. 이것은 신뢰성이 높다고 평가되고 있다. 그 후, McGill 통증질문표 중에서 15 표현을 꺼냈던 것이, 간이형 McGill 통증질문표이다(표 3-2)(佐藤 등, 1988).

## 2) 시각적 상사 척도(VAS: visual analogue scale)

10 cm의 직선을 그어, 0 cm를 전혀 통증이 없음(no pain), 10 cm를 지금까지 경험한 중에서 가장 격렬한 통증(the worst pain I ever felt)으로 현재의 통증을 직선상에 나타내는 방법이다(그림 3-11)(Bond 등, 1966).

표 3-2 간이형 McGill 통증질문표

| | 없음 | 경도 | 중등도 | 중증 |
|---|---|---|---|---|
| 1. 욱신욱신거림 | 0 | 1 | 2 | 3 |
| 2. 찡-하고 통증이 달림 | 0 | 1 | 2 | 3 |
| 3. 칼날로 찌르는 것 같음 | 0 | 1 | 2 | 3 |
| 4. 자르는 것 같음 | 0 | 1 | 2 | 3 |
| 5. 조이는 것 같음 | 0 | 1 | 2 | 3 |
| 6. 물어뜯어지는 것 같음 | 0 | 1 | 2 | 3 |
| 7. 뜨거움 · 타는 것 같음 | 0 | 1 | 2 | 3 |
| 8. 쑤시는 것 같음 | 0 | 1 | 2 | 3 |
| 9. 답답함 | 0 | 1 | 2 | 3 |
| 10. 손대면 아픔 | 0 | 1 | 2 | 3 |
| 11. 갈라지는 것 같음 | 0 | 1 | 2 | 3 |
| 12. 지침 | 0 | 1 | 2 | 3 |
| 13. 속이 메스꺼워짐 | 0 | 1 | 2 | 3 |
| 14. 부들부들 떨리는 것 같음 | 0 | 1 | 2 | 3 |
| 15. 지긋지긋함 | 0 | 1 | 2 | 3 |

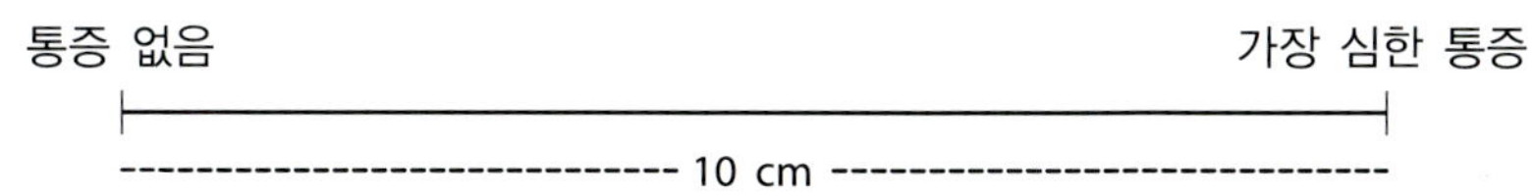


그림 3-11 시각적 상사 척도

급성기의 평가방법으로써는 신뢰성이 인정되고 있지만 만성통에 대한 평가방법으로써는 신뢰성이 낮다고 말해지고 있다.

## 3) Faces pain rating scale

Wong와 Baker(1988)는 「통증이 전혀 없고, 매우 행복하다」는 표정에서 「상상할 수 없을 정도 강한 통증」의 표정까지 6 종류의 얼굴 표정을 선택하게 하는 방법을 고안했다. VAS에 의한 통증의 평가에 비해 아이에게 질문할 때에 편리하고 단시간에 평가할 수 있는 이점이 있다.

## 4) Roland-Morris 요통 특이적 QOL 척도(RDQ: Roland-Morris disability questionnaire)

Roland 등(1983)은 요통에 의한 일상생활의 장애를 환자 치료자가 평가하는 척도를 개발했다. 이것은 요통 때문에 「서기」「걷기」「앉기」「일」 등의 일상 생활 행동이 장애되고 있는지 아닌지를 「네」「아니요」로 답하는 24항목의 질문 형식이다. 0~24점의 범위에서 득점화 되어 고득점일수록 일상생활의 장애의 정도가 높은 것을 나타나오게 한다(福原, 2004).

## 5) SF-36(MOS short-from 36-item health survey)

SF-36은 의학적 관리의 효과를 평가하기 위해서 심리 사회적 측면까지 포함한 주관적 요소도 척도로써 개발된 것으로, 기능 레벨, 행복도, 건강감에 대해 36항목의 질문으로 이루어져 만성 질환의 전반적인 생활의 질(QOL) 평가표로써 세계적으로 사용되고 있다.

## 6) 초음파 영상 진단 장치에 의한 혈류 측정

초음파 영상 진단 장치는 소식자의 개발의 결과, 심부 연부조직을 주행하는 미세한 혈관을 파악할 수가 있게 되었다(그림 3-12). 심부 연부조직의 혈관 촬영에는 중심 주파수 3.5 MHz의 콘벡스형 소식자가 사용된다. 본 장치는 최고혈류속(cm/s), 확장 말기 최저혈류속(cm/s), 평균 유속(cm/s), 구출시간(cm/s), 저항 계수(RI), 박동 계수(PI), 단면적($cm^2$), 1회 박출량(mL), 1분 정도의 혈류량(L/min)의 계측이 가능하다. 촬영에 숙련이 필요하지만 치료 전후의 효과 판정에 유용하다.

## 7) 삼차원 CT

일반 CT는 수평면 영상이지만 삼차원 CT(이하, 3DCT)는 관상면 · 시상면으로부터의 영상 정보가 더해져 입체 영상을 제작할 수가 있다(그림 3-13). 3DCT에 의한 입체 영상은 360° 어느 방향으로도 회전할 수가 있어 임의의 위치에서 영상을 관찰할 수가 있다. 게다가 근육의 천층에서 심층까지를 임의의 깊이로 관찰할 수 있는 것이 큰 특징이다. 따라서 3DCT는 일반적으로는 내장계, 혈관계 및 골 · 관절계의 진단에 이용되는 것이 많은 데근골격계의 진단에도 우수하다고 할 수 있다. 또한 3DCT는 연부조직의 기능적 변화의 진단에 대해 객관적인

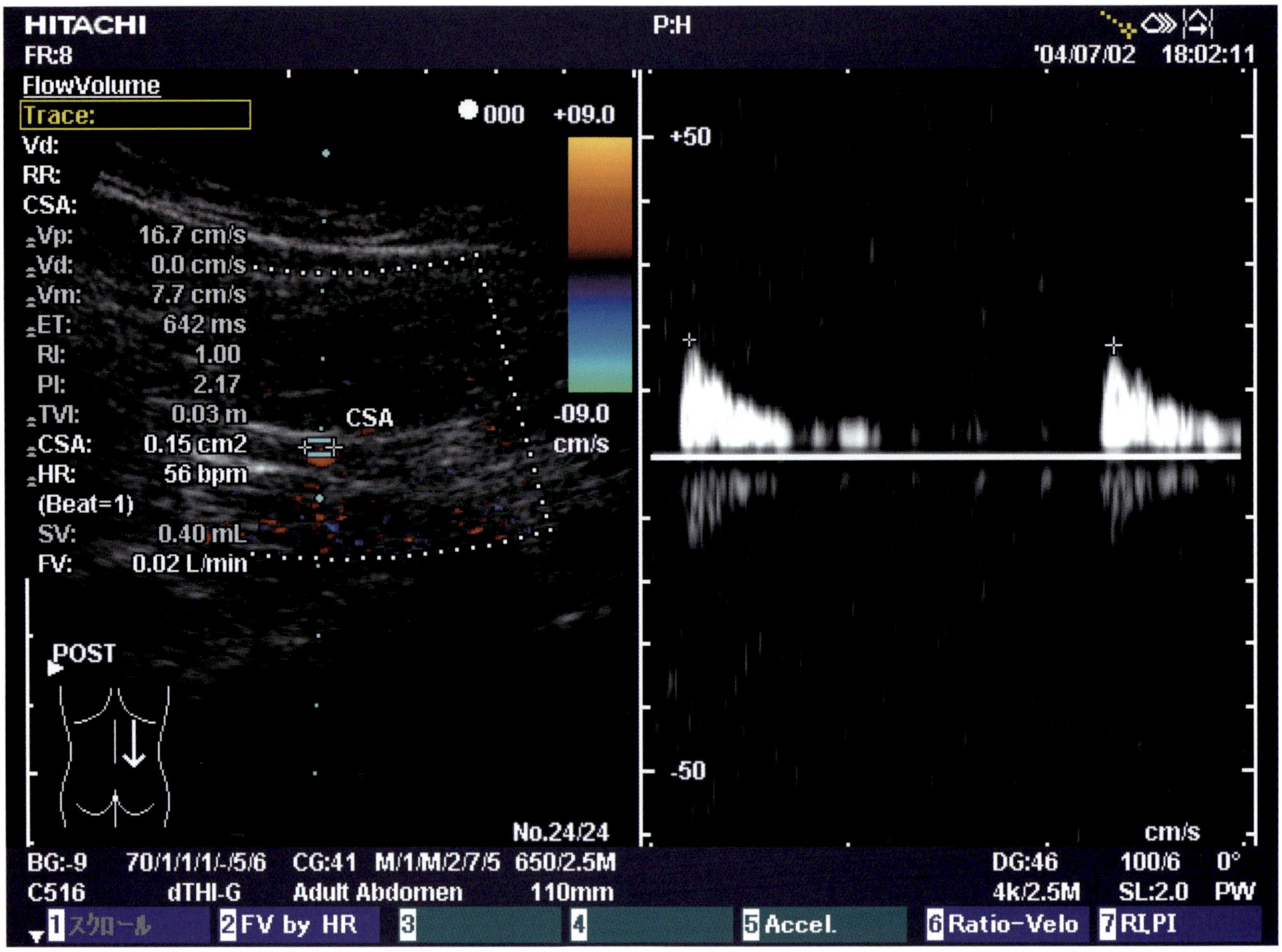


**그림 3-12 초음파 영상 진단 장치에 의한 혈류 측정**(문헌 24에서 인용)
피부 표면으로부터 약 4cm를 주행하는 혈관을 파악하고 있다.

정보를 영상으로써 제공해 주는 것과 동시에 근육의 폭이나 길이, 지정한 부위의 면적이나 용적, 나아가 CT 수치의 검출 등 수치를 나타내는 것도 가능하다.

### 8) Push-pull gauge에 의한 통증 역치 측정

통증 역치는 객관적 측정 방법의 하나로써 push-pull gauge에 의한 통증 역치의 측정을 생각할 수 있다. 본 장치는 부속의 부착을 목적으로 하는 연부조직에 대어 수직으로 밀어 넣어, 통증의 역치를 측정하는 것이다. 측정 오차는 부위에도 밤이, 치료 효과 판정의 하나의 도구로써 활용할 수 있다.

### 9) 근육 경도계(근육 탄성계)

근육 경도를 측정하는 것을 목적으로 하여 개발된 장치로 측정은 push-pull gauge와 같이, 장치의 attachment를 근육에 대해 수직으로 1초 동안 누른다. 숙련되면 3% 이내의 오차로 측정 가능하다.

### 10) 방사 온도계

본 장치는 레이저 빔을 이용해 간이적으로 피부온도를 측정할 수 있어 재현성이 뛰어나다. 온열 자극 지표의 하나로 이용할 수 있다.

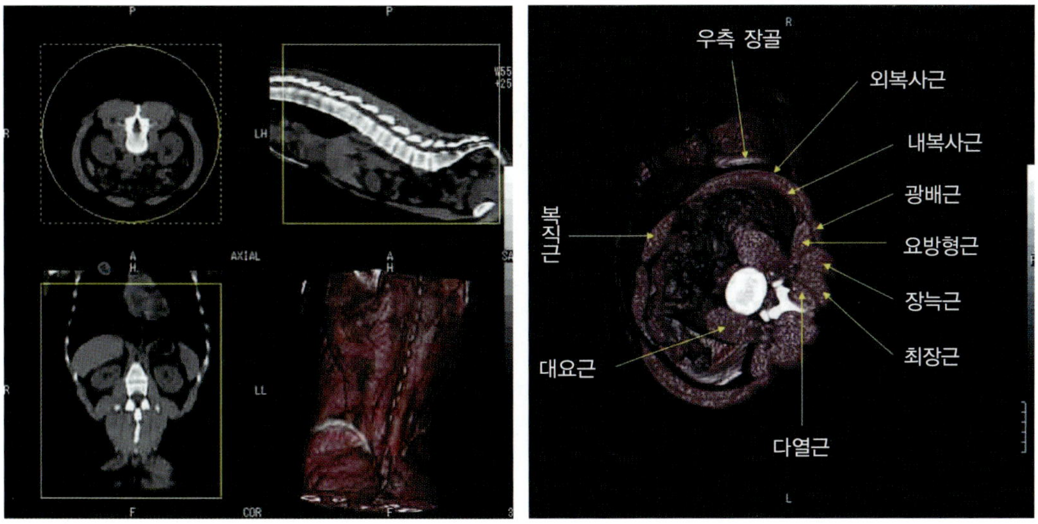


**그림 3-13 삼차원 CT 영상**(문헌 25에서 인용)
삼차원 CT 영상은 연부조직의 기능적 변화의 평가에도 도움이 된다.

# ID 스트레칭

## 1. 스트레칭 전의 대처

### 1) 순환의 개선

스포츠 영역에서는 스트레칭 시행 전에 가벼운 런닝 등을 실시해 전신의 혈액 순환을 활발하게 해 두는 것이 중요하다. 또한 병원 등에서는 핫팩, 회전욕(whirlpool bath), 초음파 등에 의해 혈액 순환을 개선해 두면 좋다.

워밍업의 효과로 形本(1988)은 ① 근육온도의 상승에 의한 근육 점성의 저하 ② 유연성의 증가 ③ 신경기능의 항진 등을 들고 있다. 또한 Williford 등(1986)은 정적 스트레칭 단독군과 조깅 병용군을 비교해 병용군의 어깨, 족관절의 유연성이 보다 크게 개선했다고 보고하고 있다. Wessling 등(1987)은 정적 스트레칭 단독군과 초음파 병용군의 가동역 개선 효과를 비교해 초음파 병용군이 정적 스트레칭 단독군에 비해 의미있게 개선했다고 보고하고 있다. 게다가 결합조직에 대해 Kottke 등(1966)과 Lehamann 등(1970)은 수축 및 이완의 특성은 없지만 약간의 유연성이 있어 신장할 수 있으며 온열에 의해 그 정도는 더욱 커진다고 보고하고 있다. 이러한 것으로부터 스트레칭 전의 순환 개선의 중요성을 엿볼 수 있다.

### 2) 통증 억제

필자는 생체에 존재하는 진통의 기전 중, 도수적으로 단시간에 통증을 억제하는 방법으로써 광범위성 침해 억제 조절(DNIC)과 비침해 자극인 압력자극을 병용한 통증억제법의 하나인 DNIC 접근(鈴木, 2001~2005)을 시행하고 있으므로 구체적 방법을 소개한다.

① 환자가 호소하는 통증부위와 통증 역치를 문진, 운동 검사, 촉진에 의해 분명히 한 후 치료 자세에서 재확인한다(그림 3-14a).

② 통증부위에 가볍게 손가락을 대고 DNIC를 이용하기 위해 다른 손의 손가락에서 다른 부위(예를 들면, 승모근 · 극하근 · 상완이두근 · 장요측수근신근 · 외측광근 · 비복근등)에 가능한 한 침해 자극을 최소화한다(그림 3-14b).

③ 다른 부위에 침해 자극을 주고 있는 상태로 원래의 통증부위에 대해 ①에서 통증 역치를 확인했을 때와 같은 방향, 깊이, 힘으로 다시 압박해 통증이 소실 또는 감소하고 있는 것을 확인한다(그림 3-14c).

④ 통증억제를 위해서 이용한 근육에 대해, 가볍게 손가락으로 마사지 해 통증의 감각을 소실시킨다.

⑤ 통증부위에 대해 보다 많은 압력수용기를 흥분시킬 목적으로, 근육섬유를 판별할 수 있는 정도의 가벼운 압력자극을 손가락으로 약 10~20초 시행한다(그림 3-14d).

⑥ 다시, 원래의 통증부위의 역치를 평가해 환자의 주관과 함께 통증이 억제된 것을 확인한다(그림 3-14e).

⑦ 통증 발현 동작을 재차 실시하게 해 통증의 경감과 함께 동작이 개선된 것을 확인한다.

DNIC 접근에서는 다른 부위에게 주는 침해 자극은 동일 근육을 상시 이용하는 것이 아니라 몇 개의 근육을 이용하는 것이 필요하다. 동일 근육을 반복해 이용하면 감작이 일어나 그 방면으로부터 통증이 지속하게 되므로 주의한다.

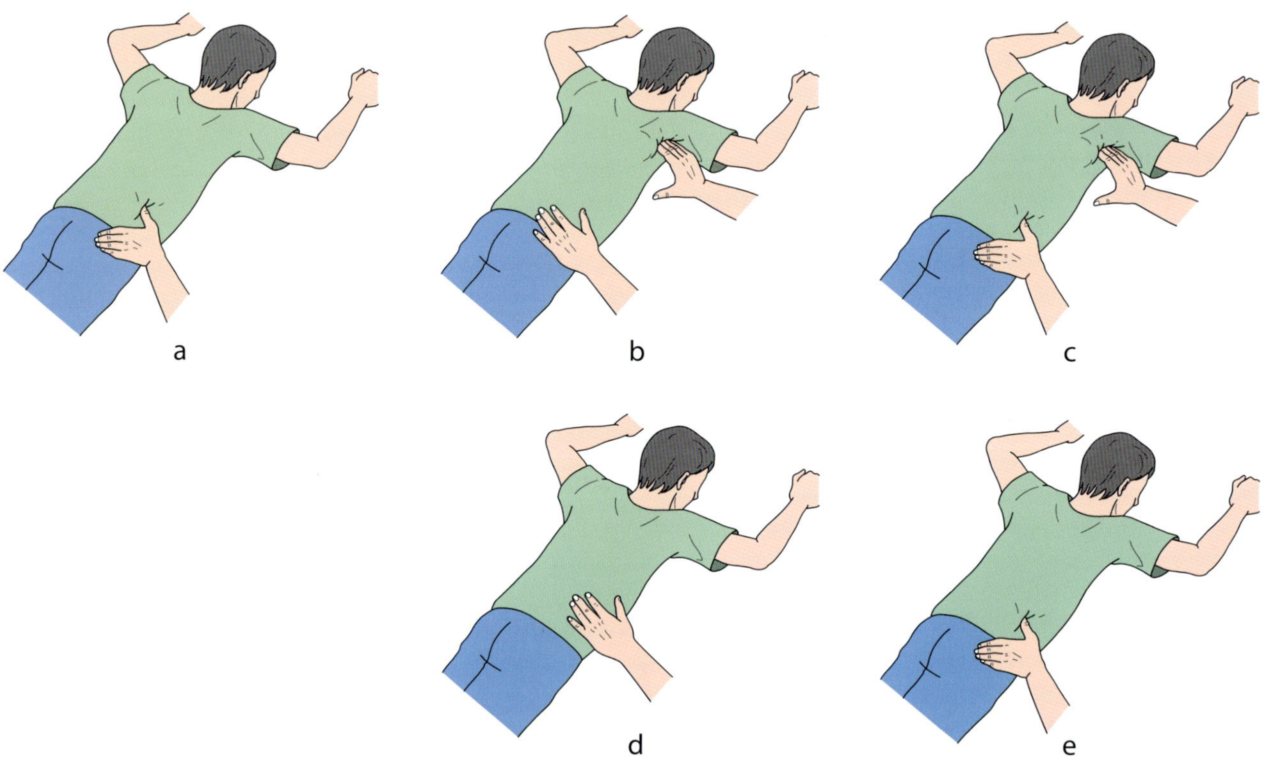


**그림 3-14 DNIC 접근**(문헌 26에서 인용)

a. 치료 자세에서 통증부위를 재확인한다.
b. 다른 부위에 침해 자극을 준다.
c. 다른 부위에 침해 자극을 주고 있을 때, 원래의 부위에서 통증이 억제되고 있는지를 환자에게 물어 확인한다.
d. 통증부위를 중심으로 압력자극을 약 10~20초간 가한다.
e. a에서 전해진 같은 압박력으로 원래 부위의 통증이 억제되고 있는 것을 재확인한다.

# 2. ID 스트레칭의 종류

ID 스트레칭은 근육의 강직 상태에 의해 그 방법을 선택한다(표 3-3).

## 1) 기본법

근육강직 항진이 매우 분명하지 않은 근 또는 운동 전후의 각 근육에 대해 그 신장성을 유지하는 목적으로 실시하는 ID 스트레칭은 다음과 같은 순서로 실시한다.

① ID 스트레칭
② 이완
③ ID 스트레칭

## 2) 수축(contract)법

근육강직이 항진하고 있는 근육 또는 운동할 때, 특히 부하가 컸던 근육에 대해서는 다음 방법으로 실시한다.

① 등척성 수축
② 이완
③ ID 스트레칭
④ 이완
⑤ ID 스트레칭

**표 3-3 스트레칭 타입별 특징**

| | 기본법 | 수축(contract)법 |
|---|---|---|
| 적응 | • 근육강직 항진이 매우 분명하지 않은 근육<br>• 운동 전후의 각 근육 | • 근육강직이 항진 하고 있는 근육<br>• 운동 중, 특히 부하가 컸던 근육<br>• 통증이 있는 근육 |
| 방법 | 1. ID 스트레칭<br>2. 이완<br>3. ID 스트레칭 | 1. 등척성 수축<br>2. 이완<br>3. ID 스트레칭<br>4. 이완<br>5. ID 스트레칭 |
| 주의점 | 1. 스트레칭 전에 통증을 경감해, 근육온도도 높여 둔다.<br>2. 대상이 되는 근육을 특정한다.<br>3. 근육주행을 항상 떠올리면서 실시한다.<br>4. 통증이 일어나지 않도록 유의한다.<br>5. 호흡이 편하게 실시할 수 있도록 유의한다.<br>6. 관절면을 갈라 놓도록 가볍게 당긴다.<br>7. 원칙으로써 표층관계로부터 심층 근육, 근위 근육으로부터 원위 근육으로 진행한다.<br>8. 근육연결에 주의한다.<br>9. 술자의 자세나 고정 방법에 주의한다.<br>10. 가능한 한 해당 근육을 압박하지 않는다.<br>11. 관절 mobilization의 병용도 생각한다. | |

# 3. 시행할 때의 주의점

## 1) 대상이 되는 근육을 정한다

가동역의 제한이 존재하고 있는 경우는 길항근의 근육강직 항진에 의한 것인지, 반대로 주동작근의 근육강직 항진 또는 통증에 의한 것인지 평가해 스트레칭의 대상이 되는 근육을 국소화한다.

## 2) 근육주행을 항상 떠올리면서 실시한다

대상으로 하는 근육섬유의 주행을 항상 떠올리면서, 각 근육섬유의 기시부와 부착부의 연장선상에서 서로가 당겨 떨어지는 방향으로 스트레칭한다.

## 3) 통증이 일어나지 않도록 유의한다

스트레칭할 때의 통증은 해당 근육 또는 길항근, 그 외에 주위근육군의 근육 수축을 유발하기 때문에 스트레칭이 무효가 된다. 스트레칭의 정도는 기분 좋게 늘려지고 있는 느낌으로 한다. 또한 고령자와 같이 통증에 대한 역치가 높아지고 있는 경우에는 근육 · 힘줄의 단열, 혈관의 손상으로도 연결되므로 어디까지나 통증을 호소하지 않는 힘으로 단계적으로 그 강도를 올려 갈 필요가 있다.

## 4) 신장 반사가 발생하지 않도록, 스트레칭 강도를 조절한다

스트레칭은 천천히 실시해 생체로부터의 저항을 느낀 위치에서 유지한다. 과도한 신장은 주로 근건이행부에 현미경학적인 단열이 일어나는 위험성을 수반하는 것과 동시에 근육강직이 반대로 항진하게 된다.

근육강직은 전날까지의 운동의 부하량이나 정신적 상태, 통증 등에 의해 용이하게 변화하므로 그 날의 근육강직 상태에 따라 스트레칭의 강도를 결정해야 한다. 또한 근육강직의 정도는 개인차가 크고, 더욱 스포츠 분야에서는 경기 종목에 의해 강직도의 높은 특정한 근육군이 보여지는 것이 특징이다.

## 5) 호흡을 편하게 실시할 수 있도록 유의한다

스트레칭 중에는 리드미컬한 호기와 흡기를 반복하고 있는지에 주의해 둔다. 과도한 스트레칭은 호기를 방해해 근육강직을 항진시킨다.

## 6) 관절면을 갈라 놓듯이 경도로 당긴다

보다 효과적인 스트레칭을 하기 위해서 관절의 움직임을 잘 이해하여 관절면이 접촉해 스트레칭에 방해가 되지 않도록 연구한다.

## 7) 원칙적으로 표층 근육에서 심층 근육, 근위 근육에서 원위 근육으로 진행한다

표층 근육의 근육강직이 항진한 상태에서는 심층 근육에의 스트레칭은 표층에 상해, 또는 신장 반사를 조장하게 되어 역효과가 된다. 또 일반적으로 근위 근육은 원위 근육에 의한 운동을 고정하는 역할이 있어 강직하기 쉽기 때문에 스트레칭은 근위 근육으로부터 원위 근육으로 진행시켜 나간다.

### 8) 근육연결에 주의한다

스트레칭하는 근육의 강직이 항진하고 있을 때에는, 그 방면과 근육연결과의 관계에 주목할 필요가 있다. 근육연결을 가지는 근육끼리는 서로 영향을 주어 근육강직을 늘리는 경향이 있다. 대부분의 근육은 본서에서도 가리키듯이 다른 근육과 근육연결을 갖고 있다. 만성의 요통에서는 통증의 부위가 허리, 골부로부터 대퇴 외측, 종아리 외측, 다리 뒤쪽으로 그 범위를 확대해 가는 것은, 이 근육연결이 관계하고 있다고 생각된다.

### 9) 술자의 자세나 고정 방법에 주의한다

### 10) 가능한 한 해당 근육을 압박하지 않는다

### 11) 관절 가동화(mobilization)의 병용도 생각한다

관절 구성체가 원인이 된다고 생각되는 가동역 제한에서는 스트레칭 후에 관절 가동화(mobilization)의 병용도 생각한다.

## 4. 금기증

ID 스트레칭의 금기증은 정형외과질환, 예를 들어 관절장애, 골절, 염좌, 근육단열, 힘줄단열, 오십견, 요통증 등의 급성기, 뇌혈관장애 등의 충추신경계질환의 급성기 등이다.

## 5. 기대되는 효과

① 근육강직이 저하하는 것으로 혈액 순환이 개선되어 근육의 이완을 얻을 수 있다.
② 통증의 역치가 상승해 통증이 경감한다.
③ 신장 반사의 역치가 상승하여 상해의 예방이 된다.
④ 관절가동역이 개선한다.
⑤ 정교함 · 민첩성이 개선된다.

# 증례 보고

## 1. 기질적 변화와 기능적 변화가 중복된 증례

**【증례 1】** 45세, 여성. 진단명: 좌측 어깨건판 손상, 좌측 어깨관절 주위염. 2002년 10월, 골프장에서의 캐디 업무 중 잔디에서 미끄러져 손을 짚고 넘어졌다. 2002년 12월, 근육의 진찰. 초진에서 좌측 어깨 관절 굴곡 130° 였지만 X-ray에서는 문제없음. Neer test (+), Hawkins test (+)였다. 2003년 3월 초순, 좌측 견관절 굴곡 150°, 외전 120° 였다. 갑자기 상지를 거상하면 통증이 발현했다. 외래에서 관절강내 주사(1% 카르보카인 3 mL, 인데론 1A)했다.

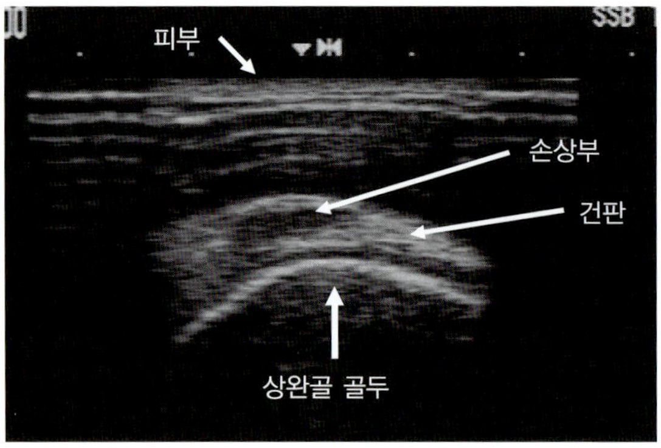


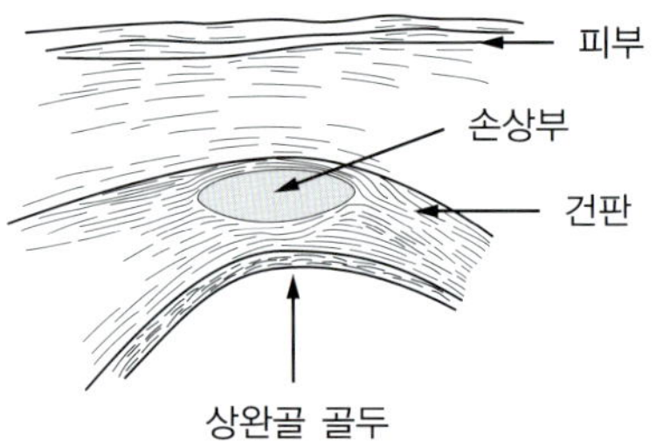


**그림 3-15 건판손상의 초음파 영상**(문헌 1에서 개정 인용)
건판손상부에 밝기가 다른 상이 관찰되었다.

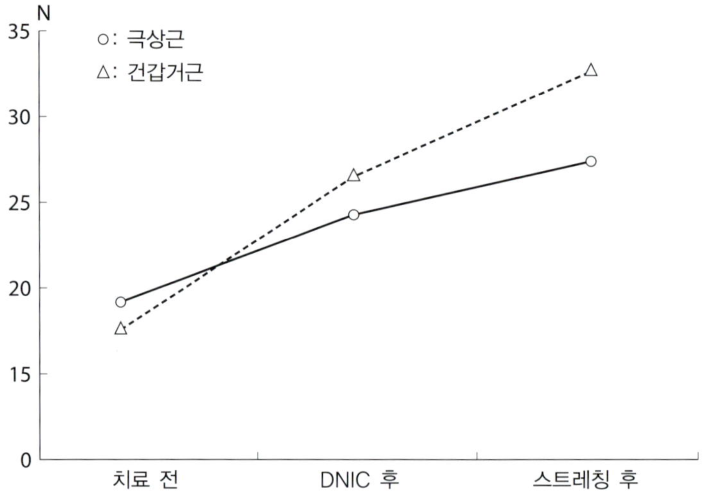


**그림 3-16 통증 역치의 변화**(문헌 1에서 인용)
극상근, 견갑거근 모두 ID 스트레칭 후에 통증 역치의 개선을 얻을 수 있었다.

2003년 3월 하순, 관절가동역은 좌측 어깨 관절 굴곡 150°, 외회전 60° , 내회전 35° 로 변화했지만, 견관절로부터 견갑을 중심으로써 근육강직이 항진하고 있던 초음파 영상(本田 전자사제, HS-2000)에서는 건판손상부에 밝기가 다른 상이 관찰되었다(그림 3-15).

치료는 문진으로 호소가 강했던 근육 중에서, 우선 삼각근 후부 섬유와 상완삼두근 장두부에 대해 DNIC 접근과 스트레칭을 시행한 후에도 관절가동역에 변화가 나타나지 않았다. 거기서 다른 통증부위인 극상근 · 견갑거근의 압통부에 대해 접근했다. 치료 전의 push-pull gauge(AIKOH 사제, model-9505A)에 의한 통증 역치는 극상근이 19.3N, 견갑거근이 17.9N이었다(그림 3-16).

DNIC 접근에 있어서의 통증부위와 다른 근육에의 도수에 의한 침해 자극부위는 극하근 · 단요측수근신근 · 소흉근 등을 이용했다. DNIC 접근 후, 통증 역치는 각각 극상근이 24.2N, 견갑거근이 26.4N로 개선해 관절가동역도 굴곡 150°, 외회전 70°, 내회전 55° 로 변화했다. ID 스트레칭은 견갑거근에 대해서만 시행했다.

ID 스트레칭 후, 통증 역치는 강상 관계 27.3N, 견갑거근 32.3N로 더욱 개선되었다. 극상근의 통증역치의 개선은, 견갑거근 · 승모근 등의 근육강직 저하에 의해 그러한 근과 근육연결도 극상근이 간접적으로 강직 저하를 일으켜 통증 역치가 높아졌기 때문이라고 예측할 수 있다. 또한 가동역은 굴곡 160°, 외회전 75°, 내회전 55° 로 변화해 치료 전에 비해 각각의 운동이 용이해졌다(그림 3-17). 본 증례와 같이, 기질적 변화가 나타나는 경우에서도 연부조직에 통증이나 가동역 제한의 원인을 요구해 접근하는 것으로써 양호한 결과를 얻을 수 있는 것이 많다(鈴木, 2003, 2005).

**【증례 2】** 17세, 남자. 고교 야구부. 2003년 3월, 우측 견관절내 충돌의 진단을 받았다. 관절가동역은 우견굴곡 180°, 외회전 30°이었다. 진찰 소견은, Hawkins's impingement test (+), Neer's impinge-ment test (-), Relocation test (+), Clunk test (+), Sulcus sign (-)이며, 견관절 주위근육군에는 과사용에 의한 구축 · 압통이 나타나 보존요법으로 경과를 좇게 되었다.

정형외과 초진 3주 후에도 강한 투구 동작으로 우측 어깨에 압통이 잔존하고 있었다. 운동통 및 압통의 호소는 삼각근 후부섬유 및 삼각근 부착부 근방에 존재했다(그림 3-18). 삼각근 후부 섬유 중에서도 특히 압통이 강한 근육결절부에 대해 통증 억제를 목적으로 하여 DNIC 접근을 시행했다(그림 3-19). 해당부위의 통증 역치가 개선한 것을 환자의 주관적 느낌과 push-pull gauge로 확인했다. 계속해서 삼각근 후부섬유에 대해 근육주행 방향을 고려해 근육결절부가 존재하고 있던 근육섬유를 의식해 가장 효율적으로 신장할 수 있는 방향, 즉 견관절 굴곡 · 내전 방향으로 신장해 최종역에서 경도 내회전 방향으로 ID 스트레칭을 시행했다(그림 3-20a).

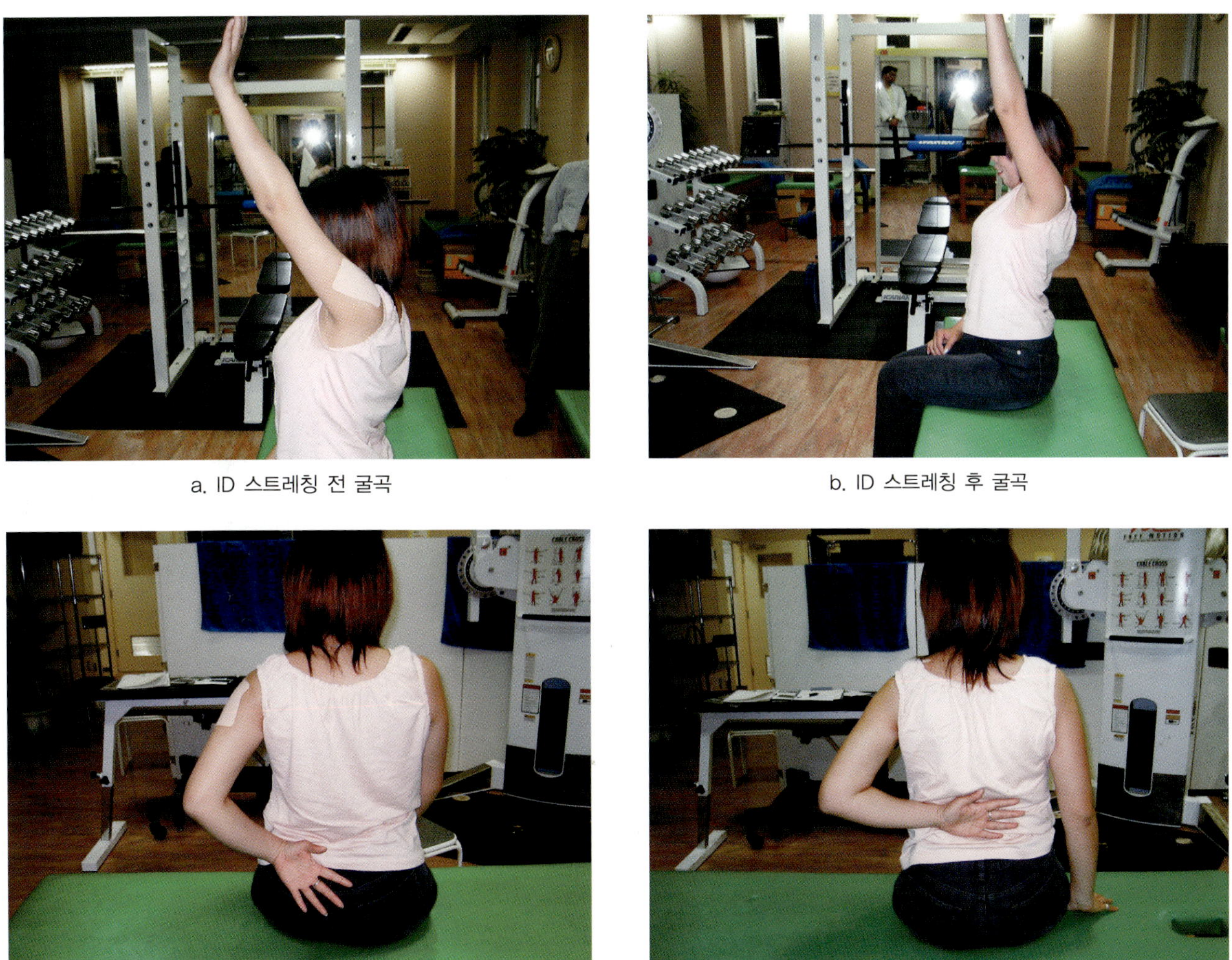

a. ID 스트레칭 전 굴곡

b. ID 스트레칭 후 굴곡

c. ID 스트레칭 전 내회전

d. ID 스트레칭 후 내회전

**그림 3-17 견관절 굴곡 · 내회전동작의 변화**(문헌 1에서 인용)

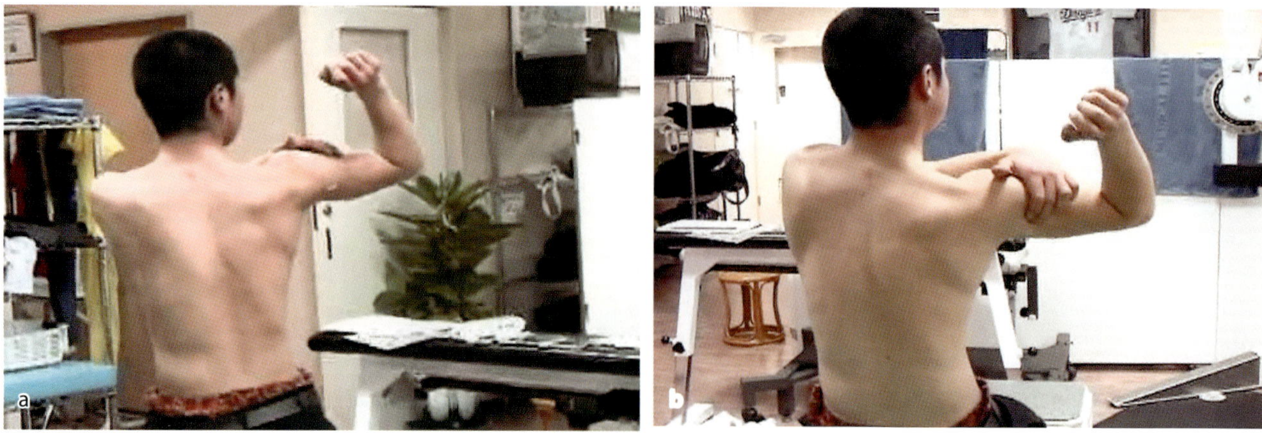

**그림 3-18 운동통 및 압통부위**(문헌 27에서 인용)

a. 운동통 및 압통부위는 당초 삼각근 후부섬유 부착부 근방에 가장 강하게 존재했다.

b. 삼각근 후부섬유 부착부 근방에의 접근 후의 운동통 및 압통부위는 상완삼두근 외측두에 있게 되었다.

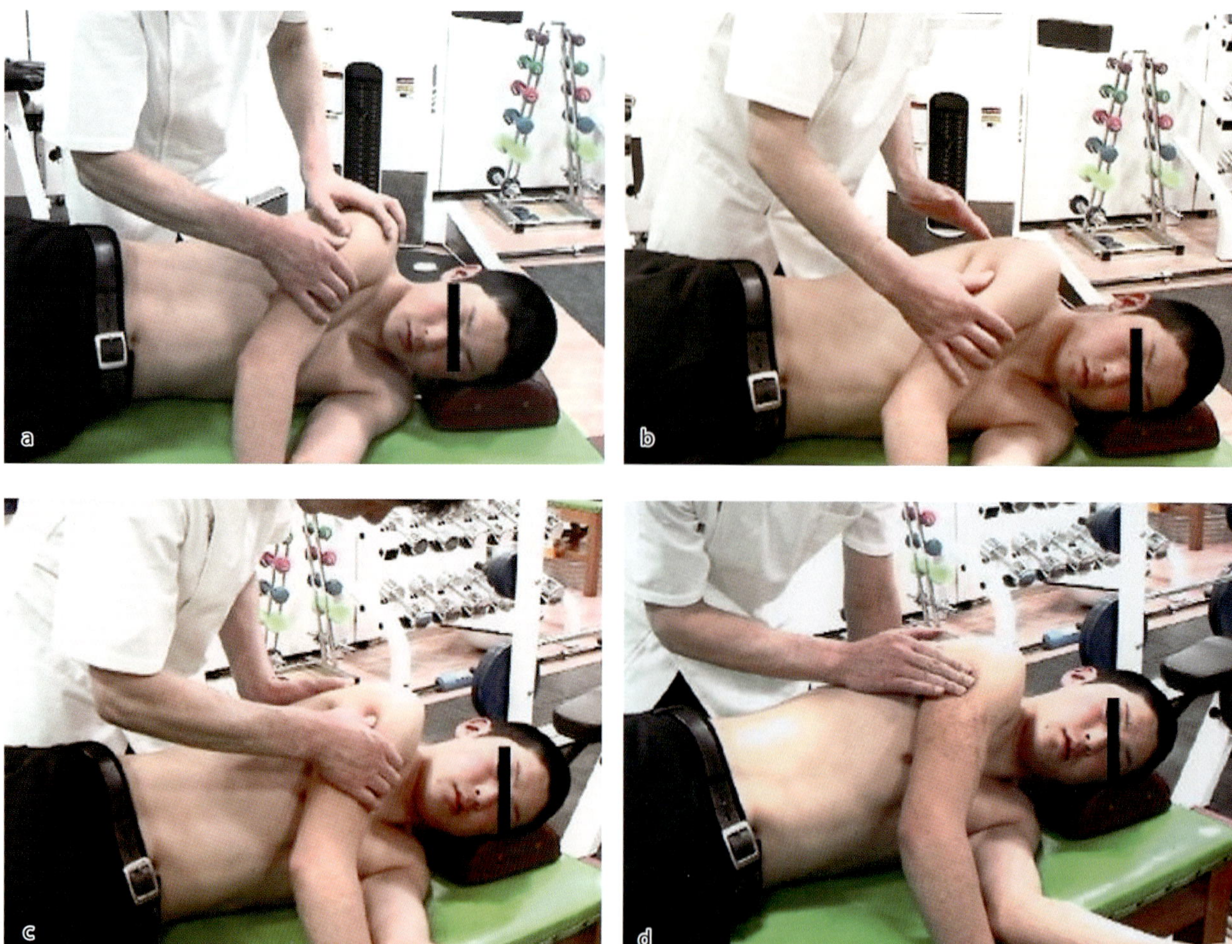

**그림 3-19 삼각근 후부섬유에의 DNIC 접근**(문헌 27에서 개정 인용)

a. 통증을 발생시키는 근육결절부를 찾아내 통증 역치를 확인한다.

b. 다른 부위(여기에서는 선하근)에 침해 자극을 더한다.

c. 근육결절부의 통증 역치가 상승한 것을 확인한다.

d. 손가락 바닥으로 압박자극을 10~20초간 가한다.

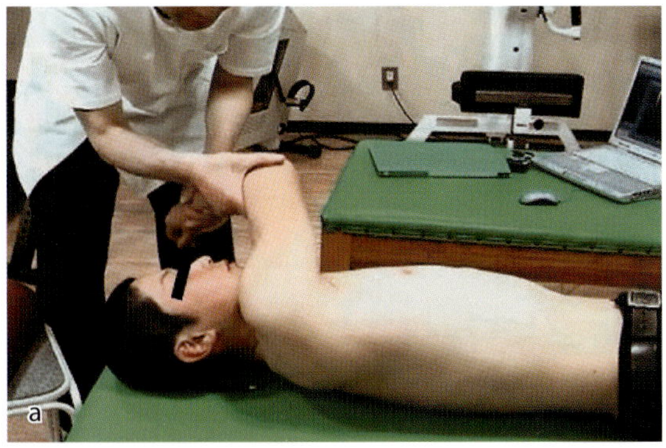

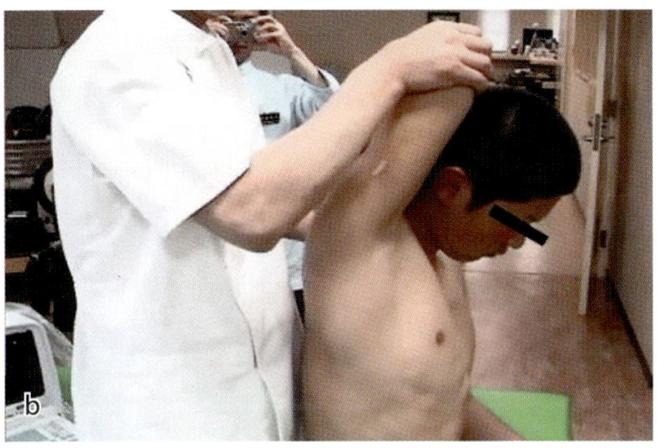

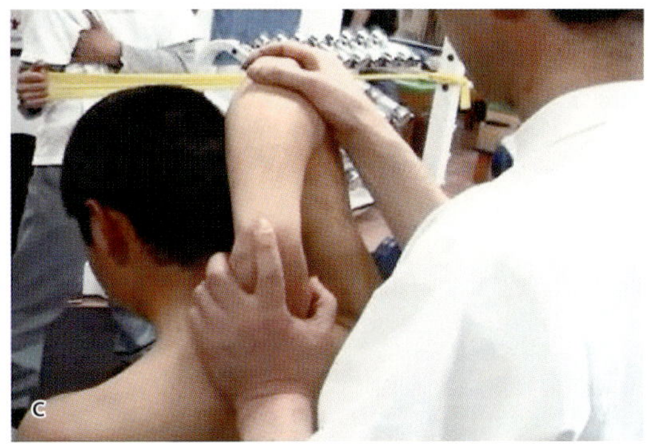

그림 3-20 ID 스트레칭(문헌 27에서 개정 인용)

a. 우측 삼각근 후부섬유. 배와위로 경추를 좌측 회전 후, 근육섬유의 방향을 의식하면서 견관절을 견인해 내전 · 굴곡 방향으로 작동시킨다. 최종역에서 약간 내회전하여 근육섬유에 강직이 걸린 채로 유지한다.

b, c. 우상완 삼두근 외측두. 단좌위에서 오른손으로 주두부를, 왼손으로 손등쪽을 척주 선상에 유지해 주관 마디를 최대 굴곡한 후 견관절을 굴곡 · 외전한다.

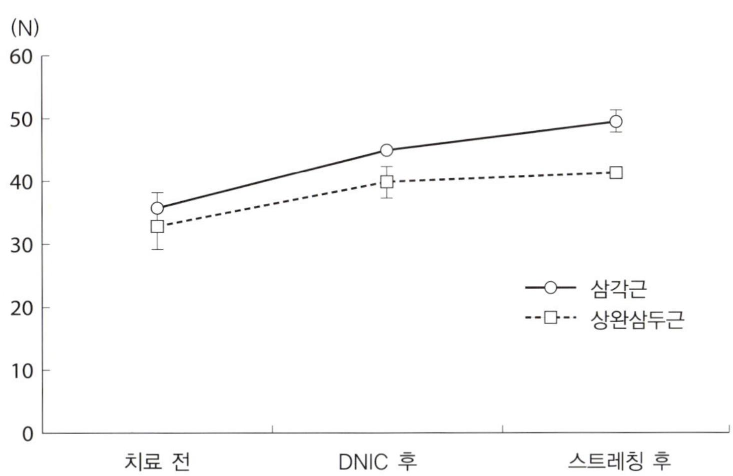


그림 3-21 통증 역치의 변화(문헌 27에서 인용)

삼각근 후부 섬유와 상완삼두근 외측두의 통증역치는 치료 전에 비해 DNIC 접근 후와 ID 스트레칭 후에 상승해 치료 효과를 뒷받침했다.

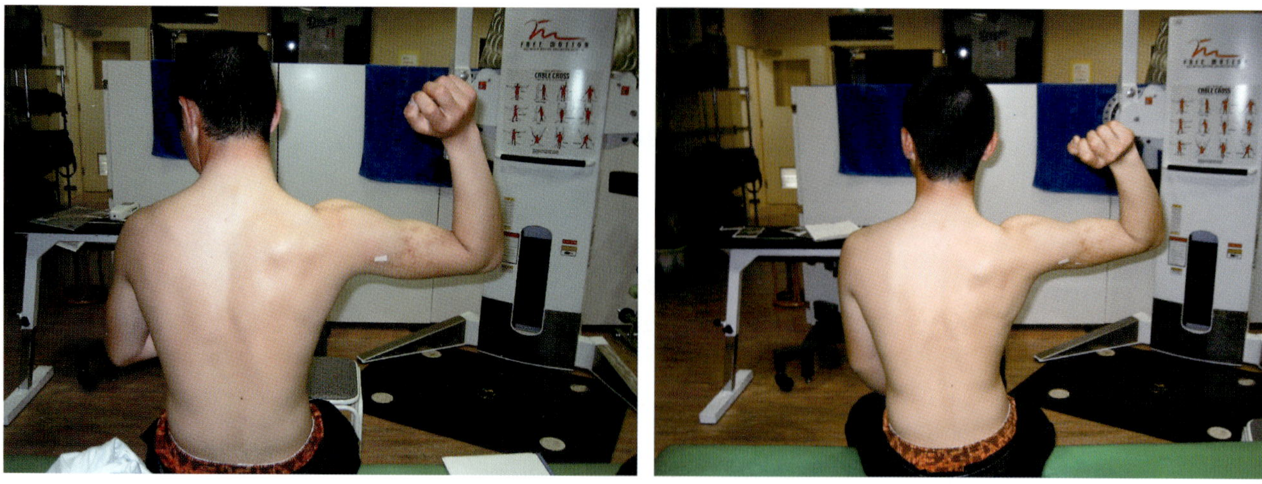

a. ID 스트레칭 전 b. ID 스트레칭 후

**그림 3-22 우측 견관절 외회전 자세의 변화**(문헌 27에서 인용)

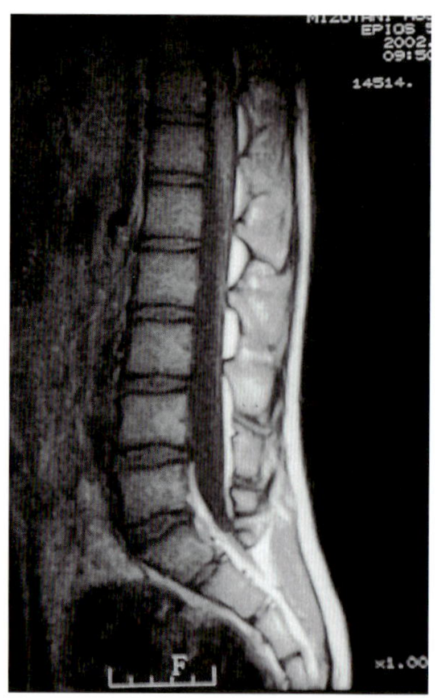

**그림 3-23 MRI 시상단상**(문헌 28에서 인용)

L4~5, L5~S1로 경도인 추간판탈출증이 보인다.

ID 스트레칭 후 투구 동작에서 확인했더니 투구 시에 발생하고 있던 삼각근 후부 섬유의 운동통은 거의 소실했지만 이번은 상완삼두근 외측부 섬유에 운동통을 호소했으므로 똑같이 통증부위를 확정해 DNIC 접근과 ID 스트레칭을 시행했다. 상완삼두근 외측두의 ID 스트레칭에서는 상완삼두근 장두의 신장 방향에 비해 수관절 이하를 보다 체간 중앙부으로 고정해 견관절을 굴곡 한 후, 더욱 내전 방향으로 신장했다(그림 3-20b).

그 결과, 삼각근 후부 섬유와 상완삼두근 외측부 섬유의 통증 역치의 상승과 함께 압통이 경감했다(그림 3-21). 투구 동작에서는 견관절 외회전과 수평 외전의 가동역이 증가해 투구할 때 운동통도 소실했다(그림 3-22). 이 효과를 지속시키기 위해 자택이나 학교에서 가능한 능동적 ID 스트레칭(다음 방향을 참조)을 지도했다. 야구를 재개하고 나서 1주일 후에 재진찰했는데 삼각근 후부 섬유와 상완삼두근의 운동통의 재발도 없고, 초진 때에 비해 우측 주관절이 투구할 때 오르게 되어 효과는 지속되고 있었다(鈴木 등, 2004, 2005).

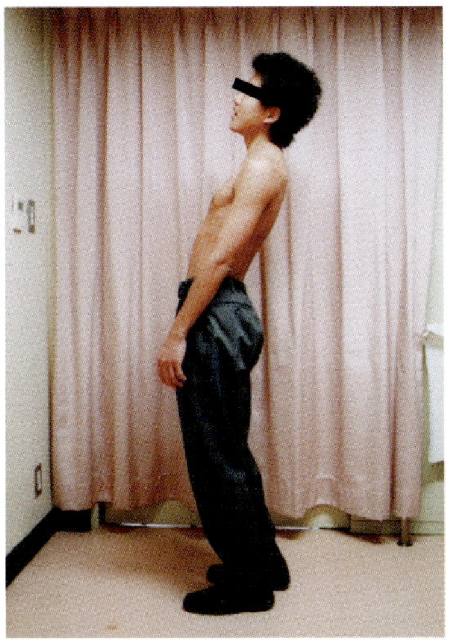
a. 체간 신전

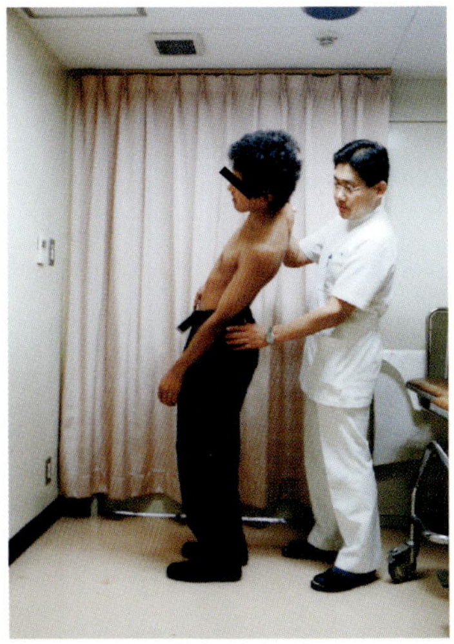
b. 체간 신전 · 측굴

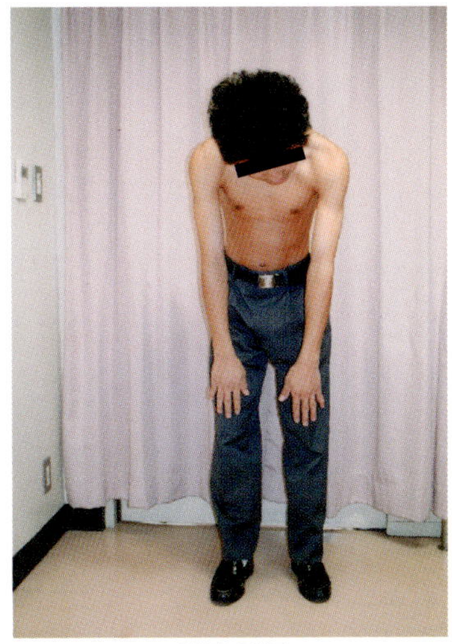
c. 체간 전굴

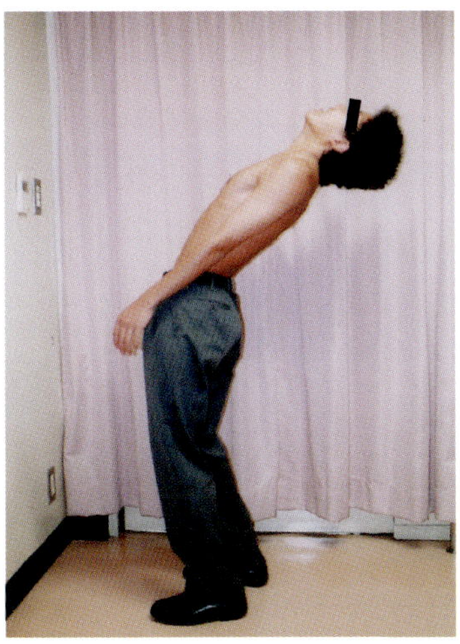
d. 체간 신전

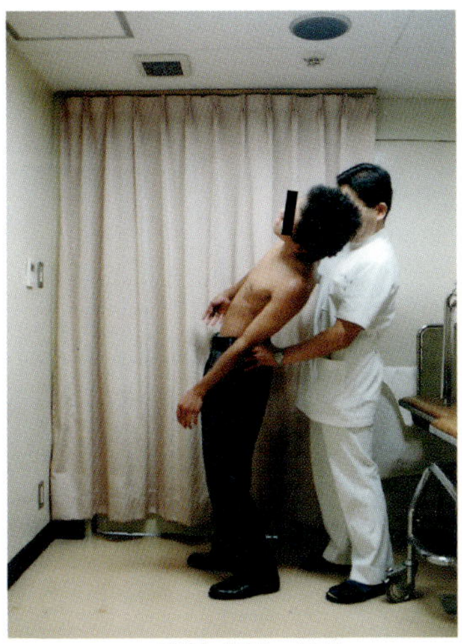
e. 체간 신전 · 측굴

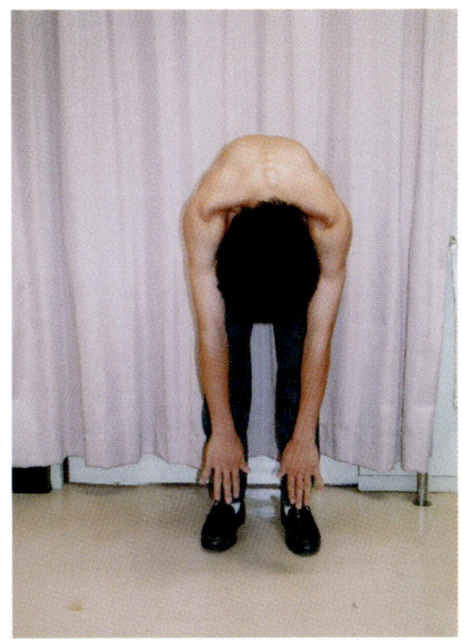
f. 체간 전굴

**그림 3-24 체간의 가동성 변화**(문헌 28에서 인용)
상단: ID 스트레칭 전
하단: ID 스트레칭 후
각 운동 검사에서 ID 스트레칭 후 매우 분명한 개선이 나타났다.

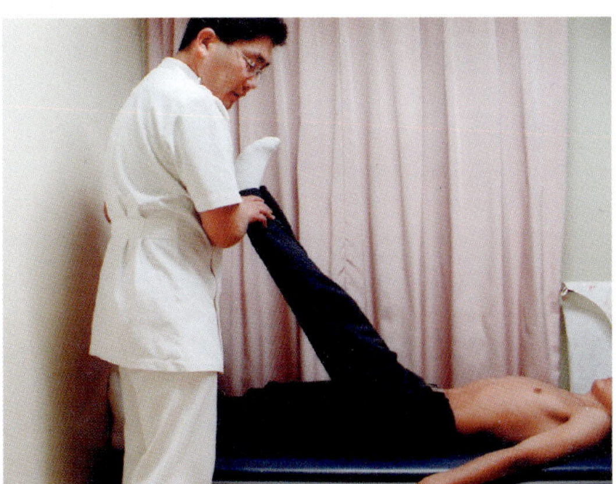
a. ID 스트레칭 전

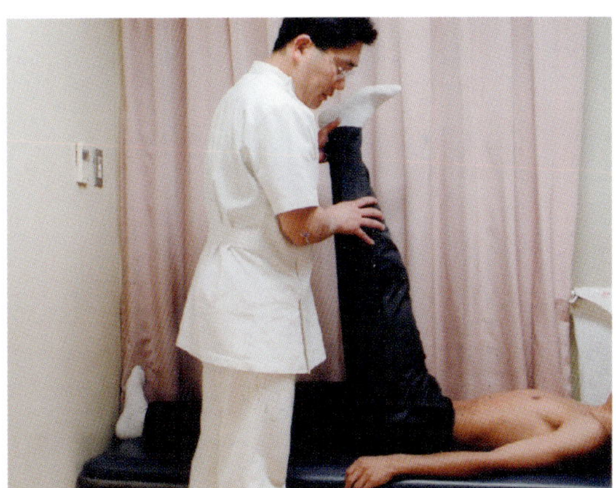
b. ID 스트레칭 후

**그림 3-25 좌측 SLR 테스트의 변화**(문헌 28에서 인용)
SLR 테스트에서도 매우 분명한 개선이 나타났다.

【증례 3】 15세, 남자. 체육 수업의 농구 연습 중, 요통이 출현했지만 다음날에는 나아졌다. 약 1개월 반 후 다시 농구 연습 중에 요통이 출현해 이튿날 아침에는 기상 불능이 되어 외래 진찰해 경도의 L4~5, L5~S1 추간판 탈출증의 진단을 받았다(그림 3-23).

촉진에서는 좌측 L4~5 장늑근부 및 좌우 중둔근부에 강도인 압통을 확인했다. 운동 검사에서는 요추 신장 및 요추측굴 · 신장에 매우 분명한 가동 제한이 인정되어 치료 전의 VAS는 36/100, SLR(straight leg raising) 테스트는 우측 70°, 좌측 60°, FFD는 53.5 cm였다(그림 3-24, 25a).

증례 1, 2와 같이 압통부위의 통증 역치를 확인하고 나서, DNIC 접근에 의한 압통부의 통증을 억제한 후 장늑근과 중둔근에 대해 ID 스트레칭을 시행하였다. 치료 시간은 20분이었다. 치료 후 요부의 가동성은 개선되어 VAS는 8/10, SLR 테스트는 우측 85°, 좌측 85°, FFD 19.5 cm로 뚜렷하게 변화하였다(그림 3-24, 25b)(鈴木 등, 2003).

## 2. 기질적 변화가 존재하고 있는지가 불분명한 증례

【증례 4】 21세, 학생. 2년 전부터 요통(+), 가끔 통증이 있으며 심해지면 저림 증상이 나타난다. 촉진으로 왼쪽 3/4 레벨의 장늑근, 우측 L3 레벨의 최장근에 압통이 있으며 운동 검사에서는 요추신전으로 통증이 압통부위에 나타났다(그림 3-26a). 치료 전의 평가에서는 SLR 테스트는 우측 75°, 좌측 65°, 고관절굴곡(슬굴곡위)은 우측 100°, 좌측 95°, FFD는 11 cm 였다(그림 3-27, 28, 29a). 또한 치료 전의 하부요추를 주행하는 장늑근 · 최장근은 근육단축 또는 근육강직 항진을 위해 요추 후만이 불충분했다(그림 3-26b).

ID 스트레칭은 DNIC 어프로치 후, 하부장늑근 · 최장근에 대해 시행하였다(그림 3-30). ID 스트레칭 후의 평가에서는 SLR 테스트가 좌우 모두 100°, 고관절굴곡(슬신전위)는 좌우 모두 125°, FFD는 0 cm에 각각 개선되었다(그림 3-27, 28, 29b). 또한 장늑근 · 최장근의 신전성의 개선에 의해 요추 후만과 골반 후경이 스트레칭 최종역에서 각각 가능하게 되었다.

ID 스트레칭 효과의 객관적 판정의 지표로서 초음파진단장치(HITACHI, EUB-6500)에 의한 혈류는 스트레칭 전후로 비교하면 평균혈류속도에 변화가 없지만 혈관단면적의 확대와 함께 1박동당 혈류량과 1분당 혈류량이 모두 증가하여 근육 및 결합조직으로의 혈액공급이 증가한 것을 의심하게 되었다(표 3-4)(鈴木 등, 2004).

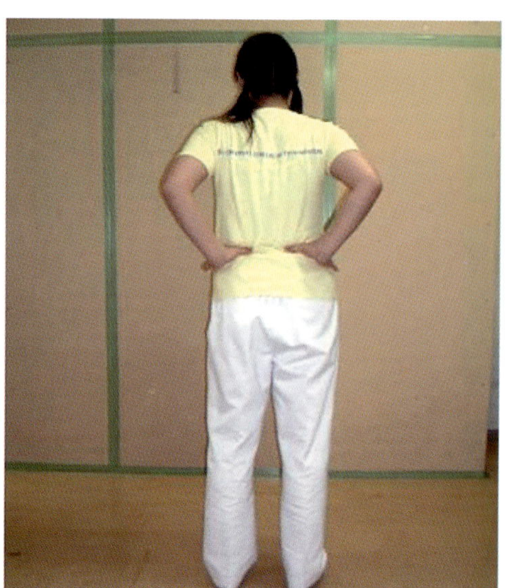

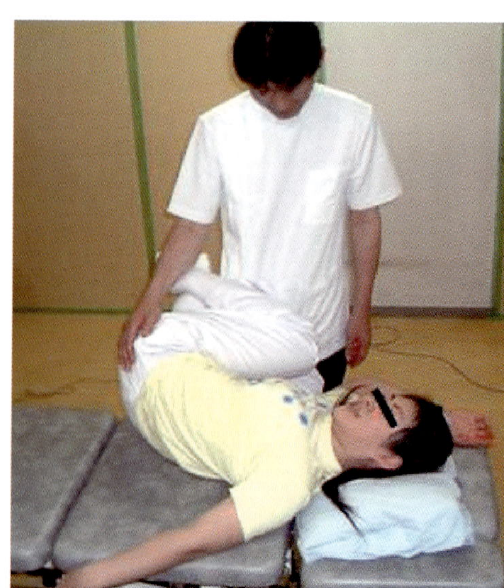

**그림 3-26 압통부위와 요추의 가동성 저하**(문헌 24에서 인용)
요부 근육군의 근육단축 또는 근육강직항진을 위해 요추 후만, 골반 후경에 제한이 있었다.

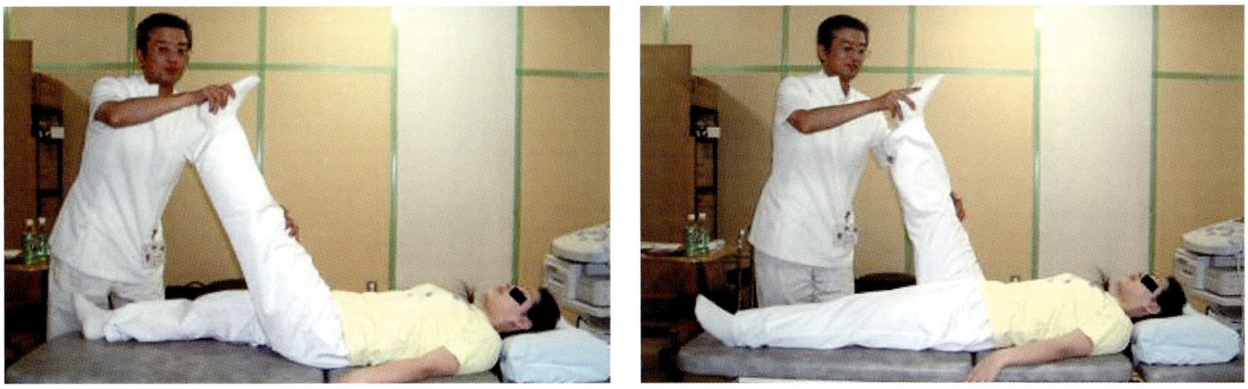

a. ID 스트레칭 전

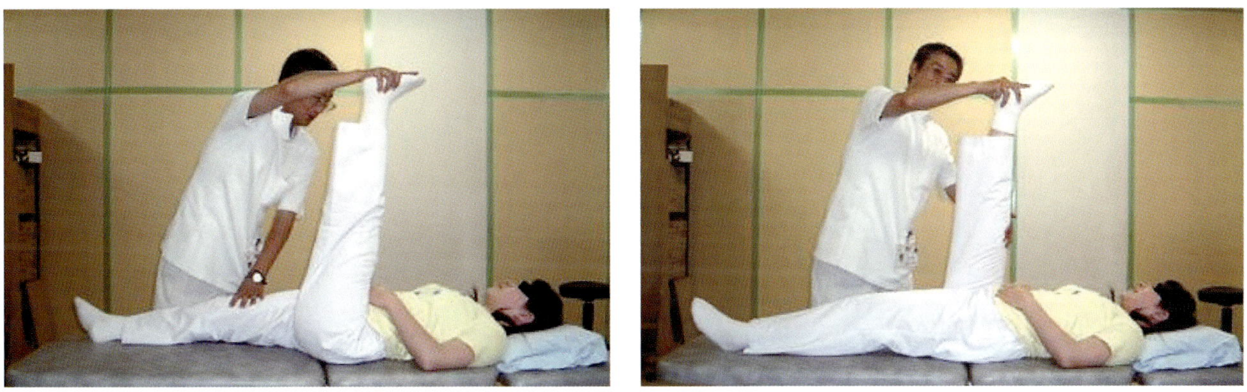

b. ID 스트레칭 후

**그림 3-27 SLR 테스트의 변화**(문헌 24에서 인용)
좌우 하지 모두 SLR 테스트에 뚜렷한 개선이 나타났다.

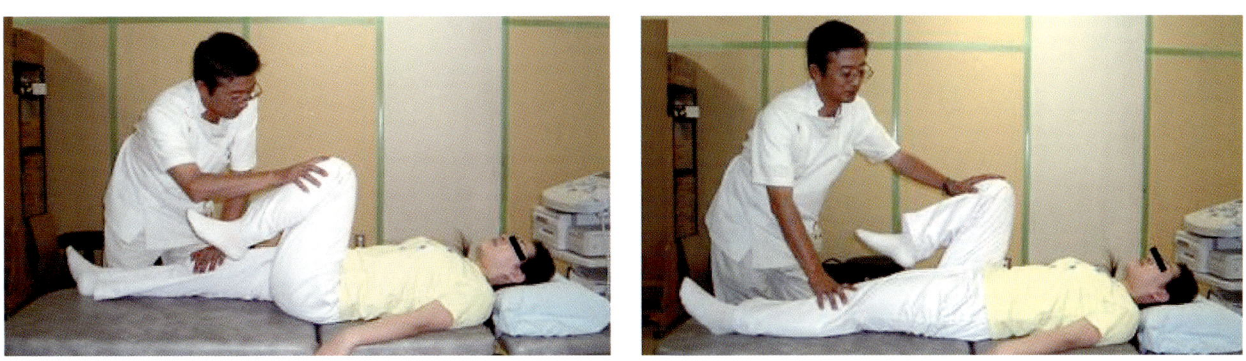

a. ID 스트레칭 전

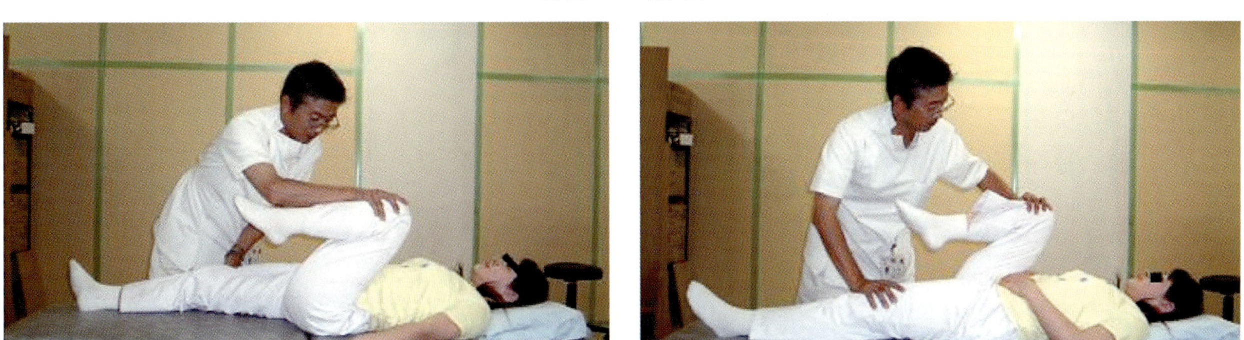

b. ID 스트레칭 후

**그림 3-28 고관절굴곡의 각도 변화**(문헌 24에서 인용)
좌우 모두 고관절굴곡 각도에 뚜렷한 개선이 나타났다.

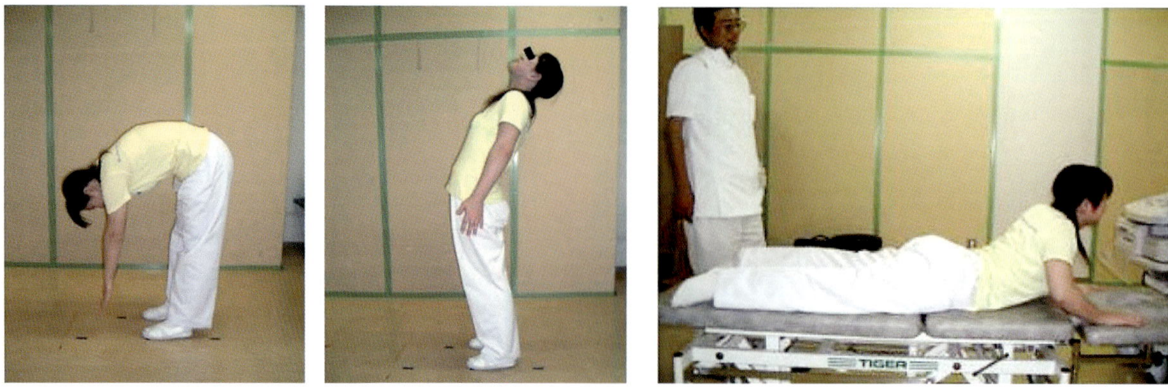

a. ID 스트레칭 전

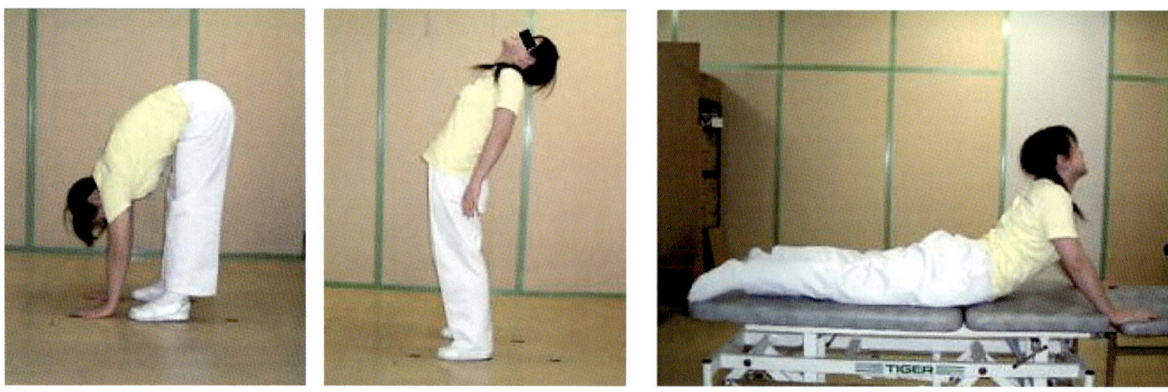

b. ID 스트레칭 후

그림 3-29 **체간의 가동성 변화**(문헌 24에서 인용)

체간 굴곡과 복와위에서의 요추 신전에 매우 분명한 개선이 나타났다.

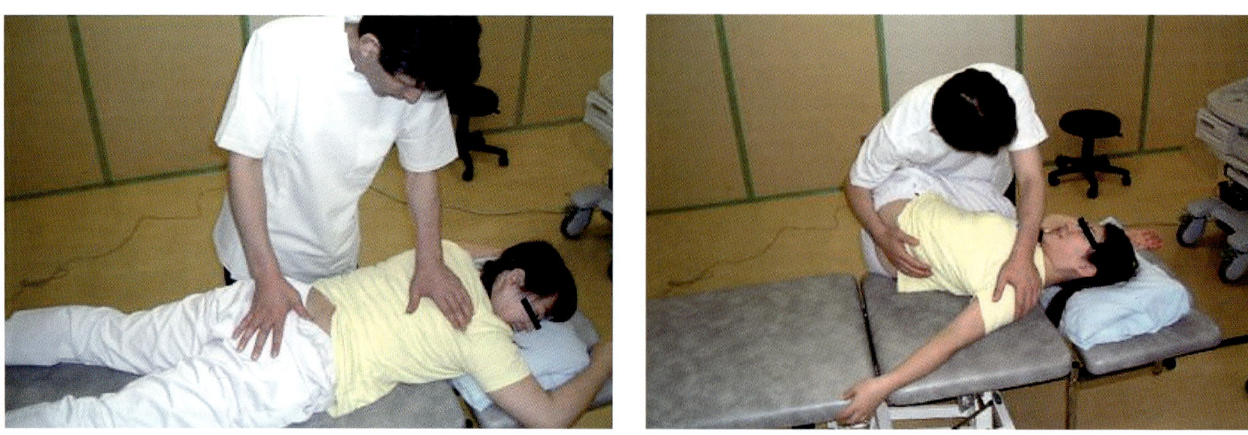

그림 3-30 **장늑근 · 최장근에 대한 DNIC 접근과 ID 스트레칭**(문헌 24에서 인용)

표 3-4 **ID 스트레칭 전후의 혈류 변화**

| 지 표 | L3-4, Lt, 4 cm | | L3-4, Rt, 4 cm | |
|---|---|---|---|---|
| | 스트레칭 전 | 스트레칭 후 | 스트레칭 전 | 스트레칭 후 |
| 평균 혈류속도(cm/s) | 6.8 | 7 | 7.4 | 7.7 |
| 혈관 단면적($cm^2$) | 0.03 | 0.05 | 0.04 | 0.15 |
| 1박동당 혈류량(mL) | 0.07 | 0.12 | 0.12 | 0.4 |
| 1분당 혈류량(L/min) | 0 | 0.011 | 0.01 | 0.021 |

# 능동적 ID 스트레칭

능동적 ID 스트레칭은 혼자서 실시하는 스트레칭 방법이다. ID 스트레칭에 비해 ① 스트레칭의 힘을 자각할 수 있다 ② 장소를 가리지 않는다 ③ 치료자의 형편에 맞추어 할 수 있는 등의 이점이 있다. 능동적 ID 스트레칭은 치료 후의 효과를 지속하는 목적으로 이용되어 환자 또는 선수의 home exercise로써 지도하면 좋다.

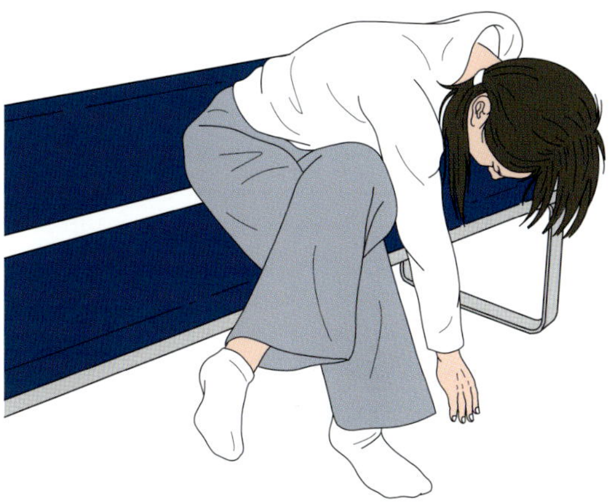

**장늑근 · 최장근**

의좌위. 왼발을 오른다리 위로 꼬아올린다. 오른손을 좌측 무릎의 외측면에 붙이도록 해 체간을 전굴 · 좌측 측굴 · 좌회전하여, 체간을 좌측 앞쪽으로 넘어뜨린다. 이때, 좌측 앞쪽으로 넘어지는 것을 막기 위해 그리고 체간 운동의 미조정을 위해 왼손은 의자를 누르고 있는 것이 좋다.

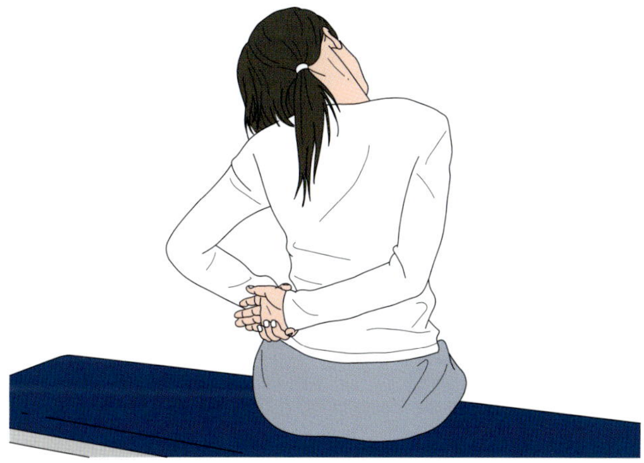

**승모근 상부**

의좌위. 왼손으로 오른손목을 등으로 잡아 좌측 방향으로 끌어들여 좌측 요배부에 일어나 우측 견관절을 신전 · 내전 · 내회전 상태로 한다. 경추를 좌측 측굴시킨다. 경추의 자연 회전은 허락한다. 신장감이 없는 경우는 왼손을 우측 두부에 대어 더욱 좌측굴을 강하게 하면 좋다.

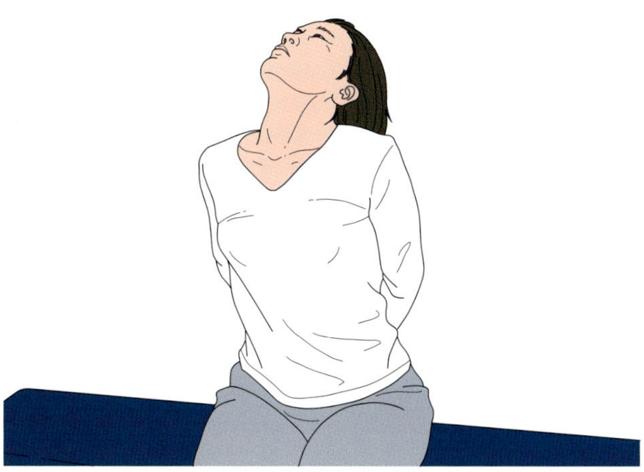

**흉쇄유돌근**

의좌위. 요배부에서 양손을 낀다. 경추를 좌측 측굴 · 우회전해 신전시킨다. 신장감이 없는 경우는 왼손으로 전두부를 눌러 경추 신장을 늘리면 좋다.

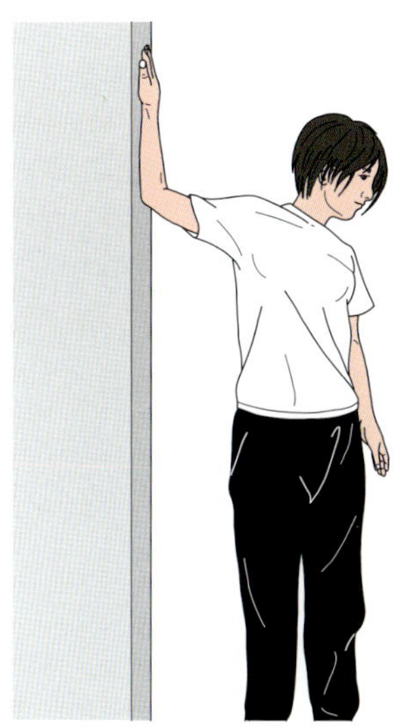

**대흉근 흉늑부**

입위. 우측 견관절 약 100° 외전 · 90° 외회전 상태, 주관절 굴곡 상태에서 우측 전완을 추에 고정한다. 체간 전체를 좌회전시켜 우측 견관절을 수평외전하게 한다.

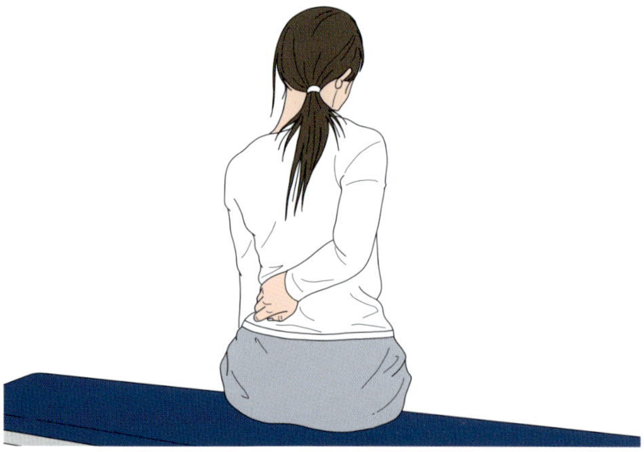

## 삼각근 쇄골부

의좌위. 우측 견관절을 신전 · 내전 · 내회전, 전완을 회외하게 하여 손가락을 하부로 향해 우요배부에 손바닥을 붙인다. 오른손을 좌측 요배부로 이동시켜 견관절을 신전 · 내전, 더욱 팔꿈치를 뒤쪽으로 밀어내 견관절을 외회전시킨다.

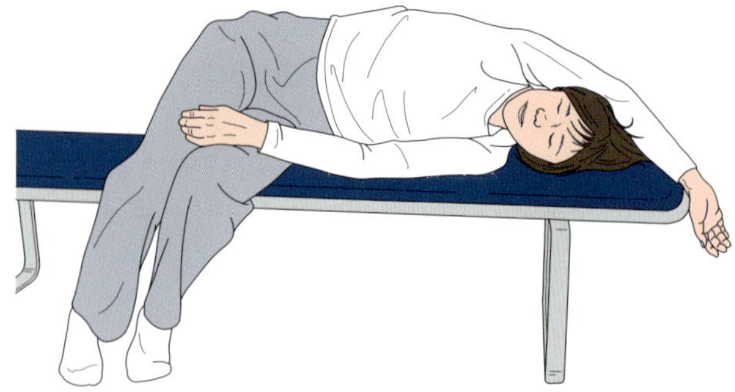

## 광배근 외측부

단좌위. 하지를 떨어뜨린 채로 좌측 와위로 한다. 우측 견관절을 최대 굴곡 · 최대 외전시킨다.

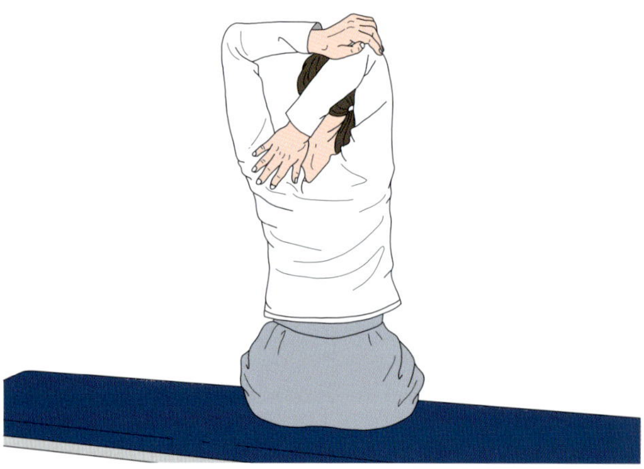

## 상완삼두근 외측두

의좌위. 우측 견관절을 굴곡 · 외회전, 주관절을 굴곡, 전완을 회외로 하여 오른손 손바닥을  좌측 견갑골 배면에 댄다. 왼손으로 우상완골 원위부를 배외측으로부터 잡는다. 왼손으로 우측 주관절을 최대 굴곡 상태인 채로 좌배측 방향으로 작동시켜 우측 견관절을 최대 굴곡 · 최대 외전하게 한다.

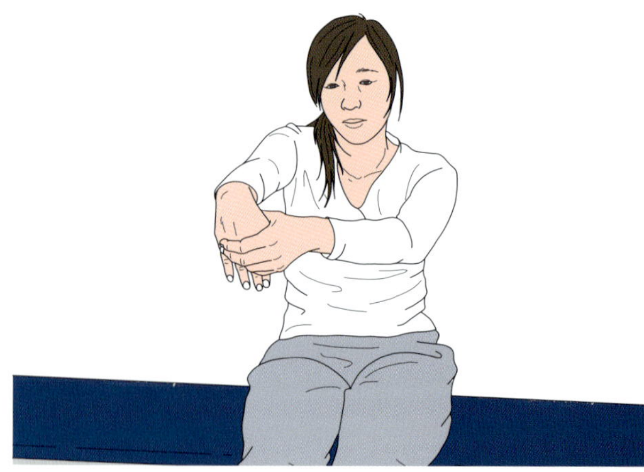

## 장요측수근신근

의좌위. 우측 주관절을 신전, 우측 전완을 손바닥이 마루의 면을 향할 정도로 회내하여 왼손으로 엄지손가락쪽으로부터 우측 수근부를 감싸듯이 잡는다. 우측 수관절을 장굴 · 척굴시킨다.

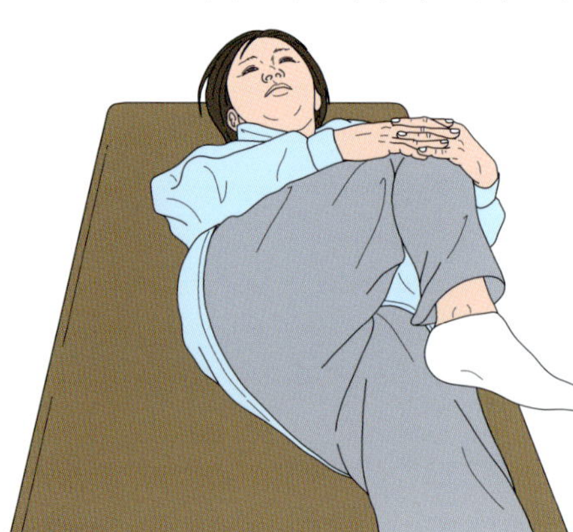

## 대둔근

배와위. 우측 고관절을 굴곡 · 내전 · 내회전, 슬관절을 굴곡해 양손을 슬관절 전면에서 깍지껴 우측 무릎을 감싸안는다. 우측 무릎이 왼팔에 닿도록 우측 고관절을 굴곡 · 내전하게 한다.

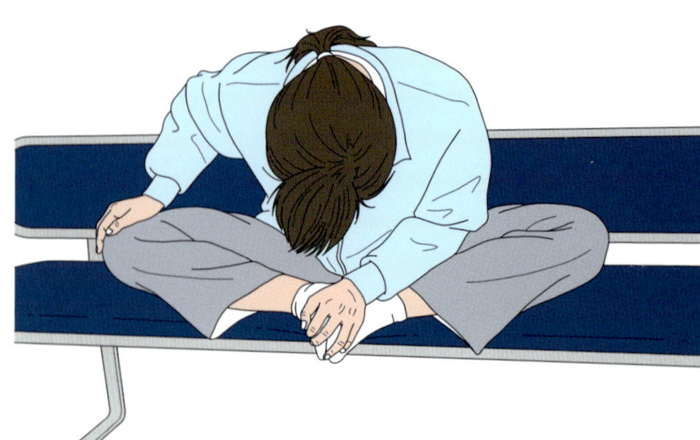

## 장내전근

의좌위. 양 고관절을 굴곡 · 외전 · 외회전 하여, 양 발바닥을 맞닿게 하여 양손으로 발을 잡는다. 요추가 가능한 한 굴곡하지 않도록 체간을 앞쪽으로 기울여, 양 고관절의 굴곡 · 외전 · 외회전을 늘린다. 신장감이 없는 경우는 오른손으로 우측 무릎 내측부를 외전 방향으로 누르면 좋다

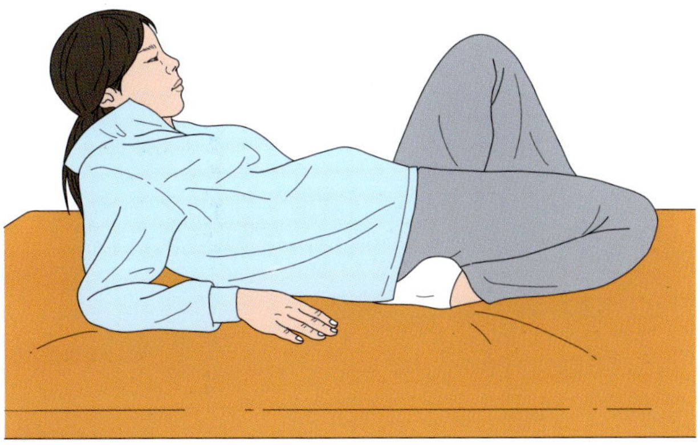

## 대퇴직근

배와위. 양손을 뒤로 하여 체간을 약간 뒤쪽으로 넘어뜨린다. 우측 발꿈치가 우측 둔부에 닿도록 우측 무릎을 굴곡한다. 양 팔꿈치를 구부려 우측 고관절을 신전시킨다. 그런데도 펴지지 않는 경우는 좌측 고·슬관절을 굴곡해 좌측 무릎을 세운다.

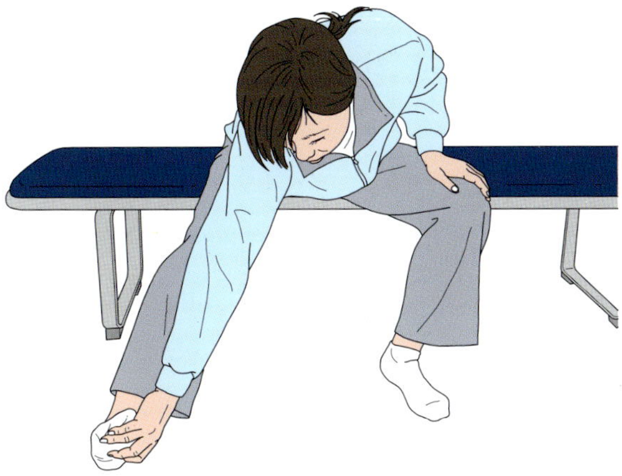

## 비복근 외측두

의좌위. 우측 고관절을 굴곡·외회전, 슬관절을 약간 굴곡하고, 체간을 굴곡해 오른손으로 오른발 안쪽을 잡아 족관절을 배굴시켜 둔다. 오른손으로 족관절 배굴을 유지한 채로 우측 슬관절을 완전 신전시킨다.

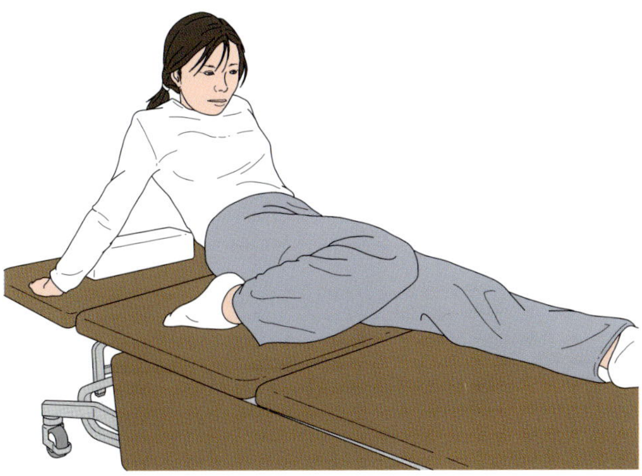

## 전비골근

장좌위. 우측 슬관절을 완전 굴곡, 족관절을 저굴시킨다. 양손을 뒤쪽에 대고 체간은 이완시킨다. 우측 고관절을 굴곡해 무릎을 침대에서 뜨게 하고 우측 족관절을 더욱 저굴시킨다.

# 항목별 문헌 소개

## 1. 총론


- Anderson B：STETCHING. Shelter Publications Inc, Bolinas, 1980
- Beaulie JE：Developing a stretching program. *Phys Sports Med* **9**：59-66, 1981
- 堀井　昭：ストレッチング（Stretching）．体育の科学　**32**：177-181，1982
- Travell JG, et al：Myofascial pain and dysfunction：The trigger point manual. Wiliams & Wiilkins, Baltimore, 1983
- 金子丑之助：日本人体解剖学第一巻．南山堂，1985，pp327-527
- Shellock FG, et al：Warming-up and stretching for improved physical performance and prevention of sports-related injuries. *Sports Med* **2**：267-278, 1985
- 山本啓一，他：筋肉．化学同人，1986，pp101-118
- 永田　晟：障害予防のためのウォームアップとクールダウンの意義．臨床スポーツ医学　**4**：1226-1234，1987
- 魚住廣信：PNF ストレッチング．医道の日本，1987，pp112-122，p518
- Schmidt RF（編），内薗耕二（訳）：神経生理学第2版．金芳堂，1988，pp147-155
- Herbert R：The passive mechanical properties of muscle and their adaptations to altered patterns of use. *Aust J Physiother* **34**：141-149, 1988
- Huxley HE：The mechanism of muscular contraction. *Science* **164**：1356-1366, 1969
- 形本静夫：ウォーミングアップの生理学．*Jpn J Sports Sci* **7**：620-627，1988
- 熊澤孝雄：痛みとポリモーダル受容器．日本生理誌　**51**：1-15，1989
- 宮本重範：理学療法におけるストレッチングの意義．理学療法　**7**：313-319，1990
- 太田　勲，他：ストレッチングの生理学．理学療法　**7**：321-326，1990
- 山本利春：スポーツとストレッチング．理学療法　**7**：351-361，1990
- 山際哲夫：ストレッチングの理論と実際．医学のあゆみ　**163**：445-449，1992
- 辻井洋一郎，他：筋ストレッチング―筋・筋膜摩擦伸張法．細田多穂，他（編）：理学療法ハンドブック改訂第2版．協同医書出版社，1992，pp239-268
- 高橋栄明：骨，関節の病態生理．広畑和志（監），寺山和雄，他（編）：標準整形外科学第5版．医学書院，1993，pp45-58
- 鈴木秀次：ダイナミックストレッチング．*Coaching Clinic* **3**：6-9，1994
- 小柳磨毅，他：ストレッチングと筋力増強訓練．PT ジャーナル　**29**：12-15，1995
- 鈴木重行：肩関節周囲炎の徒手的療法．理学療法　**15**：369-372，1998
- 鈴木重行：疼痛の理学療法における課題と今後の展望．理学療法　**17**：102-106，2000
- 鈴木重行：疼痛コントロールをタッチ．理学療法　**17**：930-936，2000
- 鈴木重行：関節可動域運動．奈良　勲（監），吉尾雅春（編）：標準理学療法専門分野―運動療法学総論．医学書院，2001，pp166-192
- 平野幸伸，他：痛みに対する徒手的アプローチの効果とその限界．理学療法　**18**：63-70，2001

· Simon DG, et al : Endplate potentials are common to midfiber myofacial trigger points. *Am J Phys Med Rehabil* **81** : 212-222, 2002
· 菊地臣一 : 腰痛. 医学書院, 2003, pp209-224
· 鈴木重行 : 関節可動域運動を考える. 理学療法学 **32** : 492-499, 2005
· 鈴木重行, 他 : 疼痛. 奈良 勲, 他 (編) : 図解理学療法検査・測定ガイド. 文光堂, 2006, 印刷中

## 2. 전기생리학적 검토

· De Varies HA : Electromyographic observations of the effect of static stretching upon muscular distress. *Res Quart* **32** : 468-479, 1961
· Mortimer JT, et al : Conduction velocity in ischemic muscle : effect on EMG frequency spectrum. *Am J Physiol* **219** : 1324-1329, 1970
· Moore MA, et al : Electromyographic investigation of muscle stretching techniques. *Med Sci Sports Exerc* **12** : 322-329, 1980
· Hagbarth KE, et al : Thixotropic behaviour of human finger flexor muscles with accompanying changes in spindle and reflex responses to stretch. *J Physiol* **368** : 323-342, 1985
· 片平弦一郎, 他 : 筋の伸張に伴う電気生理学的変化からみたストレッチング体操の有効性についての一考察. 臨床スポーツ医学 **2** (増刊号) : 21-23, 1985
· Etnyre BR, et al : H-reflex changes during static stretching and two variations of proprioceptive neuromuscular facilitation techniques. *Electroencephalogr Clin Neurophysiol* **63** : 174-179, 1986
· 永田 晟, 他 : 運動性筋疲労回復のためのストレッチングの効果. 整形外科スポーツ医学会誌 **5** : 193-196, 1986
· 森谷敏夫, 他 : ストレッチングによる筋痛の生理学的効果に対する電気生理学的解明. デサントスポーツ科学 **8** : 212-219, 1987
· Osternig LR, et al : Muscle activation during proprioceptive neuromuscular facilitation (PNF) stretching techniques. *Am J Phys Med* **66** : 298-307, 1987
· Condon SM, et al : Soleus muscle electromyographic activity and ankle dorsiflexion range of motion during four stretching procedures. *Phys Ther* **67** : 24-30, 1987
· Guissard N, et al : Muscle stretching and motorneuron excitability. *Eur J Appl Physiol Occup Physiol* **58** : 47-52, 1988
· 寺崎博子, 他 : 腰痛者における形態分析と筋放電から見た運動効果. 神奈川県立衛生短期大学紀要 **21** : 27-33, 1988
· Guissard N, et al : Decrease of motorneuron excitability during stretching of the human soleus. *Biomed Biochim Acta* **48** : 489-492, 1989
· Osternig LR, et al : Differential responses to proprioceptive neuromuscular facilitation (PNF) stretch technique. *Med Sci Sports Exerc* **22** : 106-111, 1990
· 市橋則明, 他 : 筋疲労回復におけるストレッチングの効果—筋電図の周波数解析による検討. 運動生理 **6** : 181-185, 1991

- Ribot-Ciscar E, et al：Post-contraction changes in human muscle spindle resting discharge and stretch sensitivity. *Exp Brain Res* **86**：673-678, 1991
- 山下敏彦, 他：ストレッチングの有効性に関する基礎的研究. *Jpn J Sports Sci* **12**：785-790, 1993
- 山下敏彦, 他：ストレッチングの生理学—筋伸張が神経筋伝達機能に及ぼす影響. 運動・物理療法 **12**：20-26, 2001
- Guissard N, et al：Effect of static stretch training on neural and mechanical properties of the human planter-flexor muscles. *Muscle Nerve* **29**：248-255, 2004
- Cramer JT, et al：The acute effects of static stretching on peak torque, mean power output, electromyography, and mechanomyography. *Eur J Appl Physiol* **93**：530-539, 2005


## 3. 유연성, 가동역의 검토


- Johns RJ, et al：The relative importance of various tissues in joint stiffness. *J Appl Physiol* **17**：824-828, 1962
- Kottke FJ, et al：The rationale for prolonged stretching for correction shortening of connective tissue. *Arch Phys Med Rehabil* **47**：345-352, 1966
- Lehamnn JF, et al：Effect of therapeutic temperature on tendon extensibility. *Arch Phys Med Rehabil* **51**：481-487, 1970
- Tanigawa MC：Comparison of the hold-relax procedure and passive mobilization on increasing muscle length. *Phys Ther* **52**：725-735, 1972
- Sady SP, et al：Flexibility training：ballistic, static or proprioceptive neuromuscular facilitation? *Arch Phys Med Rehabil* **63**：261-263, 1982
- Wiktorsson-Moller M, et al：Effects of warming up, massage, and stretching on range of motion and muscle strength in the lower extremity. *Am J Sports Med* **11**：249-252, 1983
- 米本恭三：筋障害の機能回復のメカニズム. リハ医学 **20**：27-29, 1983
- Moller M, et al：Duration of stretching effect on range of motion in lower extremities. *Arch Phys Med Rehabil* **66**：171-173, 1985
- Etnyre BR, et al：Gains in range of ankle dorsiflexion using three popular stretching techniques. *Am J Phys Med* **65**：189-196, 1986
- Williford HN, et al：Evaluation of warm-up for improvement in flexibility. *Am J Sports Med* **14**：316-319, 1986
- Wessling KC, et al：Effects of static stretch versus static stretch and ultrasound combined on triceps surae muscle extensibility in healthy women. *Phys Ther* **67**：674-679, 1987
- 寺崎博子, 他：腰痛者における形態分析と筋放電から見た運動効果. 神奈川県立衛生短期大学紀要 **21**：27-33, 1988
- Williams PE：Effect of intermittent stretch on immobilised muscle. *Ann Rheum Dis* **47**：1014-1016, 1988
- Savolainen J, et al：Collagen synthesis and proteolytic activities in rat skeletal muscle：Effect of cast-immobilization in the lengthened and shortened position. *Arch Phys Med Rehabil* **69**：964-969, 1988

- Willams PE : Use of intermittent stretch in the prevention of serial sarcomere loss immobilised muscle. *Ann Rheum Dis* **49** : 316-317, 1990
- 山田　茂, 他 : ストレッチングが骨格筋細胞の肥大や増殖を促す. 体力科学 **41** : 131-139, 1992
- 川島敏生, 他 : ストレッチング. 臨床スポーツ医学 **10** (臨時増刊号) : 44-48, 1993
- Bandy WD, et al : The effect of time on static stretch on the flexibility of the hamstrings muscles. *Phys Ther* **74** : 845-850, 1994
- Taylor B, et al : The effect of the therapeutic application of heat or cold followed by static stretch on hamstring muscle length. *J Orthop Sports Phys Ther* **21** : 283-286, 1995
- Yamazaki Y, et al : Effect of short duration stretching for prevention of disuse muscle atrophy in mature rats. 理学療法学 **23** : 349-354, 1996
- 沖田　実, 他 : 関節の固定肢位の違いが筋線維, ならびに筋内膜コラーゲン線維におよぼす影響. 理学療法学 **25** : 128-134, 1998
- Bandy WD, et al : The effect of static stretch and dynamic range of motion training on the flexibility of the hamstring muscles. *J Orthop Sports Phys Ther* **27** : 295-300, 1998
- Cox VM, et al : Growth induced by incremental static stretch in adult rabbit latissimus dorsi muscle. *Exp Physiol* **85** : 193-202, 2000
- 佐伯　彩, 他 : 弛緩位ならびに伸張位での固定がラットヒラメ筋におよぼす影響. 理学療法学 **27** : 63-68, 2000
- 沖田　実, 他 : 拘縮の病態とストレッチング. 理学療法探求 **3** : 29-36, 2000
- Okita M, et al : Effects of short duration stretching on disuse muscle atrophy in immobilized rat soleus muscles. *J Jpn Phys Ther Assoc* **4** : 1-5, 2001
- 鈴木重行 : 変形性膝関節症の最新の治療と評価—関節可動域の改善. 理学療法学 **28** : 86-89, 2001
- Kubo K, et al : Influence of static stretching on viscoelastic properties of human tendon structures in vivo. *J Appl Physiol* **90** : 520-527, 2001
- Kubo K, et al : Effects of resistance and stretching training programmes on the viscoelastic properties of human tendon structures in vivo. *J Physiol* **538** : 219-226, 2002
- 中田　彩, 他 : 持続的伸張運動の実施時間の違いが関節拘縮の進行抑制効果におよぼす影響—マウスにおける実験的研究. 理学療法学 **29** : 1-5, 2002
- 沖田　実 : 関節可動域制限の病態生理. 理学療法 **20** : 603-611, 2003
- 沖田　実, 他 : 結合組織の構造・機能の研究と理学療法. 理学療法 **20** : 719-725, 2003
- 沖田　実 : 拘縮に関する基礎研究. 奈良　勲, 他 (編) : 拘縮の予防と治療. 医学書院, 2003, pp37-48
- Okita M, et al : Effects of reduced joint mobility on sarcomere length, collagen fibril arrangement in the endomysium, and hyaluronan in rat soleus muscle. *J Muscle Res Cell Motil* **25** : 159-166, 2004
- Behm DG, et al : Effect of acute static stretching on force, balance, reaction time, and movement time. *Med Sci Sports Exerc* **36** : 1397-1402, 2004
- Yamaguchi T, et al : Effects of static stretching for 30 seconds and dynamic stretching on leg extension power. *J Strength Cond Res* **19** : 677-683, 2005

## 4. 혈류의 검토


- 安部　孝, 他：生理学的見地からみたストレッチングの効果. 日本体育学会第 34 回大会号, 1983, p306
- 福永哲夫, 他：ストレッチ運動における血流変化. デサントスポーツ科学　**4**：192-195, 1983
- 影山滋久：Warming up (Cool down) における Stretch および Jogging の効果について（カラーサーモグラフィーを用いて). 臨床スポーツ医学　**3**（別冊）：306-308, 1986
- 中村　浩：ストレッチングが組織血流量に及ぼす影響. 医療　**49**：746, 1995
- 鈴木重行：筋・筋膜性疼痛に対する理学療法の画像による効果検証の試み. 理学療法学　**32**：32-33, 2005


## 5. 해부학적 검토


- Garrett WE, et al：The effect of muscle architecture on the biomechanical failure properties of skeletal muscle under passive extension. *Am J Sports Med*　**16**：7-12, 1988
- 山田　茂, 他：ストレッチングが骨格筋細胞の肥大や増殖を促す. 体力科学　**41**：131-139, 1992
- Vleeming A, et al：The posterior layer of the thoracolumbar fascia. *Spine*　**20**：753-758, 1995
- 河上敬介, 他：ヒト骨格筋の肉眼解剖学的研究. 理学療法学　**23**：424-429, 1996
- 河上敬介, 他（編)：骨格筋の形と触察法. 大峰閣, 1998, pp3-15
- 鈴木重行, 他：腰背部痛の機能解剖学的特. 性理学療法　**21**：365-373, 2004
- 鈴木重行, 他：ID 触診術. 三輪書店, 2005
- 福林　徹（監訳)：DVD 版機能解剖マニュアル—Atlas of human anatomy. ジャパンライム, 2003


## 6. 통증


- Bond MR, et al：Subjective assessment of pain and its relationship to the administration of analgesics in patients with advanced cancer. *J Psychosomat Res*　**10**：203, 1966
- Melzack R：The McGill Pain Questionnaire：major properties and scoring methods. *Pain*　**1**：277-299, 1975
- Perl ER, et al：Sensitization of high threshold receptors with unmyelinated（C）afferent fibers. *Prog Brain Res*　**43**：263-277, 1976
- Kumazawa T, et al：Primate cutaneous sensory units with unmyelinated（C）afferent fibers. *J Neurophysiol*　**40**：1325-1338, 1977
- Kumazawa T, et al：Primate cutaneous receptors with unmyelinated（C）fibers and their projection to the substantia gelatinosa. *J Physiol*　**73**：287-304, 1977
- Kumazawa T, et al：Thin-fiber receptors responding to mechanical, chemical, and thermal stimulation in the skeletal muscle of the dog. *J Physiol*　**273**：179-194, 1977
- 熊澤孝朗：痛み, 深部受容器, 自律神経調節. 日本医師会雑誌　**84**：257-274, 1980
- 熊澤孝朗：痛み受容器と自律神経系機能. 現代医学　**31**：365-373, 1984

- Guilbaud G, et al：Sensory receptors in ankle joint capsules of normal and arthritic rats. *Exp Brain Res* **58**：29-40, 1985
- 横田敏勝：痛みの中枢機構．高倉公朋，他（編）：Pain—痛みの基礎と臨床．朝倉書店，pp47-62，1988
- Wong DL, et al：Pain in children：comparison of assessment scales. *Pediatr Nurs* **14**：9-17, 1988
- 佐藤愛子，他：McGill pain questionnaire—日本語版の検討．日本心理学会第 52 回大会論文集．1988，p542
- 熊澤孝朗：痛みとポリモーダル受容器．日本生理誌 **51**：1-15，1989
- McCaffery M, et al：Pain. Clinical manual for nursing practice. Mosby, St Louis, 1989
- Kumazawa T：Functions of the nociceptive primary neurons. *Jpn J Physiol* **40**：1-14, 1990
- Stebbins CL, et al：Bradykinin release from contracting skeletal muscle of the cat. *J Appl Physiol* **69**：1225-1230, 1990
- Perl ER：Alterations in the responsivness of cutaneous nociceptors. Sensitization by noxious stimuli and the induction of adrenergic responsiven ess by nerve injury. Willis WD Jr（ed）：Hyperalgesia and allodynia. Raven Press, New York, 1992, pp59-79
- Sato J, et al：Adrenergic excitation of cutaneous nociceptors in chronically inflamed rats. *Neurosci Letters* **164**：225-228, 1993
- Suzuki S, et al：Mechanical and thermal hyperalgesia induced by clioquinol in rats. *Environ Med* **38**：119-122, 1994
- 熊澤孝朗：痛みのメカニズム．新医科学大系第 7 巻 刺激の受容と生体運動．中山書店，1995，pp153-167
- Suzuki S, et al：Hyperalgesia and sensitization of cutaneous polymodal receptors induced by clioquinol in rats. *Pain Research* **10**：39-41, 1995
- 鈴木重行，他：腰周辺の疼痛の評価．PT ジャーナル **29**：155-160，1995
- Suzuki S, et al：Hyperalgesia-related behaviors and sensitization of cutaneous nociceptors induced by clioquinol. *Pathophysiology* **3**：139-146, 1996
- 花岡一雄：痛みと鎮痛の機序．二瓶健次（編）：New Mook 小児科（9）小児の痛み．金原出版 1996，pp1-9
- 熊澤孝朗：痛み研究の最近の進歩．理学療法学 **23**：393-399，1996
- 熊澤孝朗：痛みと自律神経．自律神経 **33**：221-227，1996
- 熊澤孝朗：侵害受容の末梢機序．神経進歩 **42**：369-383，1998
- 吉村　恵：痛覚系の可塑性．神経進歩 **42**：406-416，1998
- 川喜田健司：筋痛のメカニズム．神経進歩 **42**：475-482，1998
- 鈴木重行：痛み．細田多穂，他（編）：理学療法ハンドブック改訂第 3 版．協同医書出版社，2000，pp435-461
- 熊澤孝朗：慢性痛の神経生理学的メカニズム．関節外科基礎と臨床 **20**（増刊号）：7-14，2001
- 鈴木重行，他：疼痛の機序と治療におけるパラダイム転換．PT ジャーナル **35**：239-246，2001
- 小川節郎：交感神経と痛み．土肥修司（編）：別冊医学のあゆみ 痛みとその制御機構—分子メカニズムと治療の最前線．医歯薬出版，2002，pp61-65

・福岡哲男, 他：慢性疼痛の分子機構. *Clinical Neuroscience* **20**：1100-1104, 2002
・野島浩史, 他：アロディニアの神経機構. *Clinical Neuroscience* **20**：1129-1131, 2002
・佐藤　純：慢性疼痛と交感神経. *Clinical Neuroscience* **20**：1132-1133, 2002
・鈴木重行, 他：腰痛症に対する徒手療法の再考. 理学療法 **19**：1279-1287, 2002
・山下敏彦, 他：腰椎周囲の侵害受容器. 骨・関節・靱帯 **16**：761-768, 2003
・山縣正庸：椎間板由来の疼痛. 骨・関節・靱帯 **16**：779-789, 2003
・鈴木重行：疼痛. PT ジャーナル **37**：229-234, 2003
・肥田朋子, 他：疼痛の検査・測定. 理学療法 **20**：143-152, 2003
・福原俊一（編）：Roland-Morris Disability Questionnaire（RDQ）日本語版マニュアル―腰痛特異的 QOL 尺度. 医療文化社, 2004
・熊澤孝朗：痛みの神経科学―痛みの可塑性. *JOHNS* **21**：827-830, 2005
・Lemstra M, et al：The effectiveness of multidisciplinary rehabilitation in the treatment of fibromyalgia. a randomaized controlled traial. *Clin J Pain* **21**：166-174, 2005


## 7. 진통


・Melzack R, et al：Pain mechanisms：a new theory. *Science* **150**：971-979, 1965
・Le Bars D, et al：Diffuse noxious inhibitory controls（DNIC）. Ⅰ. Effects on dorsal horn convergent neurons in the rat. *Pain* **6**：283-304, 1979
・Kurosawa M, et al：Response of adrenal efferent nerve activity to non-noxious mechanical stimulation of the skin in rats. *Neurosci Lett* **34**：295-300, 1982
・Villanuera L, et al：Evidence that diffuse noxious inhibitory controls（DNIC）are mediated by a final post-synaptic inhibitory mechanism. *Brain Res* **298**：67-74, 1984
・Araki T, et al：Response of adrenal sympathetic nerve activity and catecholamine secretion to cutaneous stimulation in anesthetized rats. *Neuroscience* **12**：289-299, 1984
・高木博同：痛みの薬理. 医学のあゆみ **138**：571-573, 1986
・熊澤孝朗：鎮痛の生理的メカニズム. PT ジャーナル **31**：656-664, 1997
・平野幸伸, 他：外傷による炎症性浮腫に対する中周波通電の効果. 理学療法学 **24**：242-247, 1997
・Gall O, et al：Involvement of the caudal medulla in negative feedback mechanisms triggered by spatial summation of nociceptive inputs. *J Neurophysiol* **79**：304-311, 1998
・長谷川祐一, 他：整形外科疾患の慢性痛に対する物理療法の効果―VAS と SF-MPQ を指標として. 日本物理療法学会会誌 **9**：37-41, 2002
・平野幸伸, 他：広帯域多重複合波治療の臨床的検討―肩関節周囲炎に対して. 日本物理療法学会会誌 **9**：43-48, 2002

## 8. ID스트레칭


・鈴木重行，他：ID ストレッチング．三輪書店，1999
・鈴木重行，他：ID ストレッチング．鈴木重行，他（編）：理学療法 MOOK3 疼痛の理学療法．三輪書店，1999，pp67-76
・鈴木重行：筋・筋膜機能障害に対する徒手的アプローチの理論的背景．理学療法 **17**：2000
・鈴木重行：ID ストレッチングの理論と実際．理療 **30**：37-46，2000
・鈴木重行：肩こり，腰痛対策：痛みの軽減と ID ストレッチング．月刊ナーシング **21**：26-36，2001
・鈴木重行：ストレッチングのコツ．理学療法 **19**：480-489，2002
・鈴木重行，他：変形性膝関節症に対する関節可動域とその効果．*MB Med Reha* **32**：50-58，2003
・鈴木重行：関節可動域制限に対する複合的アプローチの現状と課題．理学療法 **20**：597-602，2003
・鈴木重行：筋を個別に伸張できるの？―個別的筋ストレッチングの背景．奈良　勲（編）：理学療法のとらえかた PART2．文光堂，2003，pp105-115
・鈴木重行：スポーツ障害に対する ID ストレッチングのアプローチング．季刊マニピュレーション **19**：16-21，2003
・鈴木重行：スポーツ障害に対する ID ストレッチングのアプローチング．季刊マニピュレーション **20**：71-73，2004
・鈴木重行，他：筋短縮改善のためのストレッチングの手技とその効果．理学療法 **21**：1448-1455，2004
・鈴木重行，他：スポーツ障害に対する Individual Muscle Stretching．日整会誌 **78**：275-288，2004
・鈴木重行，他：スポーツ傷害に対する個別的筋伸張法．リウマチ科 **32**：62-76，2004
・鈴木重行，他：ID ストレッチング．細田多恵，他（編）：アドバンス版図解理学療法技術ガイド．文光堂，2005，pp368-389
・鈴木重行：ID ストレッチング．からだの科学 **245**：61-67，2005
・鈴木重行：スポーツ分野における ID ストレッチング．臨床スポーツ医学 **22**：1530-1532，2005
・鈴木重行：運動療法．越智隆弘，他（編）：New Mook 整形外科 17 整形外科プライマリケア．金原出版，2005，pp281-292
・鈴木重行・他：痛みを有する患者の面接・観察・痛覚検査・触診．理学療法 **22**：2006，印刷中


## 제1~3장의 도표 인용 문헌


1) 鈴木重行：関節可動域制限に対する複合的アプローチの現状と課題．理学療法 **20**：597-602，2003
2) 沖田　実，他：縮の病態とストレッチング．理学療法探求 **3**：29-36，2000
3) Hagbarth KE, et al：Thixotropic behaviour of human finger flexor muscles with accompanying changes in spindle and reflex responses to stretch. *J Physiol* **368**：323-342, 1985
4) 森谷敏夫，他：ストレッチングによる筋痛の生理学的効果に対する電気生理学的解明．デサントスポーツ科学 **8**：212-219，1987

5）寺崎博子，他：腰痛者における形態分析と筋放電から見た運動効果．神奈川県立衛生短期大学紀要　**21**：27-33，1988
6）Ribot-Ciscar E, et al：Post-contraction changes in human muscle spindle resting discharge and stretch sensitivity. *Exp Brain Res*　**86**：673-678, 1991
7）金子丑之助：日本人体解剖学第一巻．南山堂，1985，pp327-527
8）Travell JG, et al：Myofascial pain and dysfunction：The trigger point manual. Wiliams & Wiilkins Baltimore, 1983
9）辻井洋一郎，他：筋ストレッチング—筋・筋膜摩擦伸張法．細田多穂，他（編）：理学療法ハンドブック改訂第2版．協同医書出版社，1992，pp239-268
10）山本啓一，他：筋肉．化学同人，1986，pp101-118
11）Stebbins CL, et al：Bradykinin release from contracting skeletal muscle of the cat. *J Appl Physiol* **69**：1225-1230, 1990
12）熊澤孝朗：痛み受容器と自律神経系機能．現代医学　**31**：365-373，1984
13）吉村　恵：痛覚系の可塑性．神経進歩　**42**：406-416，1998
14）熊澤孝朗：痛みのメカニズム．新医科学大系第7巻 刺激の受容と生体運動．中山書店，1995，pp153-167
15）Kumazawa T, et al：Primate cutaneous sensory units with unmyelinated（C）afferent fibers. *J Neurophysiol*　**40**：1325-1338, 1977
16）熊澤孝朗：痛みの神経科学—痛みの可塑性．*JOHNS*　**21**：827-830，2005
17）鈴木重行，他：疼痛の機序と治療におけるパラダイム転換．PT ジャーナル　**35**：239-246，2001
18）Le Bars D, et al：Diffuse noxious inhibitory controls（DNIC）. I . Effects on dorsal horn convergent neurons in the rat. *Pain*　**6**：283-304, 1979
19）Villanuera L, etal：Evidence that diffuse noxious inhibitory controls（DNIC）are mediated by a final post-synaptic inhibitory mechanism. *Brain Res*　**298**：67-74, 1984
20）Gall O, etal：Involvement of the caudal medulla in negative feedback mechanisms triggered by spatial summation of nociceptive inputs. *J Neurophysiol*　**79**：304-311, 1998
21）Melzack R, et al：Pain mechanisms：a new theory. *Science*　**150**：971-979, 1965
22）Araki T, et al：Response of adrenal sympathetic nerve activity and catecholamine secretion to cutaneous stimulation in anesthetized rats. *Neuroscience*　**12**：289-299, 1984
23）鈴木重行：肩関節周囲炎の徒手的療法．理学療法　**15**：369-372，1998
24）鈴木重行，他：筋短縮改善のためのストレッチングの手技とその効果．理学療法　**21**：1448-1455，2004
25）鈴木重行，他：腰背部痛の機能解剖学的特性．理学療法　**21**：365-373，2004
26）鈴木重行：疼痛．PT ジャーナル　**37**：229-234，2003
27）鈴木重行, 他：スポーツ障害に対する Individual Muscle Stretching. 日整会誌　**78**：275-288, 2004
28）鈴木重行，他：腰痛症に対する徒手療法の再考．理学療法　**19**：1279－1287，2002

# 제4장 (1)

# ID 스트레칭의 실체

## –체간 · 상지–

## 1 장늑근(iliocostal muscle)



**기　　시** : (요장늑근) 장골릉, 천골, 하위 요추 극돌기, 흉요근막 내면, (흉장늑근) 제7~12늑골 상연, (경장늑근) 제3~7늑골 상연

**부　　착** : (요장늑근) 제12늑골 하연, 제4~11늑골각, (흉장늑근) 제1~7늑골각, (경장늑근) 제4~6경추 횡돌기

**신 경 지 배** : 척수신경 후지 외측지 C8~L1

**혈 관 지 배** : 늑간동맥과 요동맥의 후지

**근 육 연 결** : 최장근, 다열근, 요방형근

### 장늑근의 landmark

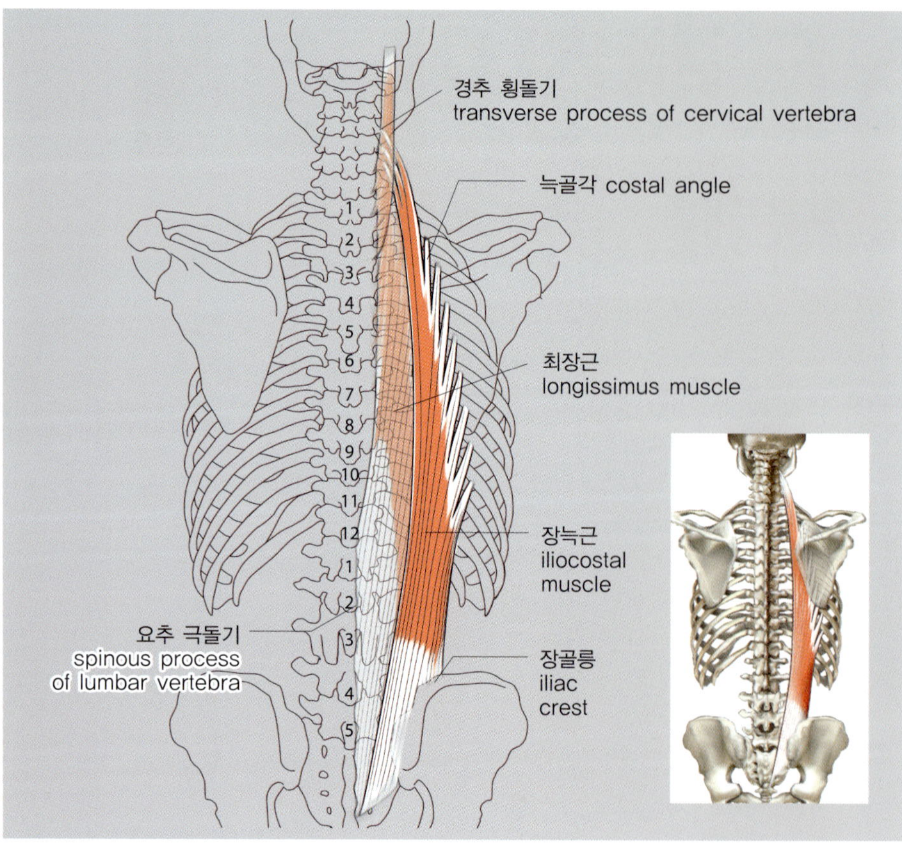

## 2 최장근(longissimus muscle)

2 최장근

**기 시**: (흉최장근) 요장늑근, 장골릉, 하위흉추 · 상위요추 극돌기, 하위흉추 횡돌기, 정중천골릉, (경최장근) 제1~6흉추 횡돌기, (두최장근) 제3경추~제3흉추 횡돌기 · 관절돌기

**부 착**: (흉최장근) 상위 요추 부돌기, 전흉추 횡돌기, 요추 횡돌기, 늑골각, (경최장근) 제2~5경추 횡돌기, (두최장근) 측두골 유양돌기

**신 경 지 배**: 척수신경 후지 외측지

**혈 관 지 배**: 늑간동맥과 요동맥의 후지, 후두동맥의 근지, 늑경동맥의 심경지

**근 육 연 결**: 장늑근, 다열근, 요방형근

### 최장근 landmark

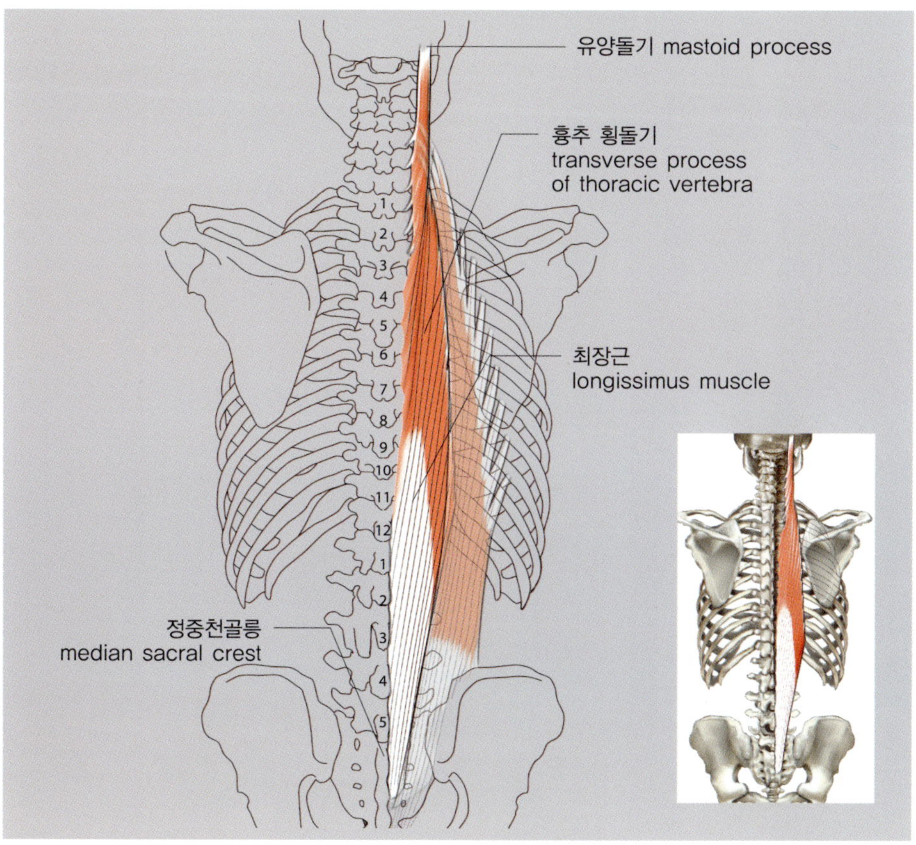

## 장장근 · 최장근 스트레칭법(배와위)

**시 작 자 세** : 배와위. 왼팔은 올리게 한다. 양 다리는 굴곡 상태. 체간은 좌회전위.

**치료자의 위치** : 좌측에 선다. 치료자의 좌측 대퇴 외측부를 환자의 좌측 하퇴에 꽉 눌러 골반 후경위로 고정해 좌측 팔꿈치를 천골부에 댄다. 치료자의 오른다리는 발끝을 머리 방향을 향하게 하고 오른손으로 우측 견관절을 가볍게 고정한다. 체격 차이가 있어 우측 견관절을 고정할 수 없을 때는 우측 늑골 하부를 고정한다(비고 ①).

**스 트 레 칭 법** : 체중을 우측 하지로 옮기면서 양 무릎을 구부려 좌측 팔꿈치를 당기는 것으로 골반 후경, 요추 후만을 호흡의 리듬에 맞추어 강하게 한다. 신장을 더욱 강하게 하고 싶을 때는 양 무릎이 침대의 높이보다 더 낮아지도록 조절한다.

**비 고** : 본법은 장늑근 · 최장근의 중 · 하부 섬유 및 광배근 외측부 섬유를 동시에 신장한다. 장늑근 · 최장근을 충분히 신장할 수 있으면, 동시에 심부 척주근육군인 회전근 · 다열근도 동시에 신장할 수 있다. 다만, 시작 자세에서 골반 후경이 불충분하거나 요추 전만이 남아 있는 경우는 본 근육에의 통증 억제를 시행해 요추의 충분한 움직임을 끌어내는 것으로부터 실시한다. 또 골반 후경을 강조하거나 신장 방향을 확인하려면 오른손으로 슬관절부를 하부로 밀어 넣는 것이 좋다(비고 ②).

1 시작 자세

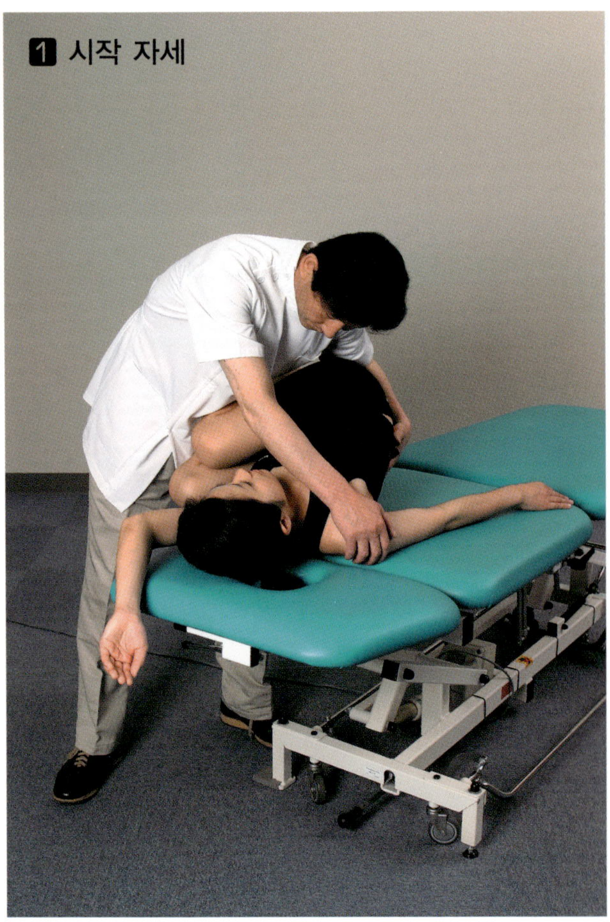

1 시작 자세

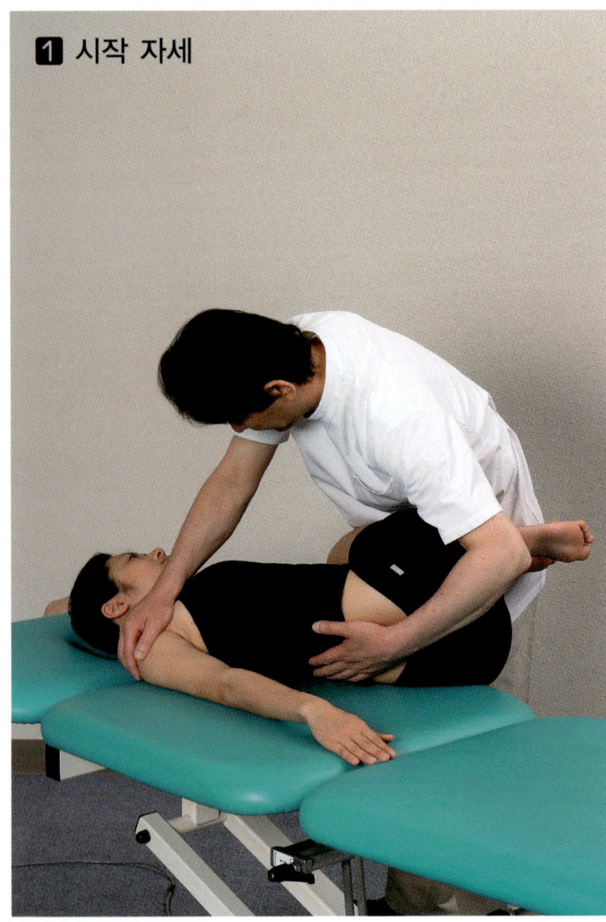

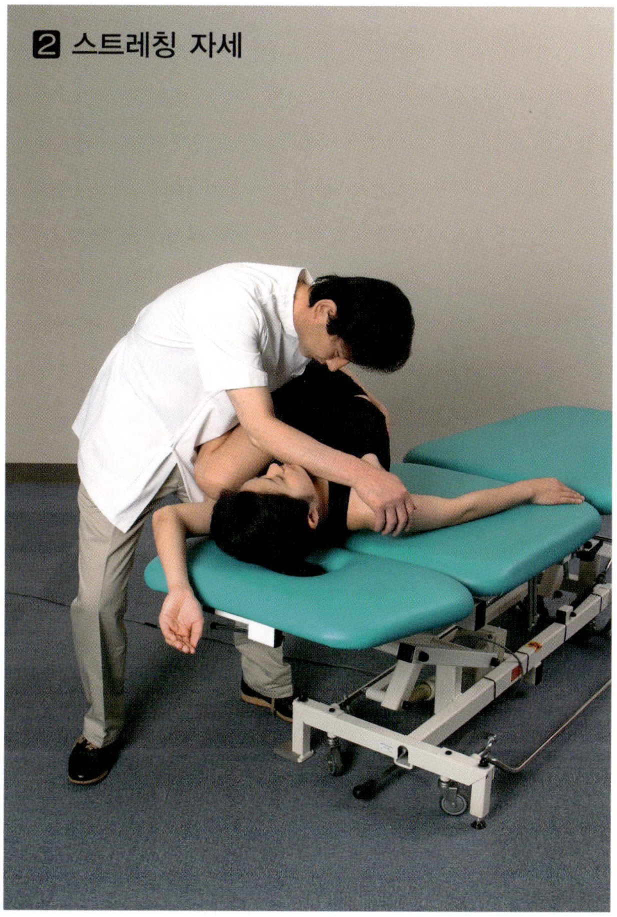

❷ 스트레칭 자세

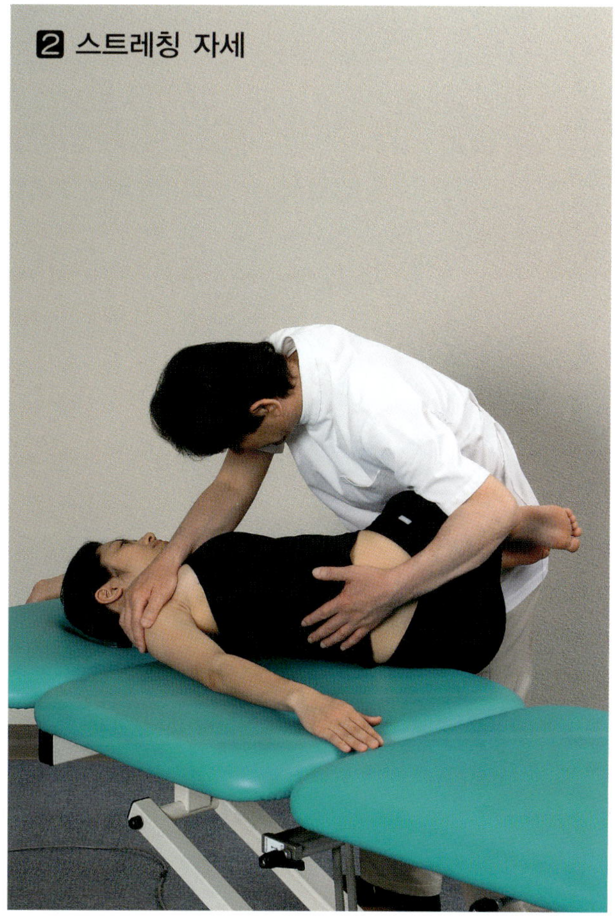

❷ 스트레칭 자세

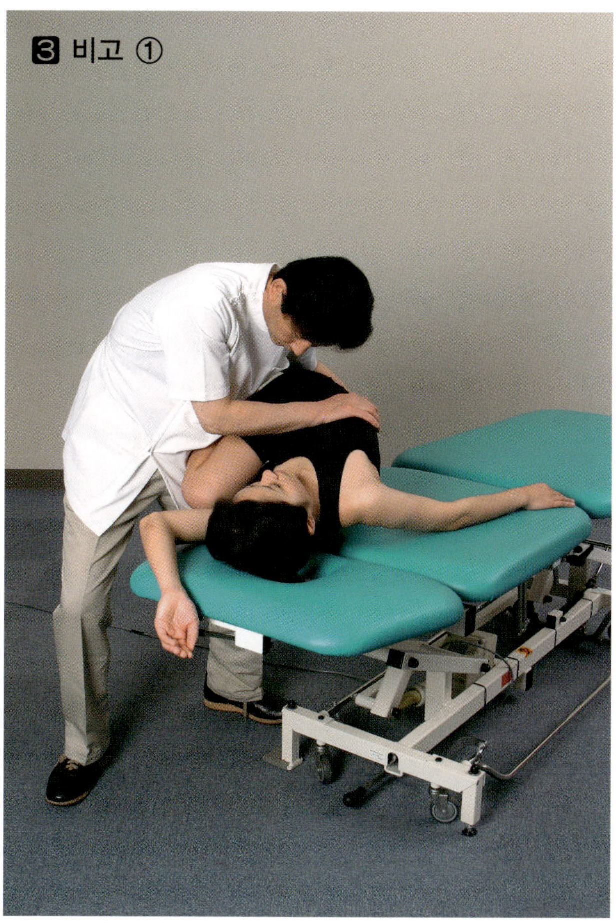

❸ 비고 ①

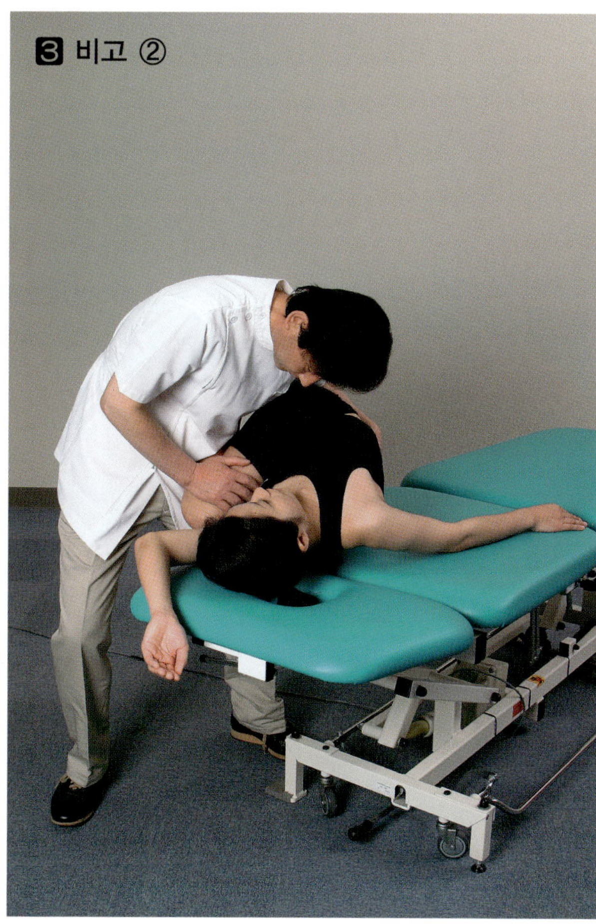

❸ 비고 ②

## 장늑근 · 최장근 스트레칭법(단좌위)

**시 작 자 세**: 단좌위. 양 팔을 구부려 두부 뒤쪽에서 깍지껴 경부를 굴곡 상태로 한다.

**치료자의 위치**: 뒤쪽에 선다. 치료자의 좌측 무릎을 환자의 좌측 둔부에 두어 골반을 고정한다. 왼손을 환자의 우측 액와로부터 넣어 우측 상완부를 잡는다. 오른손은 환자의 흉배부 늑골면 위에 둔다.

**스 트 레 칭 법**: 왼손으로 환자의 상완부를 끌어 당기면서 오른손으로 체간을 굴곡 · 회전하도록 흉곽을 밀어 넣는다.

**비 고**: 본법은 주로 장늑근 · 최장근의 상부 섬유의 신장에 이용한다.

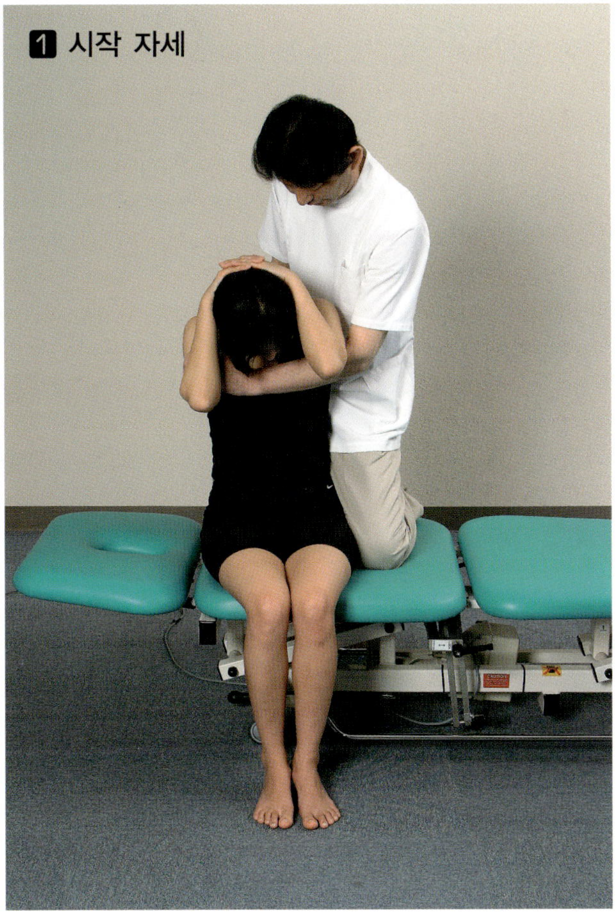
1 시작 자세

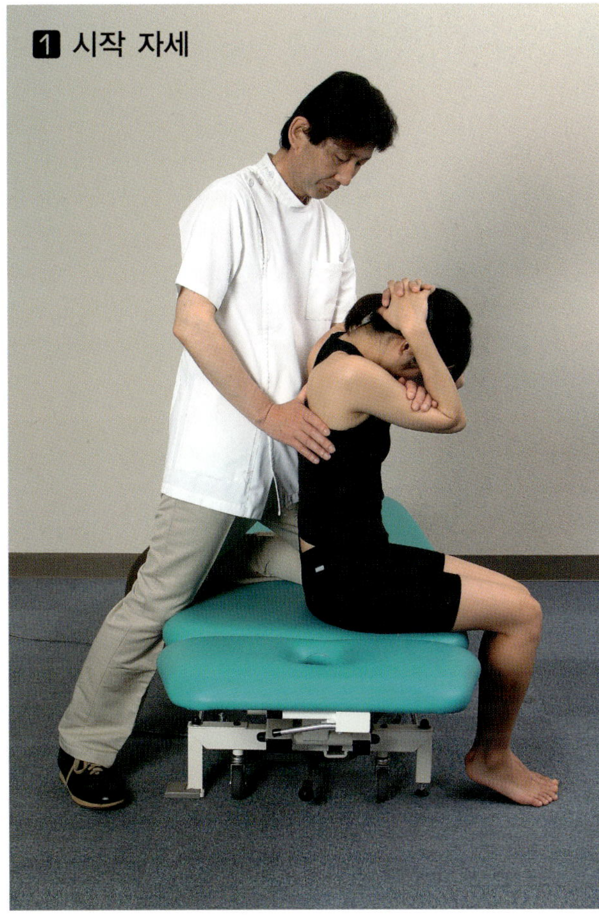
1 시작 자세

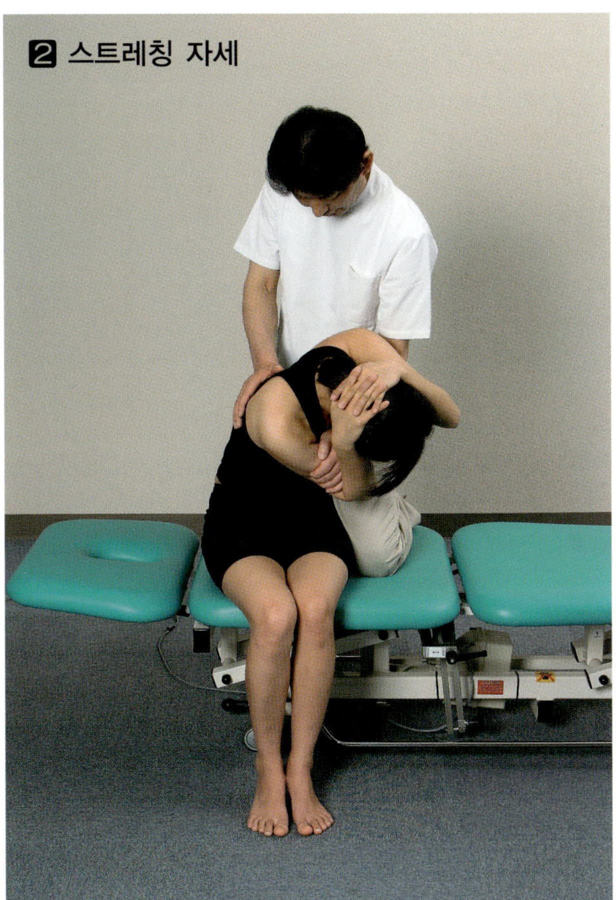
2 스트레칭 자세

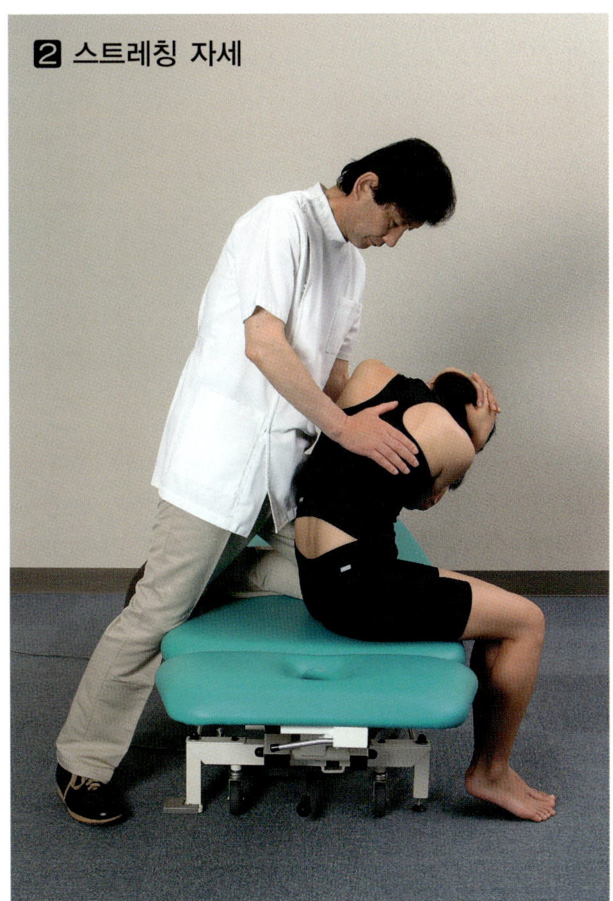
2 스트레칭 자세

## ③ 전거근(serratus anterior muscle) ⑤ 전거근

**기 시**: 제1~8(10) 늑골, 제1 · 2 늑골과 그 사이의 건궁
**부 착**: 견갑골 내측연, 상각 및 하각의 늑골면
**신 경 지 배**: 장흉신경 C5~7
**혈 관 지 배**: 경횡동맥 심지(하행견갑동맥), 최상흉동맥, 흉배동맥
**근 육 연 결**: 외복사근, 대 · 소능형근, 견갑거근

### 전거근 landmark

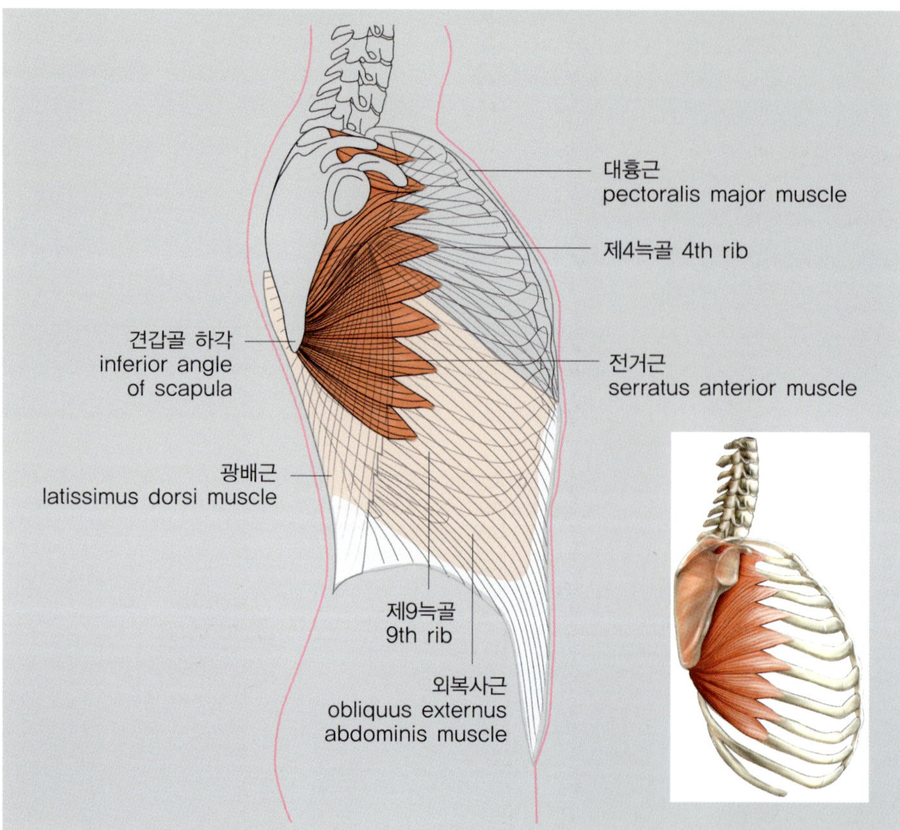


### 전거근 상부(견갑골 상각부) 스트레칭법

**시 작 자 세**: 좌측 측와위. 견관절은 중등도 굴곡 · 경도 내전 상태. 오른다리는 구부려 무릎을 침대에 둔다.
**치료자의 위치**: 후방 두부를 향해 선다. 오른손으로 우측 견관절부를 잡아 좌측 시지를 견갑골 내측연 중앙부에 댄다. 치료자의 골반으로 환자의 체간을 고정한다.
**스 트 레 칭 법**: 오른손으로 견갑골을 내전 방향으로 밀어 넣고, 왼손으로 견갑골 내측연을 흉곽으로부터 떼어 놓은 후 견갑골을 상방 회전한다.

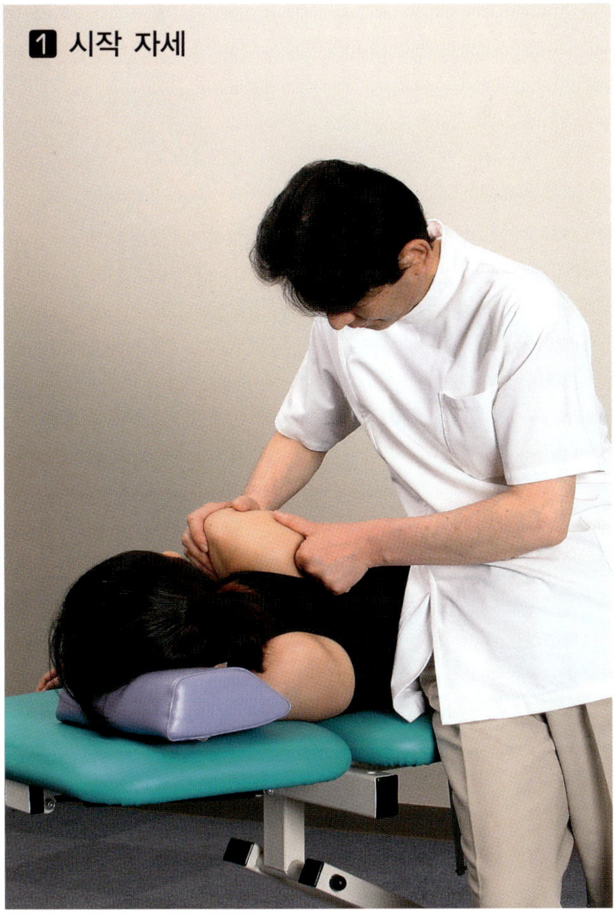
1 시작 자세

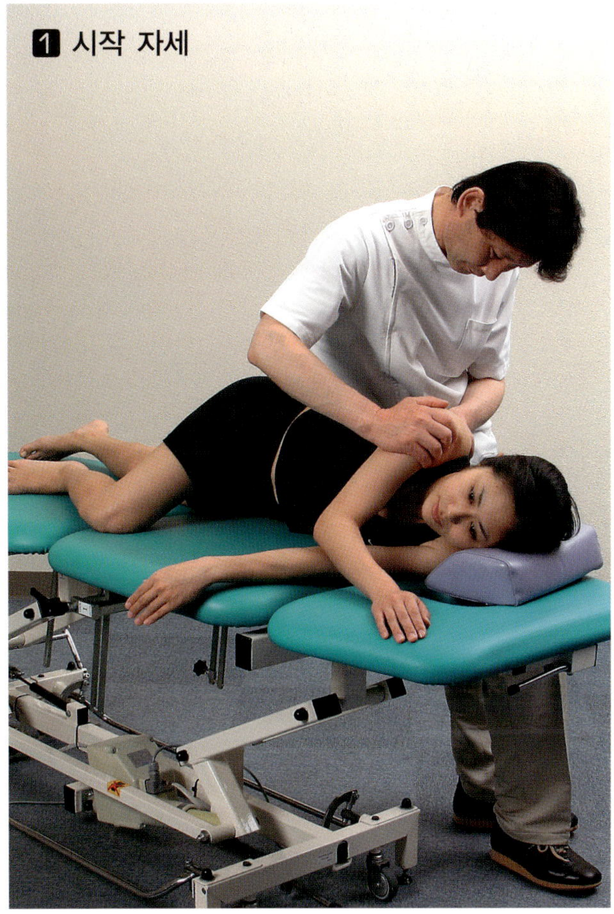
1 시작 자세

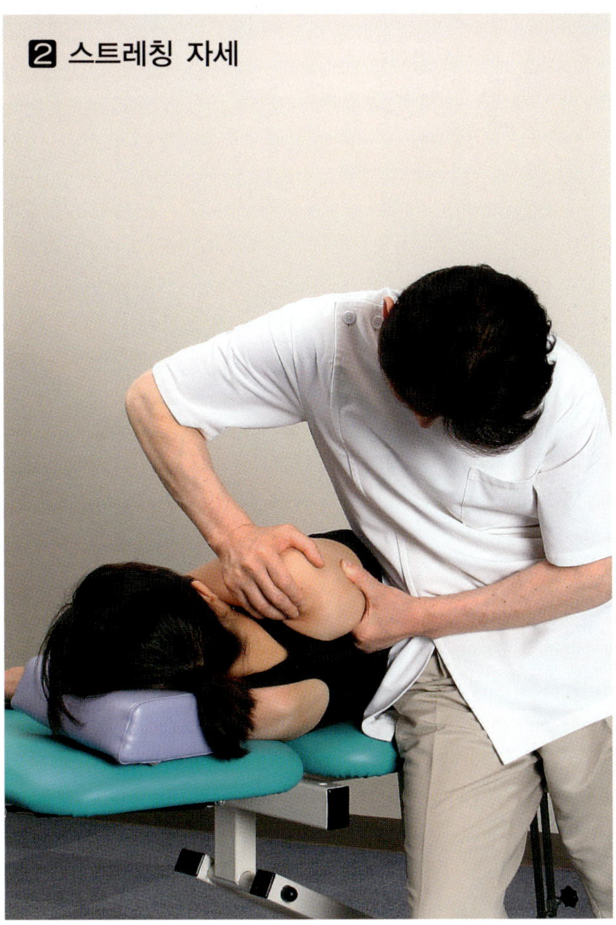
2 스트레칭 자세

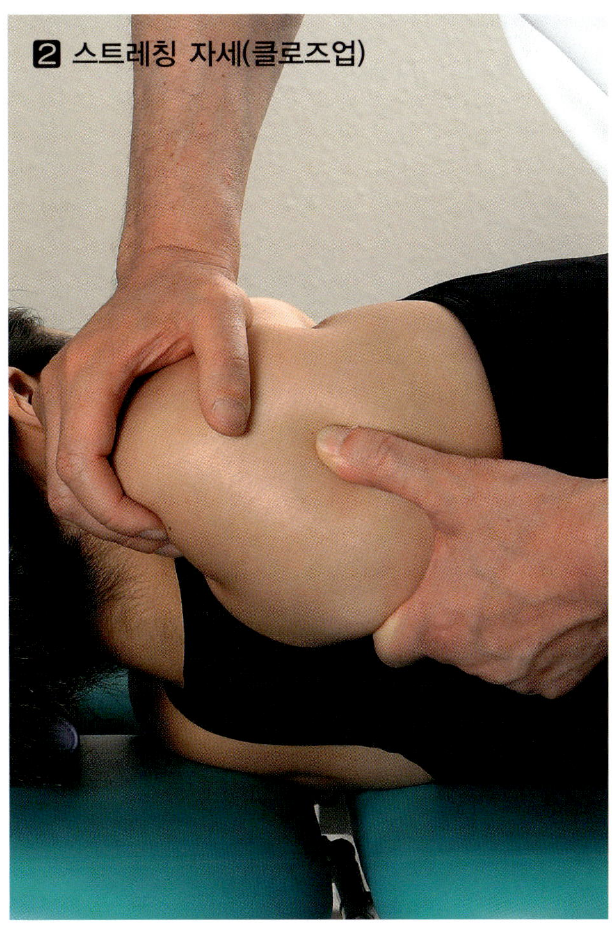
2 스트레칭 자세(클로즈업)

## 전거근 중부(견갑골 내측연부) 스트레칭법

**시 작 자 세** : 좌측 측와위. 견관절은 중등도 굴곡 · 약간 내전 상태. 오른다리는 구부려 무릎을 침대에 둔다.

**치료자의 위치** : 후방 두부에 향해 선다. 오른손으로 우측 견관절부를 잡아 좌측 시지를 견갑골 내측연 중앙부에 댄다. 치료자의 골반으로 환자의 체간을 고정한다.

**스 트 레 칭 법** : 오른손으로 견갑골을 내전 방향으로 밀어 넣어 왼손으로 견갑골 내측연을 흉곽으로부터 떼어 놓는다.

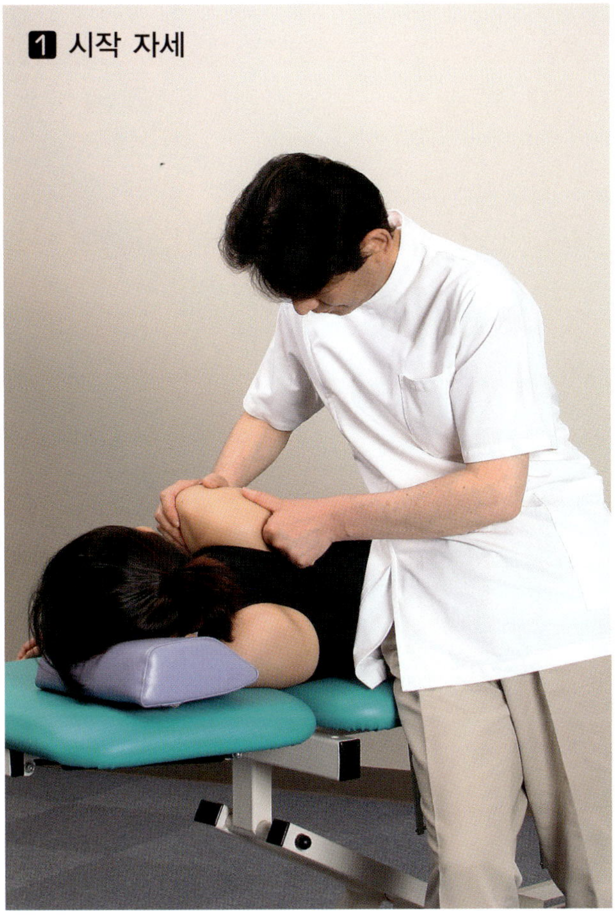

1 시작 자세

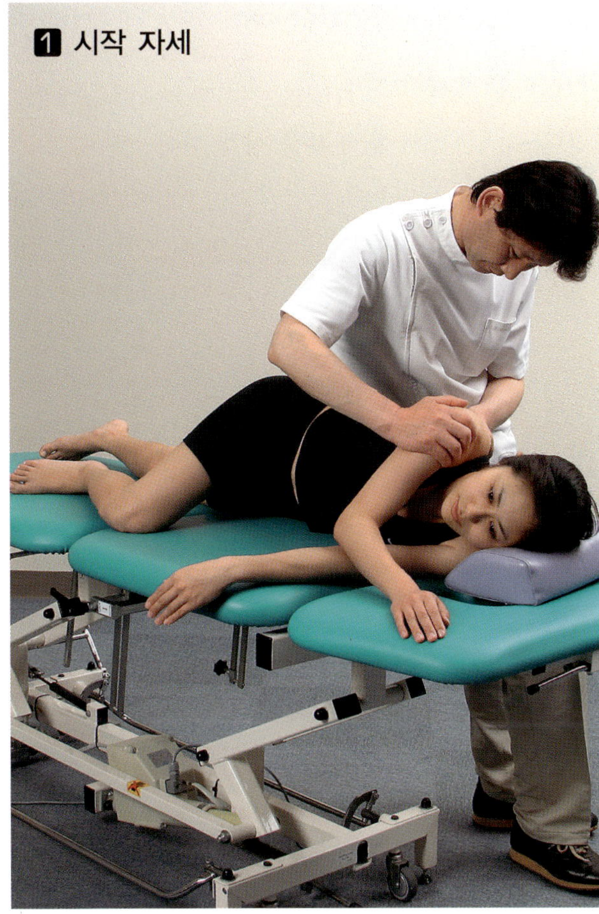

1 시작 자세

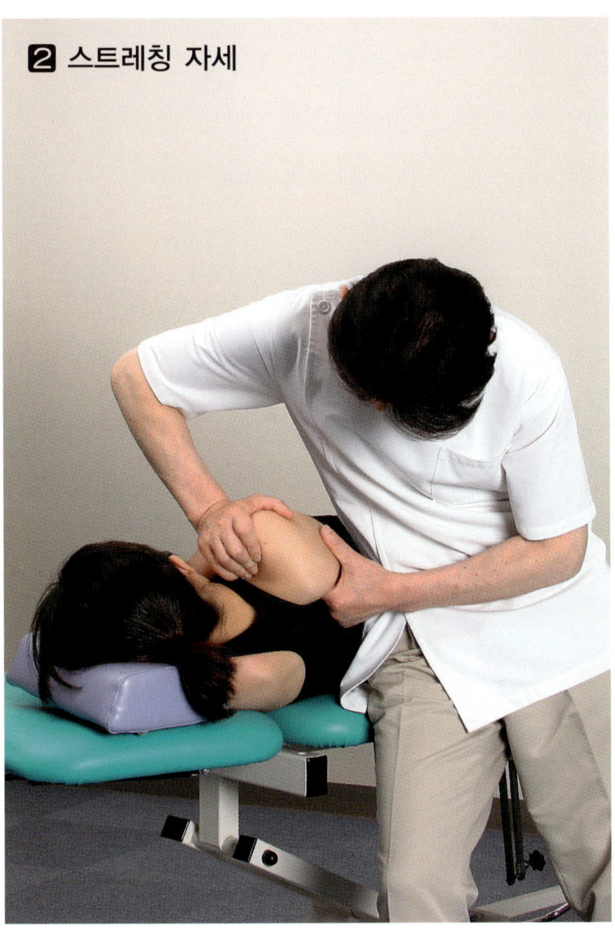

2 스트레칭 자세

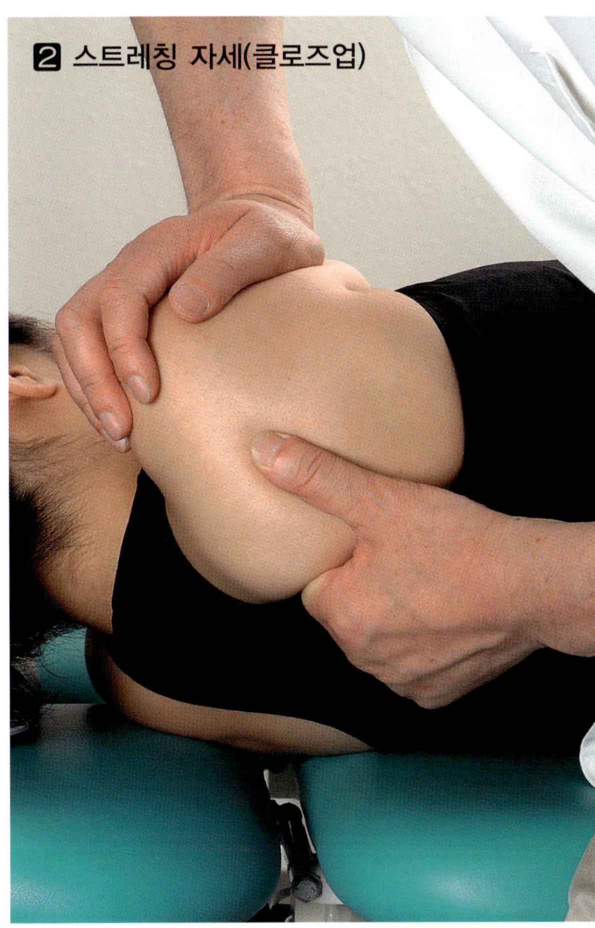

2 스트레칭 자세(클로즈업)

## 전거근 하부(견갑골 하각부) 스트레칭법

**시 작 자 세** : 좌측 측와위. 견관절은 신전 · 내전 · 내회전 상태. 오른다리는 구부려 무릎을 침대에 둔다.

**치료자의 위치** : 후방 두부를 향해 선다. 오른손으로 우측 견관절부를 잡고 좌측 시지를 견갑골 하각에 댄다. 치료자의 골반으로 환자의 체간을 고정한다.

**스 트 레 칭 법** : 오른손으로 견갑골을 내전 방향으로 밀어 넣고 왼손으로 견갑골 내측연을 흉곽으로부터 떼어 놓은 후 견갑골을 하방 회전한다.

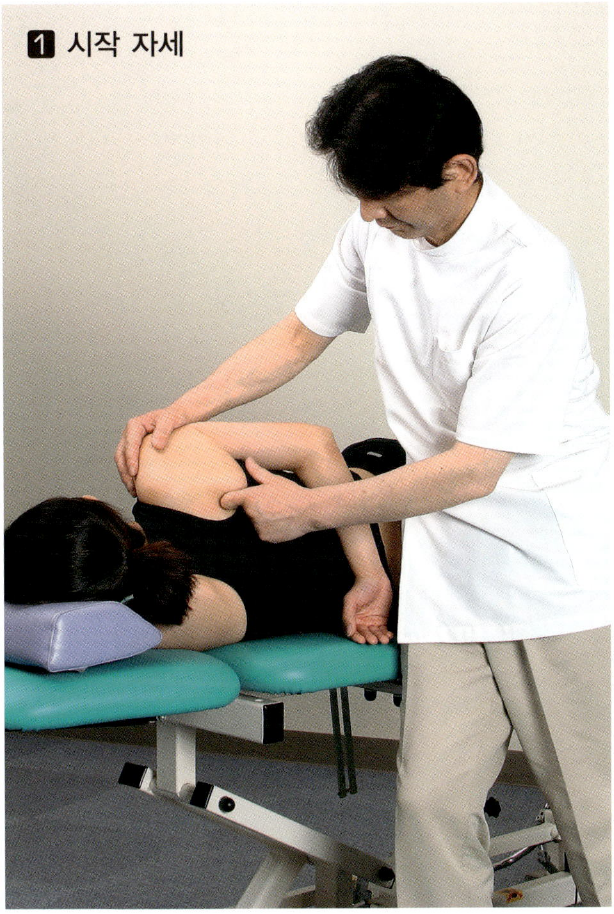
1 시작 자세

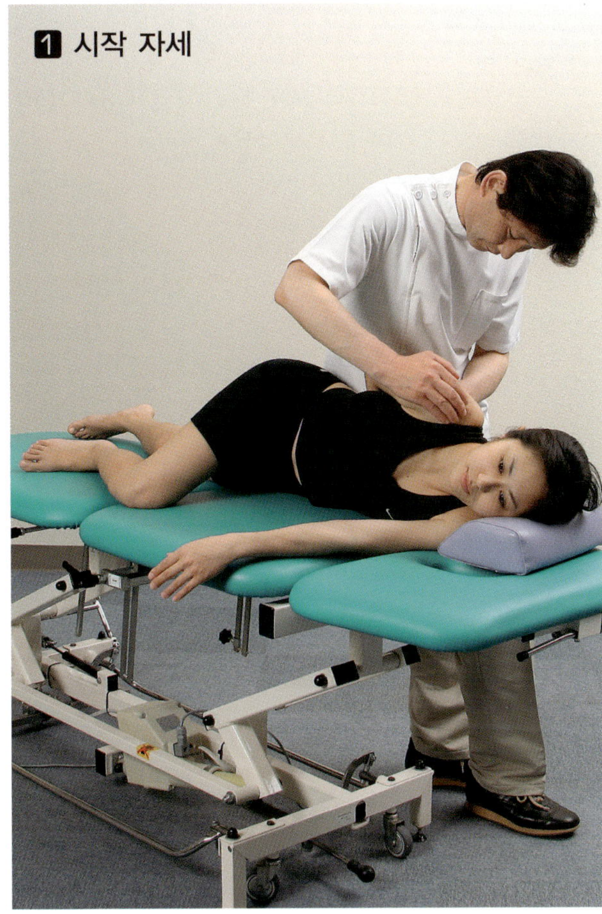
1 시작 자세

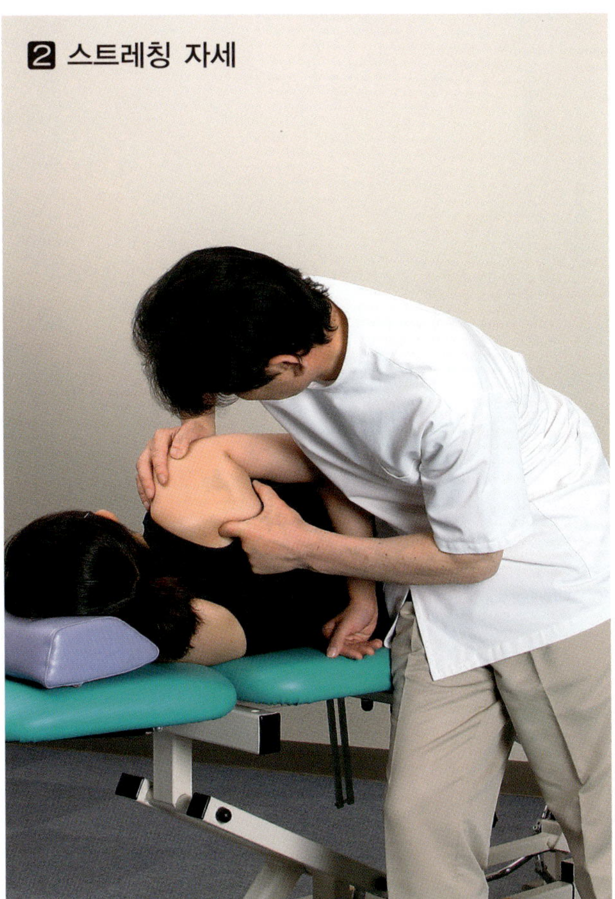
2 스트레칭 자세

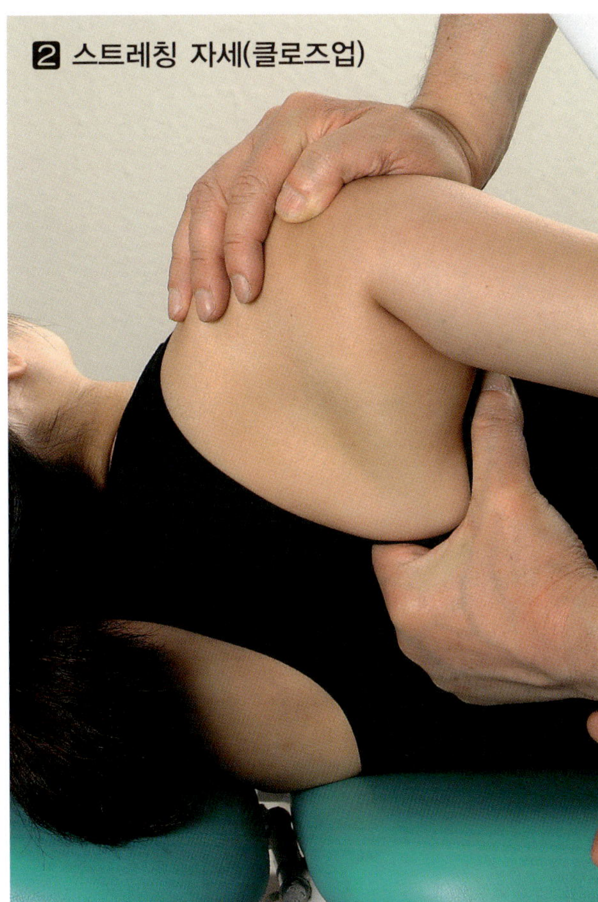
2 스트레칭 자세(클로즈업)

# 4 승모근 상부 (superior part of trapezius muscle)

→ 8 승모근 상부

**기　　시** : 후두골 상항선, 외후두융기, 항인대, 제7경추 극돌기
**부　　착** : 쇄골 외측 1/3, 견봉
**신 경 지 배** : 부신경 외지, 경신경총근지 C2~4
**혈 관 지 배** : 경횡동맥, 견갑상동맥, 후늑간동맥, 심경동맥, 후두동맥
**근 육 연 결** : 흉쇄유돌근, 견갑거근, 삼각근, 광배근, 대능형근, 소능형근, 상후거근, 하후거근, 척주기립근, 두판상근

## 승모근 상부 landmark

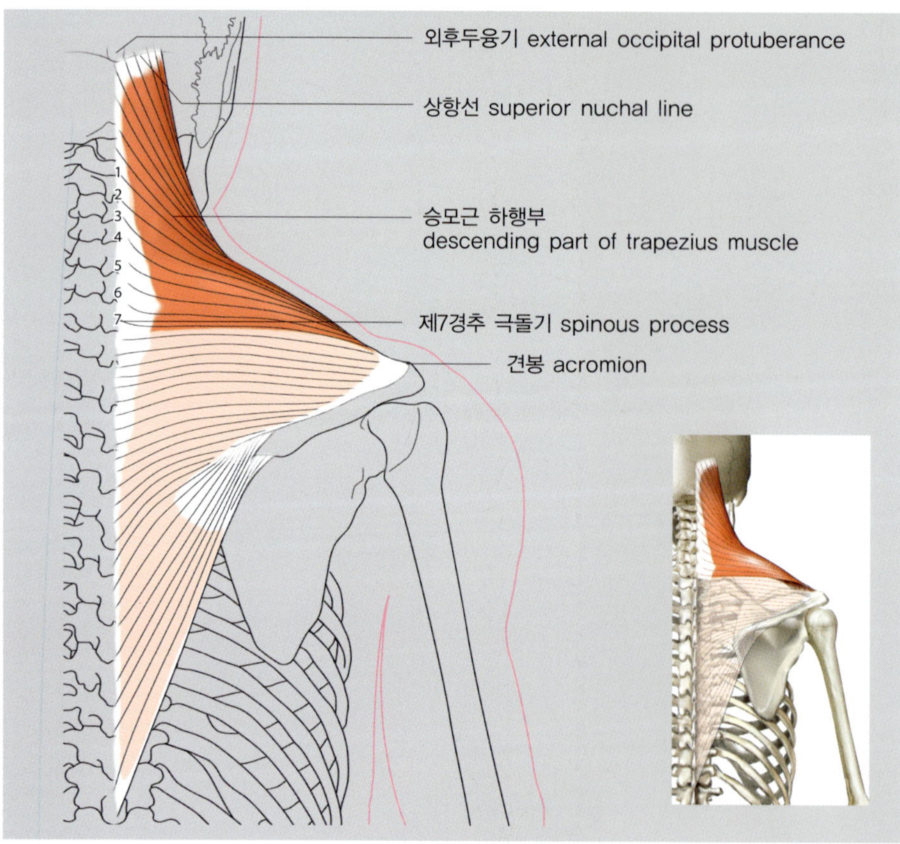


## 승모근 상부 스트레칭법(외측부 섬유)

**시 작 자 세** : 배와위. 두부를 침대의 끝에서 밖으로 나오게 한다. 경추는 회전 중간위.
**치료자의 위치** : 양 다리를 어깨 너비 정도로 벌리고, 머리 위쪽에 선다. 오른손으로 우측 견관절부를 가볍게 고정하고, 왼손은 후두부를 잡은 후 좌측 대퇴 외측부에 댄다.
**스 트 레 칭 법** : 대퇴부로 경추를 좌측굴 방향으로 움직이게 한다.
**비　　고** : 스트레칭 최종 자세에서, 치료자가 안정된 입위가 되도록 시작 자세를 조절해 둔다. 신장할 때 두부가 회전하지 않도록 주의한다.

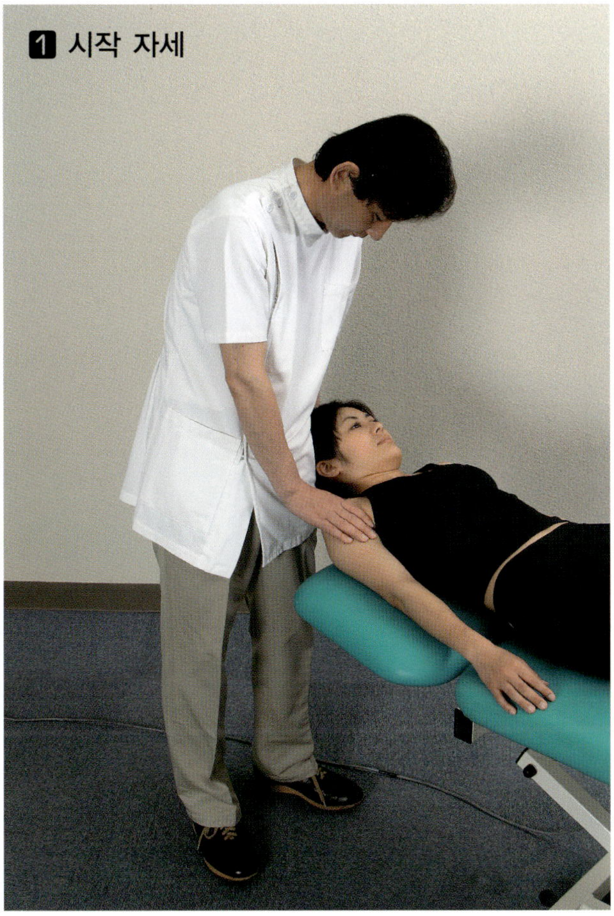

1 시작 자세

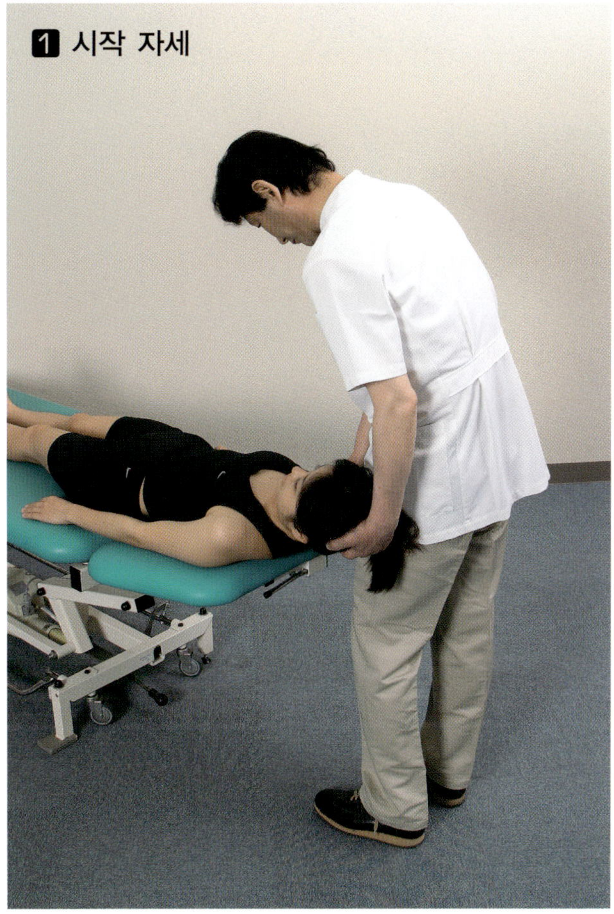

1 시작 자세

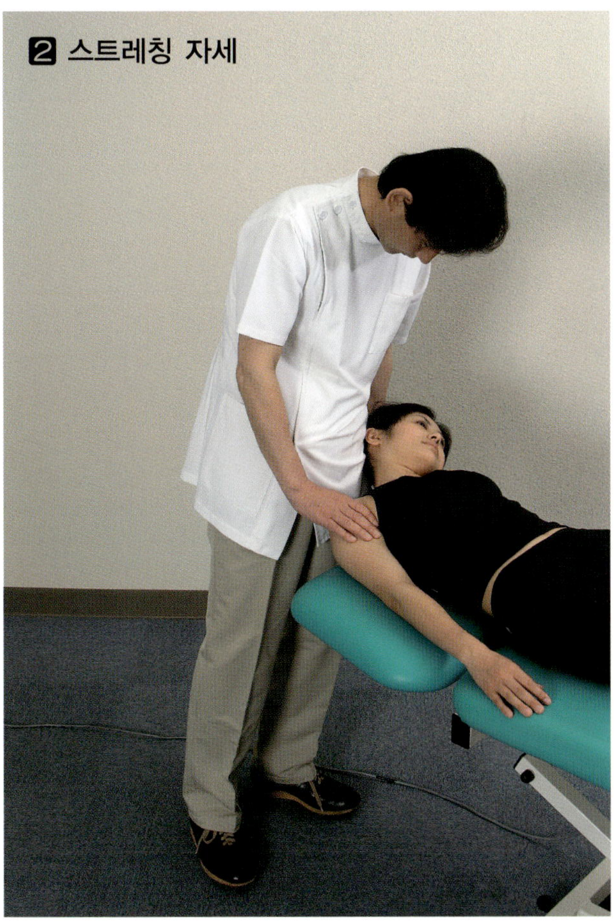

2 스트레칭 자세

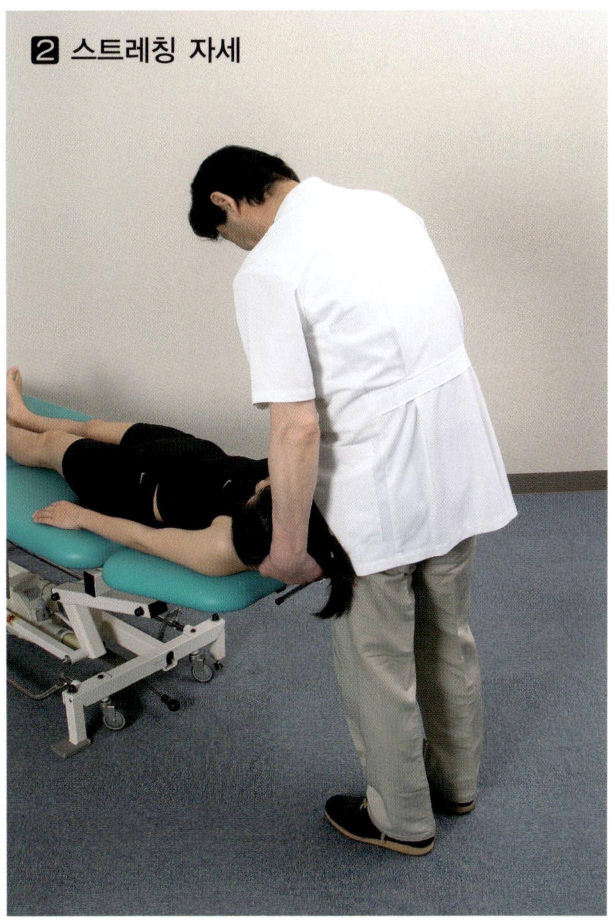

2 스트레칭 자세

## 승모근 상부 스트레칭법(내측부 섬유)

**시 작 자 세** : 배와위. 두부를 침대의 끝에서 밖으로 나오게 한다. 경추는 경도 굴곡 · 좌측 회전위.

**치료자의 위치** : 머리 위쪽에서 양 다리를 어깨 너비 정도로 벌려, 우측으로 비스듬히 전방을 향해 선다. 양 무릎은 약간 구부린다. 오른손으로 우측 견관절부를 가볍게 고정하고 왼손은 후두부를 잡은 후 좌측 대퇴 외측부에 댄다.

**스 트 레 칭 법** : 무릎을 펴면서 체중을 좌측으로 비스듬히 앞쪽으로 이동시켜 대퇴 외측부에서 두정부를 밀어 넣는다.

**비 고** : 신장할 때 경추 굴곡각을 조절하는 것으로써 신장부가 이행한다. 즉 경추 굴곡각이 클수록 더욱 내측부의 섬유가 신장된다(견갑거근 신장 시의 굴곡각보다 작다). 신장 시, 두부가 회전하지 않도록 주의한다.

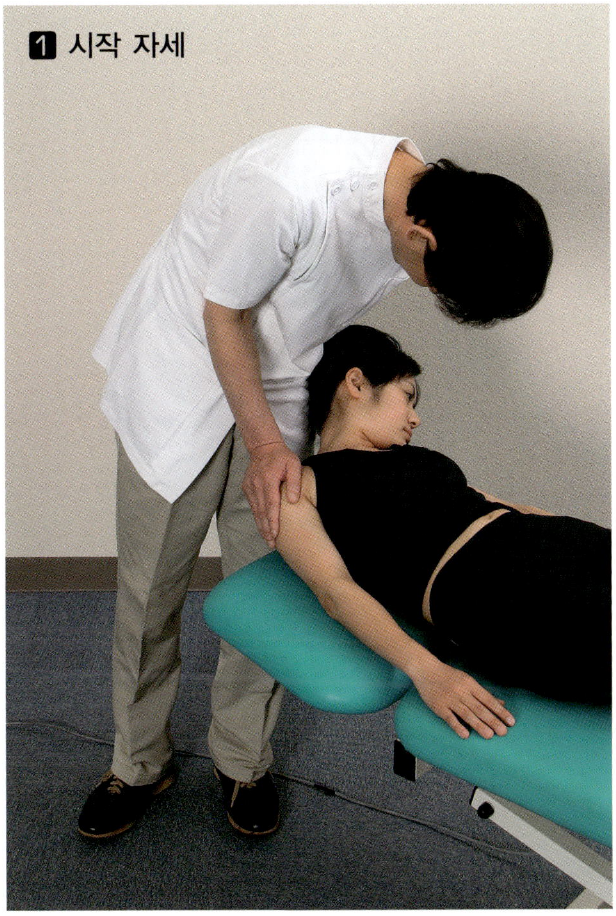
1 시작 자세

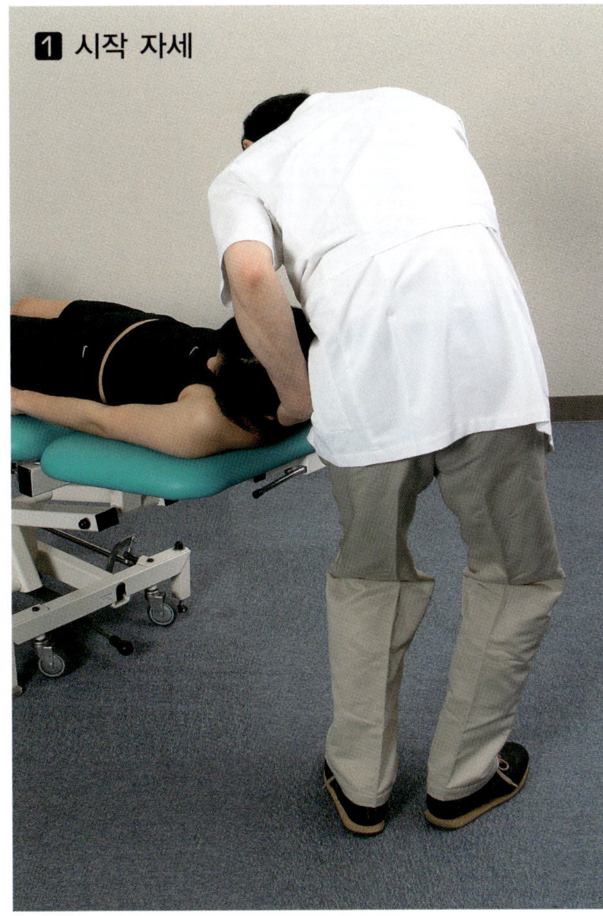
1 시작 자세

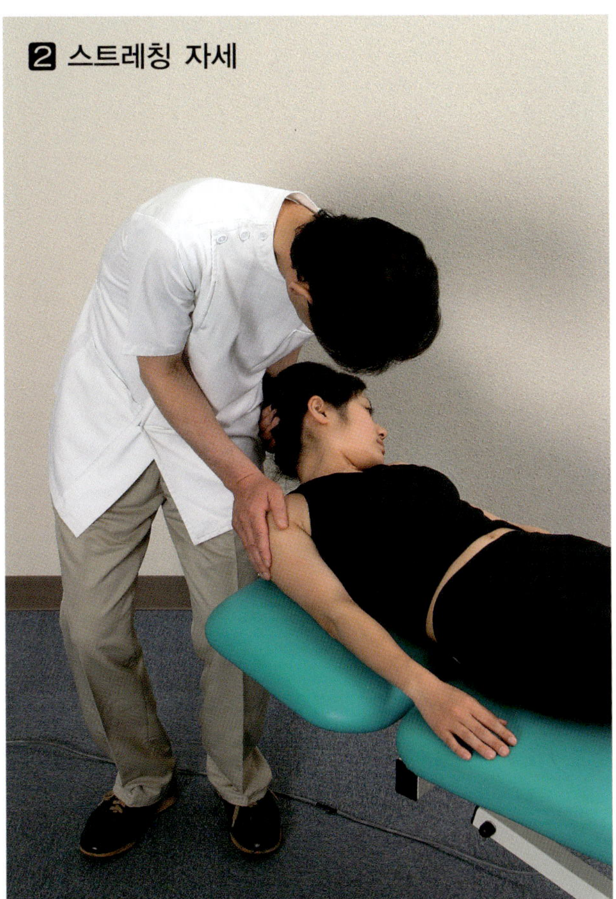
2 스트레칭 자세

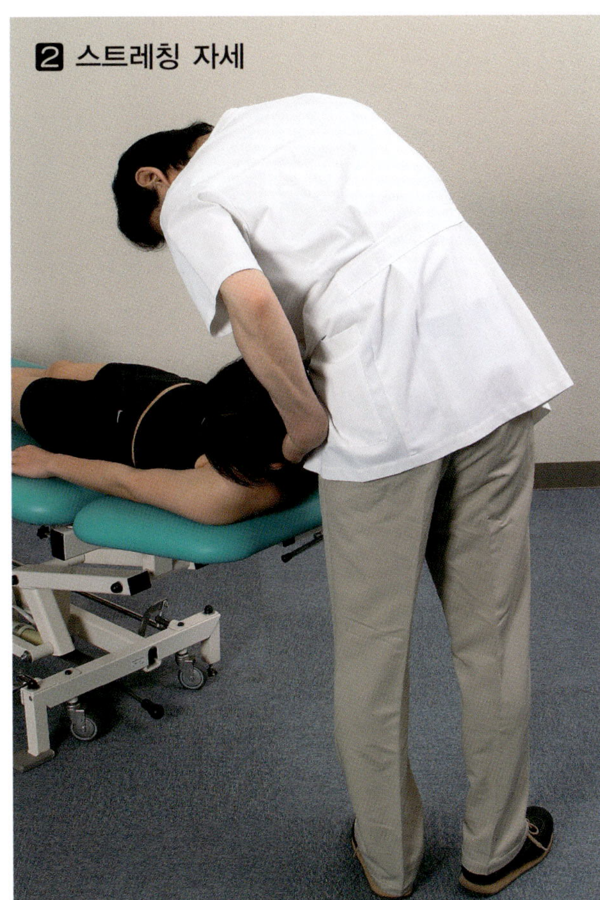
2 스트레칭 자세

# ⑤ 승모근 중부 (median part of trapezius muscle)

→ ⑨ 승모근 중부

기　　　시 : 제1~5흉추 극돌기 및 극상인대
부　　　착 : 견갑극 상연
신 경 지 배 : 부신경 외지, 경신경총 근지 C2~4
혈 관 지 배 : 경횡동맥, 견갑상동맥, 후늑간동맥, 심경동맥, 후두동맥
근 육 연 결 : 흉쇄유돌근, 견갑거근, 삼각근, 광배근, 대능형근, 소능형근, 상후거근, 하후거근, 척주기립근, 두판상근

## 승모근 중부 landmark

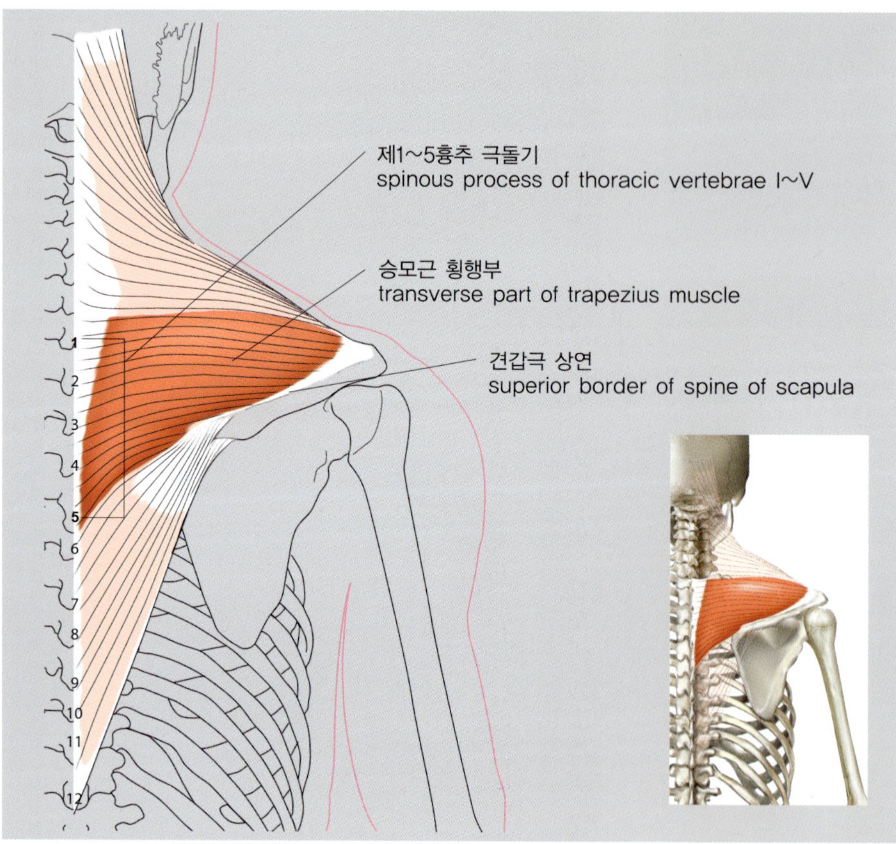


## 승모근 중부 스트레칭법

시 작 자 세 : 좌측 측와위. 왼팔은 위로 올리게 하고 오른손은 허리 뒤로 돌린다. 그리고 골반을 약간 우측으로 회전시키고 오른다리를 침대의 끝에 걸쳐 둔다.
치료자의 위치 : 좌측에 선다. 오른손은 우측 견관절 후부에 대어 왼손을 오른손에 포갠다.
스 트 레 칭 법 : 양손으로 견갑골을 외전, 하방 회전한다.
비　　　고 : 신장할 때 견갑골을 외전할 수 없을 때는 대 · 소능형근의 스트레칭을 우선 시도한다.

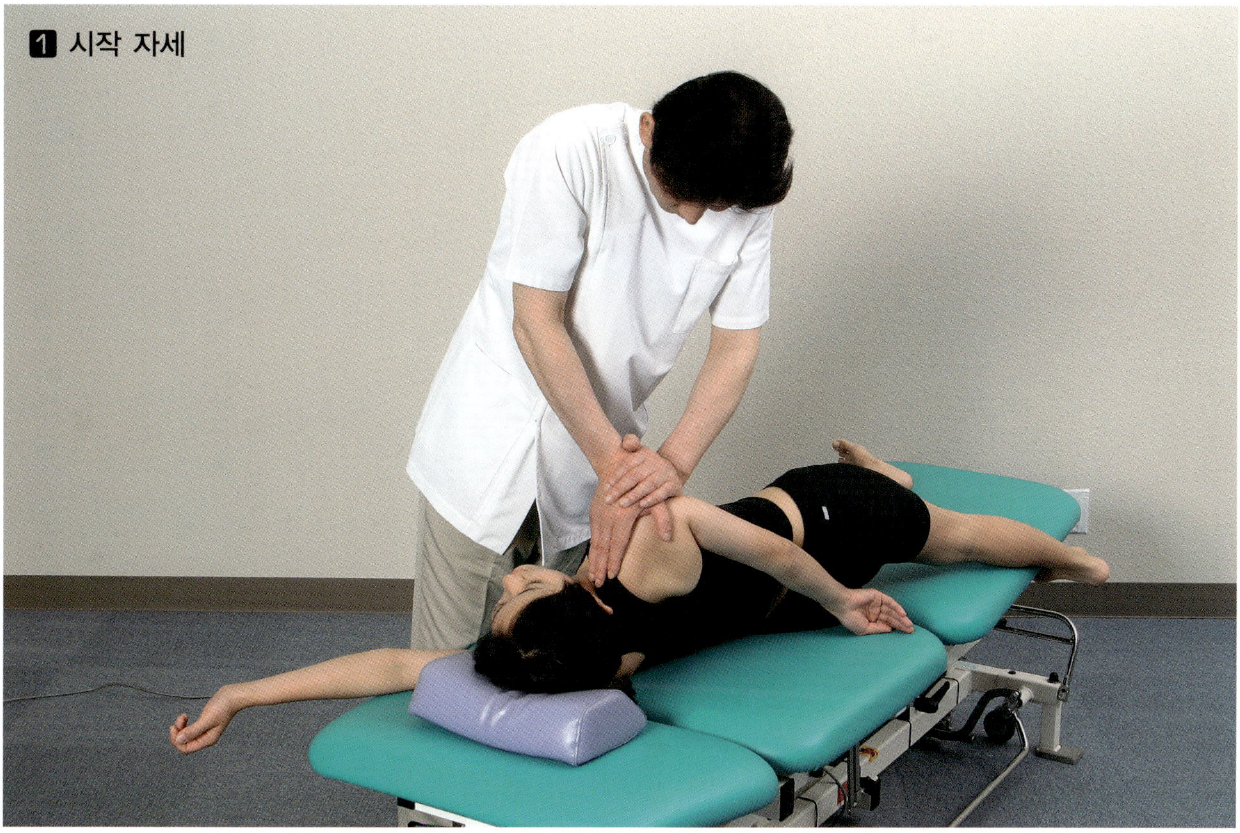

❶ 시작 자세

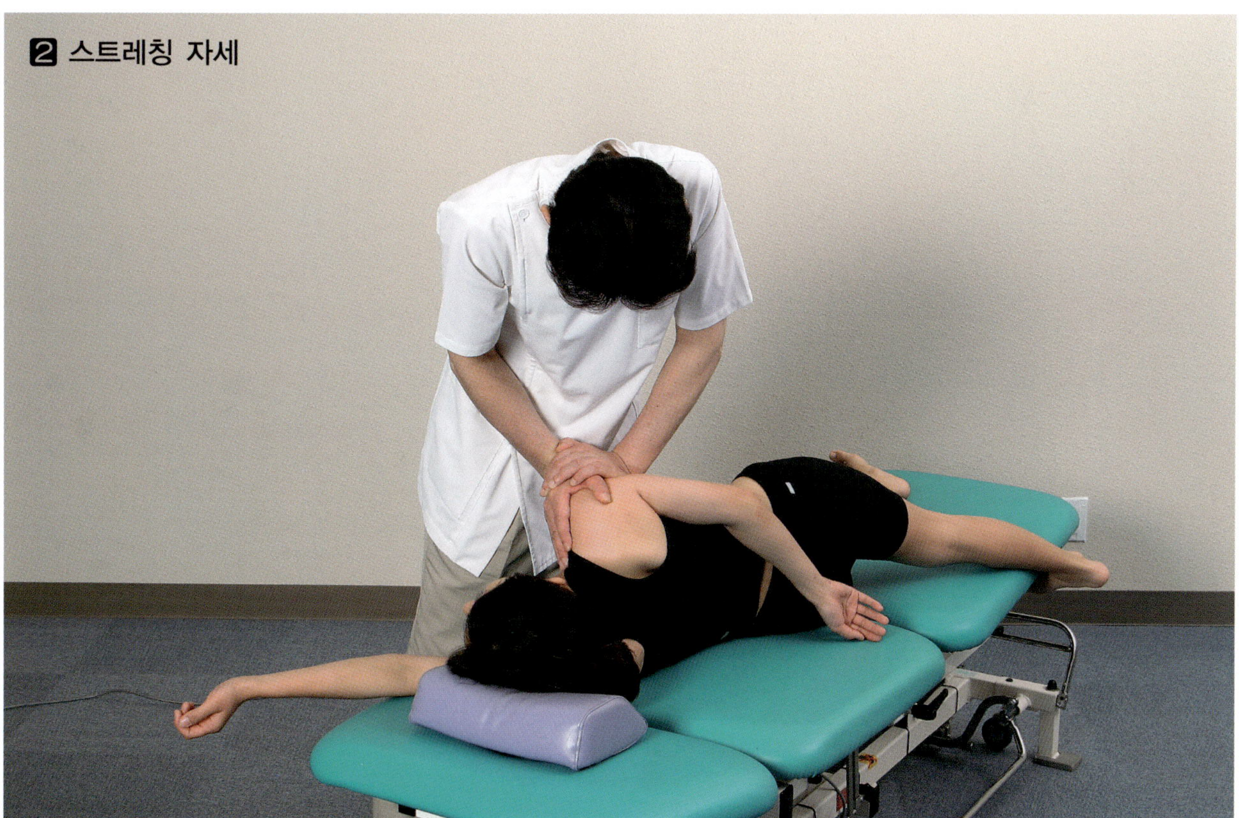

❷ 스트레칭 자세

# 6 승모근 하부 (inferior part of trapezius muscle)

→ 10 승모근 하부

기　　　시 : 제6~12흉추 극돌기 및 극상인대
부　　　착 : 견갑완 삼각
신 경 지 배 : 부신경 외지, 경신경총근지 C2~4
혈 관 지 배 : 경횡동맥, 견갑상동맥, 후늑간동맥, 심경동맥, 후두동맥
근 육 연 결 : 흉쇄유돌근, 견갑거근, 삼각근, 광배근, 대능형근, 소능형근, 상후거근, 하후거근, 척주기립근, 두판상근

## 승모근 하부 landmark

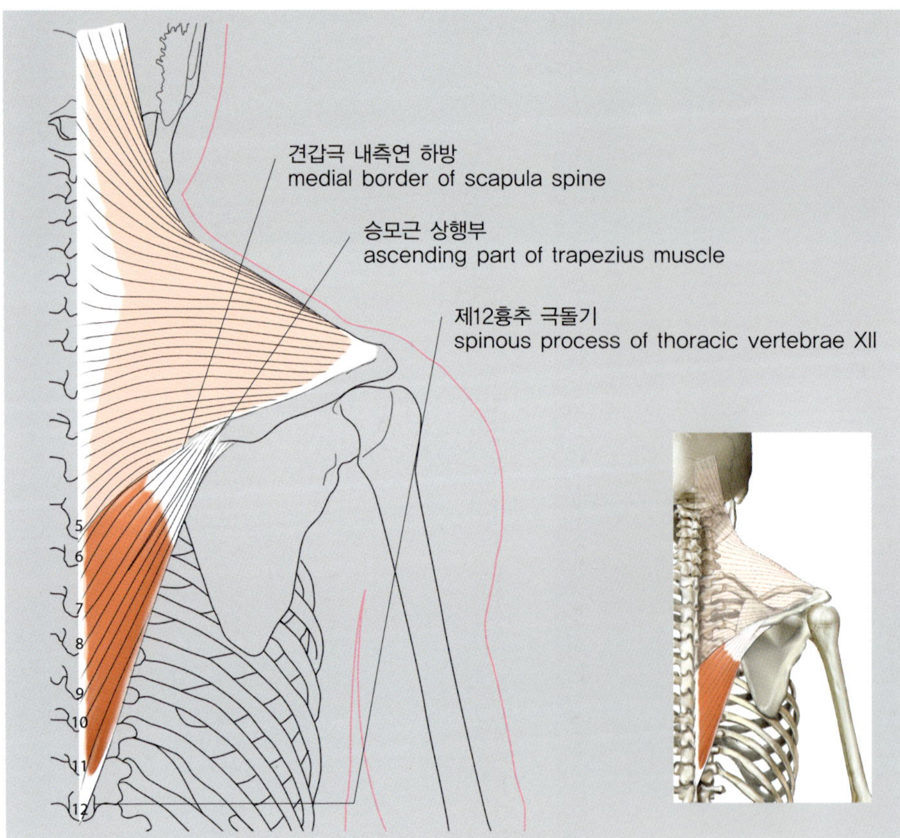


## 승모근 하부 스트레칭법

시 작 자 세 : 좌측 측와위. 경추는 신전 상태, 왼팔은 거상해둔다. 오른손을 복부 앞쪽에 두고, 골반을 약간 우측 회전시켜 오른다리를 침대의 끝에 걸쳐 둔다.
치료자의 위치 : 좌측에 선다. 오른손은 우측 견관절부에 대어 왼손을 오른손에 포갠다.
스 트 레 칭 법 : 양손으로 견갑골을 외전 · 거상한다.
비　　　고 : 신장할 때 견갑골 외전이 어려울 때는 대 · 소능형근의 스트레칭을 우선 시도한다.

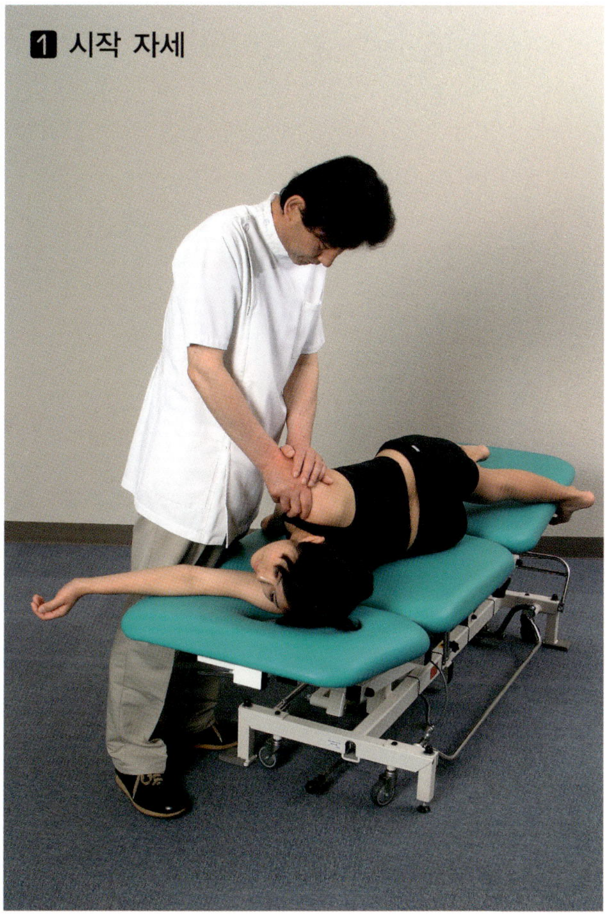

1 시작 자세

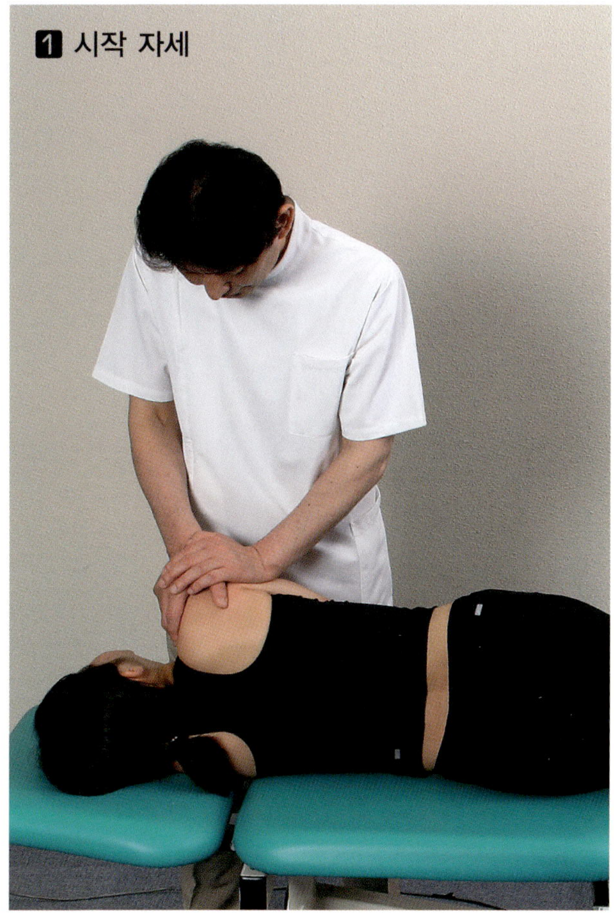

1 시작 자세

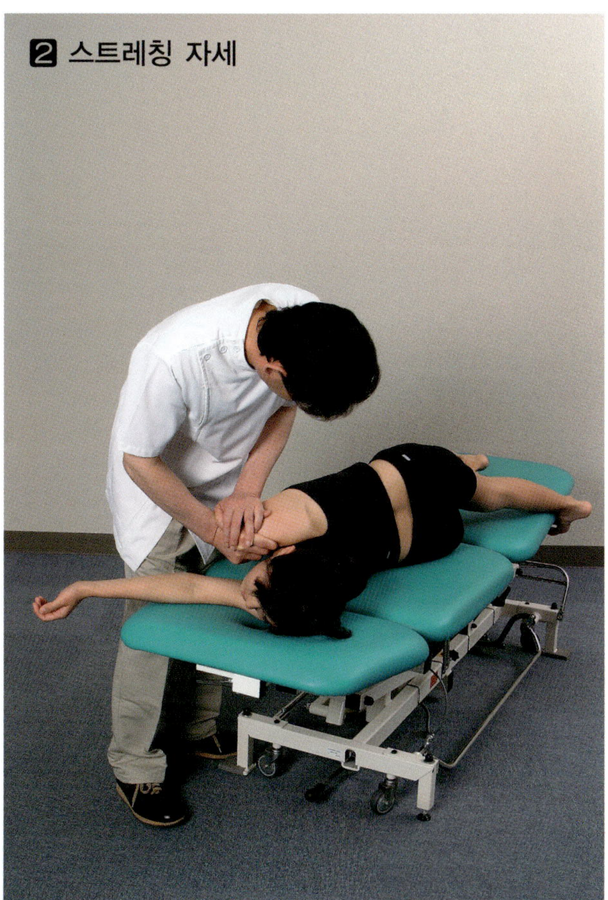

2 스트레칭 자세

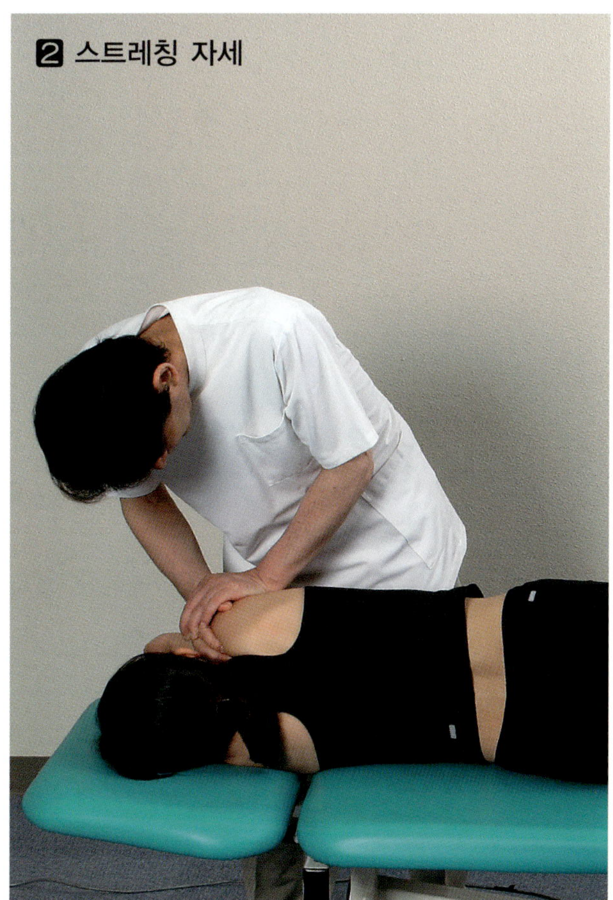

2 스트레칭 자세

# 7 두반극형근(muscle semispinalis capitis) ⋯▸ 11 두반극근

**기 시** : 상위 6흉추 횡돌기, 하위 3~4경추 관절돌기(횡돌기)
**부 착** : 후두골 후두린(두최장근 부착부 내측)
**신 경 지 배** : 척수신경 후지 내측지 및 외측지
**혈 관 지 배** : 상행 경동맥 분지
**근 육 연 결** : 견갑거근

## 두반극형근 landmark

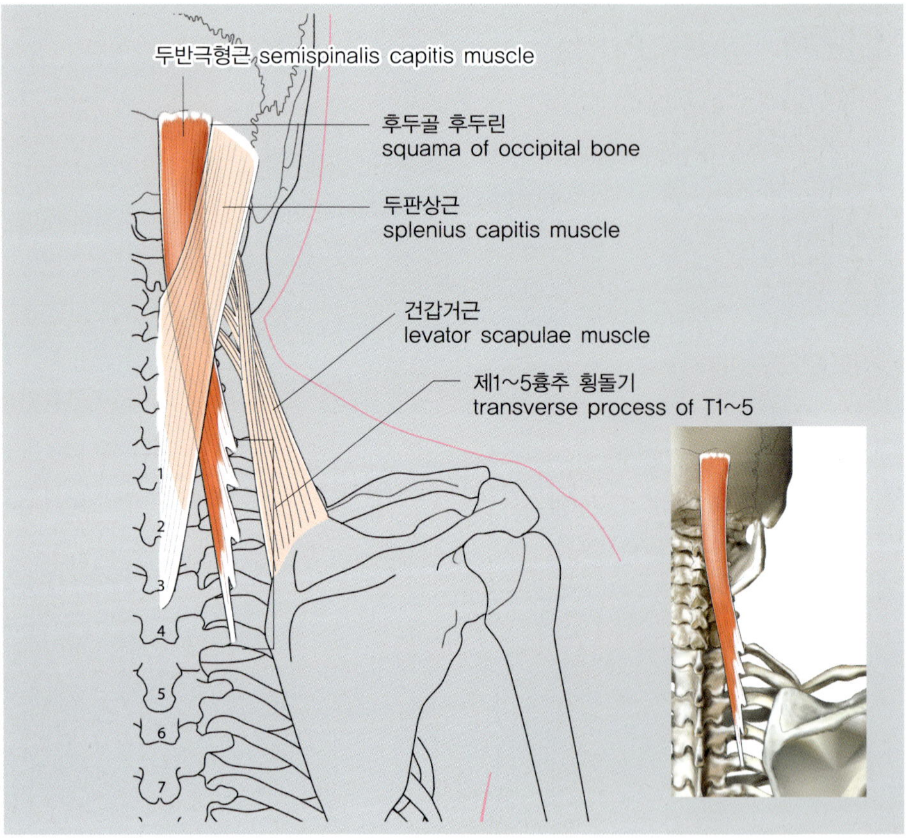


## 두반극형근 스트레칭법

**시 작 자 세** : 배와위. 두부를 침대의 끝에서 밖으로 나오게 한다. 경추는 경도 굴곡 상태 · 경도 좌측 회전위.
**치료자의 위치** : 머리 위쪽에서 양 다리를 어깨 너비 정도로 벌려 우측으로 비스듬히 앞쪽을 향해 선다. 양 무릎은 약간 구부린다. 오른손으로 우측 견관절부를 가볍게 고정하고 왼손은 후두부를 아래로부터 잡아 좌측 대퇴 외측부에 댄다.
**스 트 레 칭 법** : 무릎을 펴면서 체중을 좌측 비스듬히 앞쪽으로 이동시켜 대퇴 외측부에서 두정부를 좌측 요부 방향으로 밀어 넣는다.

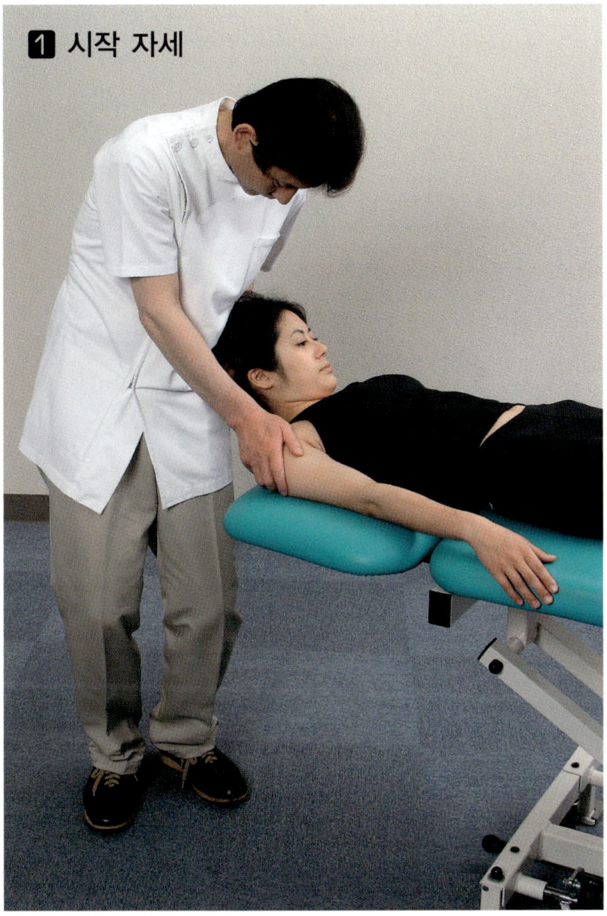
1 시작 자세

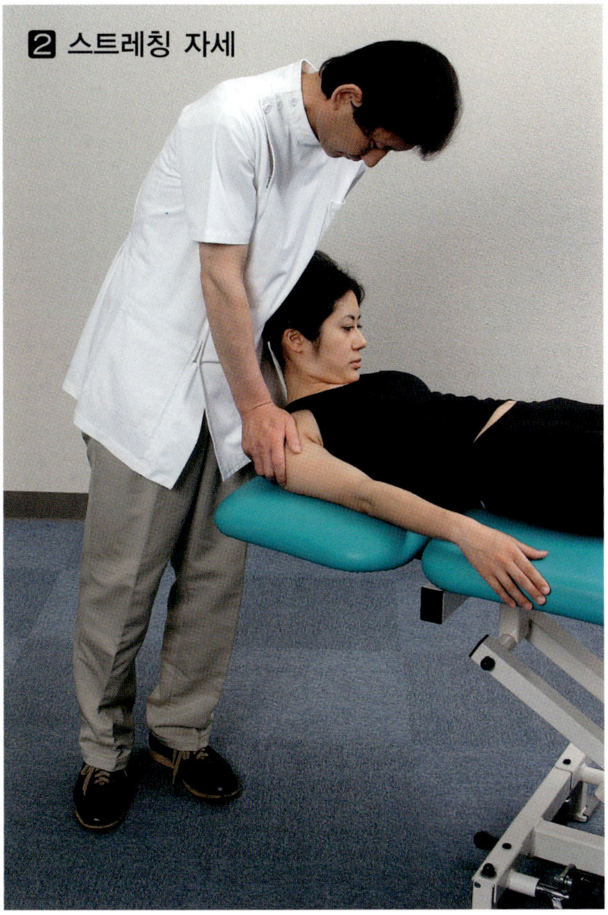
2 스트레칭 자세

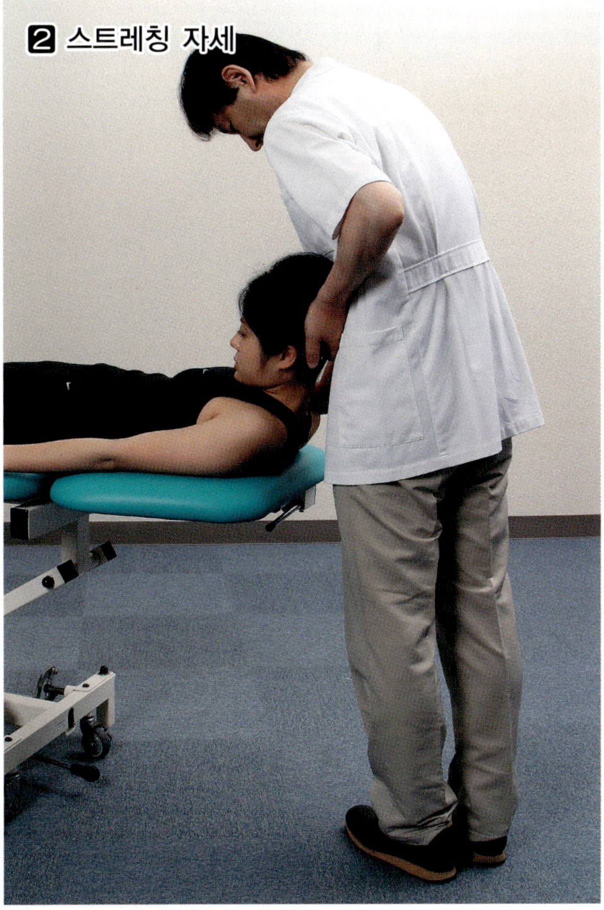
2 스트레칭 자세

# 8 두판상근(splenius capitis muscle)

→ 12 두판상근

**기 시** : 하위 5경추의 항인대, 상위 2(3)흉추 극돌기
**부 착** : 측두골 유양돌기, 후두골 상항선 외측부
**신 경 지 배** : 척수신경 후지 외측지
**혈 관 지 배** : 두측동맥 상행지
**근 육 연 결** : 경판상근, 흉쇄유돌근

## 두판상근 landmark

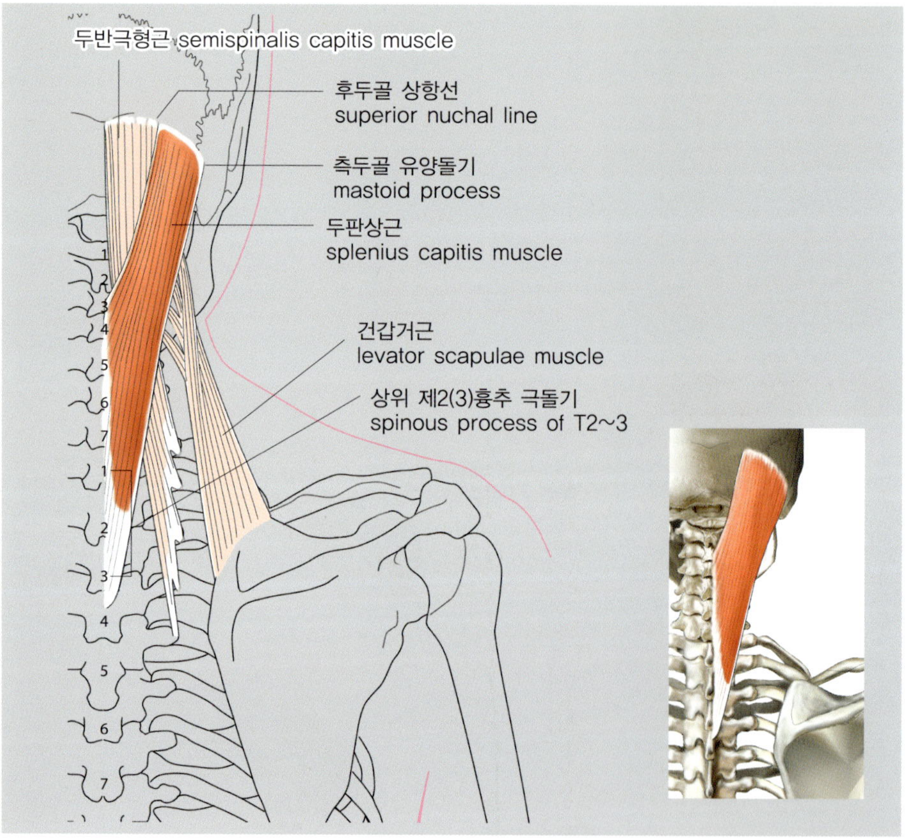


## 두판상근 스트레칭법

**시 작 자 세** : 배와위. 두부를 침대의 끝에서 밖으로 나오게 한다.
**치료자의 위치** : 머리 위쪽에 선다. 양손으로 두부를 아래로부터 지탱한다.
**스 트 레 칭 법** : 왼발을 좌측으로 비스듬히 앞쪽으로 내디뎌 경추를 좌측으로 회전한 후 더욱 굴곡 · 좌측 측굴한다.
**비 고** : 경추 굴곡 각도는 승모근 상부 내측 섬유보다 크고 견갑거근보다 작다.

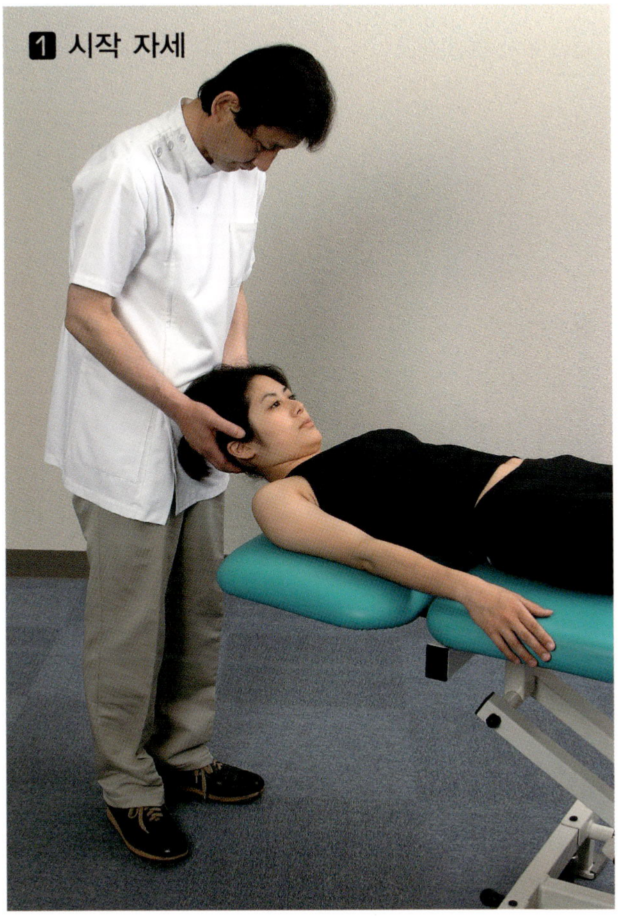

1 시작 자세

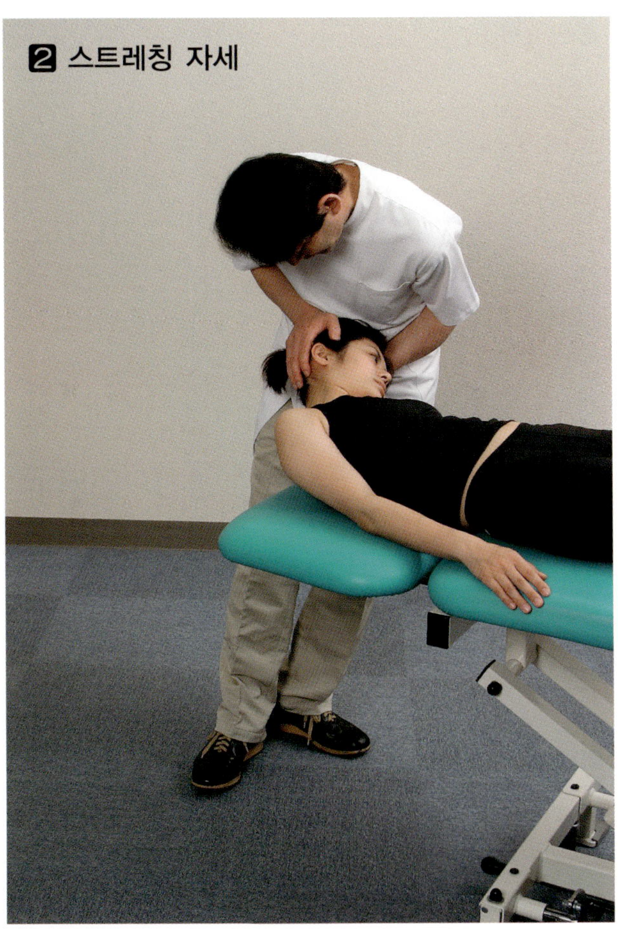

2 스트레칭 자세

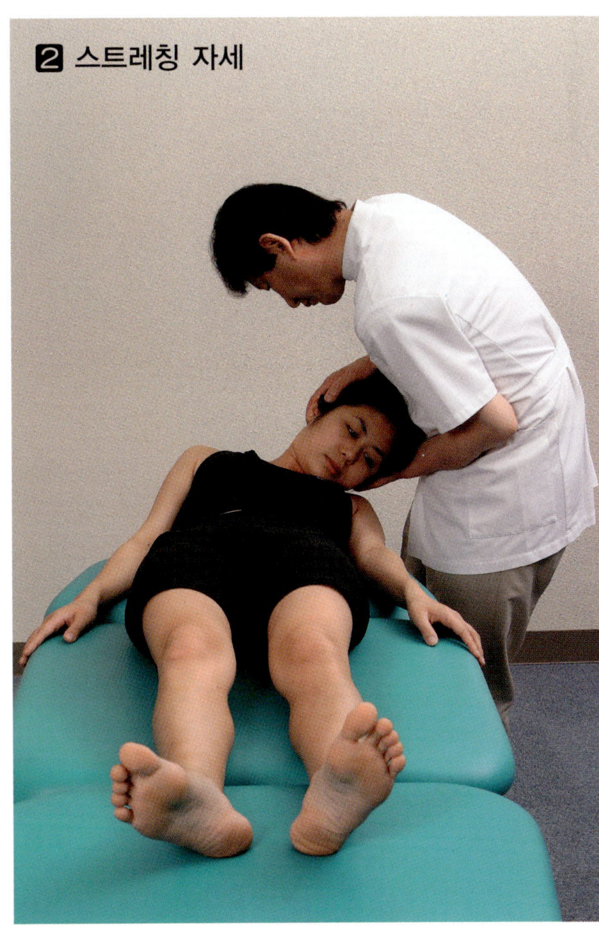

2 스트레칭 자세

## 9 견갑거근(levator scapulae muscle)

→ 13 견갑거근

기 시 : 상위 4~5경추 횡돌기 후결절
부 착 : 견갑골 내측연 상방 1/3
신 경 지 배 : 견갑배신경 C4~6
혈 관 지 배 : 경횡동맥
근 육 연 결 : 전거근, 승모근, 사각근, 경판상근, 두반극형근, 소능형근

### 견갑거근 landmark

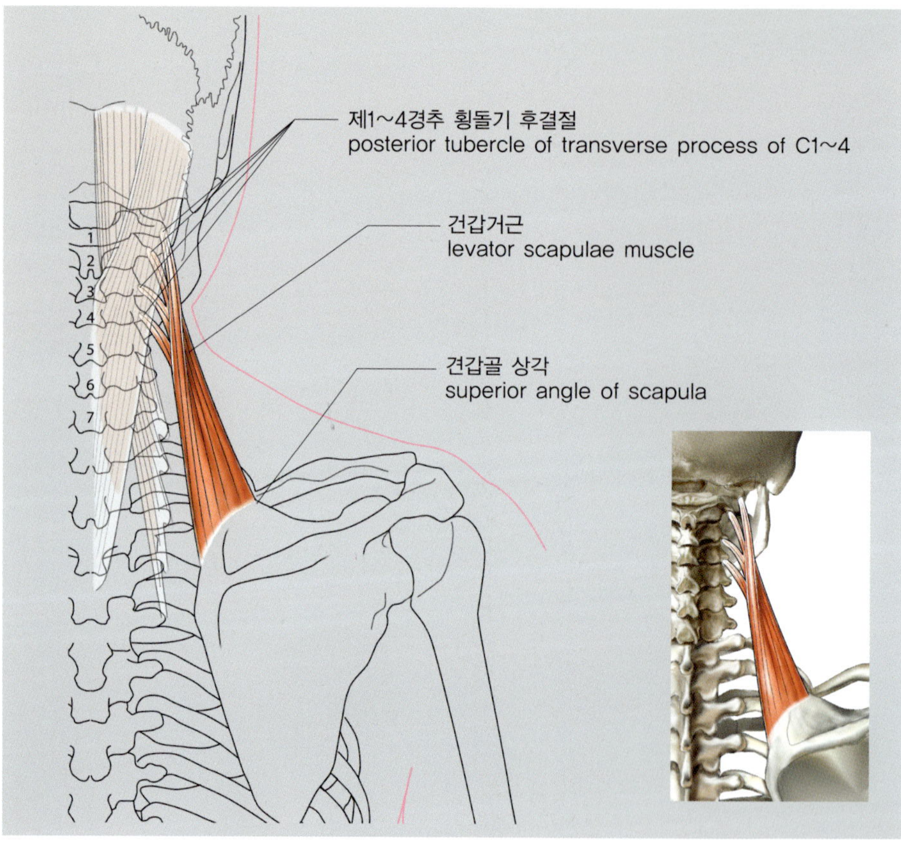


### 견갑거근 스트레칭법

시 작 자 세 : 배와위. 두부를 침대의 끝에서 밖으로 나오게 한다. 경추는 굴곡 · 좌측굴 · 좌회전위
치료자의 위치 : 머리 위쪽에 우측으로 비스듬히 앞쪽을 향해 선다. 왼손으로 후두부를 잡아 양 무릎을 약간 구부린 후, 환자의 측두부를 좌측 대퇴 외측부에 댄다. 오른손은 우측 견관절부를 고정한다.
스 트 레 칭 법 : 슬관절을 신전하면서 체중을 좌측으로 비스듬히 앞쪽으로 이동시켜 두정부에서 원호를 그리듯이 경추를 굴곡한다.
비 고 : 경부의 굴곡 각도는 두판상근 · 승모근 상부 내측 섬유보다 크다. 단, 신장할 때 경추의 우회전을 막는 것, 두정부를 크게 움직이는 것에 유의한다.

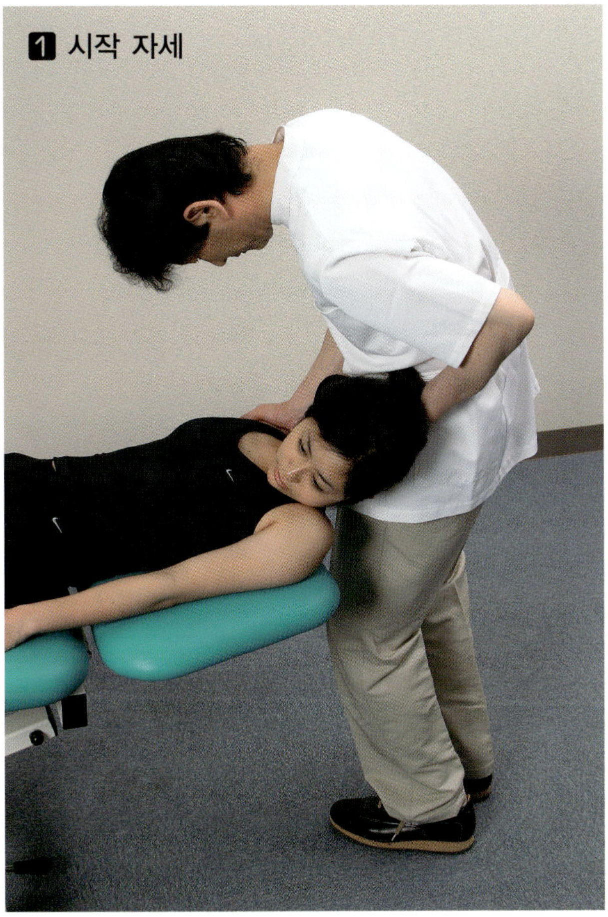
1 시작 자세

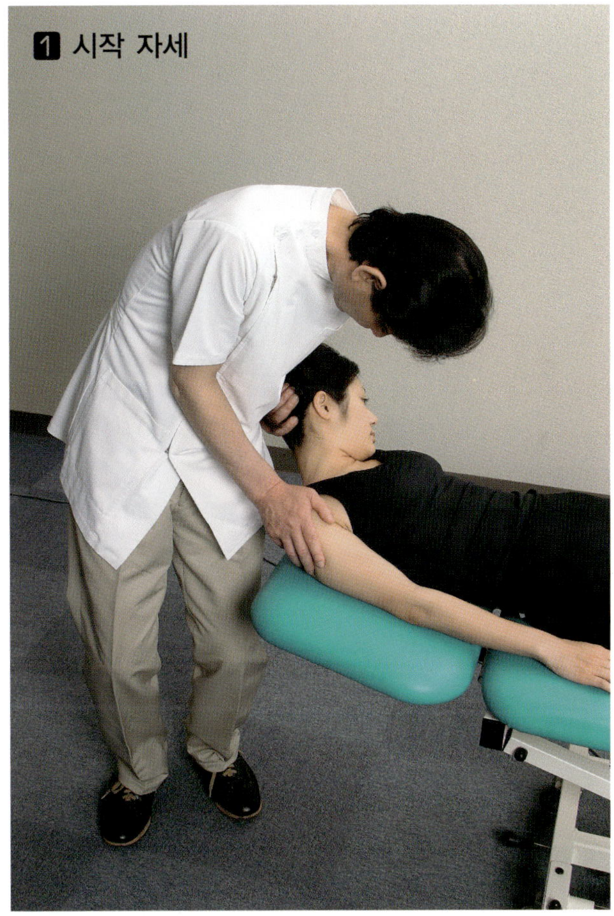
1 시작 자세

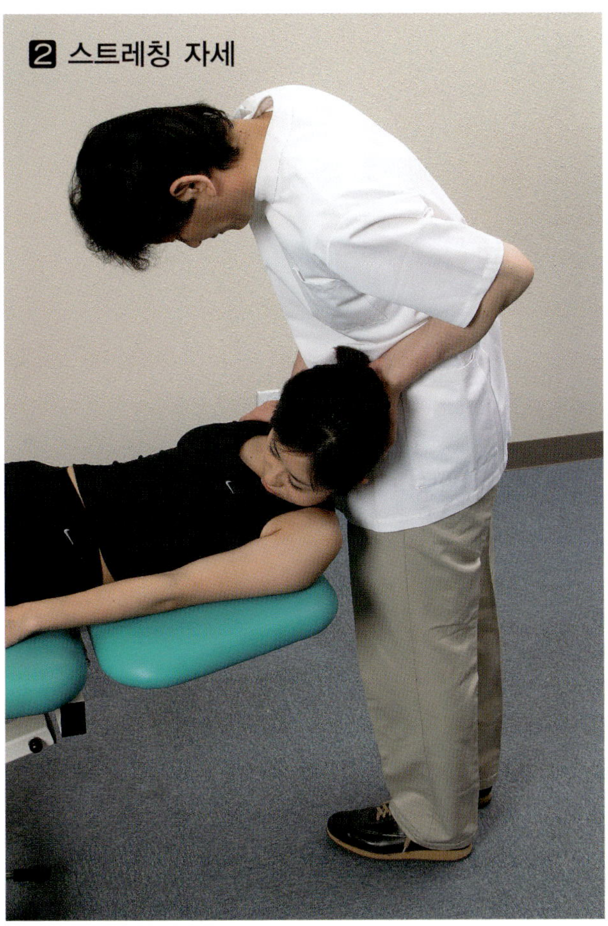
2 스트레칭 자세

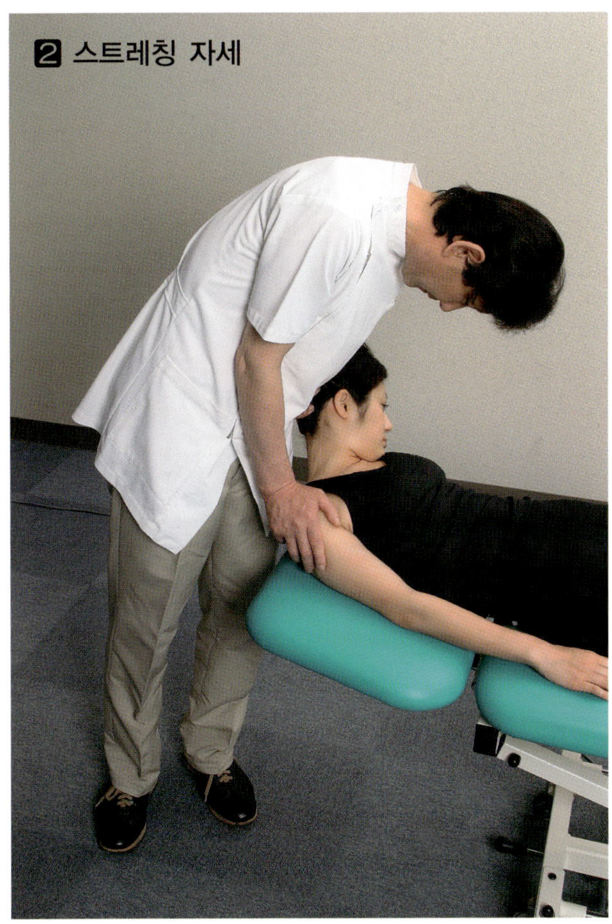
2 스트레칭 자세

# 10 흉쇄유돌근 (sternocleidomastoid muscle)

→ 14 흉쇄유돌근

**기 시** : 흉골병 상연 · 전면, 쇄골 내측 1/3
**부 착** : 측두골 유양돌기, 후두골 상항선
**신경지배** : 부신경, 경신경총 C2~3
**혈관지배** : 상갑상선동맥, 후두동맥, 견갑상동맥, 후이회동맥
**근육연결** : 승모근, 대흉근, 두판상근

## 흉쇄유돌근 landmark

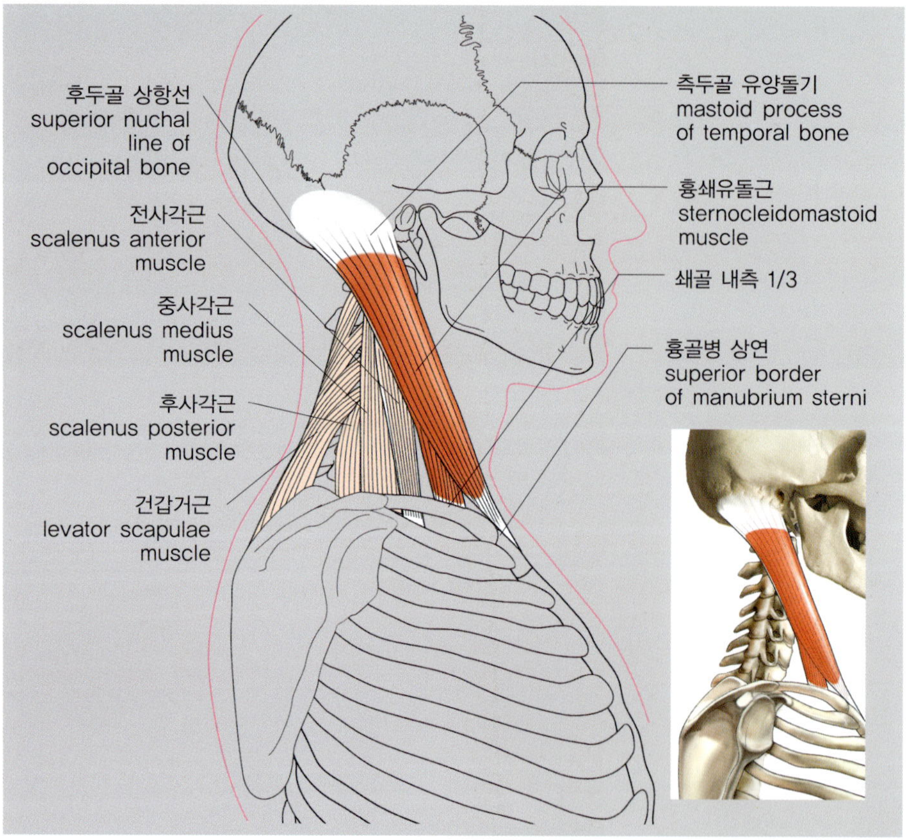


## 흉쇄유돌근 스트레칭법

**시작자세** : 배와위. 두부를 침대의 끝에서 밖으로 나오게 한다.
**치료자의 위치** : 머리 위쪽에 우측으로 비스듬히 앞쪽을 향해 선다. 왼손으로 두정부에서 후두부에 걸쳐 잡고, 환자의 우측 두부를 좌측 대퇴 외측부에 댄다. 오른손은 우측 견관절부를 가볍게 고정한다.
**스트레칭법** : 두정부가 원호를 그리도록, 경추를 신전 · 좌측굴 · 우회전 방향으로 움직이게 한다.
**비 고** : 흉골부 섬유는 쇄골부 섬유에 비해 경추 신장 각도가 크고 측굴 각도가 작다. 특히, 고령자의 경추 신전은 주의 깊게 실시해야 한다.

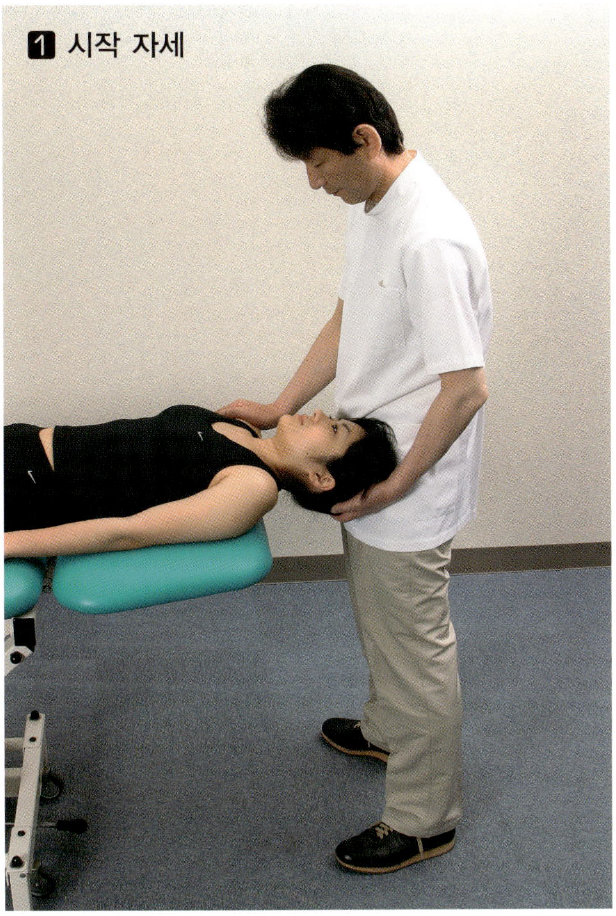

1 시작 자세

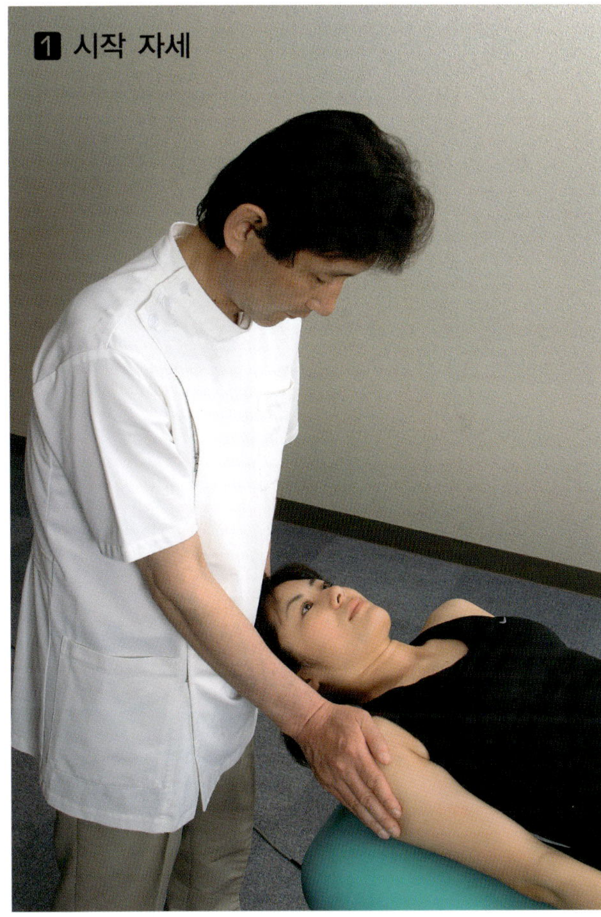

1 시작 자세

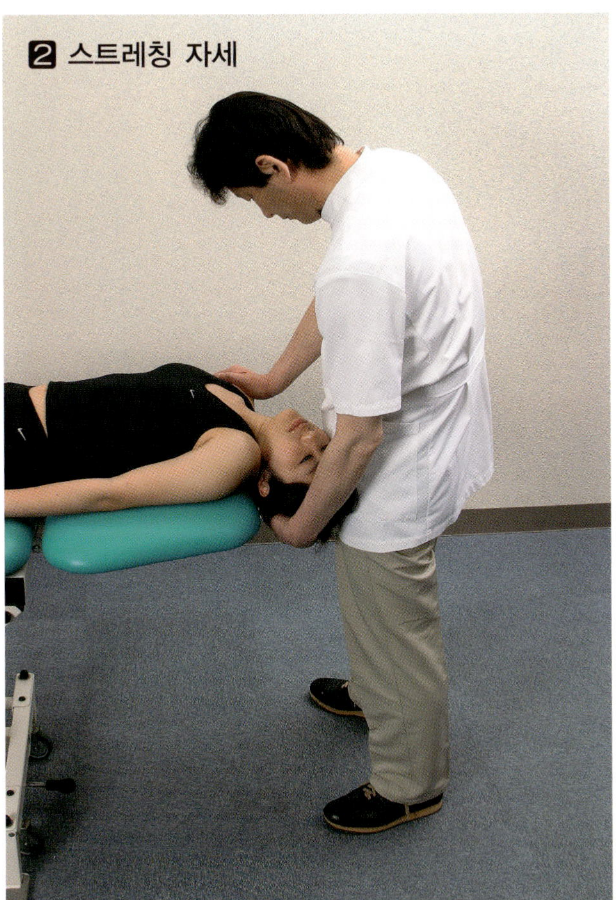

2 스트레칭 자세

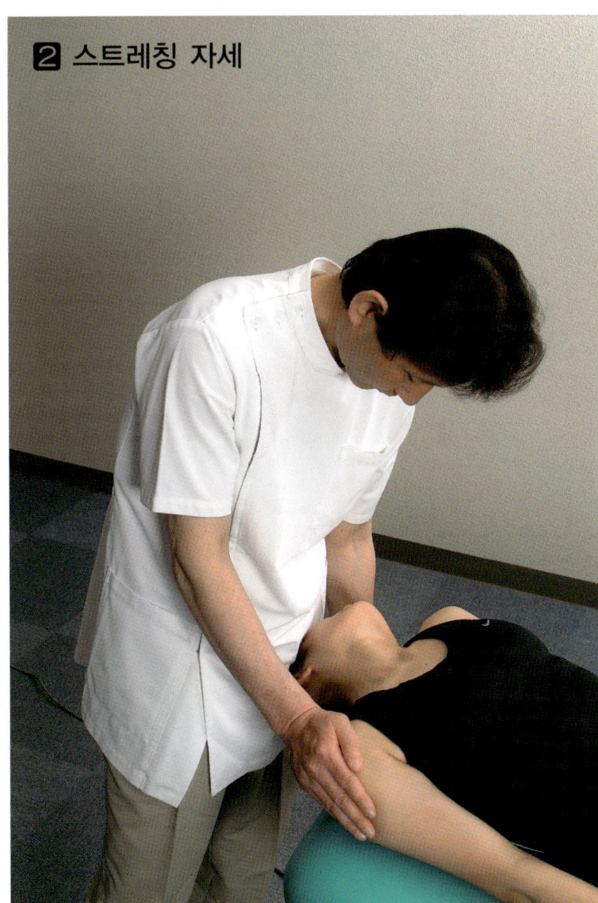

2 스트레칭 자세

## 11 전사각근 (scalenus anterior muscle)

→ 15 전사각근

기 시 : 제3(4)~6경추 횡돌기 전결절
부 착 : 제1늑골 전사각근 결절(리스프란 결절)
신 경 지 배 : 경신경총, 완신경총 C4~7
혈 관 지 배 : 하갑상선동맥
근 육 연 결 : 견갑거근, 중사각근

### 전사각근 landmark

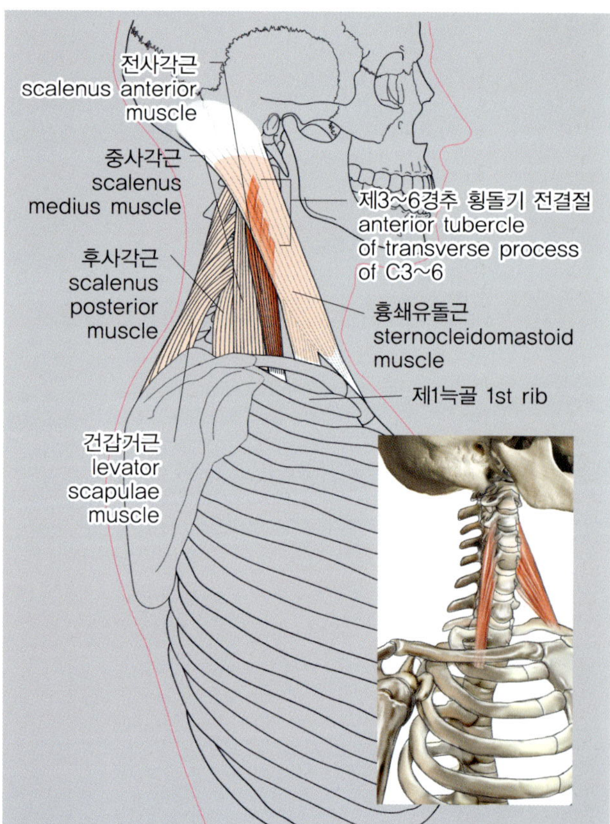


## 12 중사각근 (scalenus medius muscle)

→ 16 중사각근

기 시 : 전경추 횡돌기 전결절
부 착 : 제1늑골 쇄골하동맥구 후방 융기
신 경 지 배 : 경신경총, 완신경총 C2~8
혈 관 지 배 : 상행경동맥
근 육 연 결 : 견갑거근, 전사각근

### 중사각근 landmark

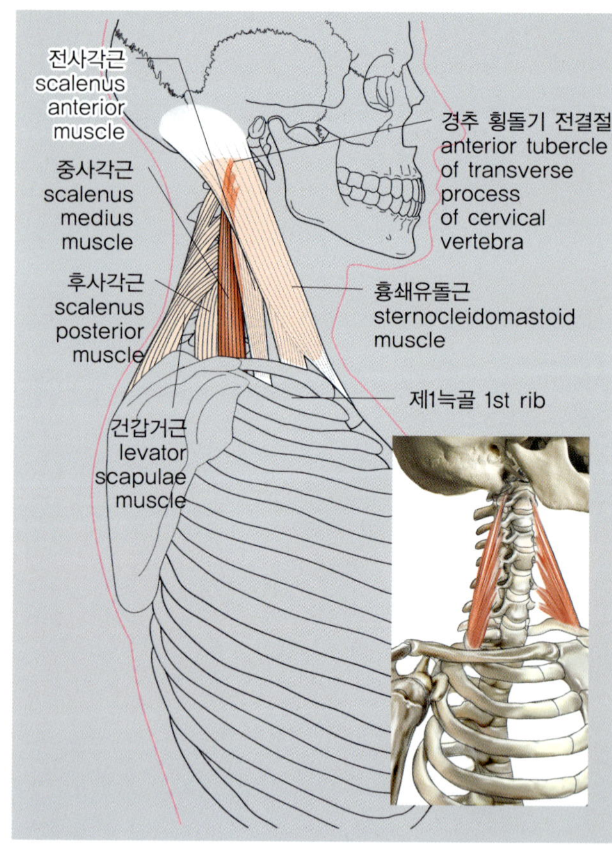


### 전 · 중사각근 스트레칭법

**시 작 자 세** : 배와위. 두부를 침대의 끝부분에서 나오게 하여, 우측 어깨를 약간 거상해 둔다.

**치료자의 위치** : 머리 위쪽에 선다. 왼손으로 후두골을 아래로부터 잡아 오른손을 측두부에 댄다.

**스 트 레 칭 법** : 왼발을 좌측으로 비스듬히 앞쪽으로 내디뎌 두정부가 원호를 그리듯이 경추를 신전 · 좌측굴 · 우회전 방향으로 움직인다. 덧붙여 경추의 신장 각도는 흉쇄유돌근의 신장할 때보다 경도이다. 또한 전사각근은 중사각근에 비해 신장 각도가 크고 측굴 각도는 작다.

**비 고** : 어깨를 거상위로 하는 것은 흉쇄유돌근 쇄골부 · 승모근 상부의 강직을 피하기 위해서이다. 또한 신장감이 없을 때는 왼손 손가락으로 경추를 측방으로부터 밀어 넣어 경추측굴을 펴는 것이 좋다.

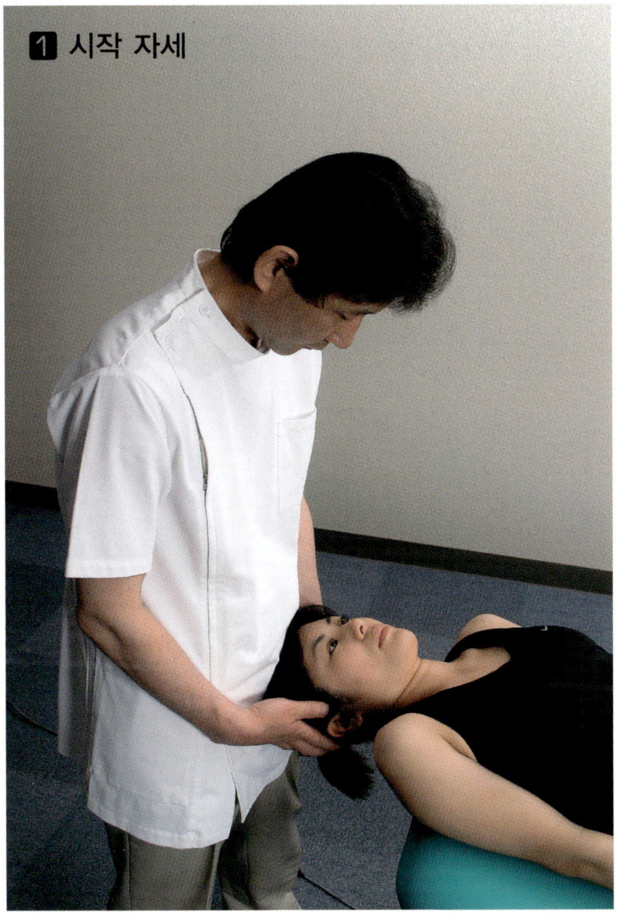
1 시작 자세

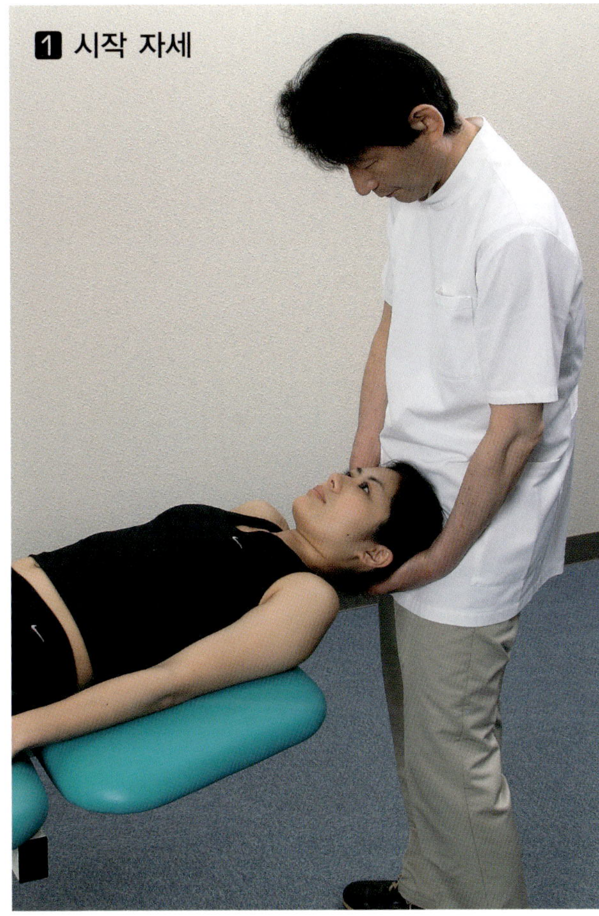
1 시작 자세

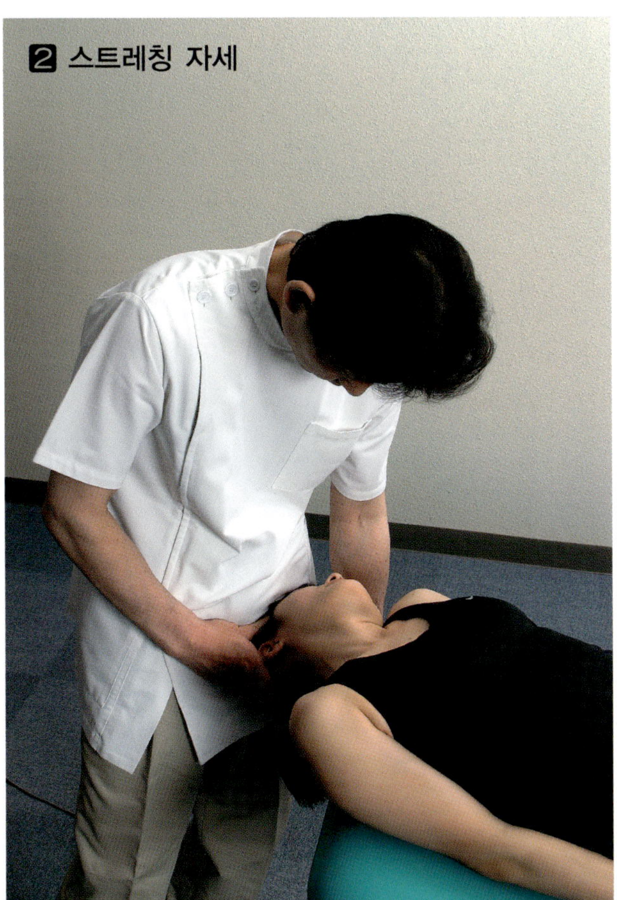
2 스트레칭 자세

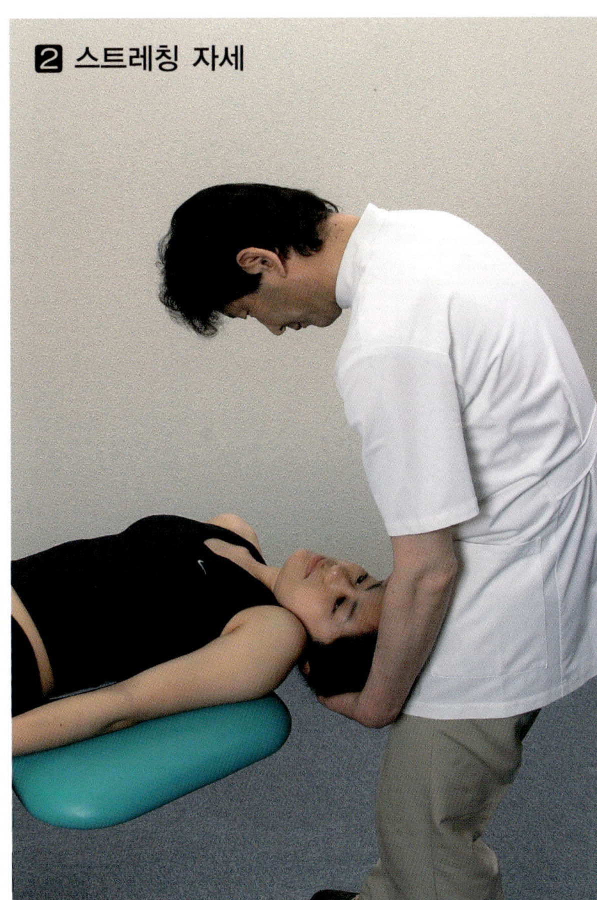
2 스트레칭 자세

# 13 후사각근(scalenus posterior muscle)

→ 17 후사각근

기　　시 : 제4(5)~7경추 횡돌기 후결절
부　　착 : 제2 늑골 외측면
신경지배 : 완신경총 C5~8
혈관지배 : 하갑상선동맥, 경횡동맥
근육연결 : 견갑거근, 중사각근

## 후사각근 landmark

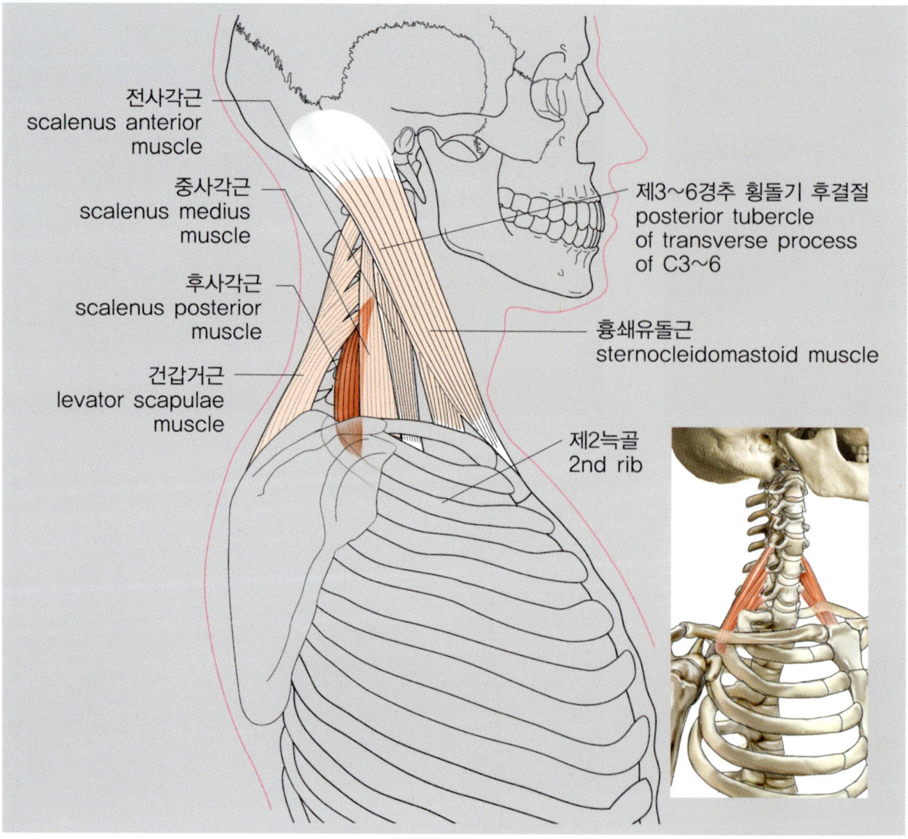


## 후사각근 스트레칭법

시 작 자 세 : 배와위. 두부를 침대의 끝에서 밖으로 나오게 하여 우측 어깨를 약간 거상해 둔다.
치료자의 위치 : 머리 위쪽에 선다. 왼손으로 후두부를 아래로부터 잡아 오른손을 측두부에 댄다.
스 트 레 칭 법 : 왼발을 좌측으로 비스듬히 앞쪽으로 내디뎌, 대퇴 외측부에서 경추를 약간 굴곡 · 좌측 회전 · 좌측 측굴 방향으로 밀어 넣는다.
비　　고 : 어깨를 거상위로 하는 것은 승모근 상부 · 견갑거근의 강직을 피하기 위함이다. 덧붙여 경추의 굴곡 각도는 승모근 하행부의 신장 때보다 적다.

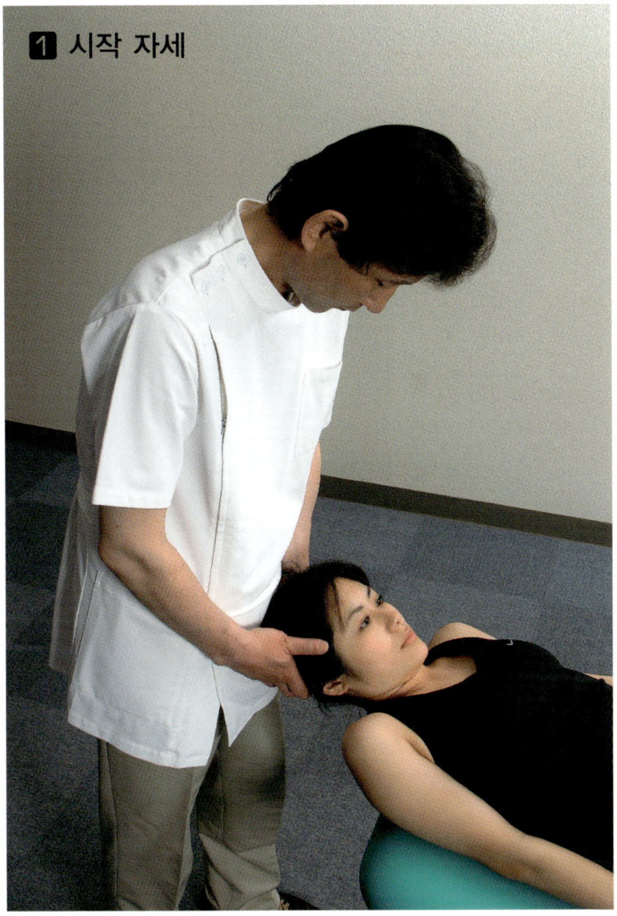
1 시작 자세

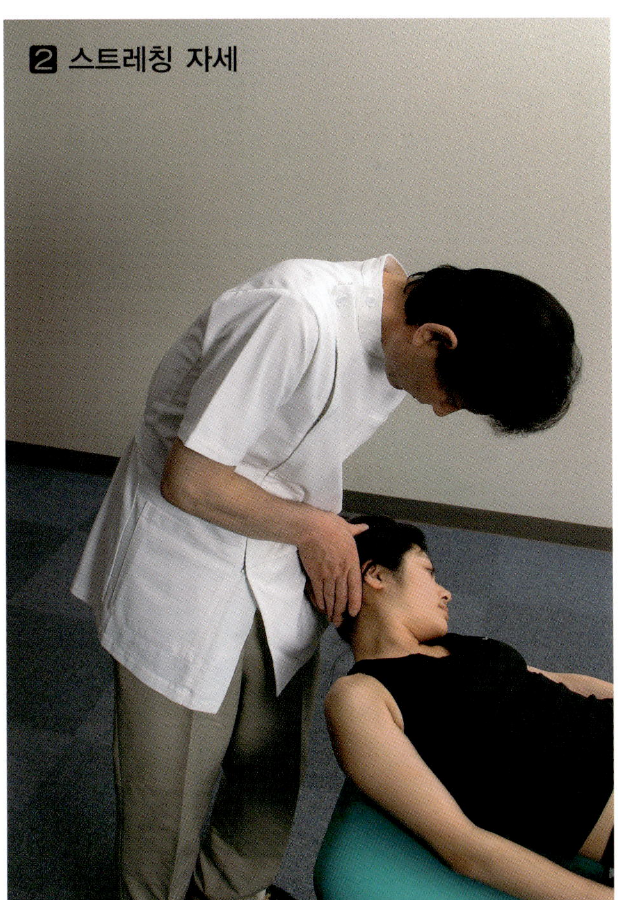
2 스트레칭 자세

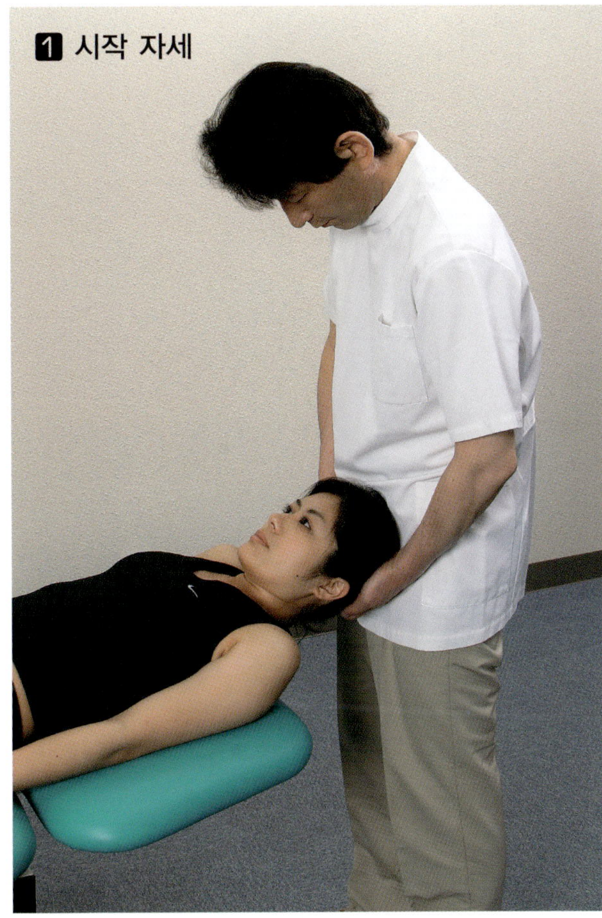
1 시작 자세

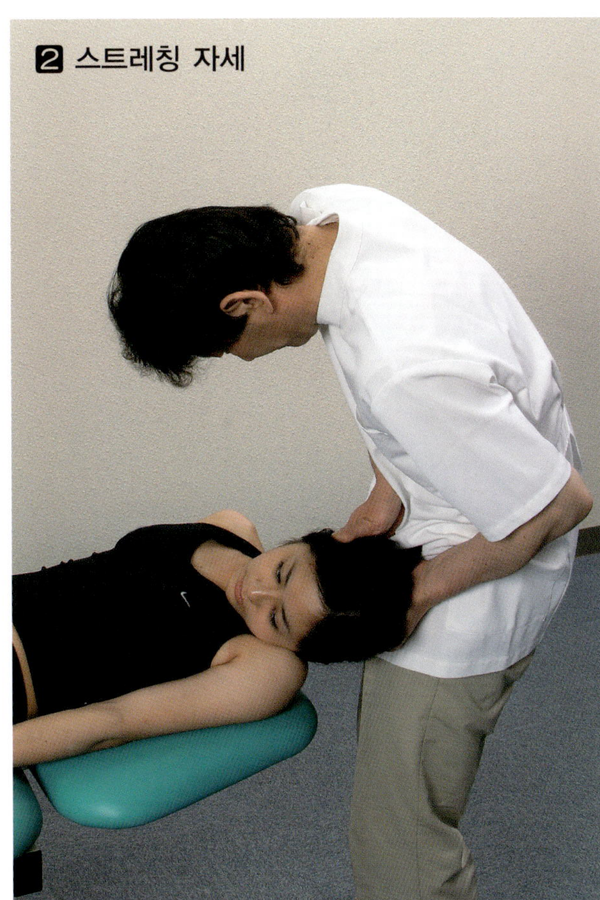
2 스트레칭 자세

# 14 대능형근(rhomboid major muscle)

→ 18 대능형근

**기 시** : 제1~4흉추의 극돌기, 극간인대
**부 착** : 견갑골 내측연 하부 2/3
**신경지배** : 견갑배신경 C4~6
**혈관지배** : 경횡동맥, 후늑간동맥(상방)
**근육연결** : 소능형근, 대원근, 승모근, 전거근

## 대능형근 landmark

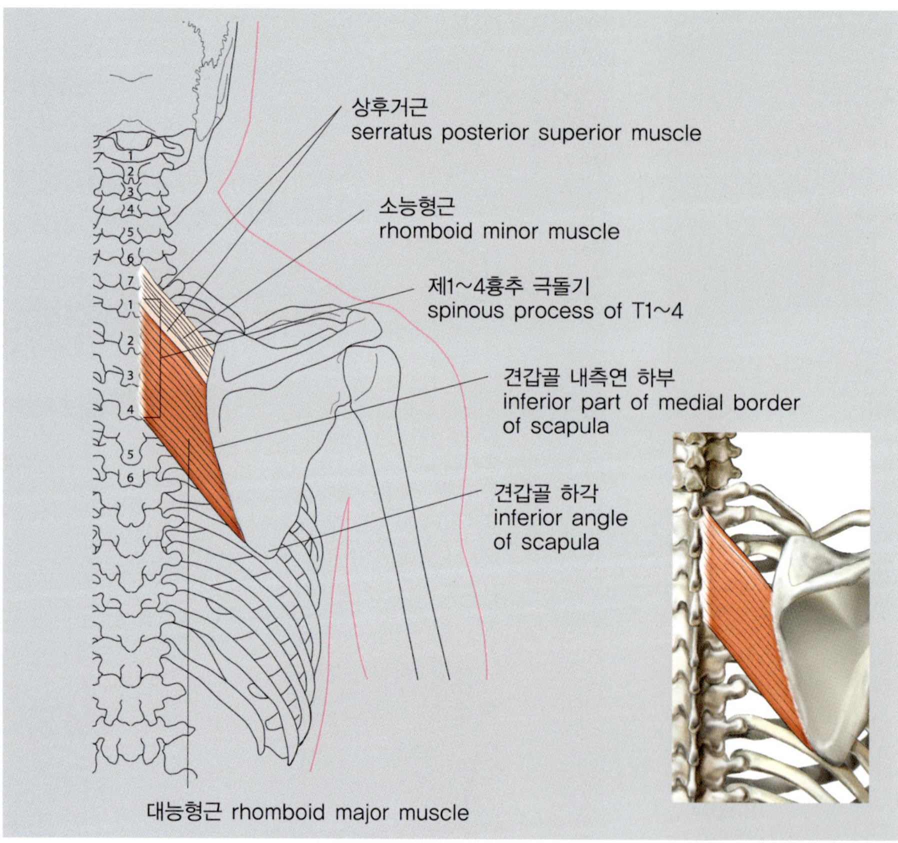


## 대능형근 스트레칭법

**시작자세** : 좌측 측와위. 경추는 신전 상태. 우측 견관절은 약 120° 굴곡 상태. 오른다리는 구부려 무릎을 침대에 댄다.

**치료자의 위치** : 좌측에 선다. 왼손으로 좌측 견갑골 내측연을 고정하고, 오른손으로 우측 견갑극으로부터 견관절을 덮도록 잡는다.

**스트레칭법** : 우측 견갑골을 외전하고, 더욱 위로 회전한다.

**비 고** : 좌측 견갑골이 뒤쪽으로 돌출할 때는 좌측 팔을 끌어당겨 좌측 견갑골 외전 상태를 유지한다. 우측 견관절을 120° 굴곡하는 것은 견갑골을 상방 회전위로 유지하기 위해서이다.

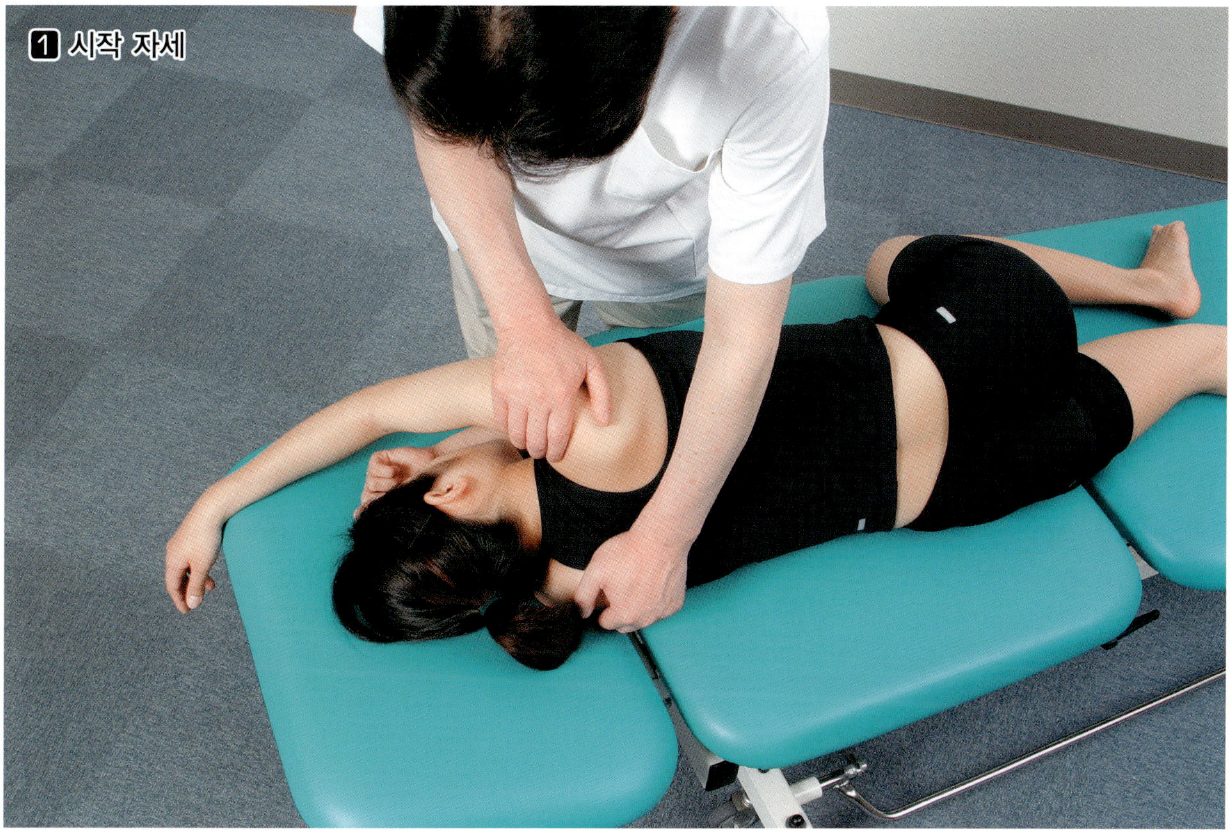
1 시작 자세

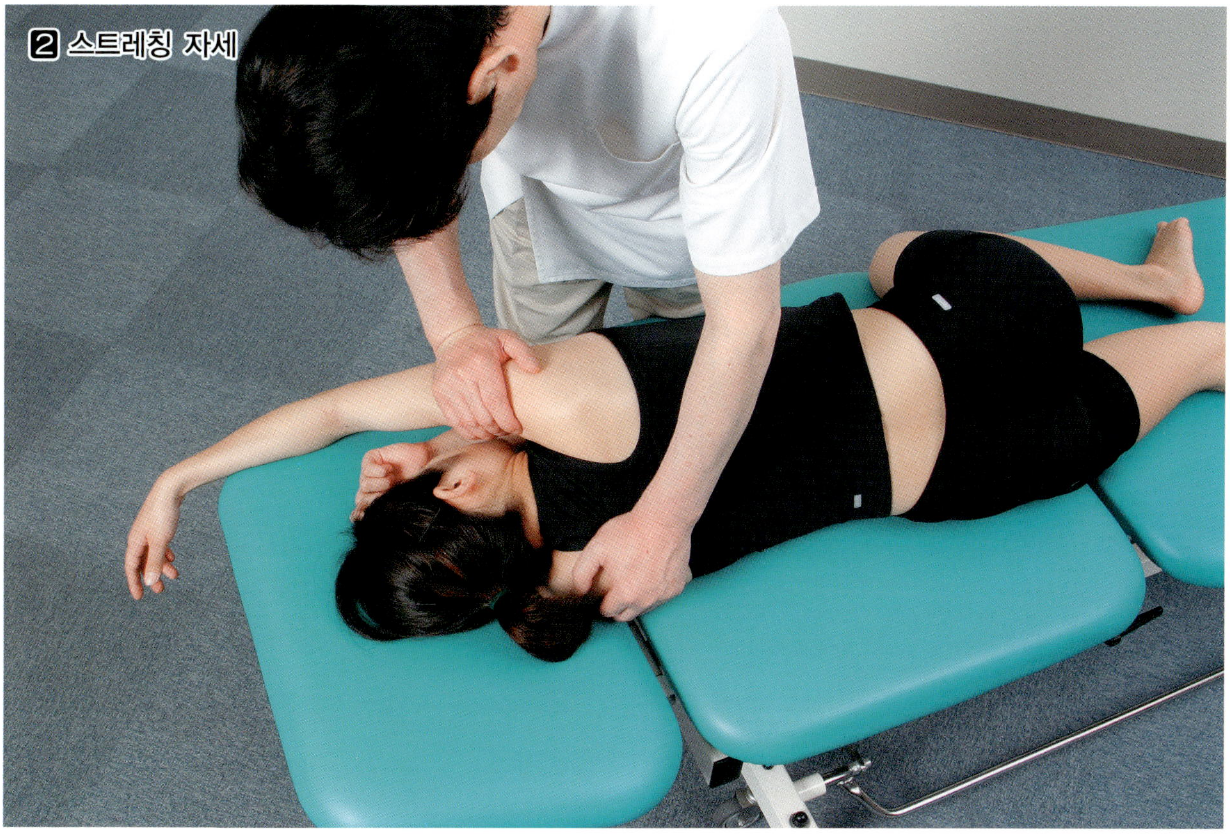
2 스트레칭 자세

# 15 소능형근(rhomboid minor muscle)

→ 19 소능형근

**기 시** : 최하 2경추의 극돌기 · 항인대
**부 착** : 견갑골 내측연 상부 1/3
**신경지배** : 견갑배신경 C4~6
**혈관지배** : 경횡동맥, 후늑간동맥(상방)
**근육연결** : 대능형근, 대원근, 승모근, 상후거근, 전거근

## 소능형근 landmark

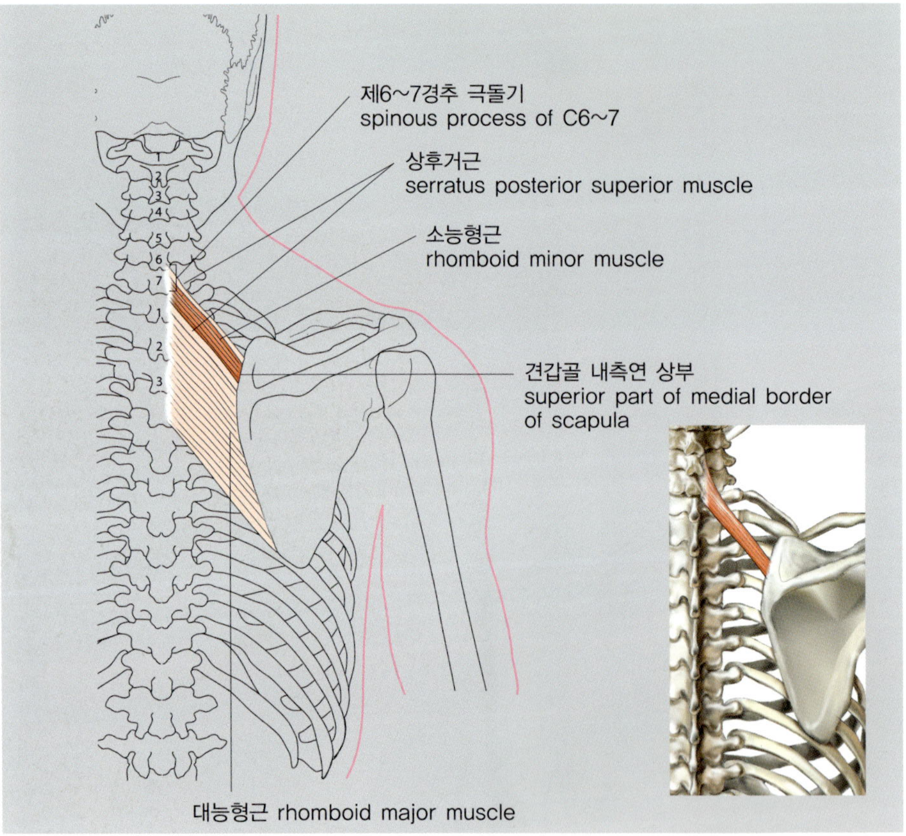


## 소능형근 스트레칭법

**시작자세** : 좌측 측와위. 우측 견관절은 30° 굴곡 상태. 오른다리는 구부려 무릎을 침대에 댄다.
**치료자의 위치** : 머리 위쪽에 선다. 오른손으로 좌측 견갑골 내측연을 고정하고 왼손으로 우견갑극으로부터 견관절을 덮도록 잡는다.
**스트레칭법** : 우측 견갑골을 외전 · 하방으로 내린다.
**비 고** : 좌측 견갑골이 뒤쪽으로 돌출할 때는 왼팔을 당겨 좌측 견갑골의 외전 상태를 유지한다.

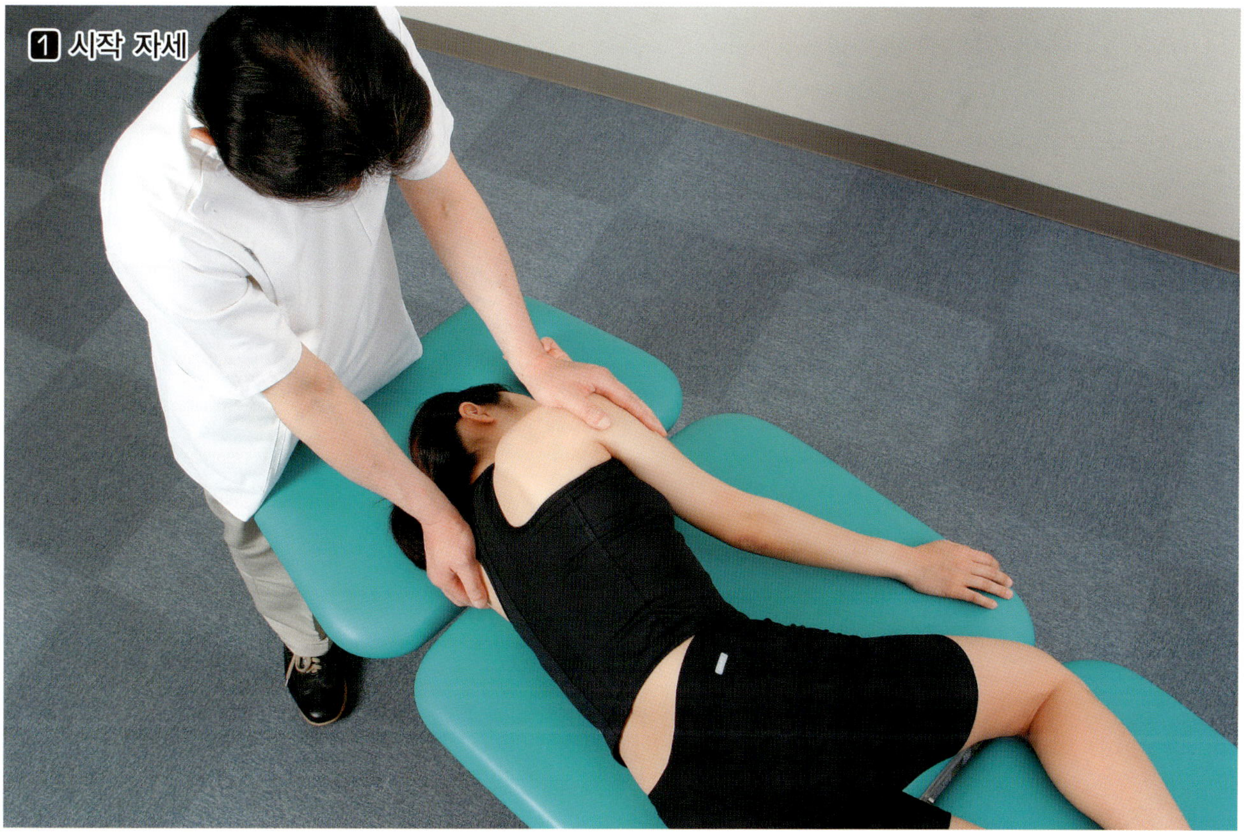
1 시작 자세

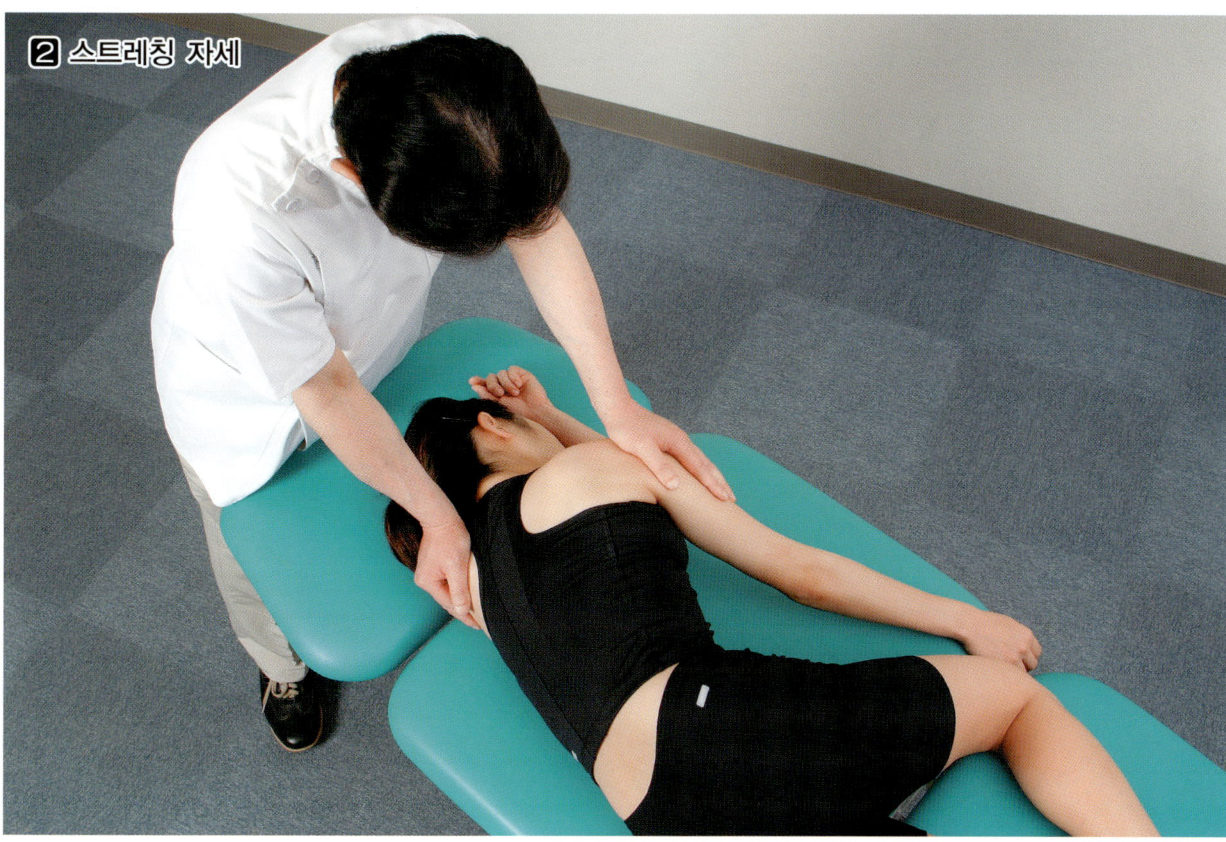
2 스트레칭 자세

# 16 대흉근 쇄골부 (clavicular part of pectoralis major muscle)

→ 21 대흉근 쇄골부

**기 시** : 쇄골 내측 1/2
**부 착** : 상완골 대결절릉
**신 경 지 배** : 내측 · 외측 흉골신경 C5~Th1
**혈 관 지 배** : 흉견봉동맥, 최상흉동맥, 외측흉동맥, 전상완 회전동맥, 내흉동맥
**근 육 연 결** : 대흉근 흉늑부, 대흉근 복부, 광경근, 광배근, 삼각근, 상완이두근, 소흉근, 상완삼두근, 복직근, 대측 대흉근 쇄골부, 흉쇄유돌근, (견관절낭을 통해) 소흉근, 극상근, 극하근, 소원근, 견갑하근, 상완삼두근, 상완삼두근

## 대흉근 쇄골부 landmark

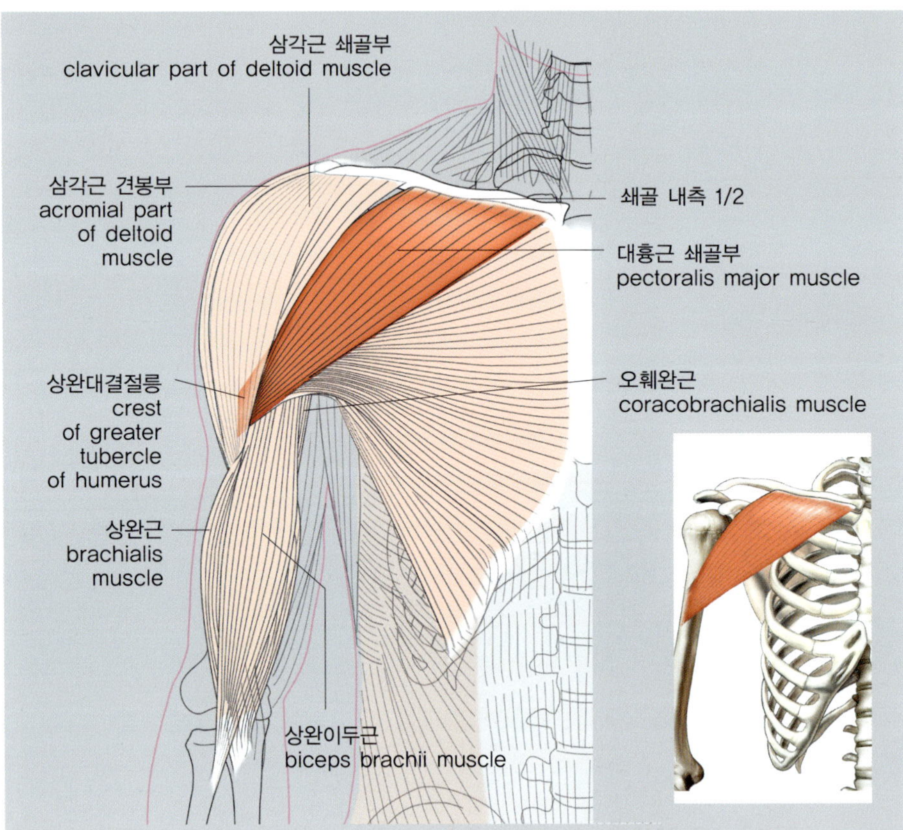


## 대흉근 쇄골부 스트레칭법(배와위)

**시 작 자 세** : 배와위. 우측 견관절을 침대의 끝에서 밖으로 나오게 한다. 견관절은 약 60° 외전 · 70° 외회전 상태. 주관절은 90° 굴곡 상태.
**치료자의 위치** : 우측에 선다. 오른손으로 우측 주관절부를, 왼손으로 우측 수관절부를 각각 뒤쪽에서 잡는다.
**스 트 레 칭 법** : 치료자는 무릎을 굽히면서, 전완이 바닥과 평행하게 되도록 하여 팔 전체를 눌러 내린다.

## 대흉근 쇄골부 스트레칭법(단좌위)

**시 작 자 세** : 단좌위. 양 견관절은 약 60° 굴곡 · 약 60° 외전위, 약 70° 외회전 상태. 주관절은 약 90° 굴곡 상태.

**치료자의 위치** : 뒤쪽에 선다. 양손으로 양쪽 팔의 원위부를 잡는다.

**스 트 레 칭 법** : 양쪽 견관절을 신전 · 내전한다.

1 시작 자세(배와위)

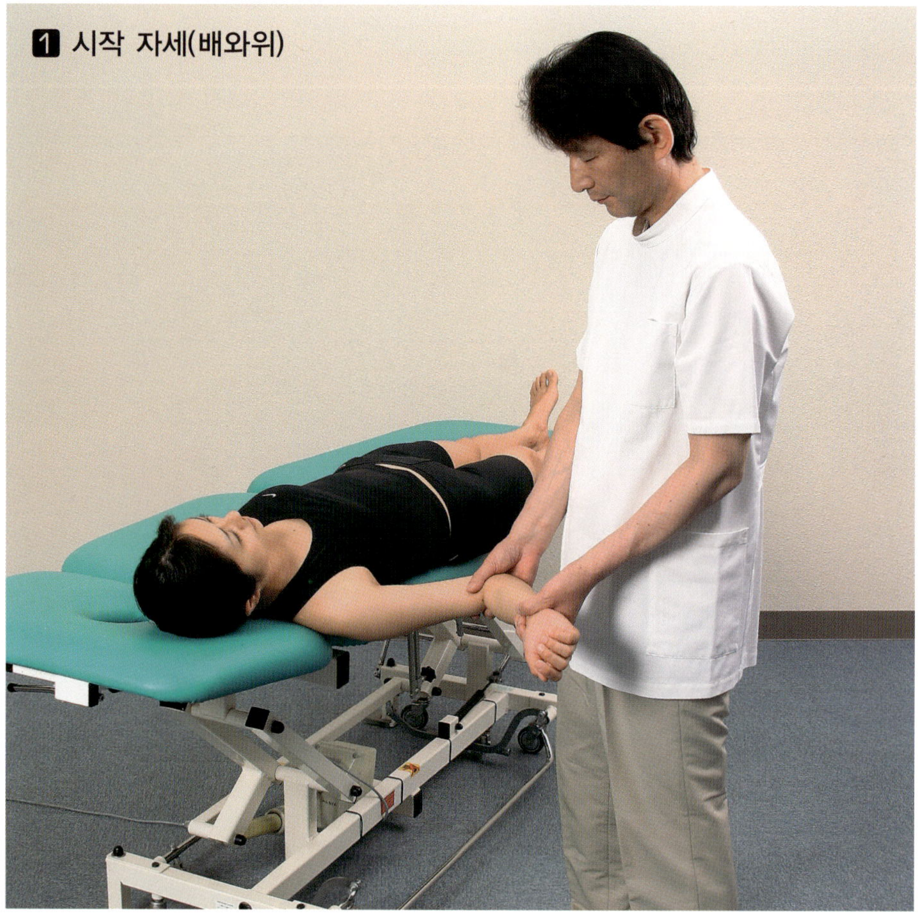

1 시작 자세(단좌위)

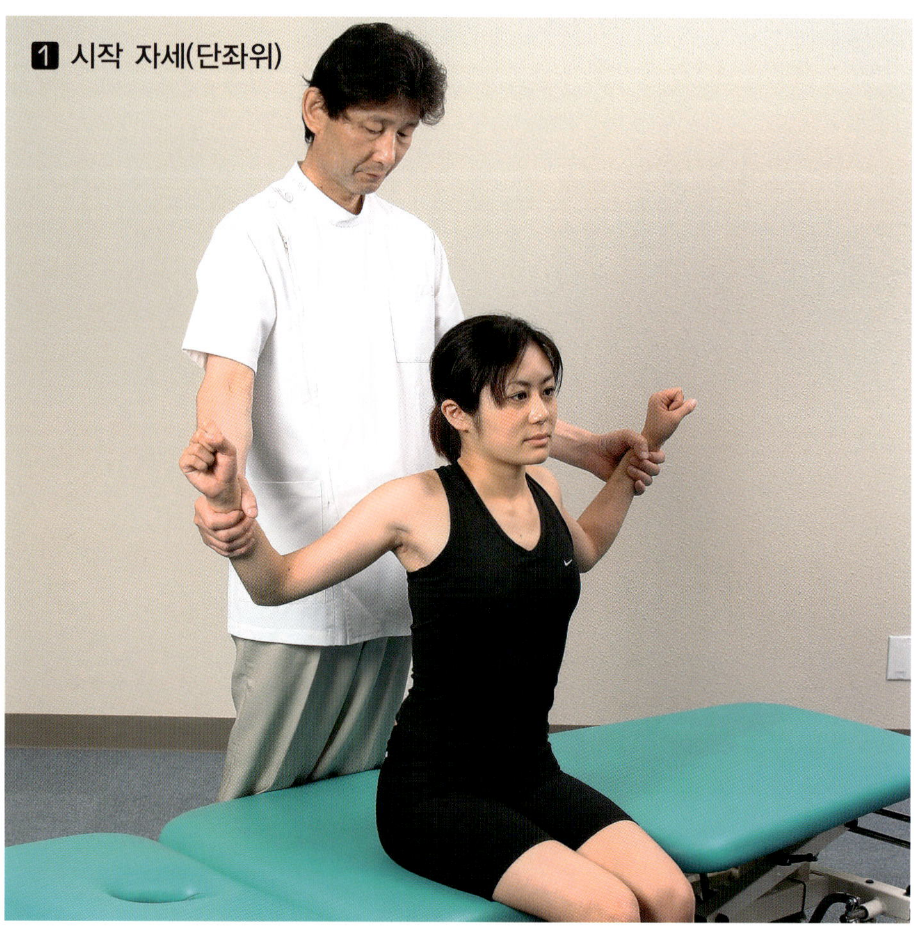

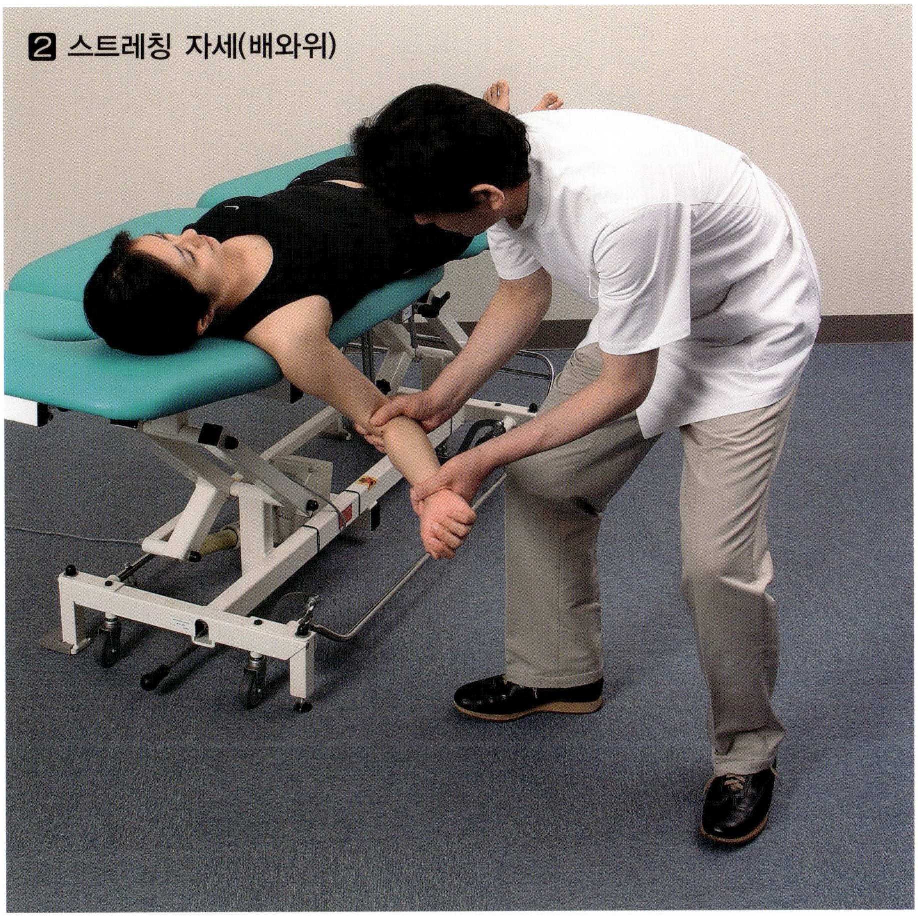

2 스트레칭 자세(배와위)

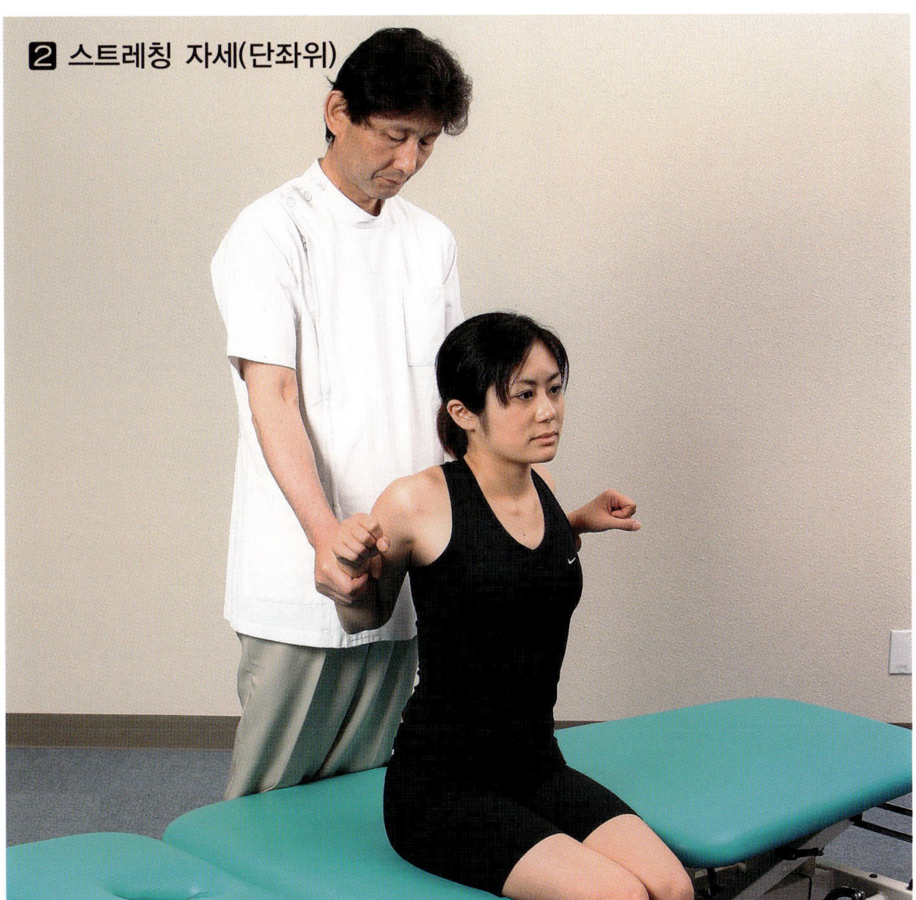

2 스트레칭 자세(단좌위)

# ⑰ 대흉근 흉늑부 (sternocostal part of pectoralis major muscle)

→ ㉒ 대흉근 흉늑부

기　　　시 : 흉골 및 제2~7늑연골 전면
부　　　착 : 상완골 대결절릉
신 경 지 배 : 내측 · 외측 흉골신경 C5~Th1
혈 관 지 배 : 흉견봉동맥, 최상흉동맥, 외측흉동맥, 전상완 회전동맥, 내흉동맥
근 육 연 결 : 대흉근 쇄골부, 대흉근 복부, 광경근, 광배근, 삼각근, 상완이두근, 소흉근, 상완삼두근, 직근, 대측 대흉근흉늑부, 흉쇄유돌근, (견관절낭을 통해) 소흉근, 극상근, 극하근, 소원근, 견갑하근, 상완삼두근, 상완삼두근

## 대흉근 흉늑부 landmark

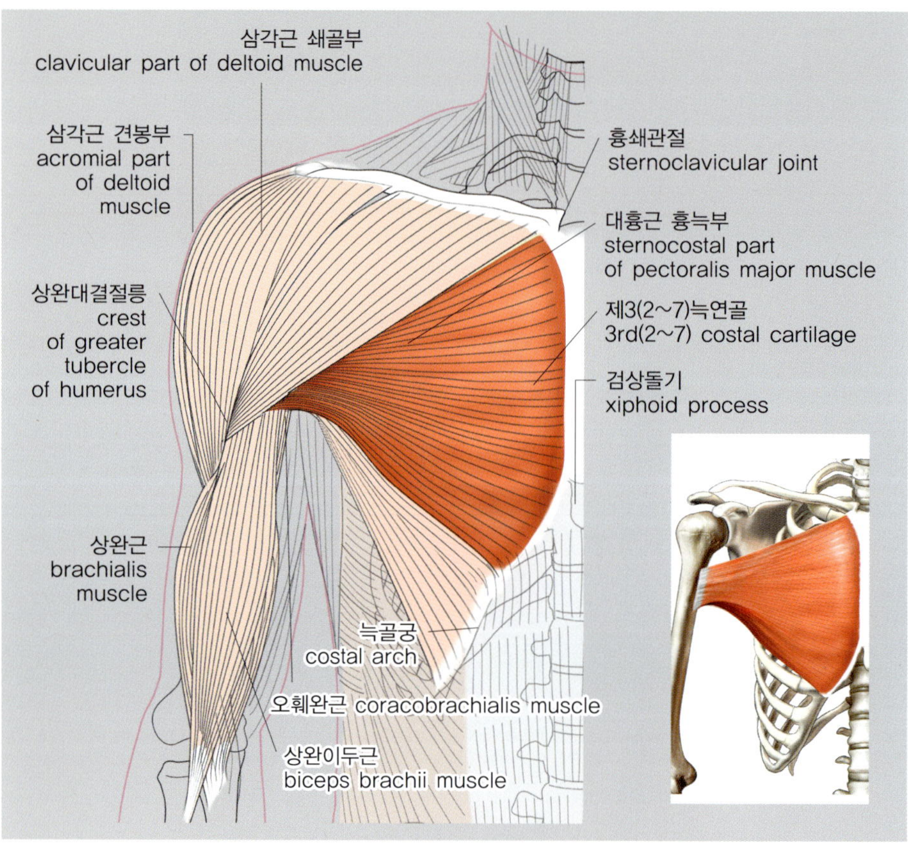


## 대흉근 흉늑부 스트레칭법(배와위)

시 작 자 세 : 배와위. 우측 견관절을 침대의 끝에서 밖으로 나오게 한다. 견관절은 60~120° 외전 · 약 70° 외회전 상태. 주관절은 약 70° 굴곡 상태.
치료자의 위치 : 우측에 선다. 오른손으로 우측 주관절부를, 왼손으로 우측 수관절부를 각각 뒤쪽에서 잡는다.
스 트 레 칭 법 : 치료자의 무릎을 굽히면서 전완이 바닥과 평행하게 되도록 팔 전체를 눌러 내린다.

## 대흉근 흉늑부 스트레칭법(단좌위)

**시 작 자 세** : 단좌위. 양 견관절은 60~120° 굴곡 · 60~120° 외전 · 약 70° 외회전 상태. 주관절은 약 70° 굴곡 상태.

**치료자의 위치** : 뒤쪽에 선다. 양손으로 양측 전완 중앙부를 잡는다. 오른다리를 환자의 우측 둔부에 두고, 종아리를 척주 배면에 대어 환자의 체간을 고정한다.

**스 트 레 칭 법** : 양 견관절을 수평 외전 · 외회전한다.

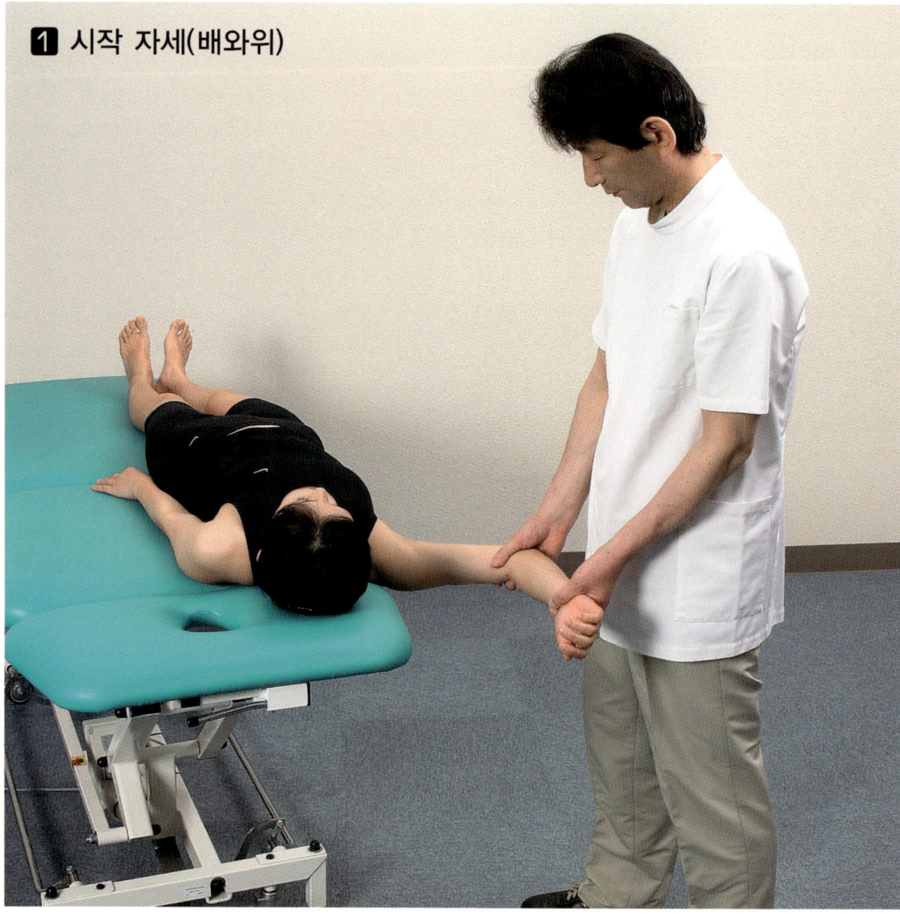

1 시작 자세(배와위)

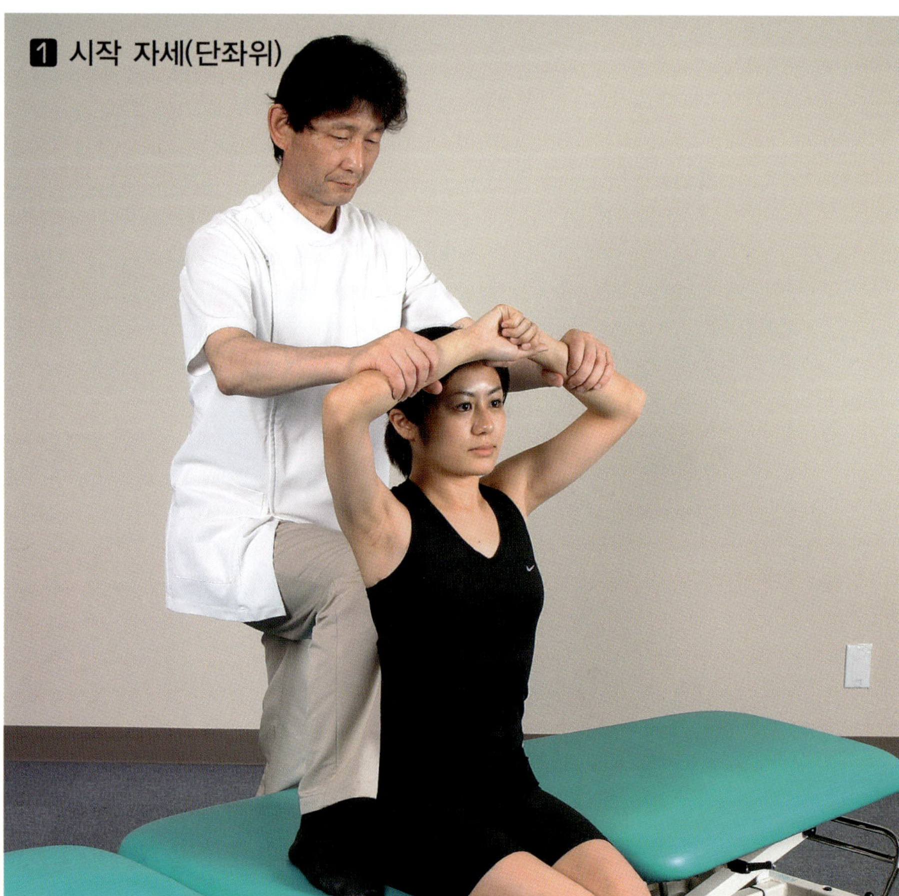

1 시작 자세(단좌위)

❷ 스트레칭 자세(배와위)

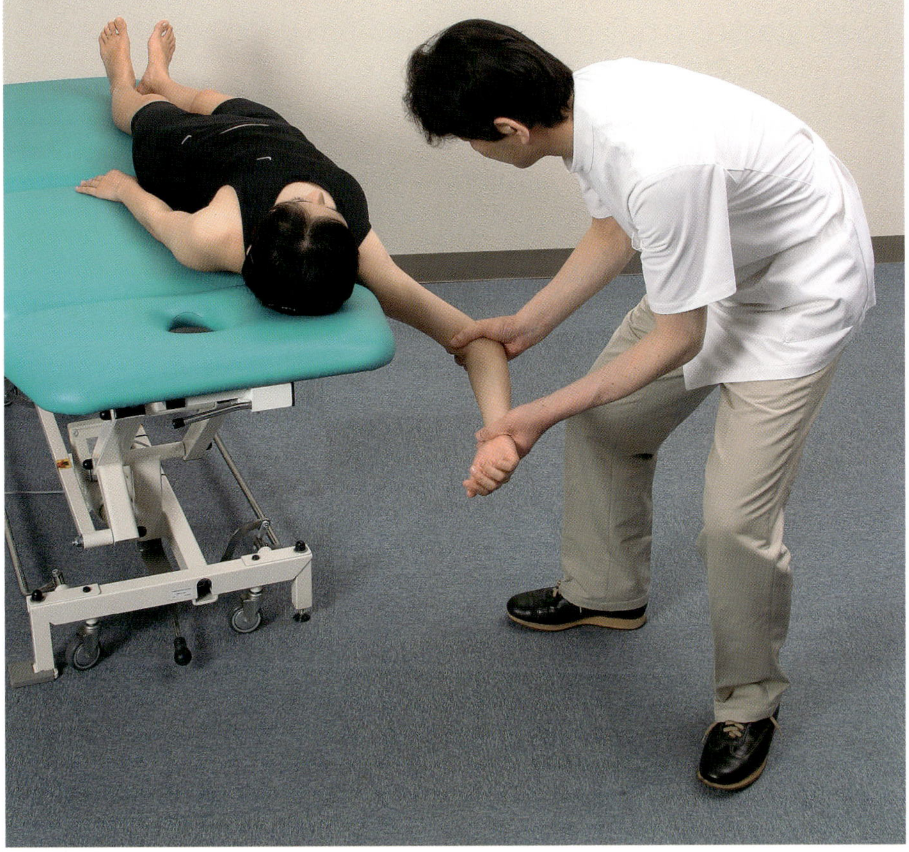

❷ 스트레칭 자세(단좌위)

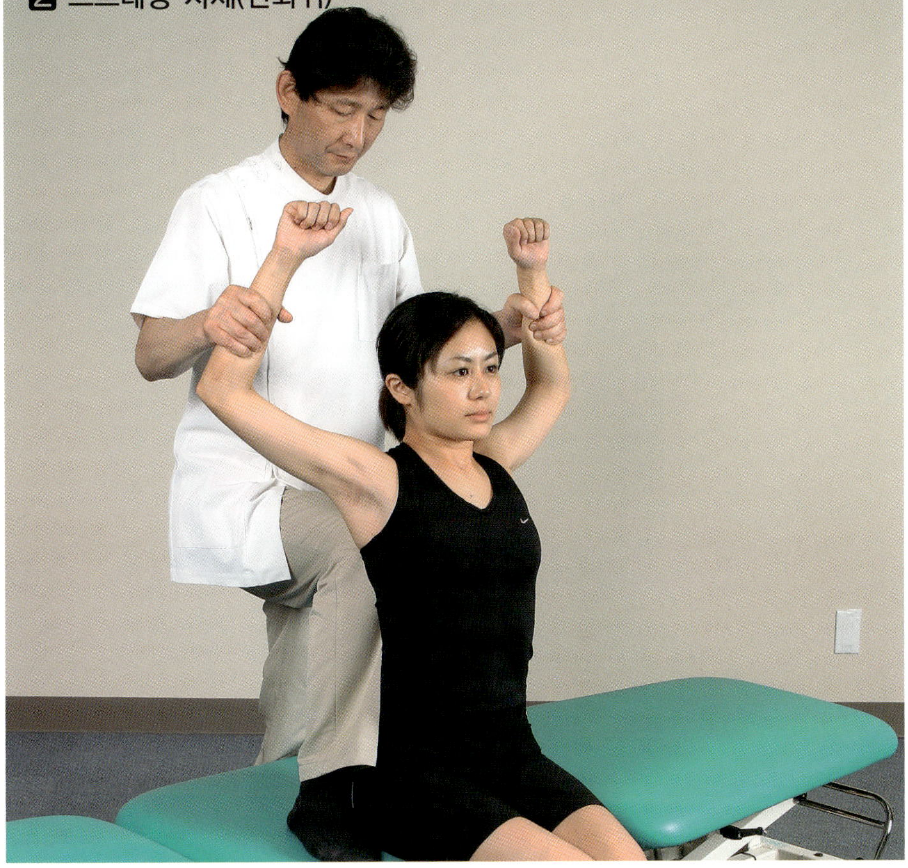

# 18 대흉근 복부 (abdominal part of pectoralis major muscle)

→ 23 대흉근 복부

**기 시** : 복직근초 전엽
**부 착** : 상완골 대결절릉
**신 경 지 배** : 내측 · 외측 흉골신경 C5~Th1
**혈 관 지 배** : 흉견봉동맥, 최상흉동맥, 외측흉동맥, 전상완 회전동맥, 내흉동맥
**근 육 연 결** : 대흉근 쇄골부, 대흉근흉늑부, 광경근, 광배근, 삼각근, 상완이두근, 소흉근, 상완삼두근, 복직근, 대측 대흉근 복부, 흉쇄유돌근, (견관절낭을 통해) 소흉근, 극상근, 극하근, 소원근, 견갑하근, 상완이두근, 상완삼두근

## 대흉근 복부 landmark

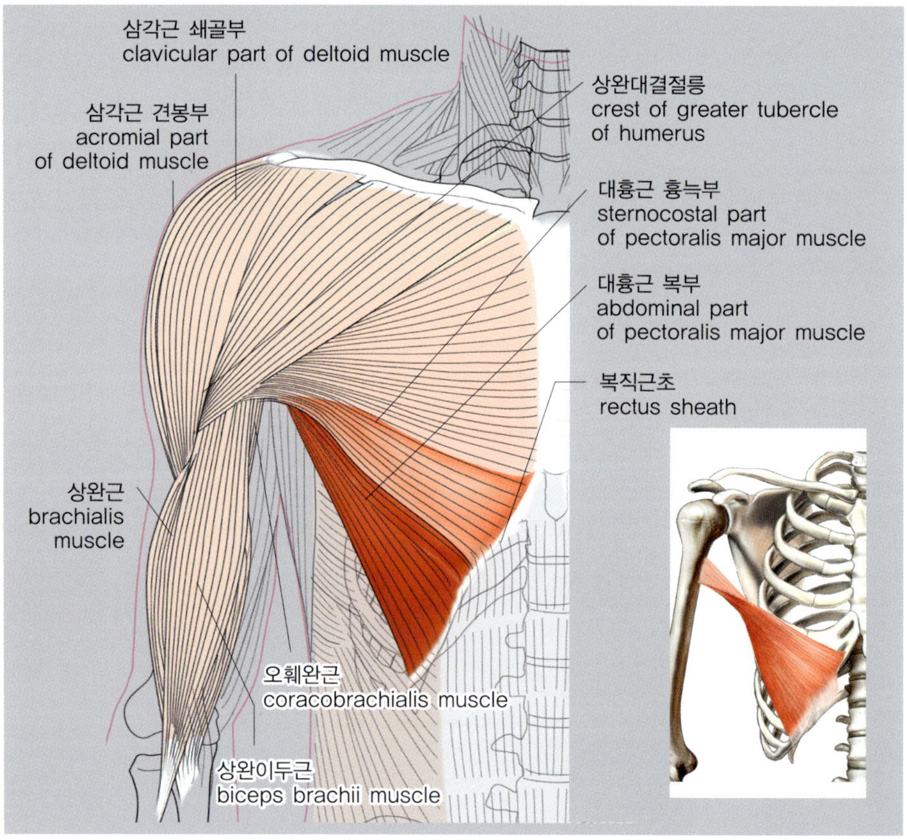


## 대흉근 복부 스트레칭법(배와위)

**시 작 자 세** : 배와위. 우측 견관절을 침대의 끝에서 밖으로 나오게 한다. 견관절은 120° 외전 · 70° 외회전 상태. 주관절은 약 50° 굴곡 상태.
**치료자의 위치** : 우측에 선다. 오른손으로 우측 주관절부를, 왼손으로 우측 수관절부를 각각 뒤쪽에서 잡는다.
**스 트 레 칭 법** : 치료자의 무릎을 굽히면서 전완이 바닥과 평행하게 되도록 팔 전체를 눌러 내린다.

## 대흉근 복부 스트레칭법(단좌위)

**시 작 자 세** : 단좌위. 양 견관절은 약 120° 굴곡 · 외전 · 70° 외회전 상태. 주관절은 약 50° 굴곡 상태.

**치료자의 위치** : 뒤쪽에 선다. 양손으로 환자의 양측 전완 근위부를 잡는다. 오른다리를 환자의 우측 둔부에 두고 종아리를 척주 배면에 대어 환자의 체간을 고정한다.

**스 트 레 칭 법** : 양쪽 견관절을 수평 외전 · 외회전한다.

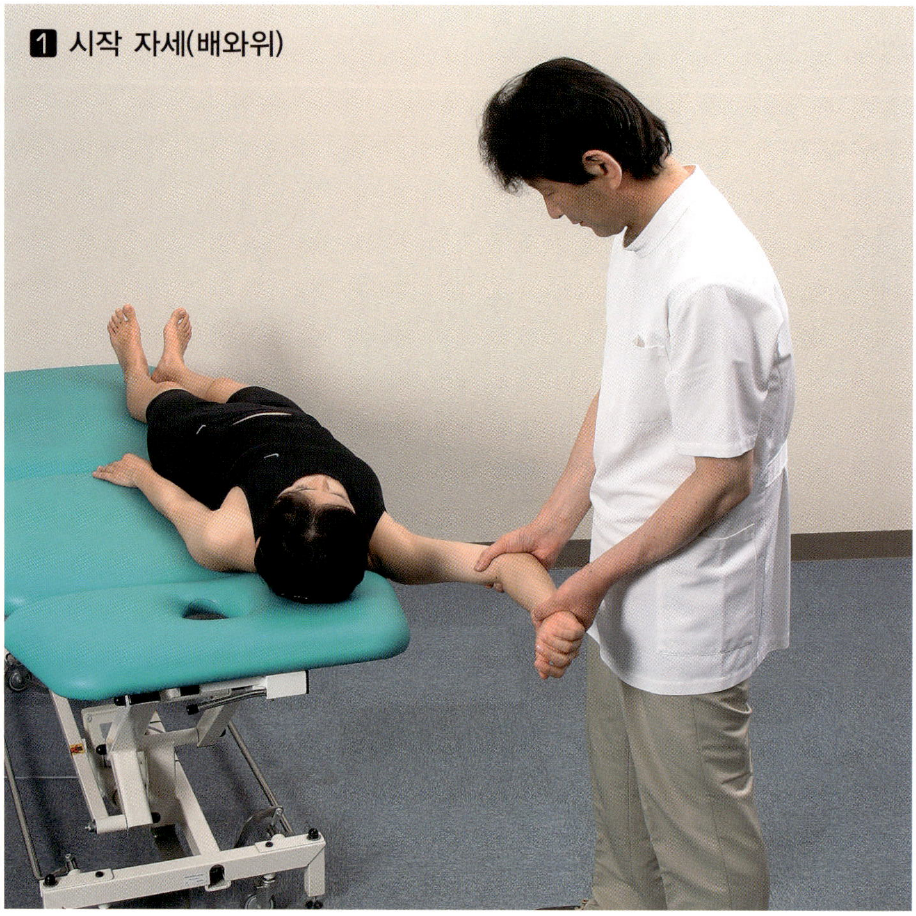

1 시작 자세(배와위)

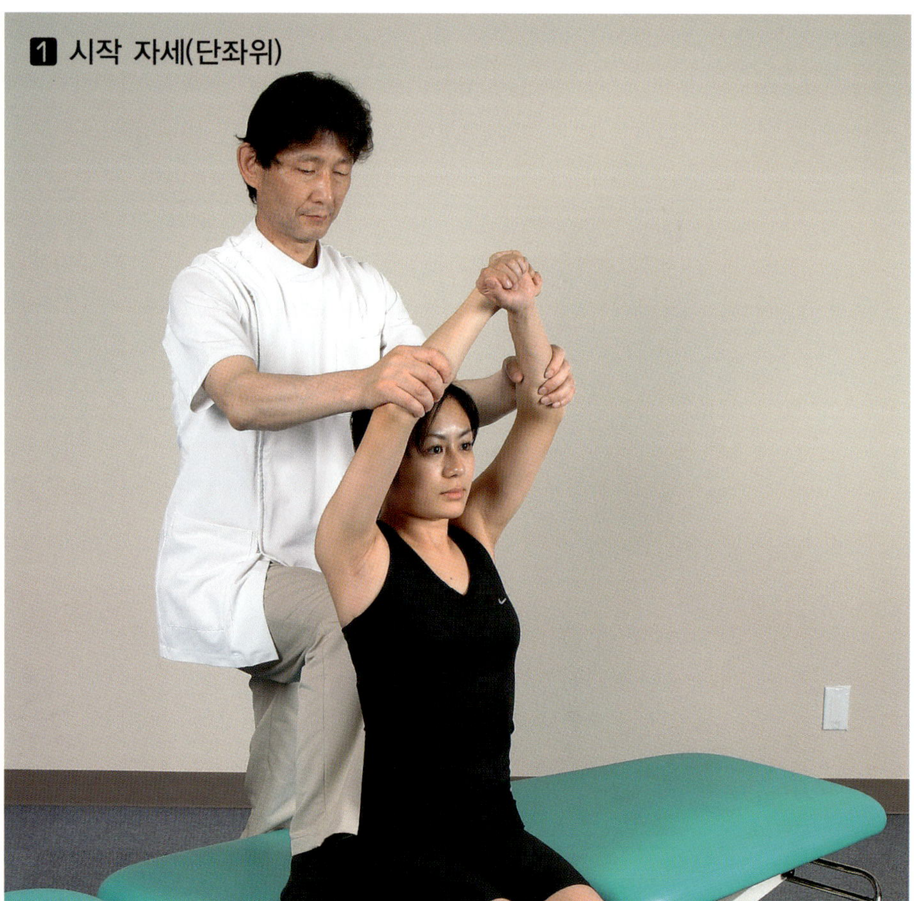

1 시작 자세(단좌위)

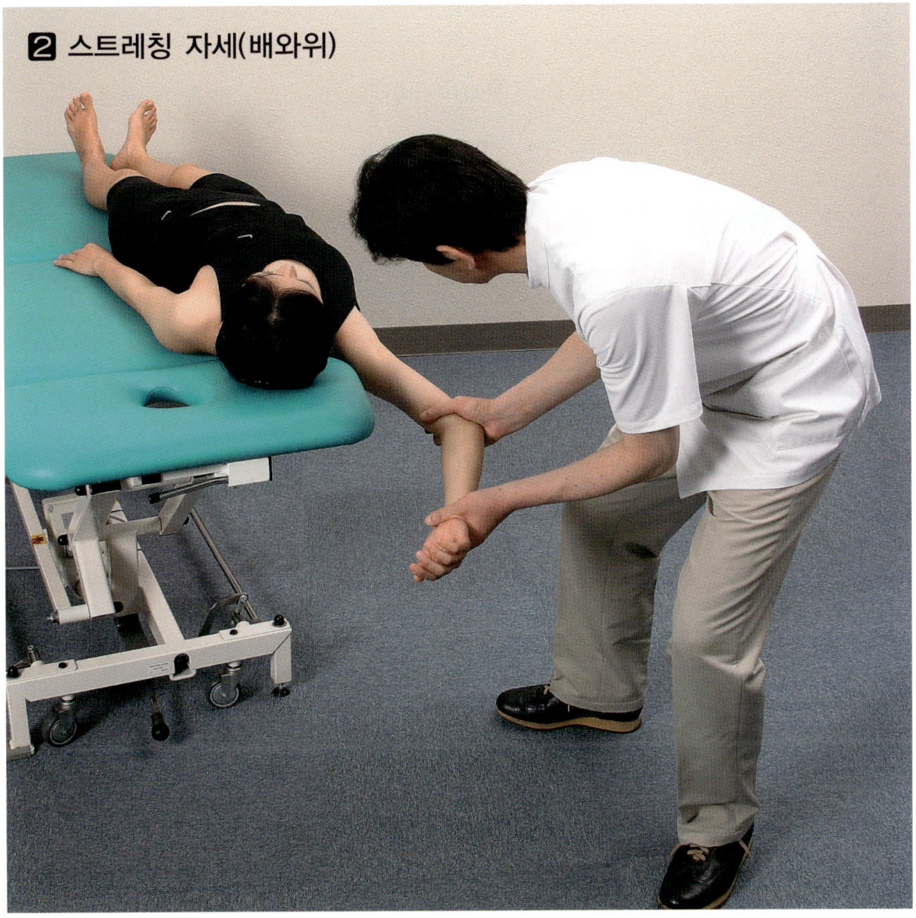
2 스트레칭 자세(배와위)

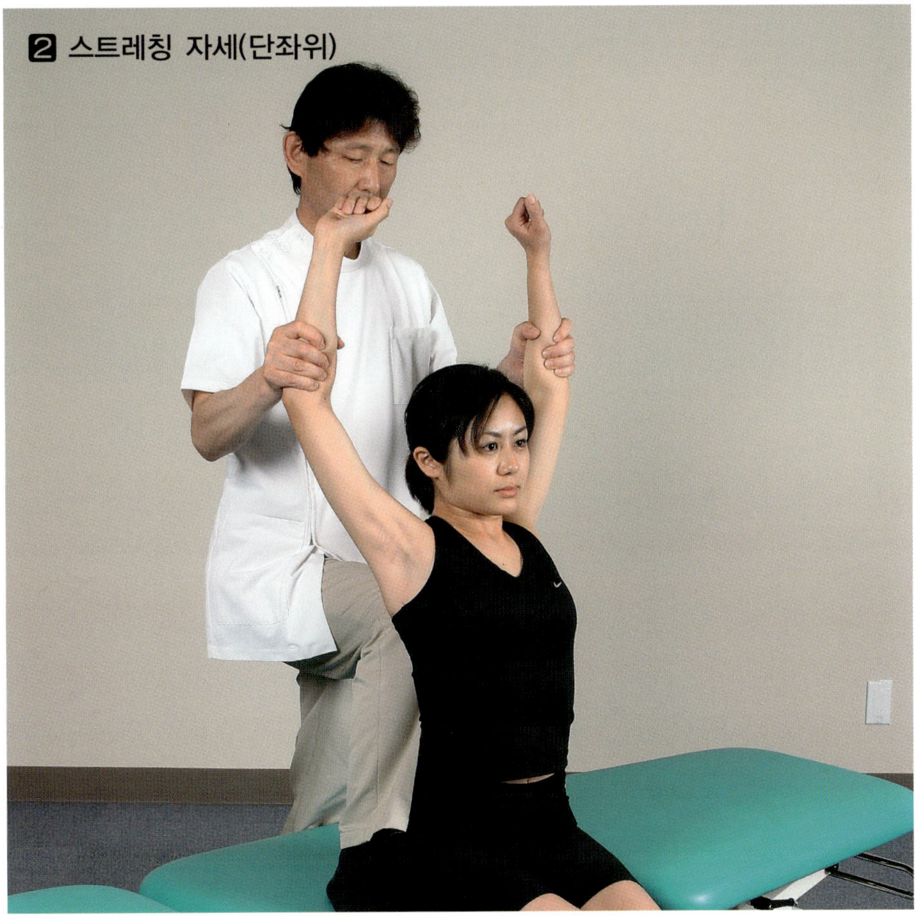
2 스트레칭 자세(단좌위)

## 19 소흉근(pectoralis minor muscle)

→ 24 소흉근

기 시 : 제2(3)~5늑골 전면
부 착 : 견갑골 오훼돌기
신 경 지 배 : 내측 흉골신경 C7~8
혈 관 지 배 : 흉견봉동맥, 외측흉동맥, 내흉동맥
근 육 연 결 : 대흉근, 오훼완근, 내늑간근, (견관절낭을 통해) 대흉근, 극상근, 극하근, 소원근, 견갑하근, 상완이두근, 상완삼두근

### 소흉근 landmark

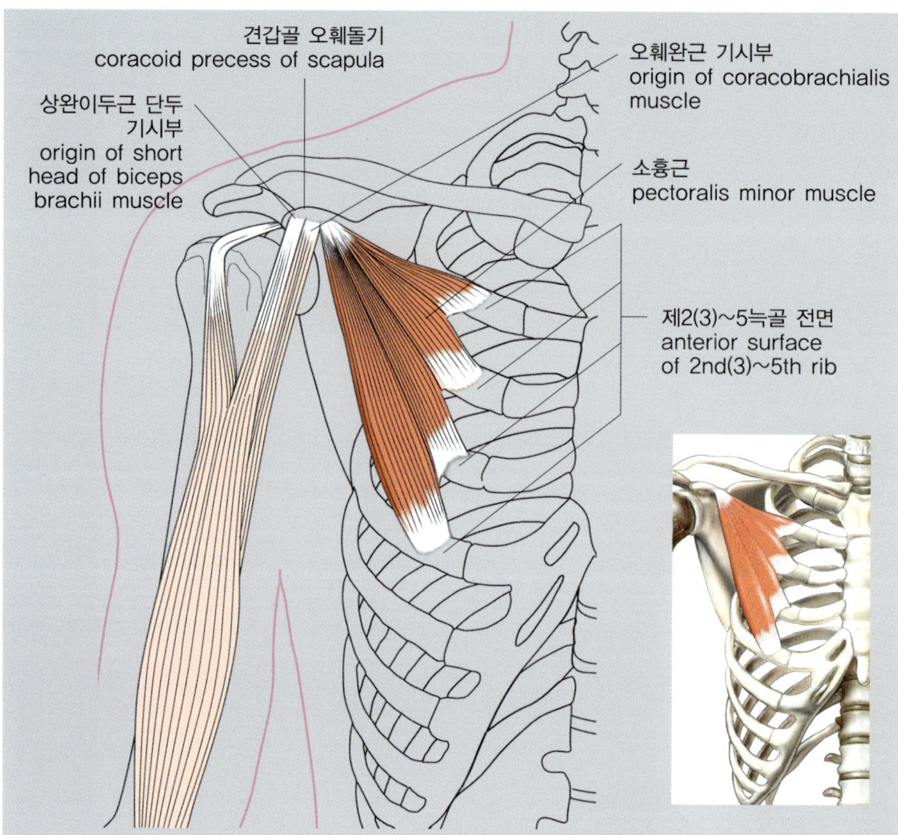


### 소흉근 스트레칭법

시 작 자 세 : 배와위. 우측 견갑골을 침대 끝에서 밖으로 나오게 한다. 견관절은 약 45° 굴곡 · 내전 상태. 주관절은 최대 굴곡 상태.

치료자의 위치 : 우측에 선다. 두측을 향해 서서 오른다리를 앞으로 내어 치료자의 요부로 환자의 체간을 고정한다. 오른손으로 주두부를 잡으면서 치료자의 흉곽 전체를 고정하고 왼손으로 우측 견갑골을 잡는다.

스 트 레 칭 법 : 견관절은 내전 상태를 유지하면서 주두부를 근육섬유와 평행하게 하며 비스듬히 아래 방향으로 체중을 이용해 밀어 넣는다.

비 고 : 신장할 때 왼손으로 견갑골 내측연이 뒤쪽으로 돌출되는 것을 확인한다.

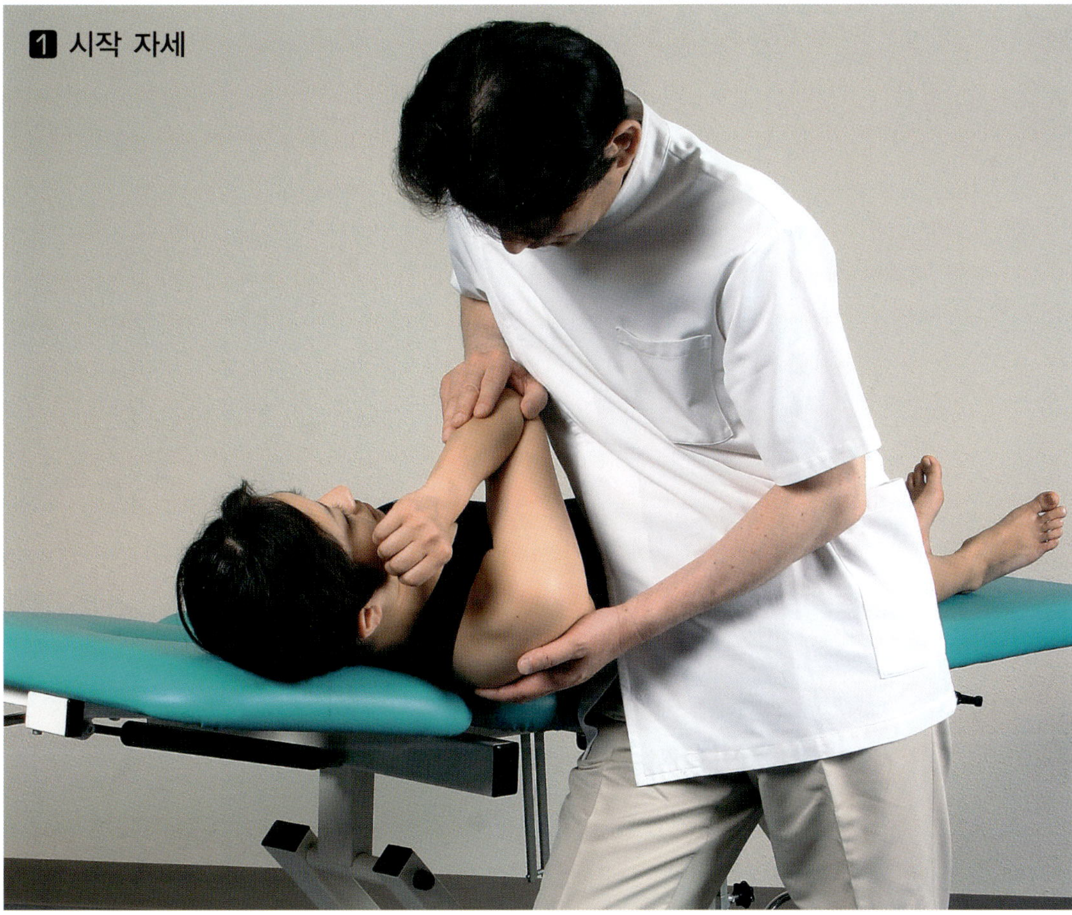
1 시작 자세

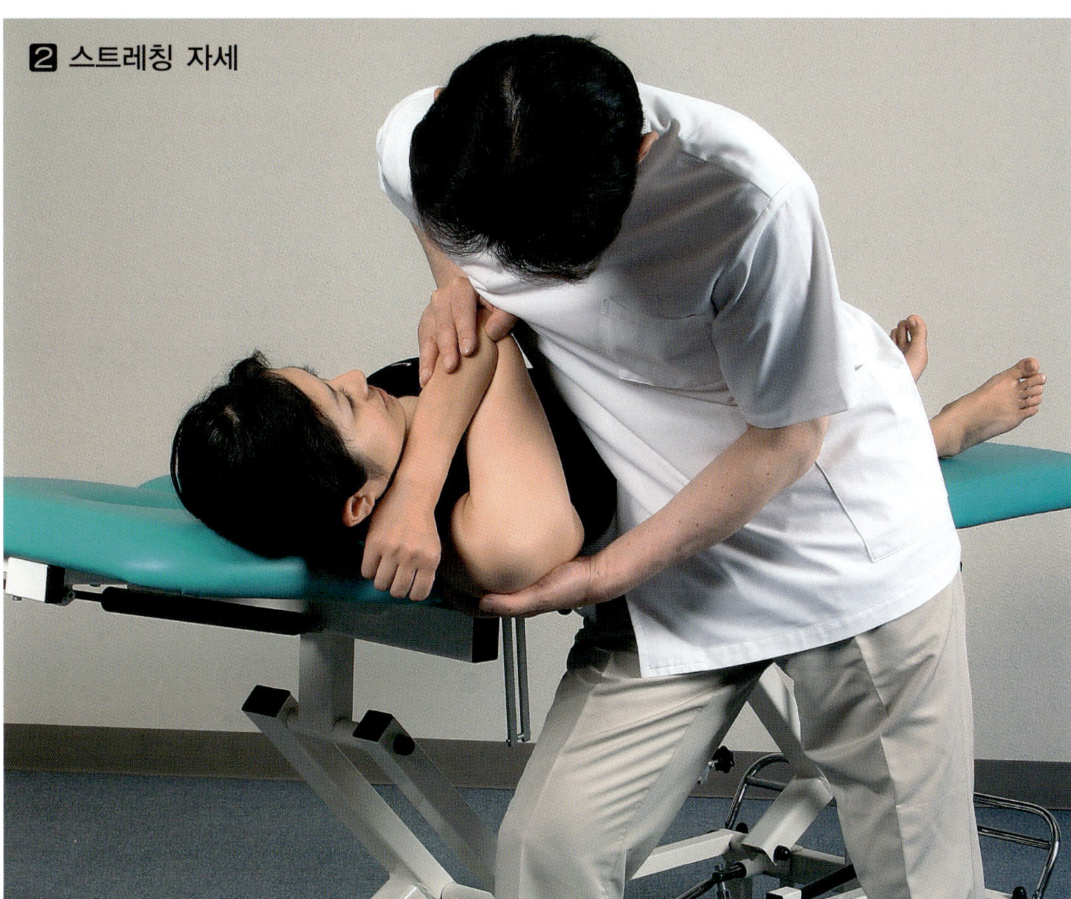
2 스트레칭 자세

# 20 삼각근 쇄골부 (clavicular part of deltoid muscle)

→ 25 삼각근 쇄골부

기　　　시 : 쇄골 외측단
부　　　착 : 상완골 삼각근 조면
신 경 지 배 : 액와신경 C4~6
혈 관 지 배 : 후상완회전동맥, 흉견봉동맥, 상완심동맥
근 육 연 결 : 삼각근 견봉부, 삼각근 견갑완부, 승모근, 대흉근, 오훼완근, 광배근, 상완근, 광경근, 극하근, 상완삼두근 외측두

## 삼각근 쇄골부 landmark

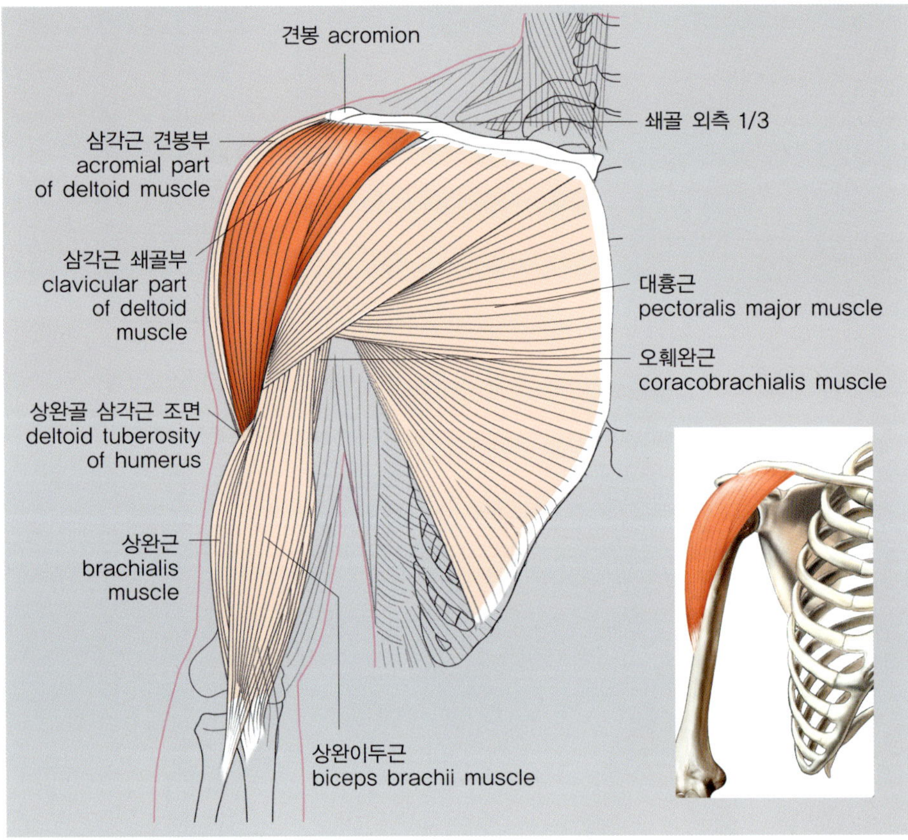


## 삼각근 쇄골부 스트레칭법

시 작 자 세 : 복와위. 손바닥이 침대를 향하게 하고 상지를 체간에 댄다.
치료자의 위치 : 좌측에 선다. 오른손으로 주관절부를 잡고, 왼손으로 우측 흉곽 배면부를 고정한다.
스 트 레 칭 법 : 주관절을 흉곽을 따라 움직여 견관절을 신전 · 내전한다.
비　　　고 : 팔꿈치를 대측 어깨 방향으로 끌어 당긴다. 구멍 뚫린 침대가 없는 경우, 경추는 우측 회전위로 한다. 덧붙여 왼손으로 견갑골을 고정하지 않도록 유의한다.

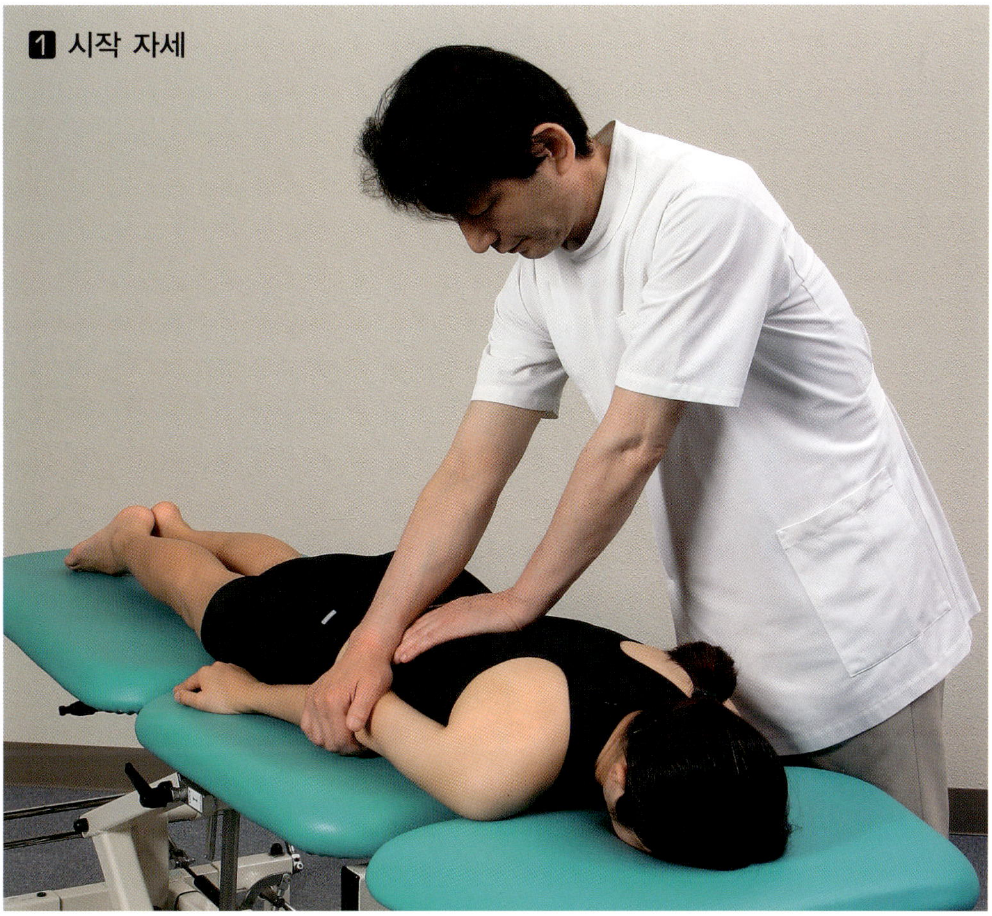
1 시작 자세

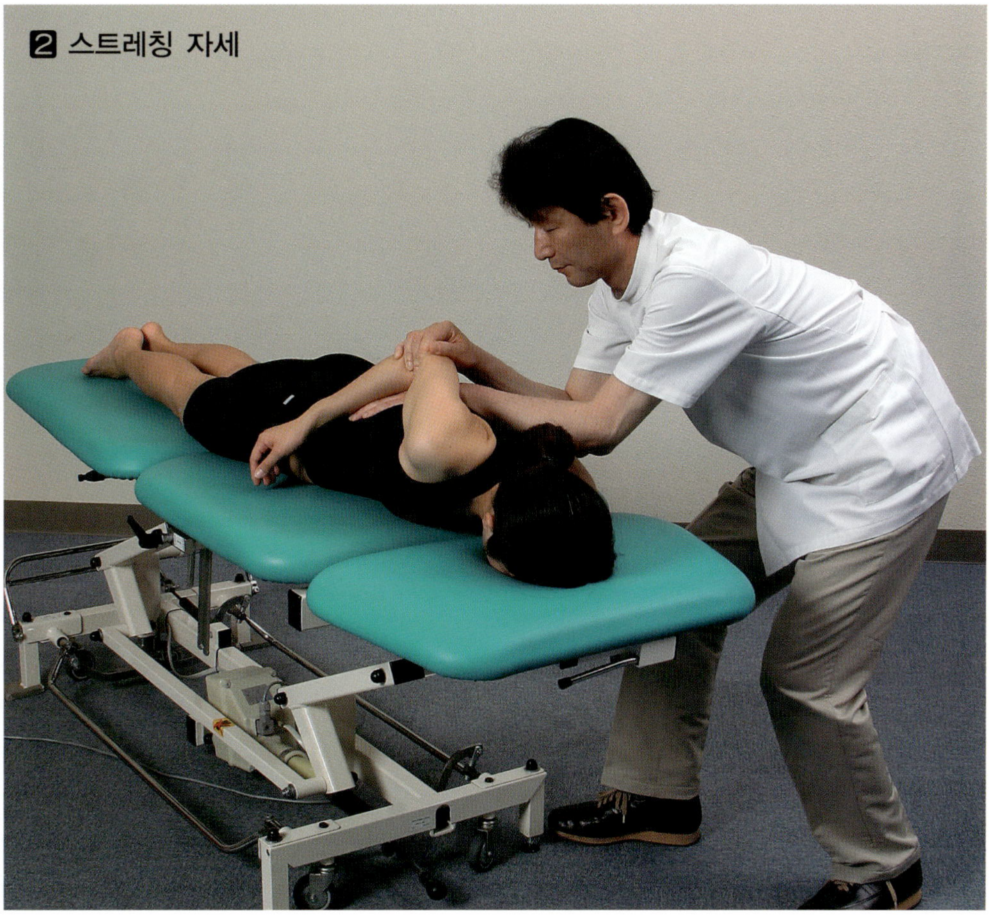
2 스트레칭 자세

# 21 삼각근 견봉부 (acromial part of deltoid muscle)

→ 26 삼각근 견봉부

기 시 : 견봉
부 착 : 상완골 삼각근 조면
신 경 지 배 : 액와신경 C4~6
혈 관 지 배 : 후상완 회전동맥, 흉견봉동맥, 상완심동맥
근 육 연 결 : 삼각근 쇄골부, 삼각근 견갑극부, 승모근, 극하근, 대흉근, 오훼완근, 광배근, 상완근, 광경근, 상완삼두근 외측두

## 삼각근 견봉부 landmark

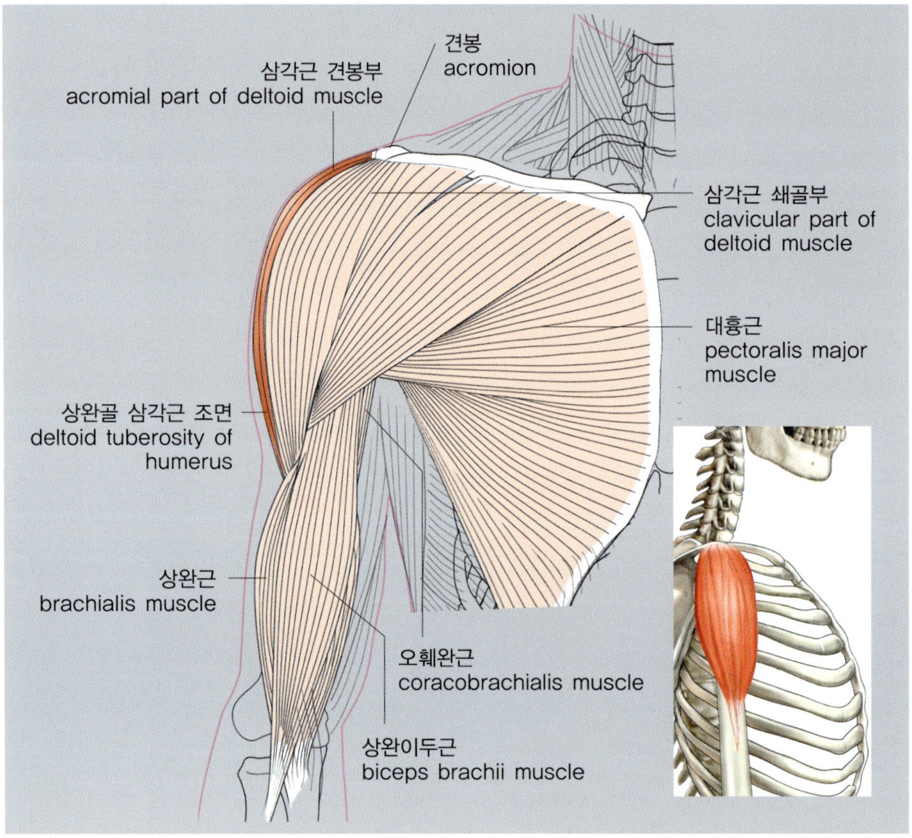


## 삼각근 견봉부 스트레칭법(전부 섬유)

시 작 자 세 : 복와위. 손바닥을 침대로 향해 상지를 체간에 댄다.
치료자의 위치 : 좌측에 선다. 오른손으로 주관절부를, 왼손으로 흉곽을 고정한다.
스 트 레 칭 법 : 주관절을 흉곽을 따라 움직여, 팔꿈치를 반대측 둔부 방향으로 끌어당기듯이 견관절의 신전 · 내전을 강하게 한다.
비 고 : 구멍 뚫린 침대가 없는 경우 경추는 우측 회전위로 한다. 왼손으로 견갑골을 고정하지 않도록 유의한다.

## 삼각근 견봉부 스트레칭법(후부 섬유)

**시 작 자 세** : 배와위. 견관절은 경도 굴곡 · 내전 · 내회전 상태. 주관절은 경도 굴곡 상태.

**치료자의 위치** : 좌측에 선다. 오른손으로 우측 주관절부를, 왼손으로 수관절부를 잡는다.

**스 트 레 칭 법** : 우측 견관절을 가볍게 당긴 후, 치료자의 무릎을 구부리면서 견관절 내전을 강하게 한다.

**비 고** : 신장할 때 팔 전체를 내리는 느낌으로 한다.

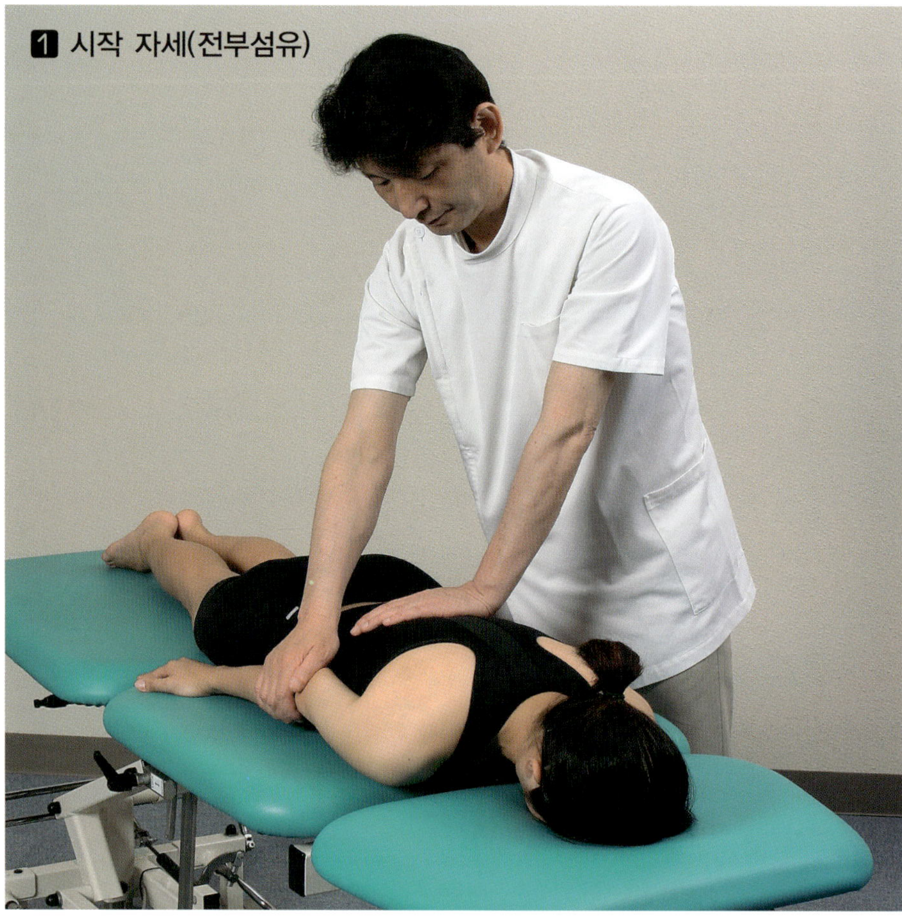

1 시작 자세(전부섬유)

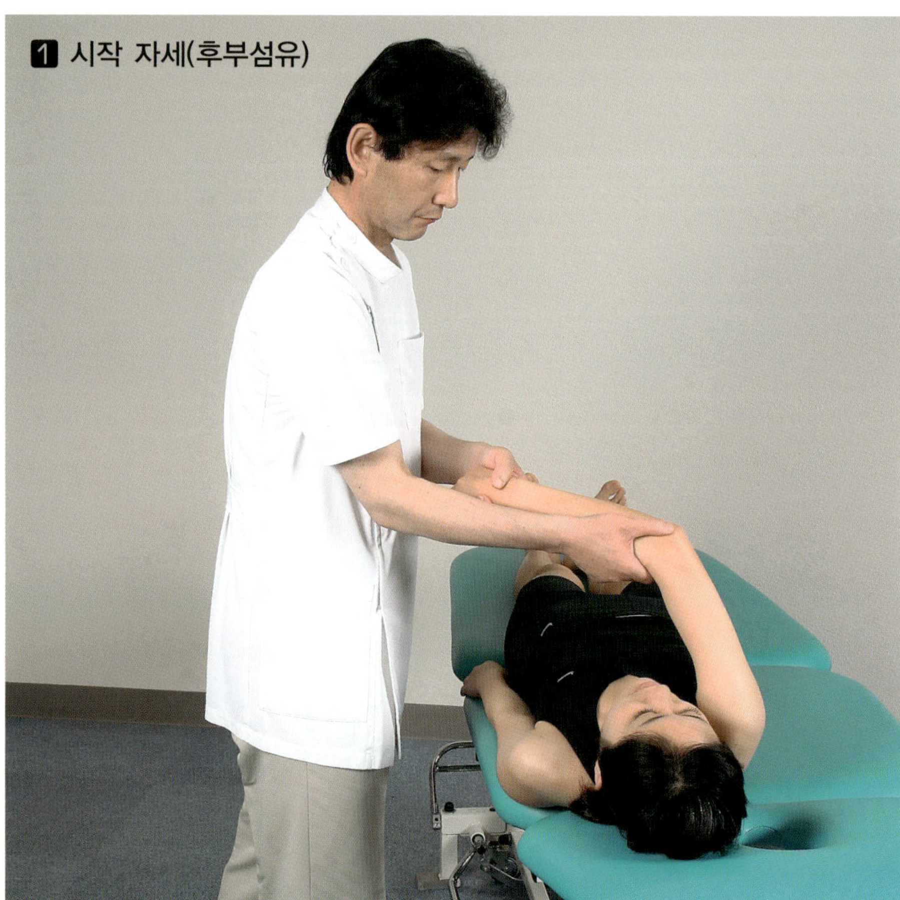

1 시작 자세(후부섬유)

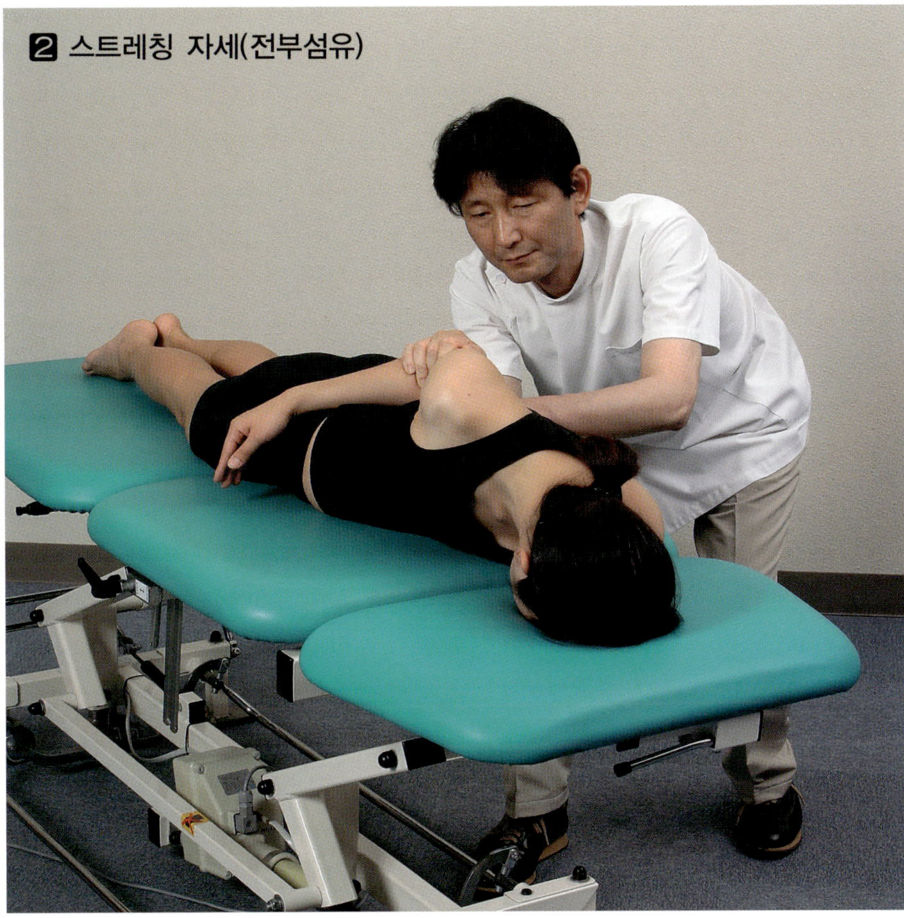

❷ 스트레칭 자세(전부섬유)

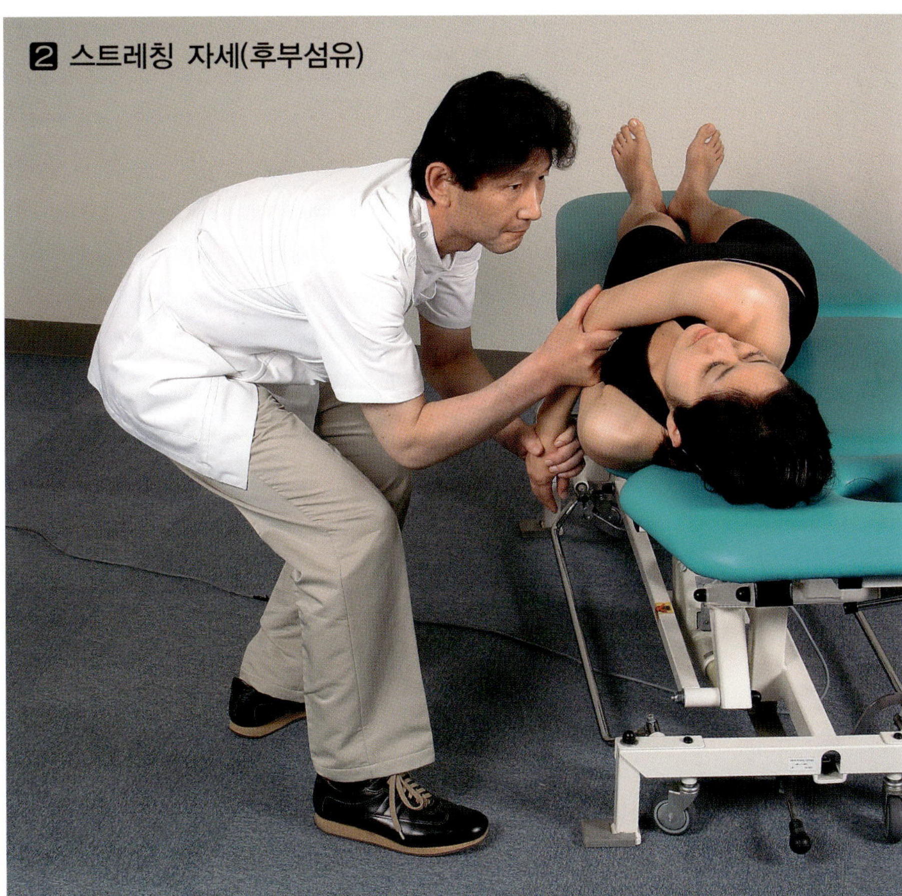

❷ 스트레칭 자세(후부섬유)

# 22 삼각근 견갑극부 (spinal part of deltoid muscle)

→ 27 삼각근 견갑극부

**기 시**: 견갑극
**부 착**: 상완골 삼각근 조면
**신경지배**: 액와신경 C4~6
**혈관지배**: 후상완 회전동맥, 흉견봉동맥, 상완심동맥
**근육연결**: 삼각근 쇄골부, 삼각근 견봉부, 승모근, 극하근, 대흉근, 오훼완근, 광배근, 상완근, 광경근, 상완삼두근 외측두, 상완삼두근 장두

## 삼각근 견갑극부 landmark

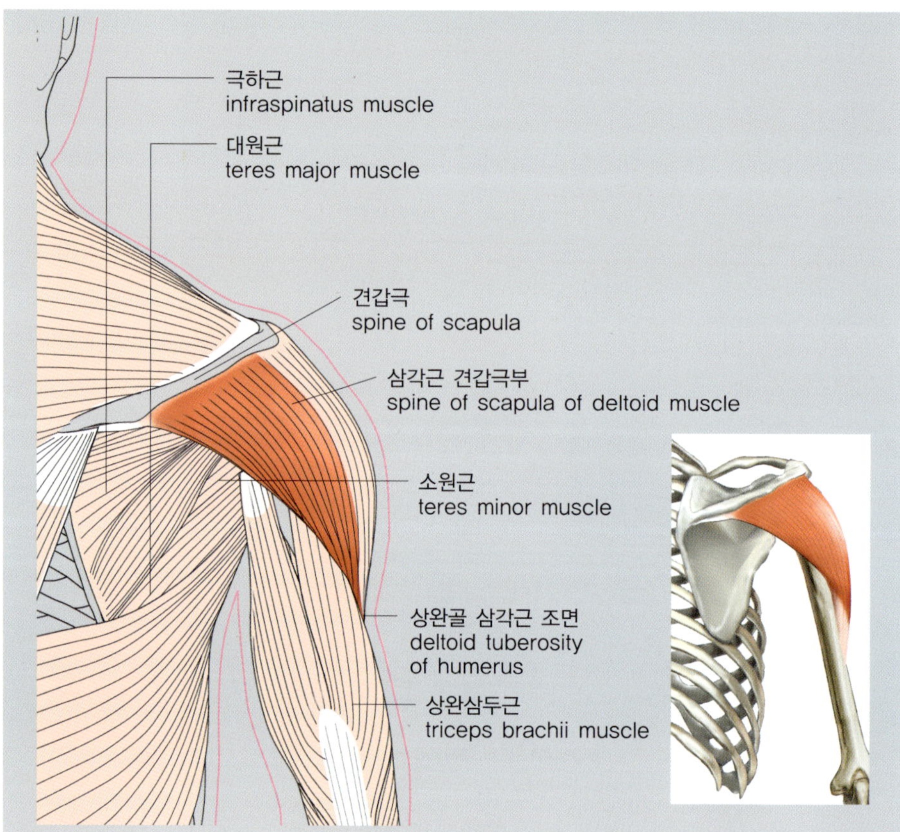


## 삼각근 견갑극부 스트레칭법

**시작자세**: 배와위. 경추는 신전 상태. 견관절은 약 90° 굴곡 · 내전 · 내회전 상태. 주관절은 경도 굴곡 상태
**치료자의 위치**: 좌측에 선다. 오른손으로 우측 주관절부를 왼손으로 수관절부를 잡는다.
**스트레칭법**: 견관절을 가볍게 당긴 후, 치료자의 무릎을 구부리면서 견관절 내전을 강하게 해 최종역에서 굴곡한다.
**비 고**: 신장할 때 견관절 굴곡 각도는 극하근 · 소원근보다 작다. 「테라피 침대」의 끝을 내려 경추를 신장시킨다. 이것에 의해 안면부를 건드리지 않고 신장할 수가 있다. 「테라피 침대」가 없는 경우는 흉배부 아래에 큰 베개를 넣어 경추를 신전 · 좌회전위로 한다.

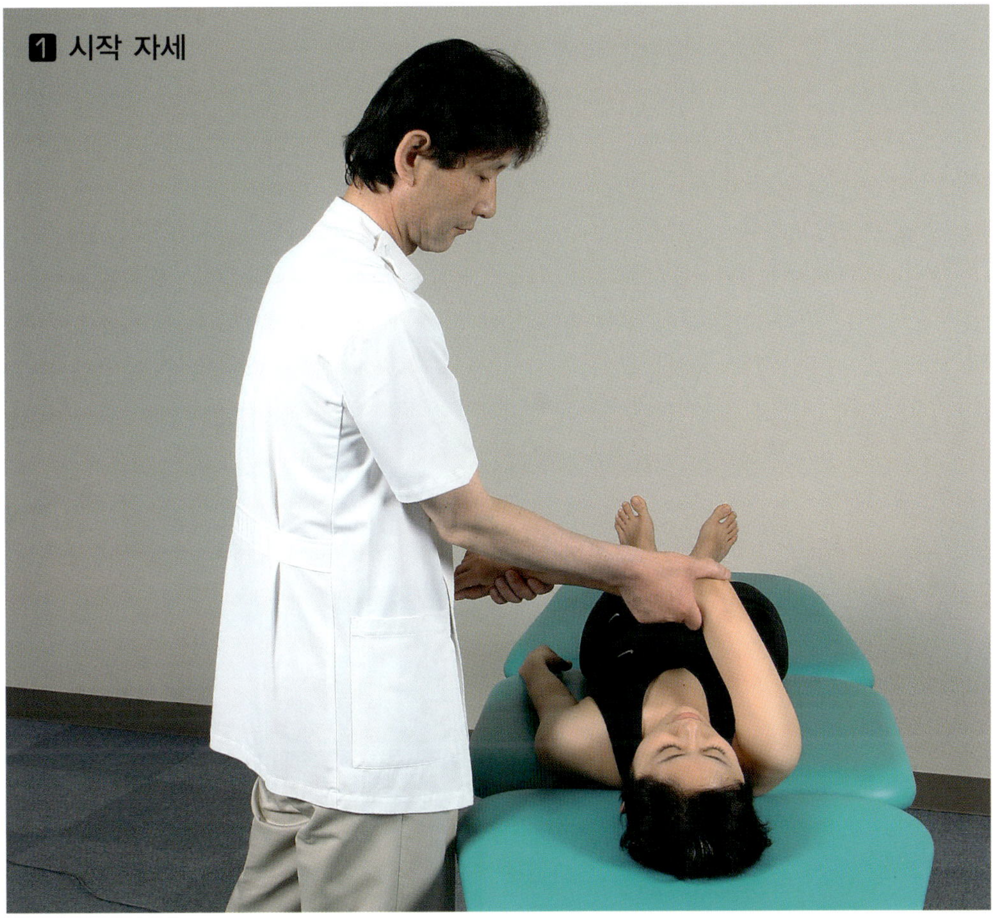

1 시작 자세

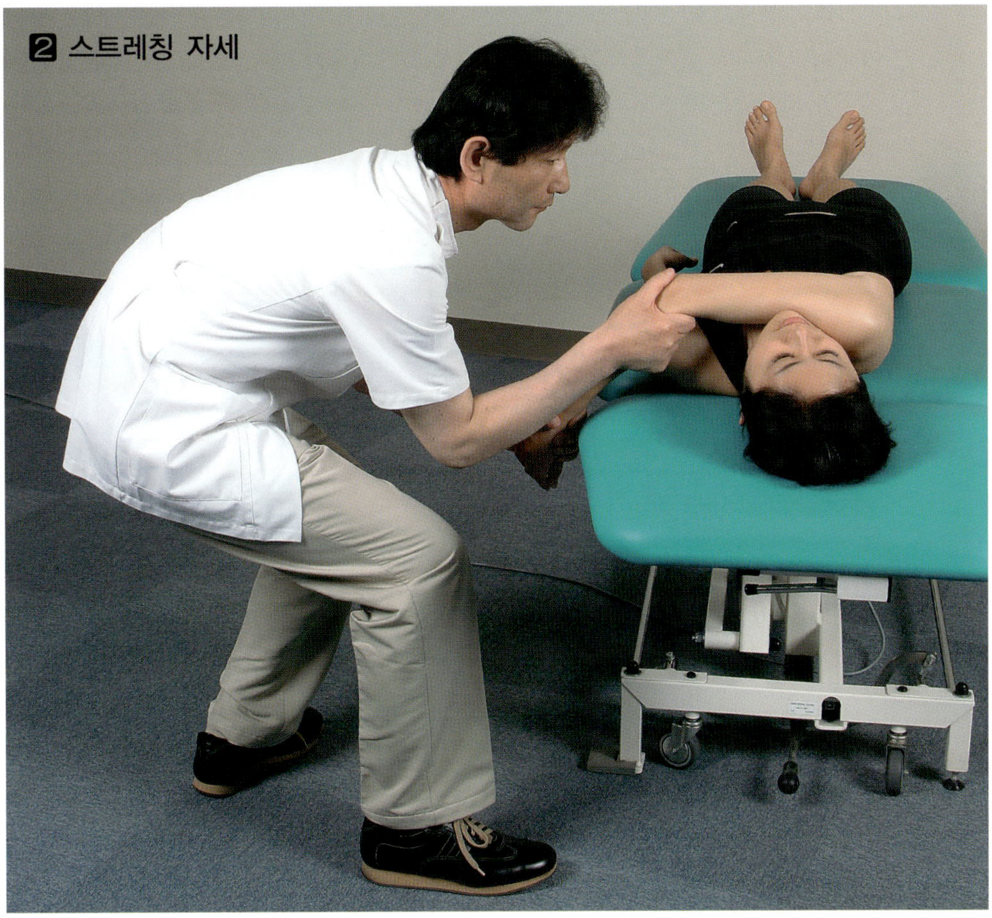

2 스트레칭 자세

# 23 극상근(supraspinatus muscle)

→ 28 극상근

**기 시** : 극상와, 극상근막
**부 착** : 상완골대결절, 견관절낭
**신 경 지 배** : 견갑상신경 C4~6
**혈 관 지 배** : 견갑상동맥, 견갑회전동맥
**근 육 연 결** : 극하근, 소원근, (견관절낭을 통해) 대흉근, 견갑하근, 상완이두근, 상완삼두근, 소흉근, 견갑거근

## 극상근 landmark

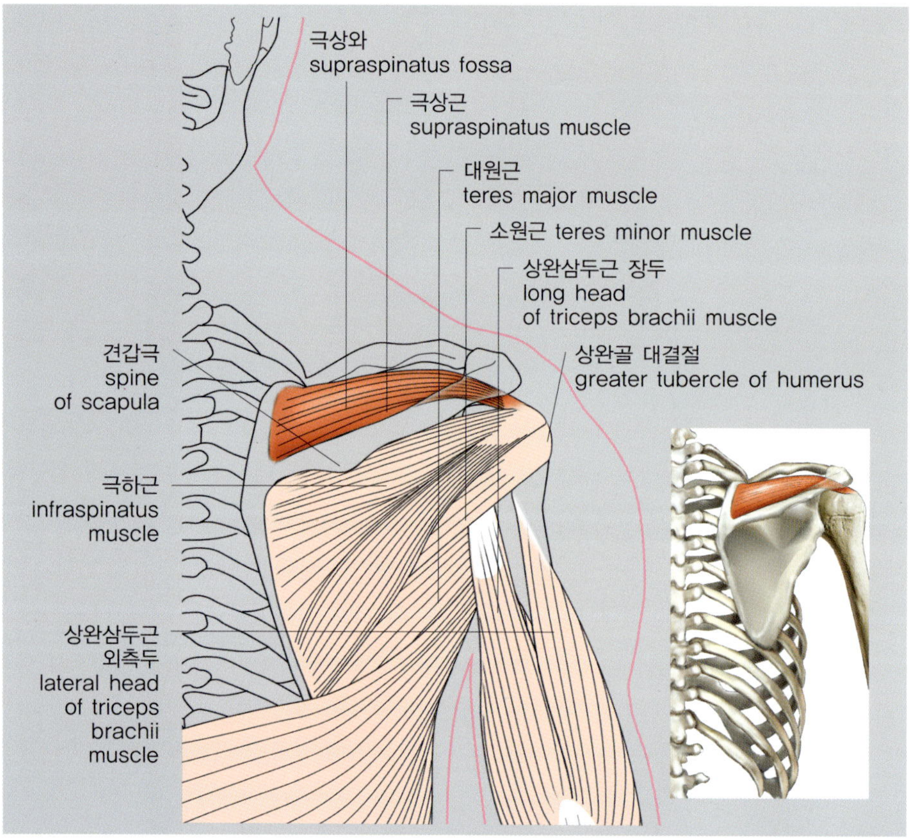


## 극상근 스트레칭법

**시 작 자 세** : 복와위. 견관절은 경도 신전 · 내회전 상태. 주관절은 경도 굴곡 상태.
**치료자의 위치** : 좌측에 선다. 오른손으로 주관절부를, 왼손으로 수관절부를 잡는다.
**스 트 레 칭 법** : 좌측 요부 방향으로 견관절을 신전 · 내전한다.
**비 고** : 신장할 때 과도한 견관절 신전을 막기 위해서 주관절을 흉곽을 따라 유도한다. 또한 구멍 뚫린 침대가 없는 경우는 경추는 우측 회전위로 한다.

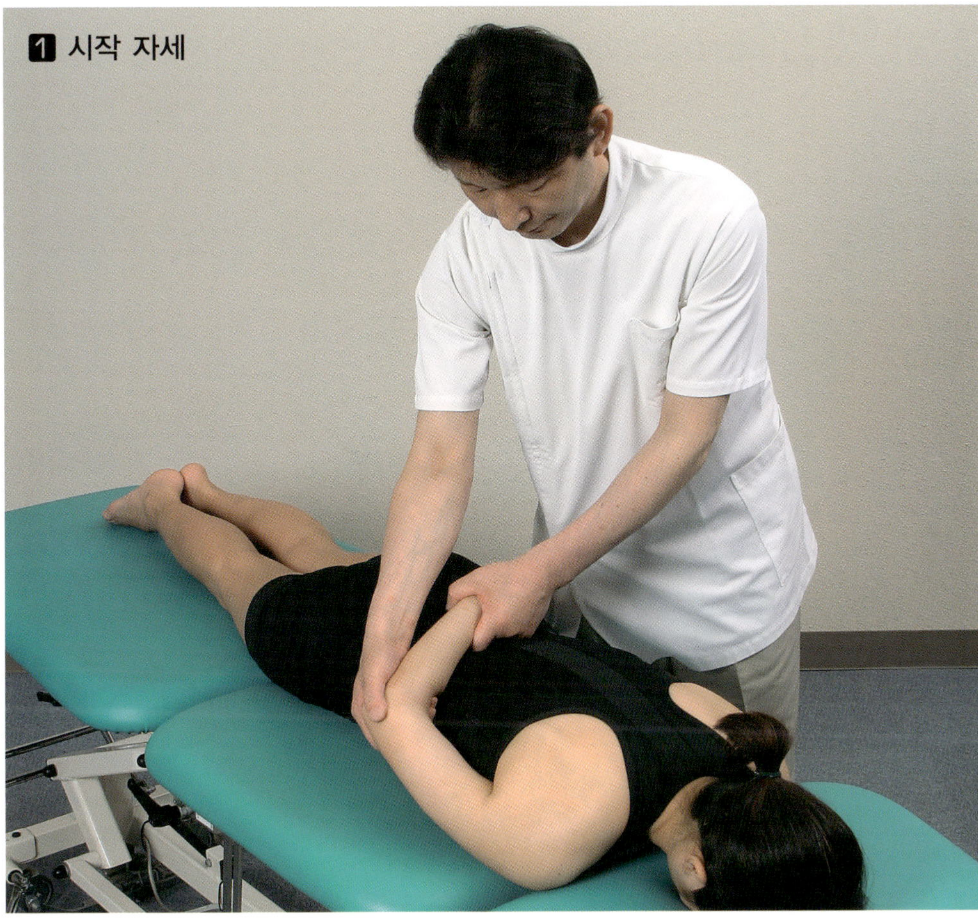

1 시작 자세

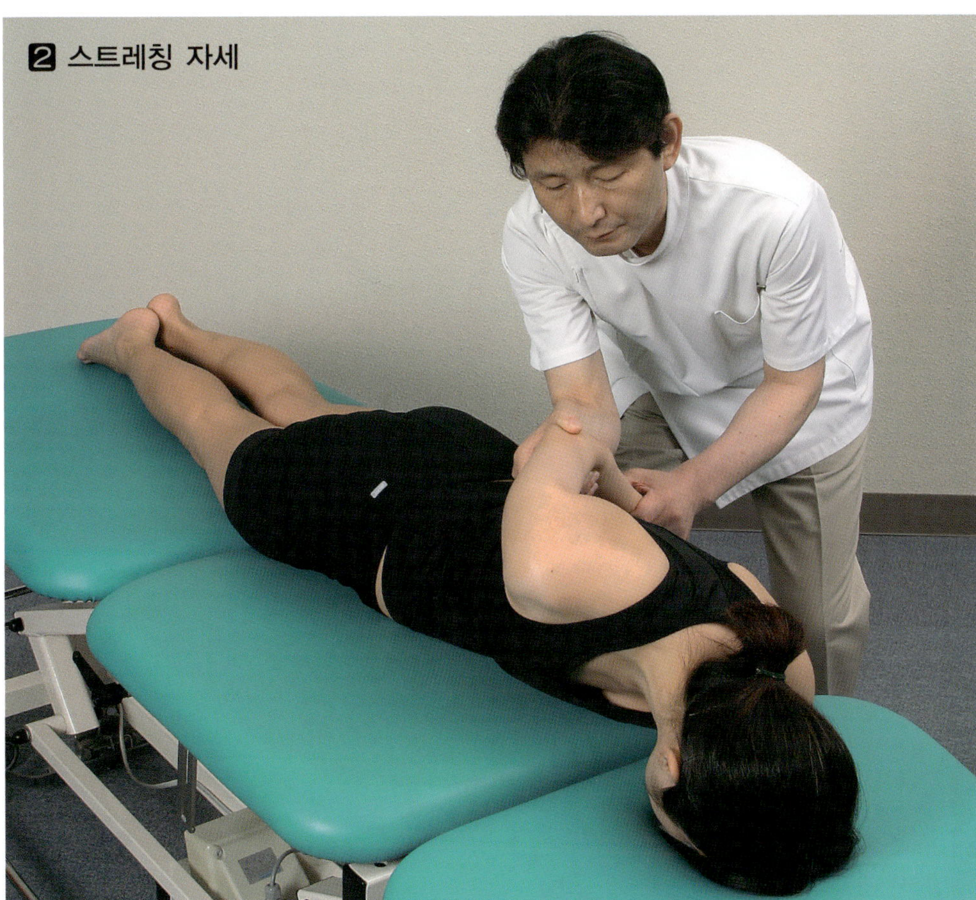

2 스트레칭 자세

# 24 극하근(Infraspinatus muscle)

→ 29 극하근

**기 시** : 극하와, 극하근막
**부 착** : 상완골 대결절 중앙부, 견관절낭
**신 경 지 배** : 견갑상신경 C5~6
**혈 관 지 배** : 견갑회전동맥, 견갑상동맥
**근 육 연 결** : 극상근, 소원근, 삼각근, 대원근, 광배근, (견관절낭을 통해) 대흉근, 극상근, 소원근, 견갑하근, 상완이두근, 상완삼두근

## 극하근 landmark

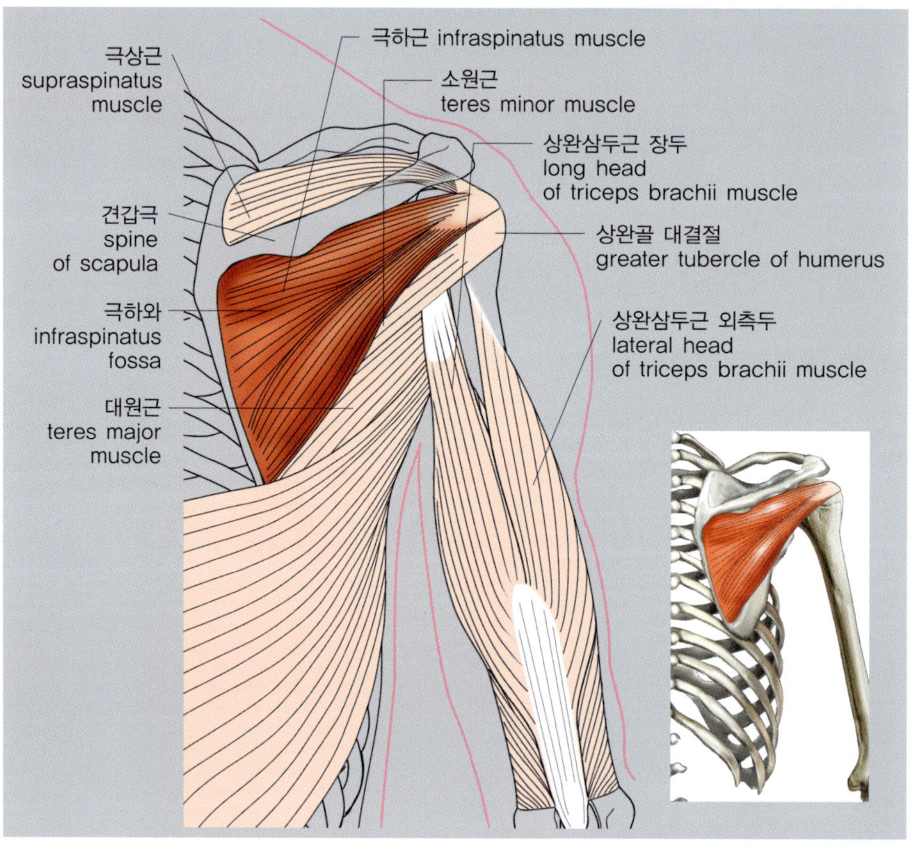


## 극하근 스트레칭법

**시 작 자 세** : 배와위. 경추는 신전 · 좌측 회전위. 견관절은 중등도 굴곡 · 경도 내전 · 중등도 내회전 상태. 주관절은 중등도 굴곡 상태.
**치료자의 위치** : 좌측 어깨 위쪽에 선다. 오른손으로 우측 주관절부를, 왼손으로 우측 수관절부를 잡는다.
**스 트 레 칭 법** : 우측 견관절을 가볍게 당긴 후, 치료자의 무릎을 구부려 주관절 아래를 끌어내리면서 우측 견관절을 더욱 굴곡 · 내전 방향으로 작동시킨다. 근육의 신장이 부족한 경우는 내회전을 더한다.
**비 고** : 신장할 때의 견관절 굴곡 각도는 삼각근견갑완부보다 크고 소원근보다 작다. 「테라피 침대」의 끝을 내려 경추를 신장시킨다. 이것에 의해 안면부를 건드리지 않고 신장할 수가 있다. 「테라피 침대」가 없는 경우는 흉배부 아래에 큰 베개를 넣어 경추를 신전 · 좌측 회전위로 한다.

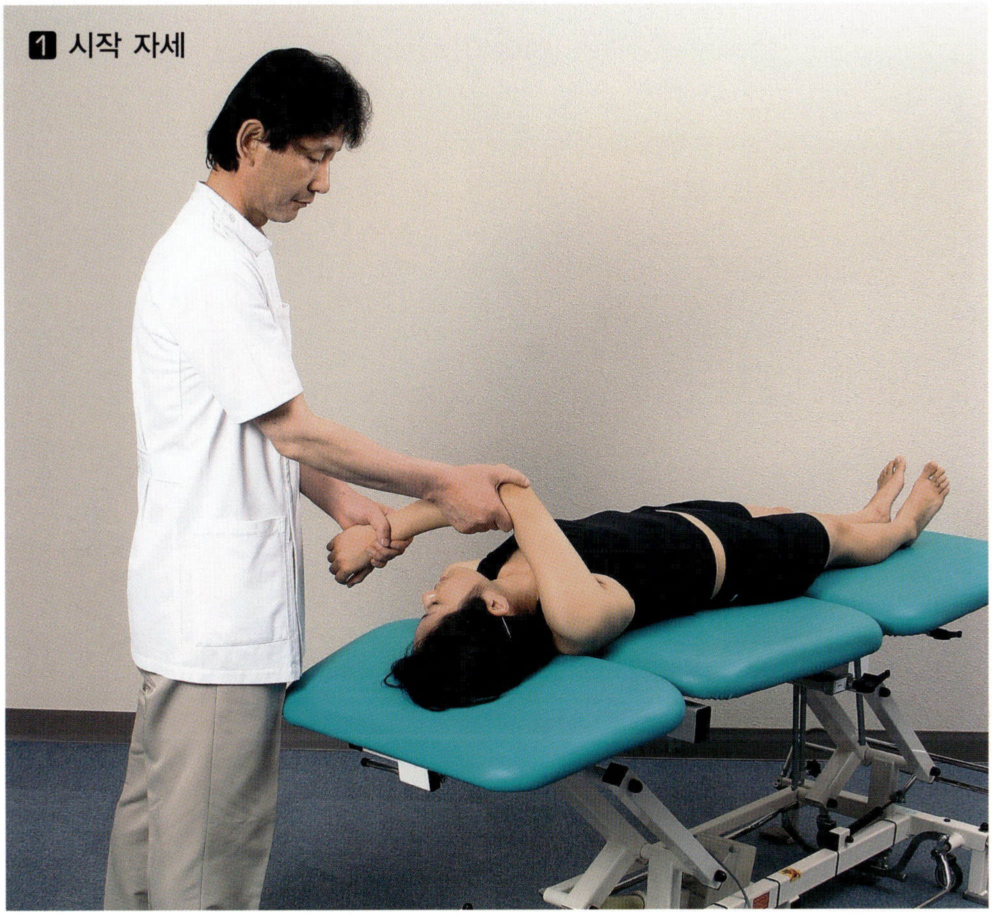

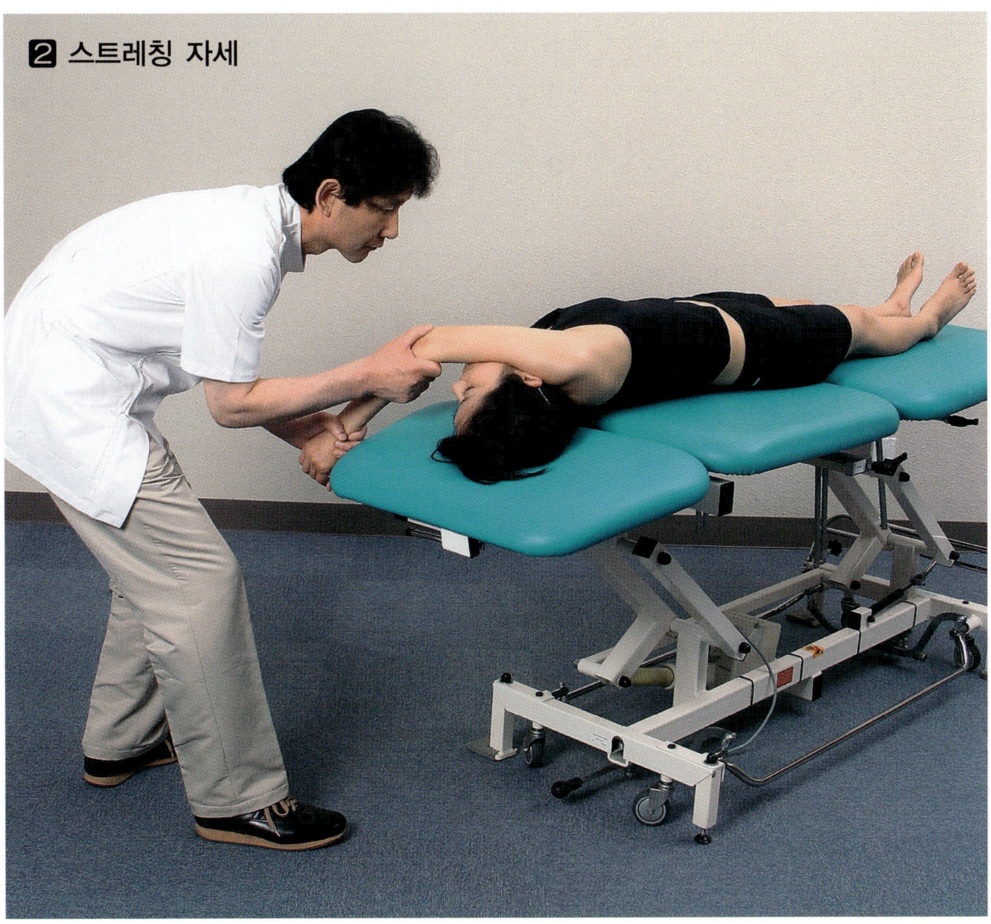

# 25 소원근(teres minor muscle) → 30 소원근

기 시 : 견갑골 외측연 부근의 후면, 극하근막
부 착 : 상완골 대결절, 견관절낭
신 경 지 배 : 액와신경 C5
혈 관 지 배 : 견갑회전동맥
근 육 연 결 : 극상근, 극하근, 대원근, (견관절낭을 통해) 대흉근, 극상근, 극하근, 견갑하근, 상완이두근, 소흉근, 상완삼두근

## 소원근 landmark

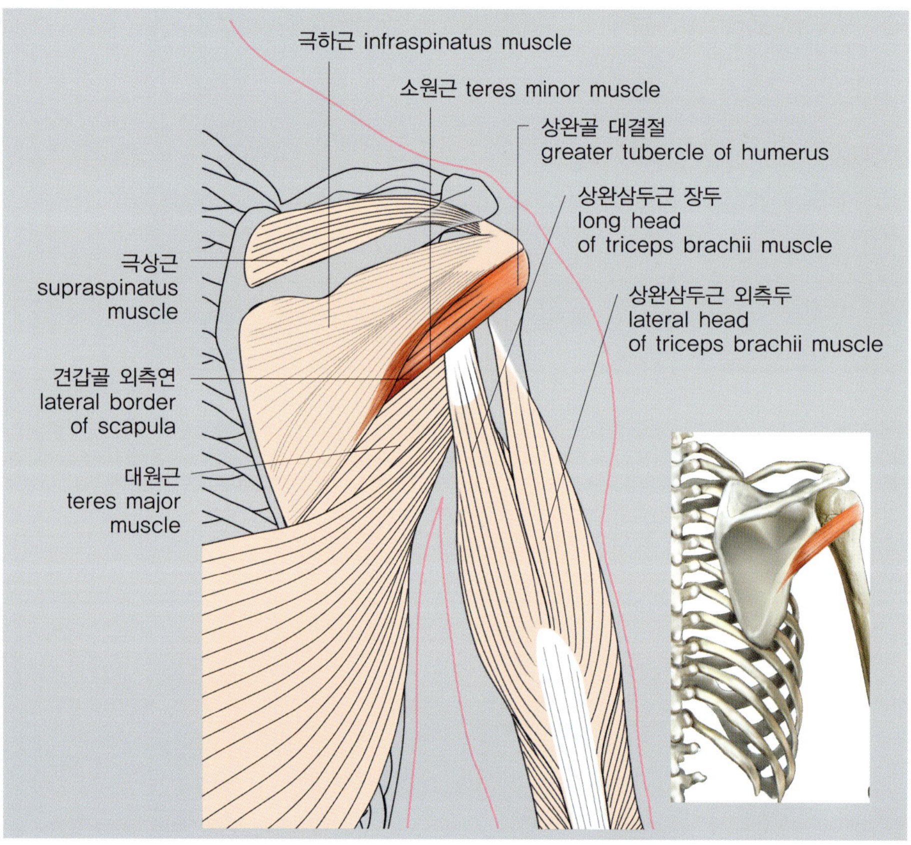


## 소원근 스트레칭법

시 작 자 세 : 배와위. 경추는 신전 · 좌측 회전위. 견관절은 중등도 굴곡 · 경도 내전 · 중등도 내회전 상태. 주관절은 중등도 굴곡 상태.

치료자의 위치 : 좌측 어깨 위쪽에 선다. 오른손으로 우측 주관절부를, 왼손으로 우측 수관절부를 잡는다.

스 트 레 칭 법 : 우측 견관절을 가볍게 당긴 후, 치료자의 무릎을 구부려 주관절 아래를 내리면서 우측 견관절을 내전 · 굴곡 방향(특히 굴곡 방향)으로 작동시킨다. 다만, 근 신장이 부족한 경우는 내회전을 더한다.

비 고 : 신장할 때 견관절 굴곡 각도는 삼각근 견갑완부 · 극하근보다 크다. 「테라피 침대」의 끝을 내려 경추를 신전시킨다. 이것에 의해 안면부가 방해되지 않고 신전할 수가 있다. 「테라피 침대」가 없는 경우는 흉배부 아래에 큰 베개를 넣어 경추를 신전 · 좌측 회전위로 한다.

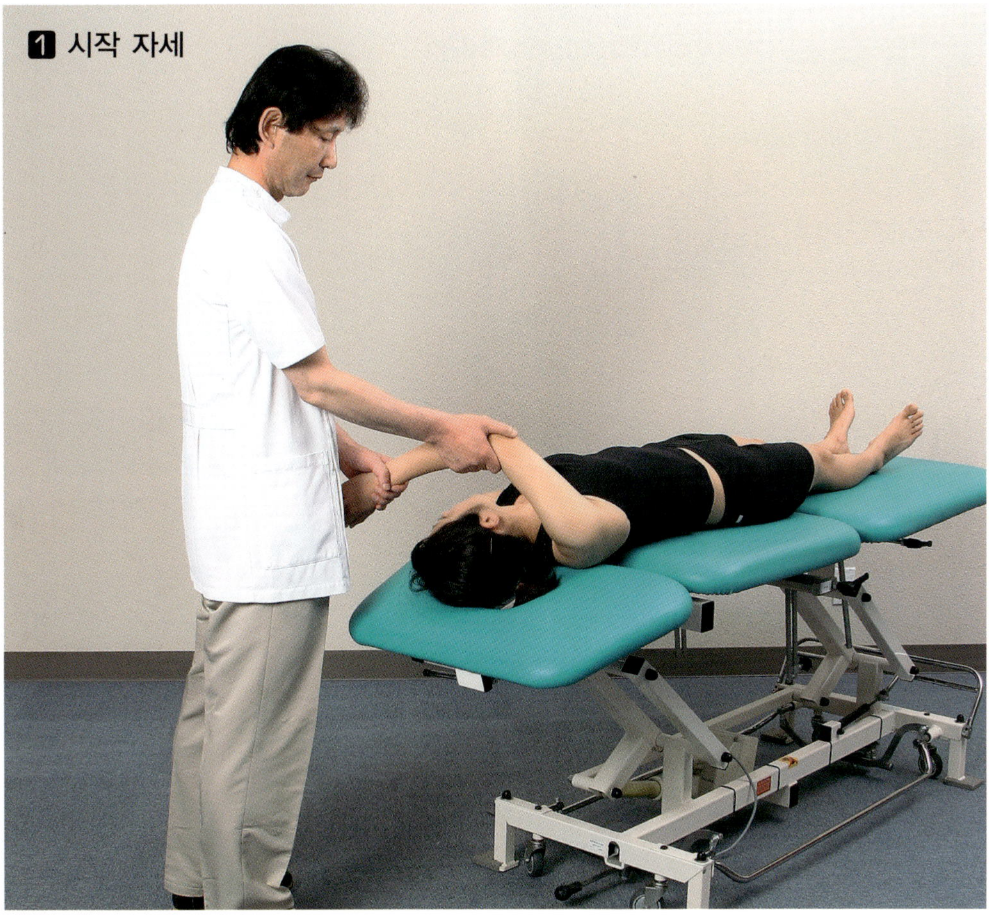
1 시작 자세

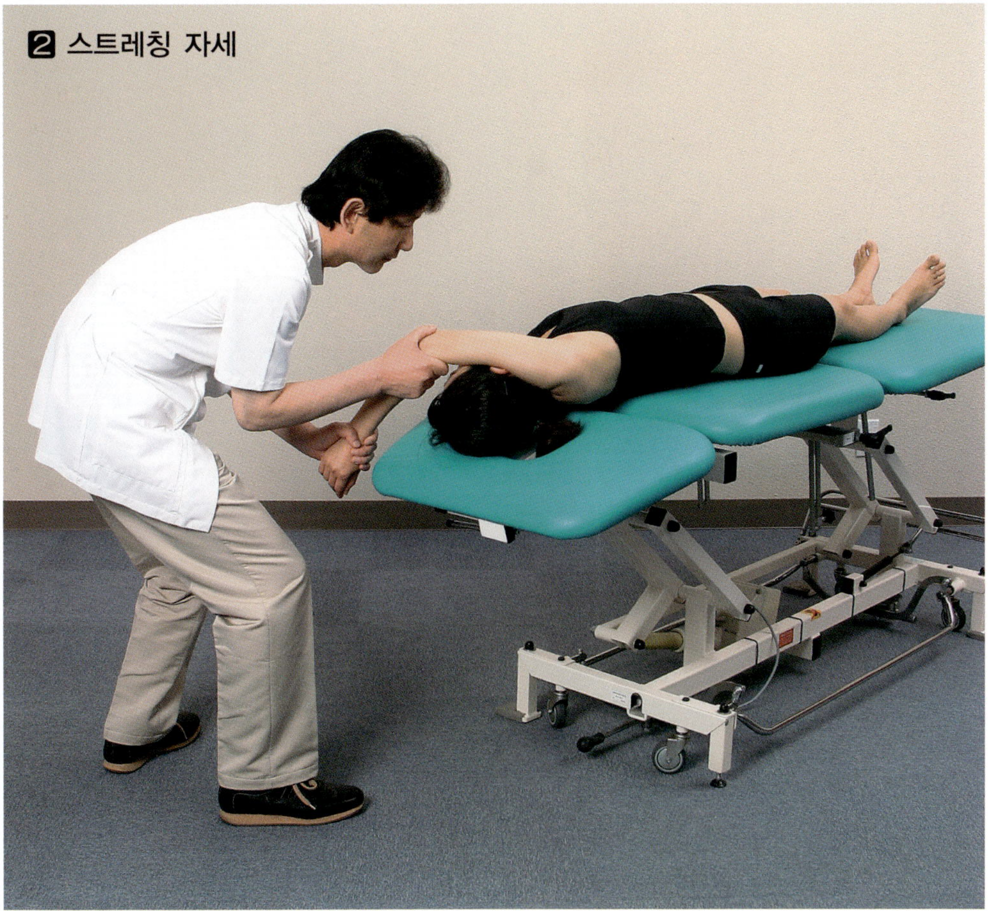
2 스트레칭 자세

# 26 대원근(teres major muscle)

→ 31 대원근

**기 시** : 견갑골 하각 후면
**부 착** : 상완골 소결절릉
**신 경 지 배** : 견갑하신경 C5~7
**혈 관 지 배** : 견갑하동맥, 흉배동맥, 견갑회전동맥
**근 육 연 결** : 광배근, 상완삼두근, 대능형근, 극하근

## 대원근 landmark

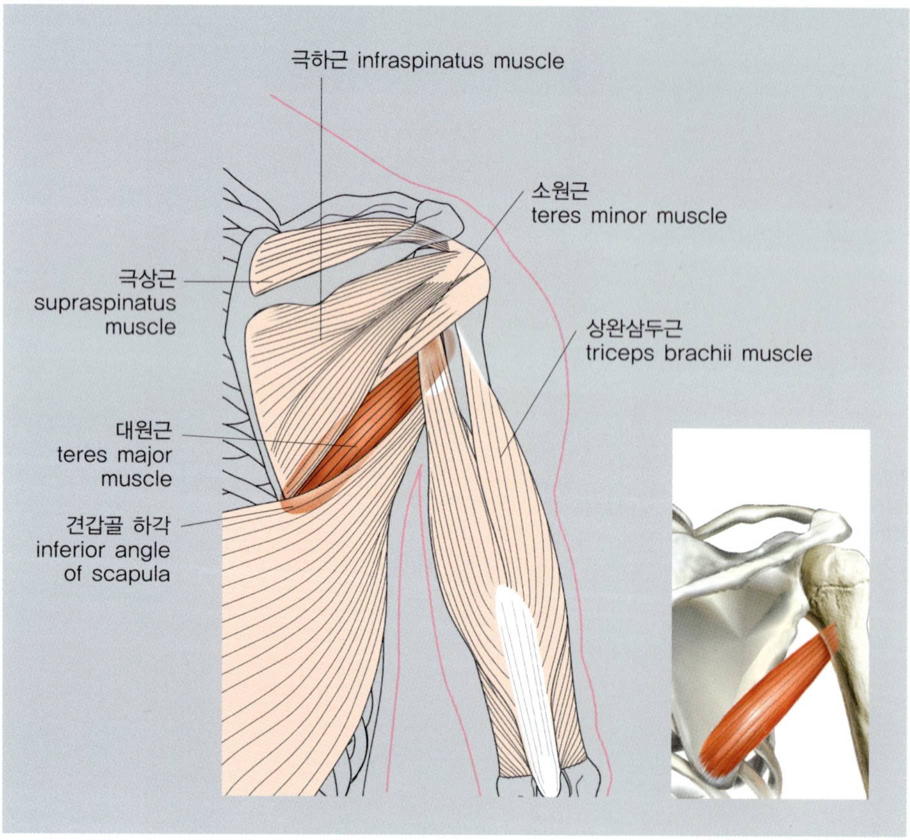

## 27 광배근(latissimus dorsi muscle)

→ 32 광배근

**기 시**: 흉요근막 천엽, 하위 제4~8흉추 · 전요추 · 선추의 극돌기, 견갑골하각, 장골릉, 하위 제3~4늑골
**부 착**: 상완골 소결절릉
**신 경 지 배**: 흉배 신경 C6~8
**혈 관 지 배**: 흉배동맥, 경횡동맥
**근 육 연 결**: 외복사근, 대흉근, 대원근, 삼각근, 상완삼두근, 척주기립근육군, 오훼완근, 상완이두근, 요측수근굴근, 척측수근신근, 승모근, 하후거근, 극하근

### 광배근 landmark

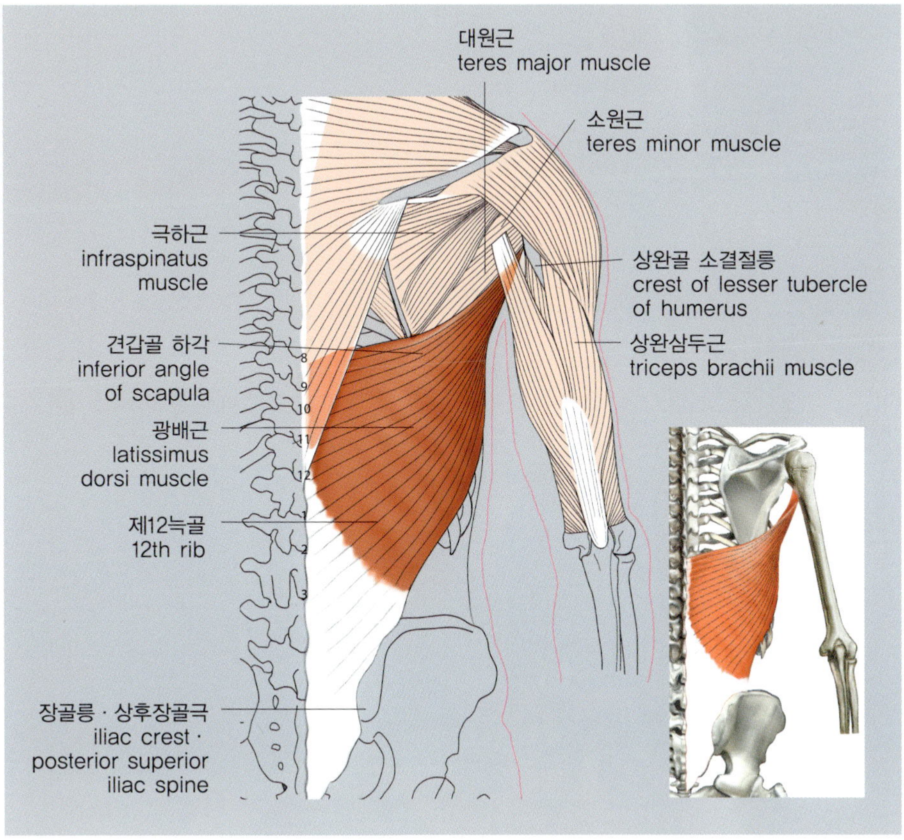

## 대원근 · 광배근 스트레칭법(배와위)

**시 작 자 세** : 배와위. 오른팔은 거상하고, 우측 견관절은 거의 최대 굴곡 · 외전 · 중등 범위 외회전 상태로 한다. 주관절은 경도 굴곡 상태, 주관절 이하를 침대의 끝에서 밖으로 나오게 한다.

**치료자의 위치** : 머리 위쪽에 선다. 오른손으로 우측 주관절부를, 왼손으로 우측 수관절부를 잡는다.

**스 트 레 칭 법** : 우측 견관절을 가볍게 당긴 후, 치료자는 무릎을 구부려 주관절 이하를 끌어 내리면서 우측 견관절을 더욱 굴곡한다.

**비 고** : 상완삼두근의 신장을 막기 위해서 주관절의 굴곡을 강하게 하지 않는다. 또한 견관절을 더욱 외전 · 외회전 방향으로 작동시키는 것으로, 부착부인 소결절 부근의 근육 신장을 가능하게 한다. 본 스트레칭법은 광배근 중에서도 보다 근위의 근육섬유가 신장된다. 신장이 너무 강하면 요추 전만이 증강한다.

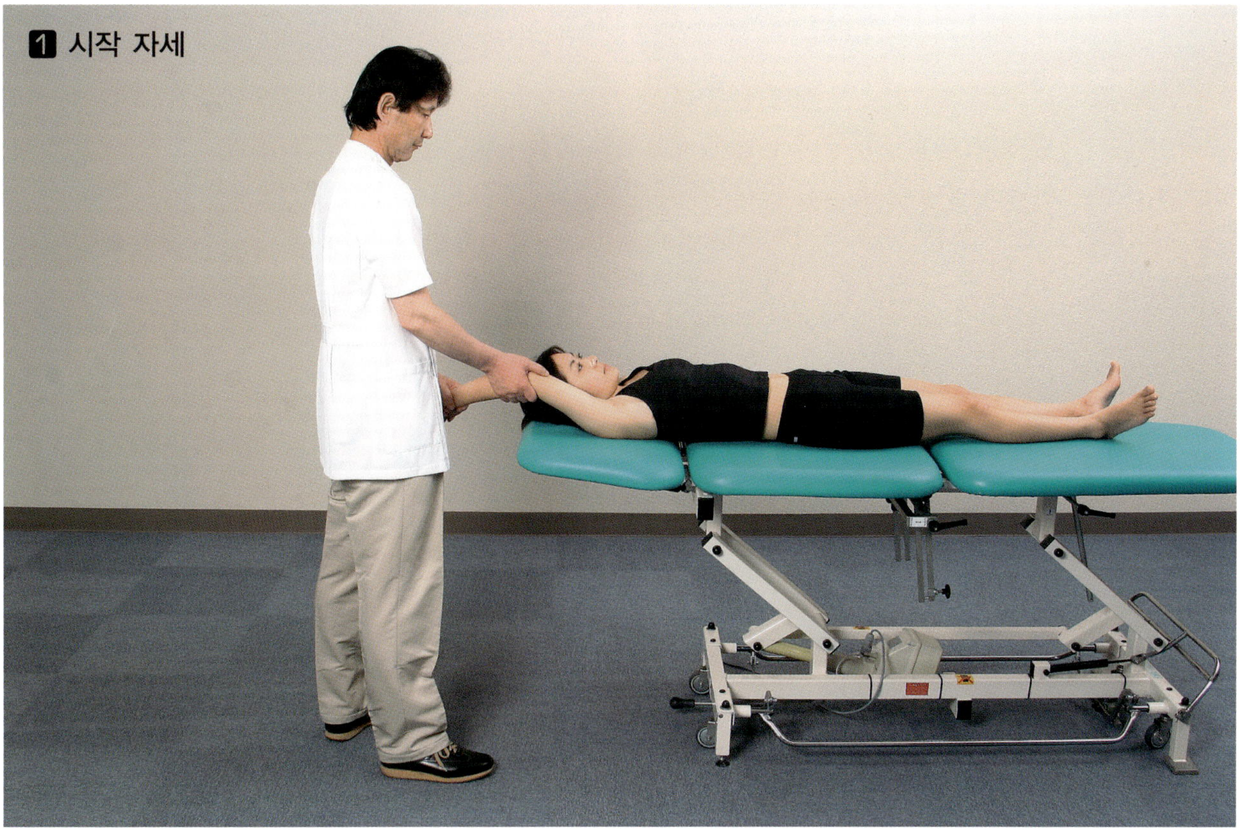
1 시작 자세

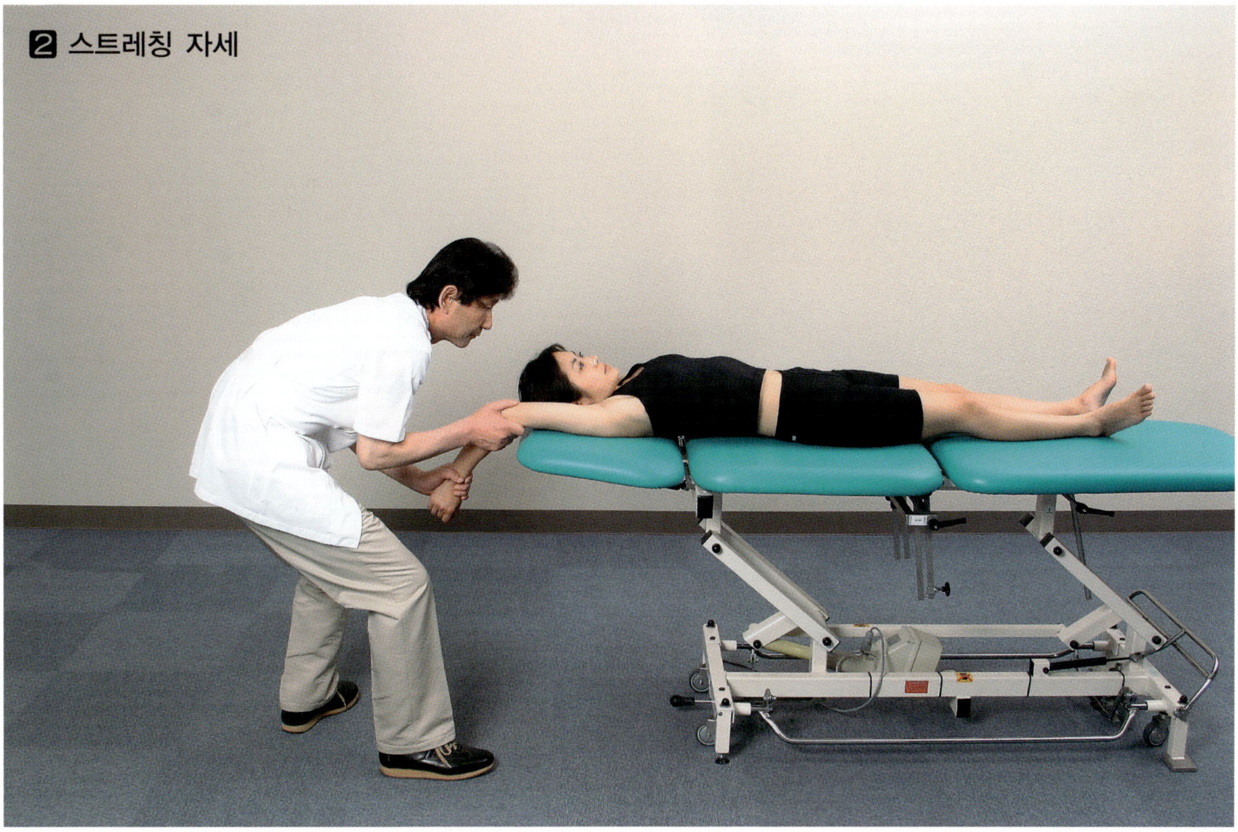
2 스트레칭 자세

## 광배근 스트레칭법(외측부 섬유)

**시 작 자 세** : 단좌위. 전부 좌측에 베개를 둔 후, 체간을 좌측으로 굽혀 베개에 체간을 겹친다. 우측 견관절은 거의 최대 굴곡 상태. 양 무릎으로부터 원위는 침대에서 늘어뜨려 둔다.

**치료자의 위치** : 전방에 선다. 오른손을 우견갑극으로부터 견관절부, 왼손을 장골릉에 둔다.

**스 트 레 칭 법** : 왼손으로 골반을 우측 회전시키면서 오른손으로 체간 측굴을 증강한다.

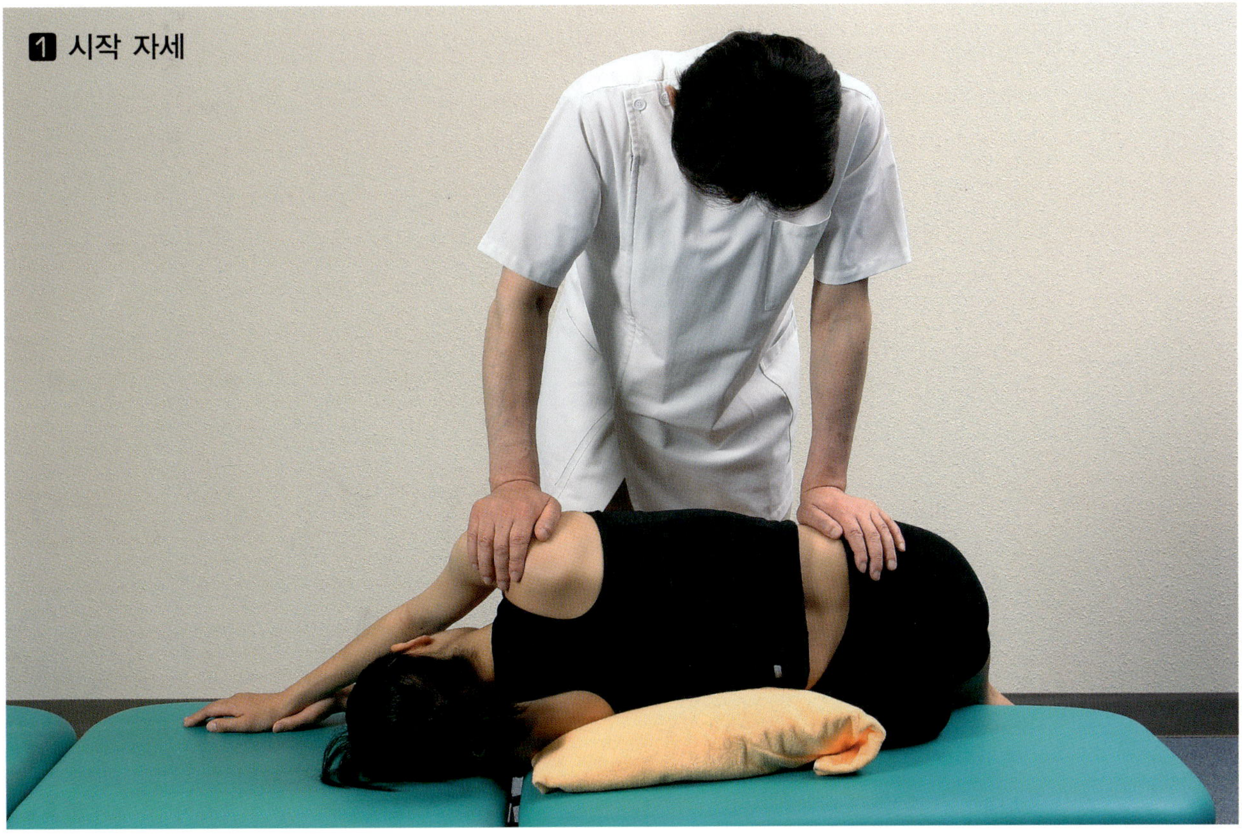
1 시작 자세

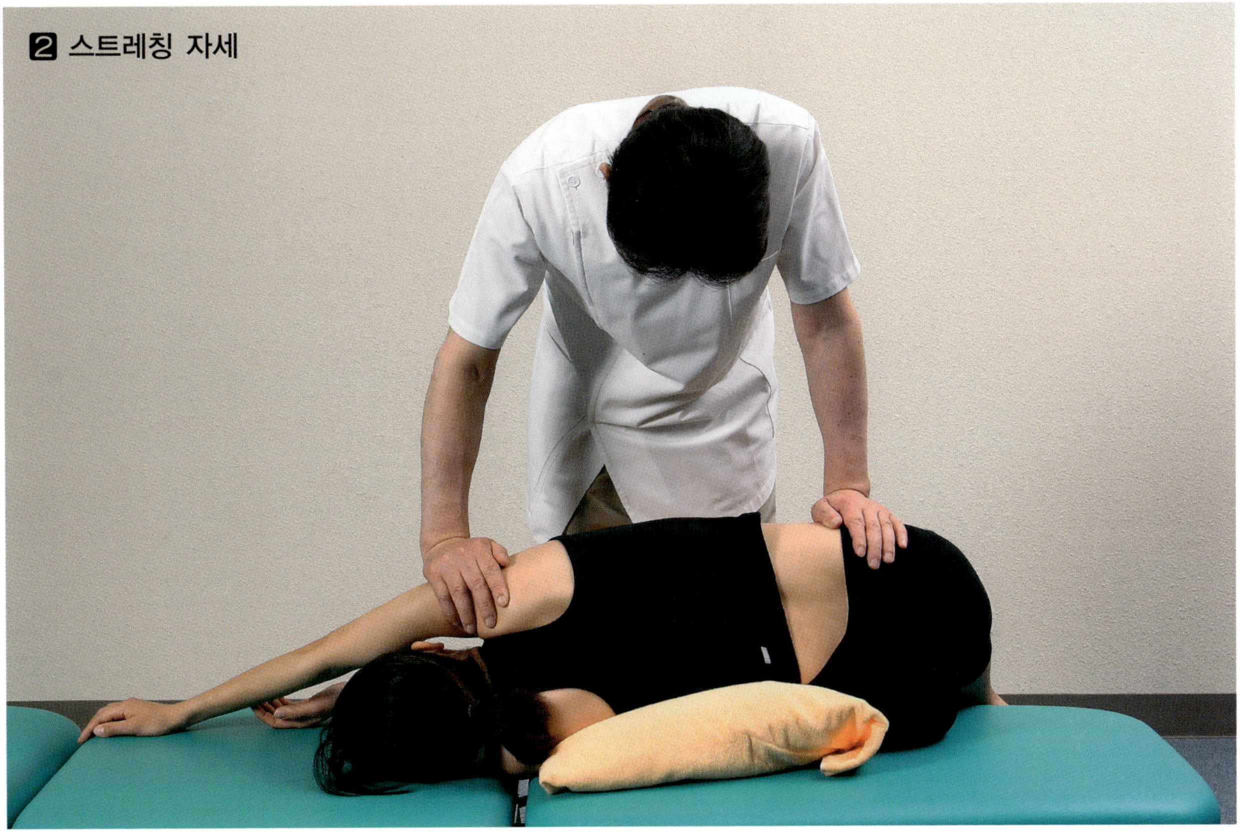
2 스트레칭 자세

## 광배근 스트레칭법(상부 섬유)

**시 작 자 세 :** 단좌위. 전부 좌측으로 베개를 둔 후 체간을 좌측으로 굽혀 베개에 체간을 겹친다. 우측 견관절은 거의 최대 굴곡 상태. 덧붙여 양 무릎으로부터 원위는 침대에 늘어뜨려 둔다.

**치료자의 위치 :** 전방에 선다. 오른손을 우견갑극으로부터 견관절부, 왼손을 장골릉에 둔다.

**스 트 레 칭 법 :** 왼손으로 골반의 움직임을 우측 회전시키면서 오른손으로 체간 측굴을 증강시키는 것과 동시에 좌측 회전한다.

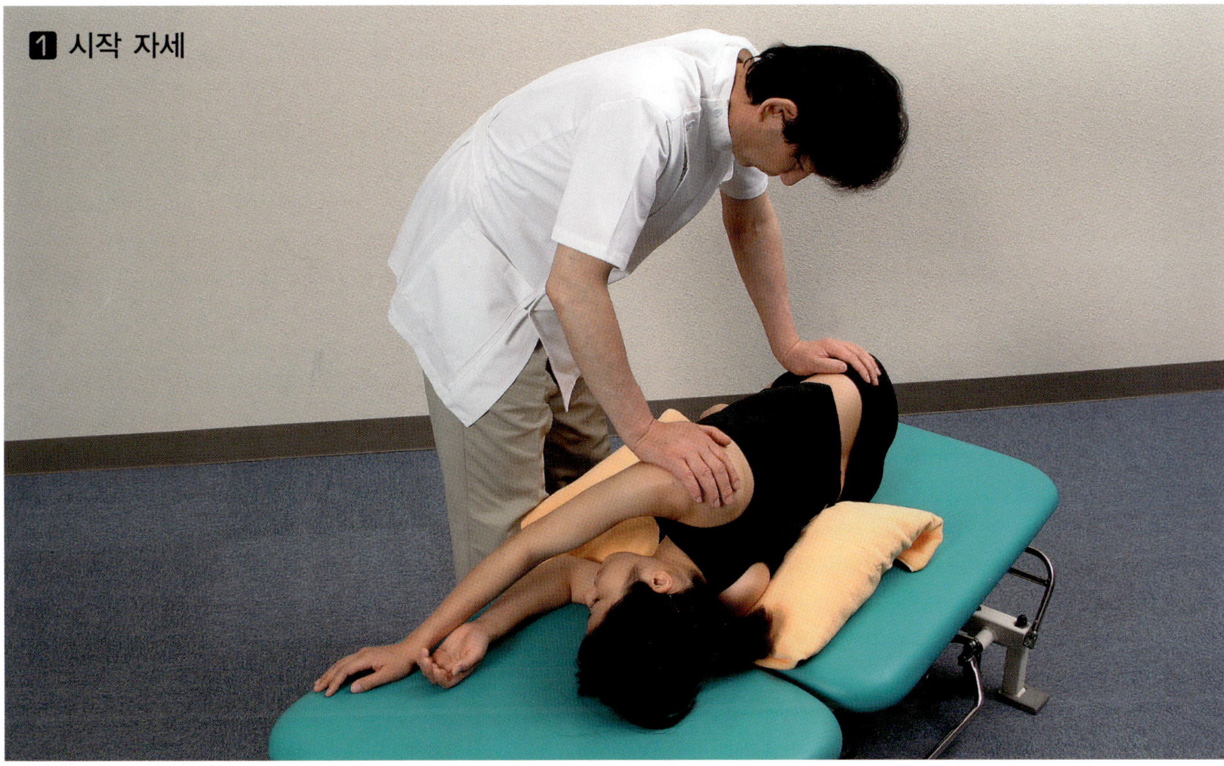

1 시작 자세

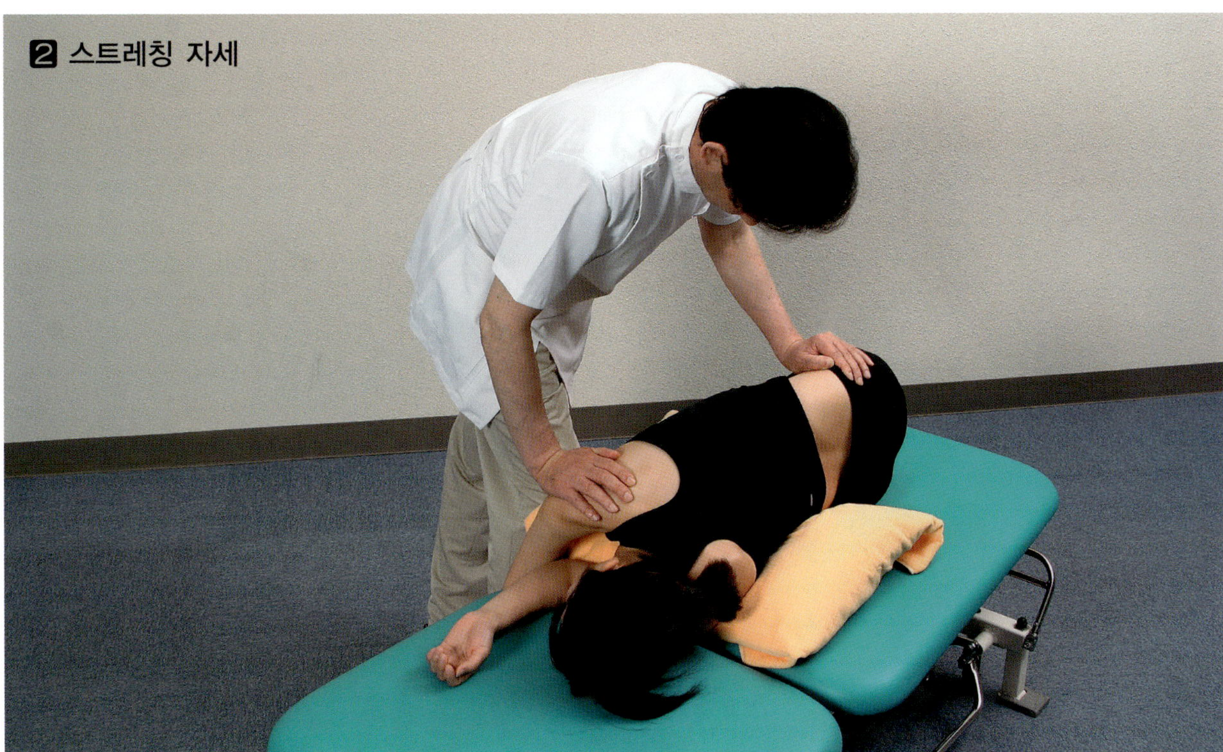

2 스트레칭 자세

# 28 상완삼두근(triceps brachii muscle)

→ 34 상완삼두근

**기 시** : 견갑골 관절하 결절(장두), 상완골 후면 및 외측 상완근간 중격(외측두), 상완골 후면 및 내측 상완근간 중격(내측두)

**부 착** : 척골주두

**신경지배** : 요골신경 C6~8

**혈관지배** : 후상완 회전동맥, 상완심동맥, 척측 측부동맥

**근육연결** : 대원근, 견갑하근, 광배근, 대흉근, 주근, 오훼완근, 상완근, (견관절낭을 통해) 대흉소흉근, 극상근, 극하근, 소원근, 견갑하근, 상완이두근, (주관절낭을 통해) 상완근, 주총지신근, 단요측수근신근, 척측수근신근, 단무지신근, 회외근, 천지굴근

## 상완삼두근 landmark

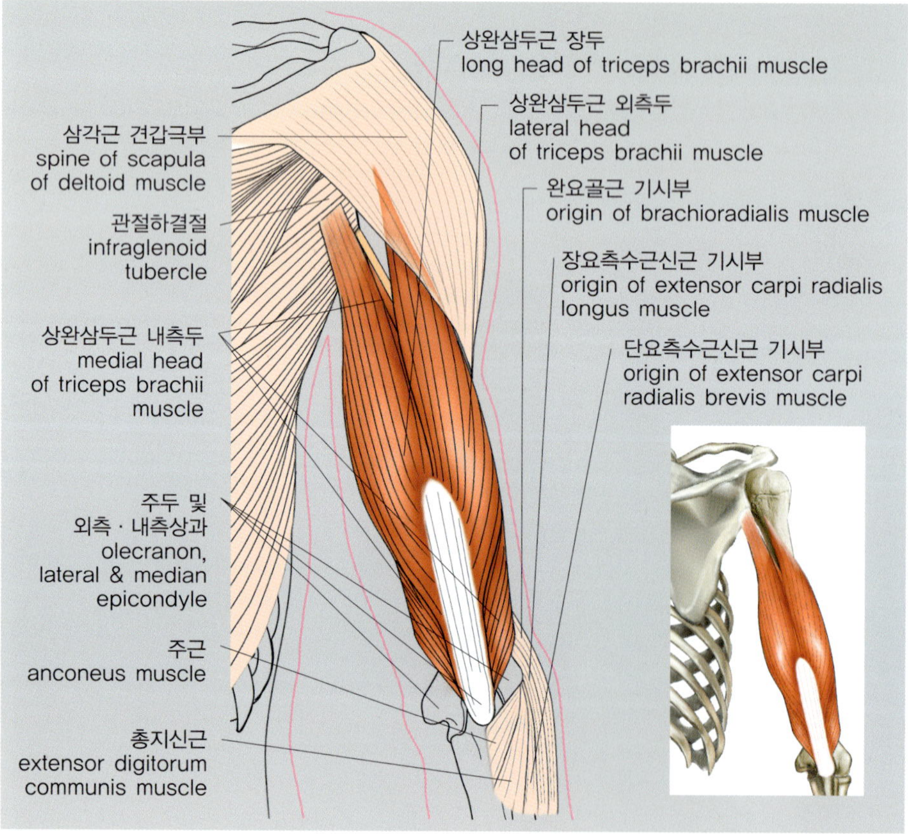


## 상완삼두근 스트레칭법(장두부)

**시작자세** : 단좌위. 견관절은 중등도 굴곡 상태. 주관절은 최대 굴곡 상태.

**치료자의 위치** : 뒤쪽에 선다. 오른손으로 주두부를, 왼손으로 손등쪽을 잡는다.

**스트레칭법** : 견관절을 구부리면서 손가락을 동측 견갑골로 이동해 고정한다. 더욱 견관절을 최대 굴곡한다. 이 때, 주관절의 최대굴곡을 유지할 수 있도록 유의한다.

**비 고** : 신장이 너무 강하면 체간의 신전이 나타난다.

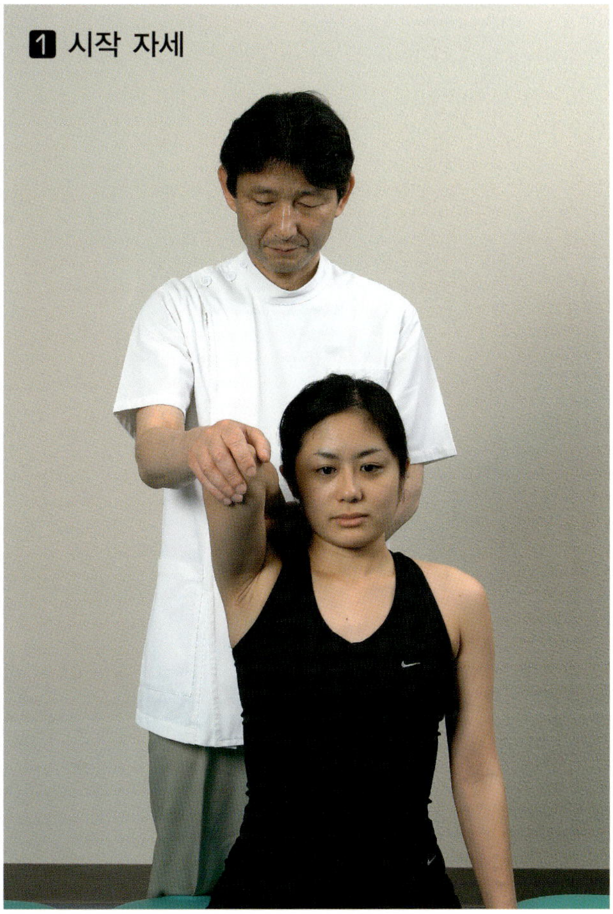
1 시작 자세

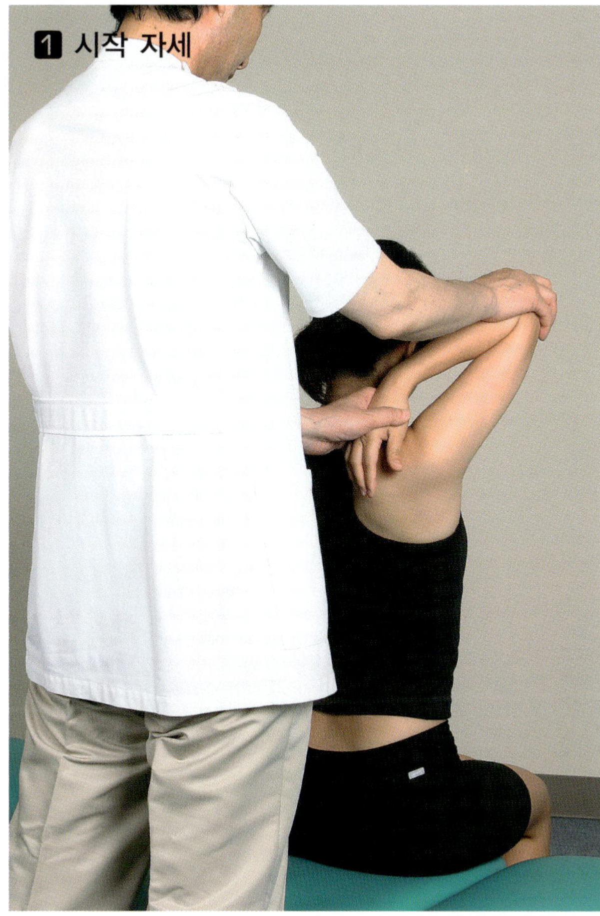
1 시작 자세

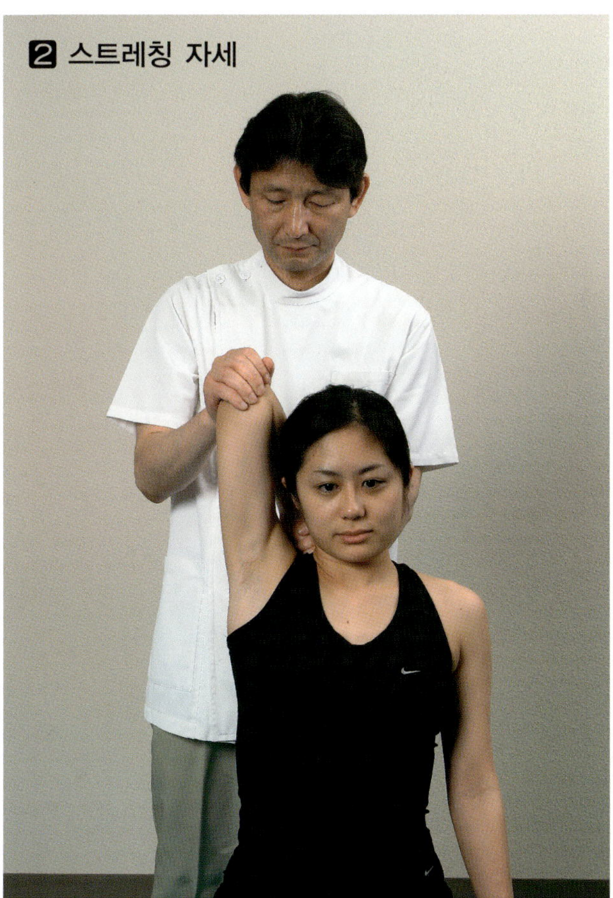
2 스트레칭 자세

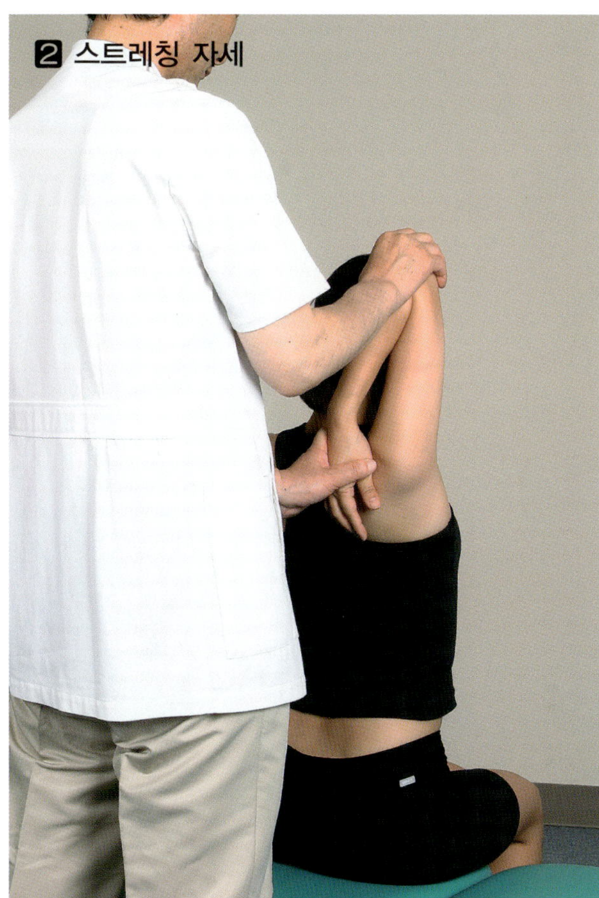
2 스트레칭 자세

## 상완삼두근 스트레칭법(외측두부)

**시 작 자 세** : 단좌위. 견관절은 중등도 굴곡 · 외전 상태. 주관절은 최대 굴곡 상태.

**치료자의 위치** : 뒤쪽에 선다. 오른손으로 주두부를, 왼손으로 손등쪽을 잡는다.

**스 트 레 칭 법** : 견관절을 굴곡 · 외전하면서 손가락을 대측 견갑골 방향으로 이동해 고정한다. 게다가 견관절을 최대 굴곡 · 외전한다. 이 때 주관절의 최대 굴곡을 유지할 수 있도록 유의한다.

**비 고** : 너무 강하게 신장하면 체간의 신장이 나타난다.

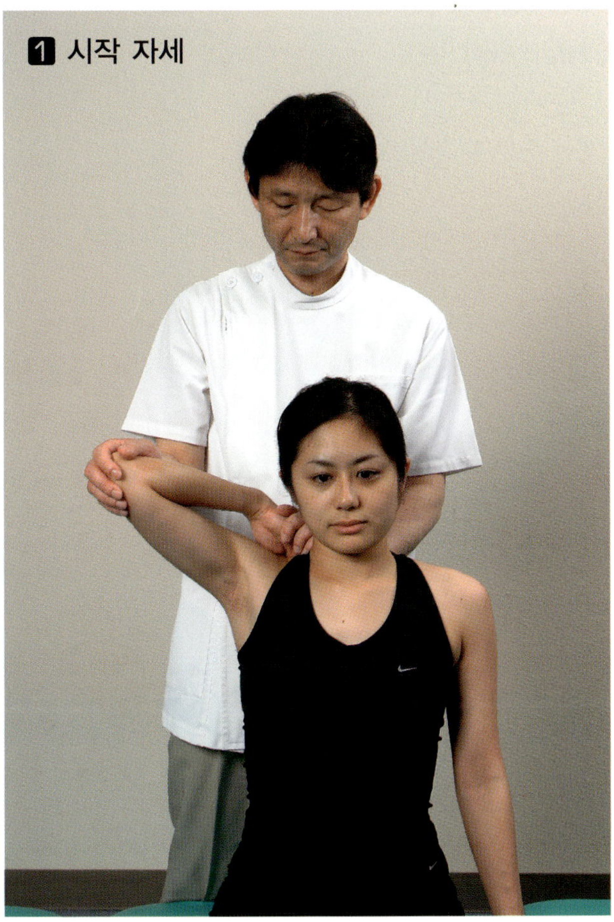

1 시작 자세

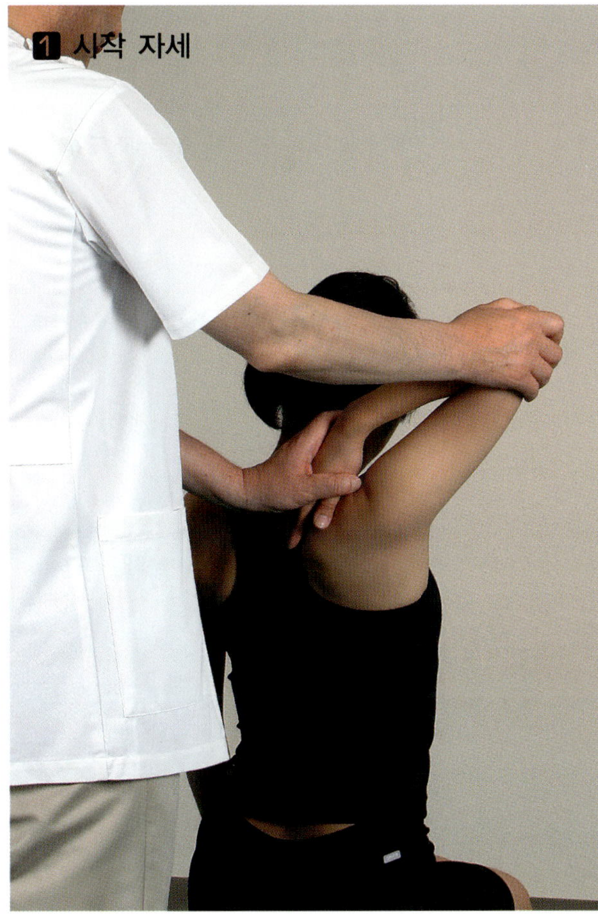

1 시작 자세

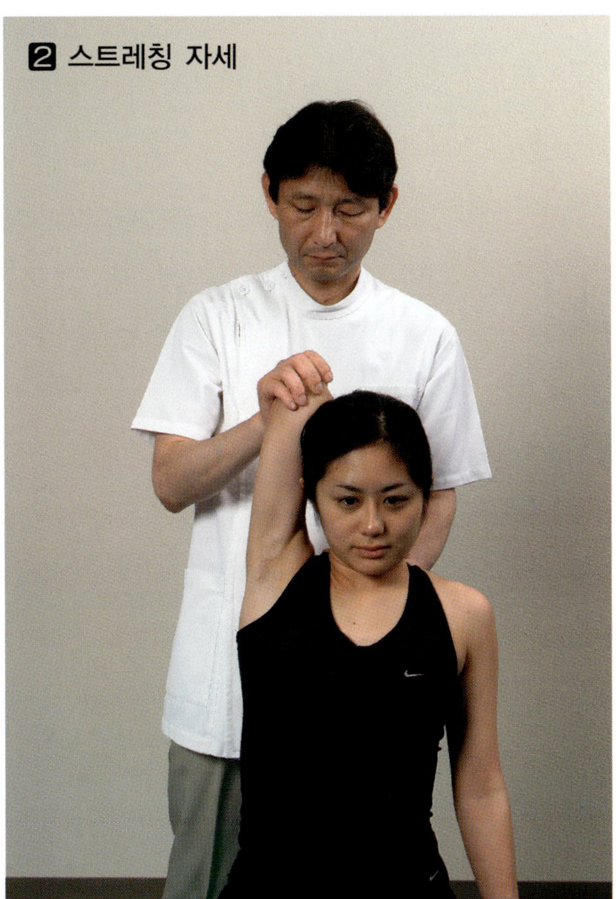

2 스트레칭 자세

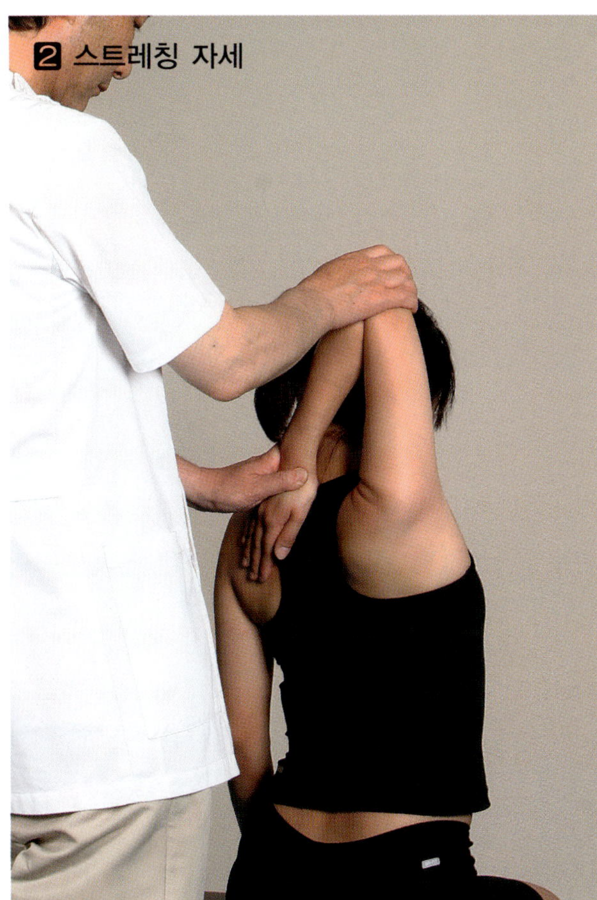

2 스트레칭 자세

# 29 상완이두근(biceps brachii muscle)

→ 35 상완이두근

**기 시** : 견갑골 관절 상결절(장두), 오훼돌기(단두)
**부 착** : 요골조면, 전완근막
**신 경 지 배** : 근피신경 C6~7
**혈 관 지 배** : 액와동맥, 상완동맥
**근 육 연 결** : 원회내근, 대흉근, 상완근, 완요골근, 요측수근굴근, 장요측수근신근, 광배근, 장장근, 척측수근굴근, 총지신근, 소지신근, 소지대립근, (단두) 오훼완근, (견관절낭을 통해) 대흉근, 극상근, 극하근, 소원근, 견갑하근, 상완삼두근, 소흉근

## 상완이두근 landmark

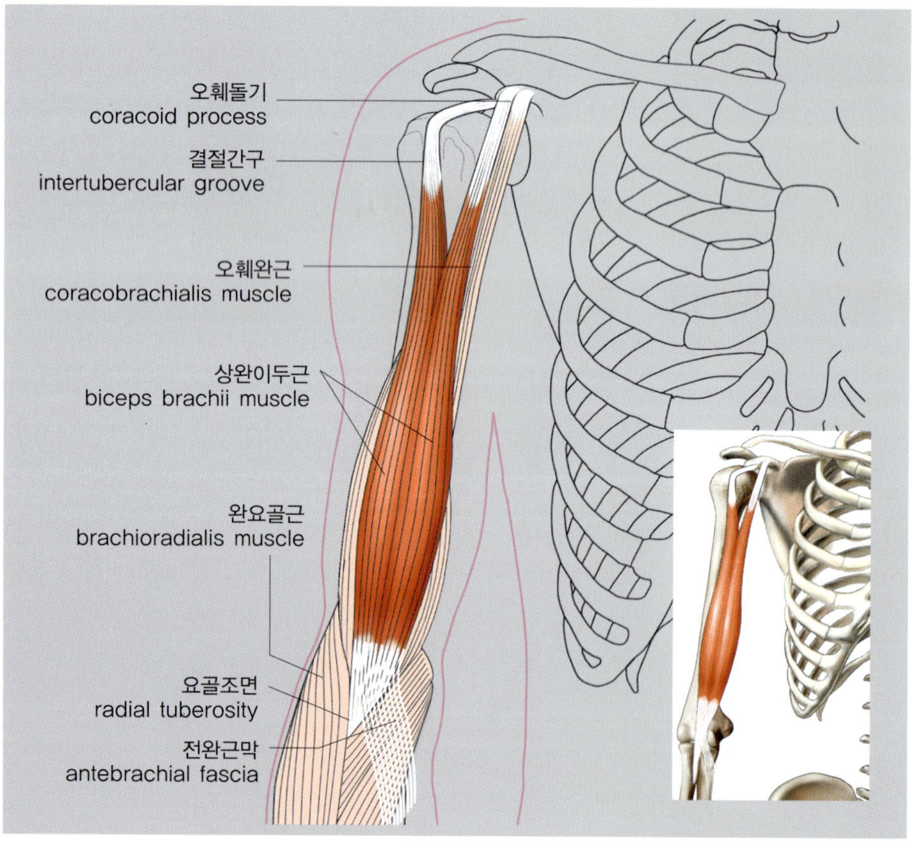


## 상완이두근 스트레칭법(장두부)

**시 작 자 세** : 복와위. 손바닥을 위로 향해 상지를 체간에 댄다.
**치료자의 위치** : 우측에 선다. 오른손으로 주관절부를, 왼손으로 수관절부를 잡는다.
**스 트 레 칭 법** : 견관절을 약간 외전하여 내회전 상태를 유지해 신장 방향으로 작동시킨다. 더욱 최종역에서 약간 내전한다.
**비 고** : 최종역에서는 상완골이 앞쪽으로 전위하는 것에 의한 관절낭에의 통증이 출현하기 쉽기 때문에 강한 신전은 주의한다. 덧붙여 구멍 뚫린 침대가 없는 경우, 경추는 좌측 회전으로 한다.

1 시작 자세

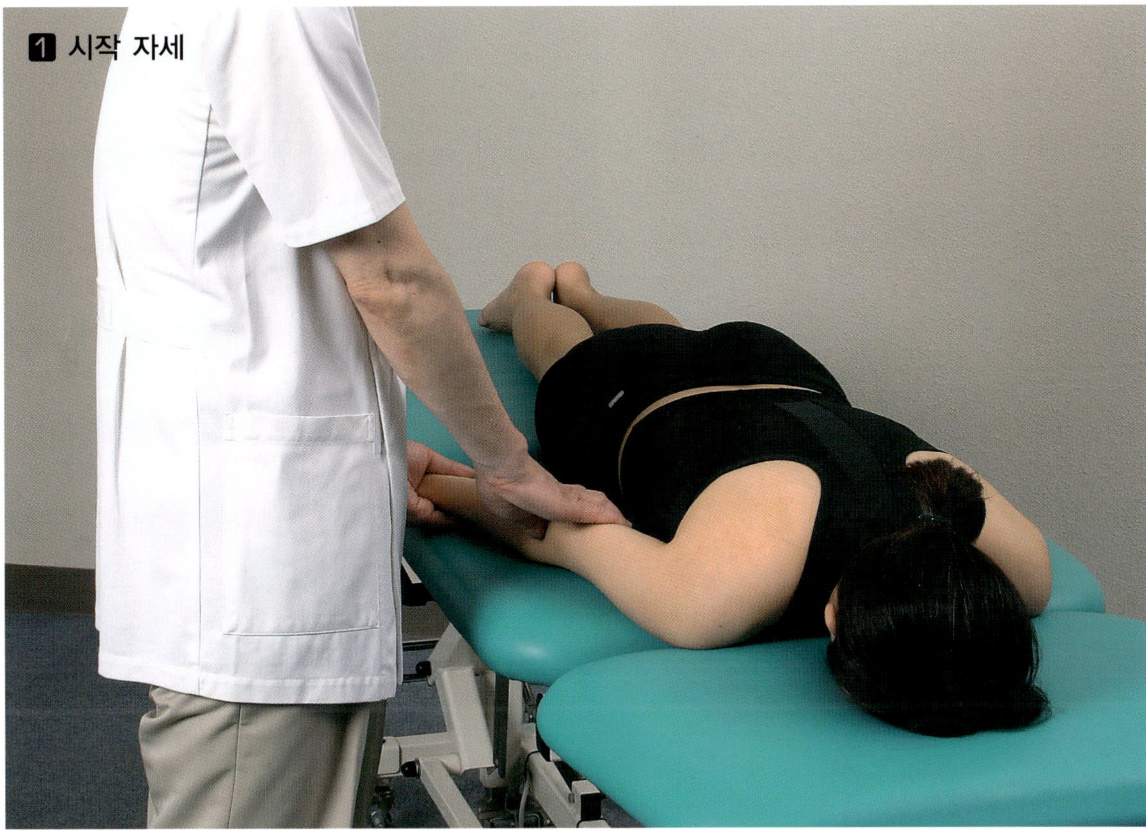

2 스트레칭 자세

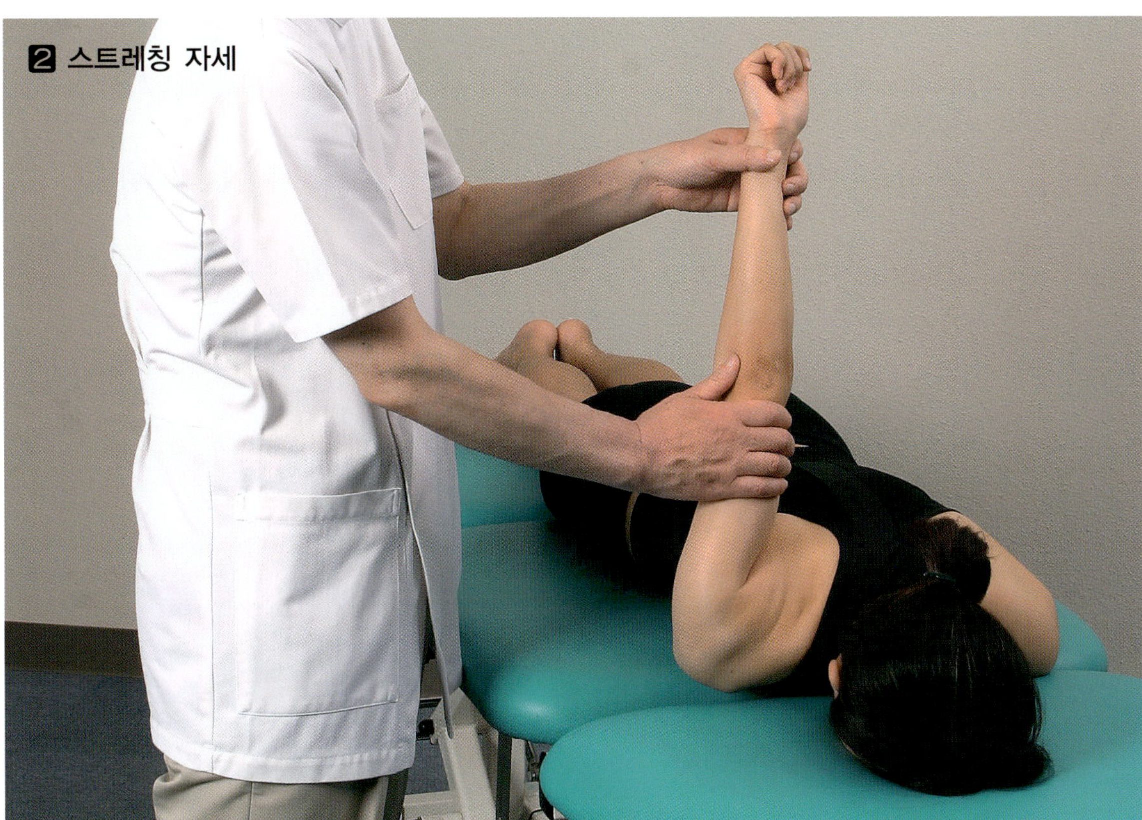

## 상완이두근 스트레칭법(단두부)

**시 작 자 세** : 복와위. 손바닥을 아래로 향해 상지를 체간에 댄다.

**치료자의 위치** : 우측에 선다. 오른손으로 주관절부를, 왼손으로 수관절부를 잡는다.

**스 트 레 칭 법** : 견관절을 약간 외전하여 외회전 상태를 유지하며 신장 방향으로 작동시킨다. 그리고 최종역에서 약간 내전한다.

**비 고** : 최종역에서는 상완골이 앞쪽으로 전위하는 것에 의한 관절낭에의 통증이 출현하기 쉽기 때문에 강한 신장은 주의한다. 구멍 뚫린 침대가 없는 경우, 경추는 좌측 회전으로 한다.

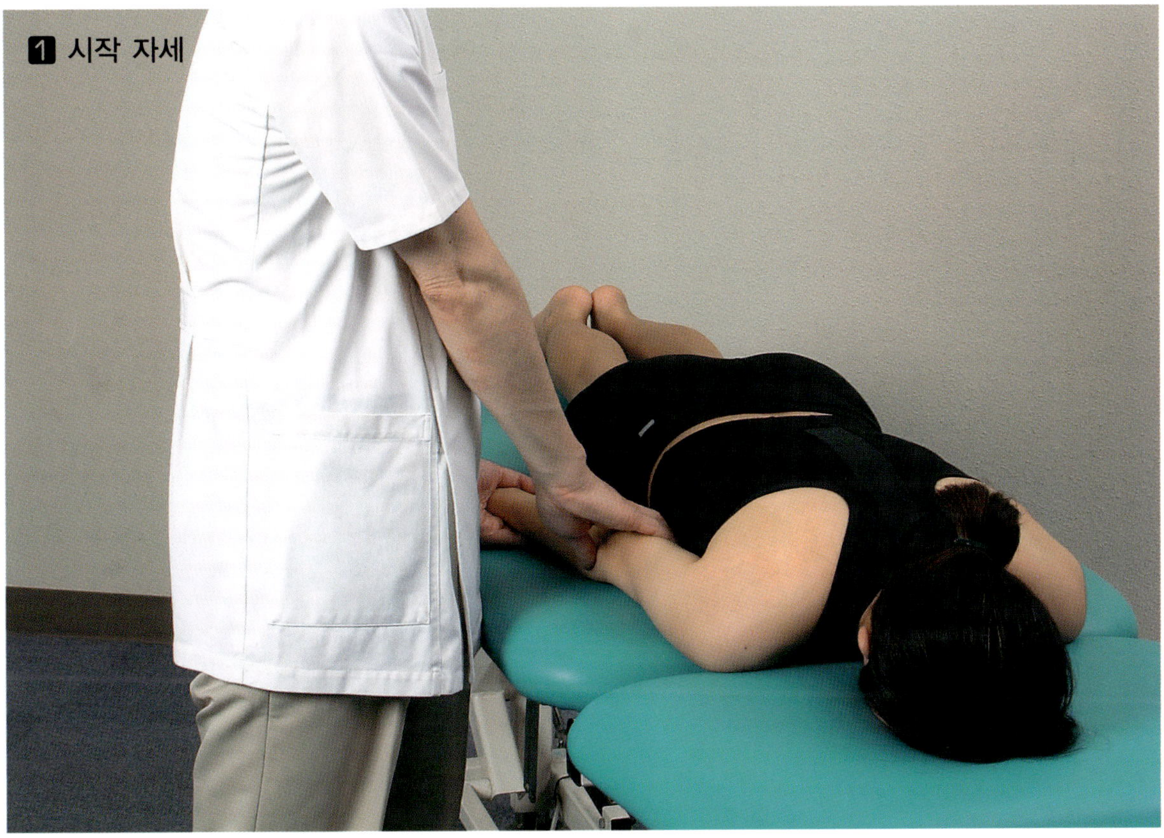
1 시작 자세

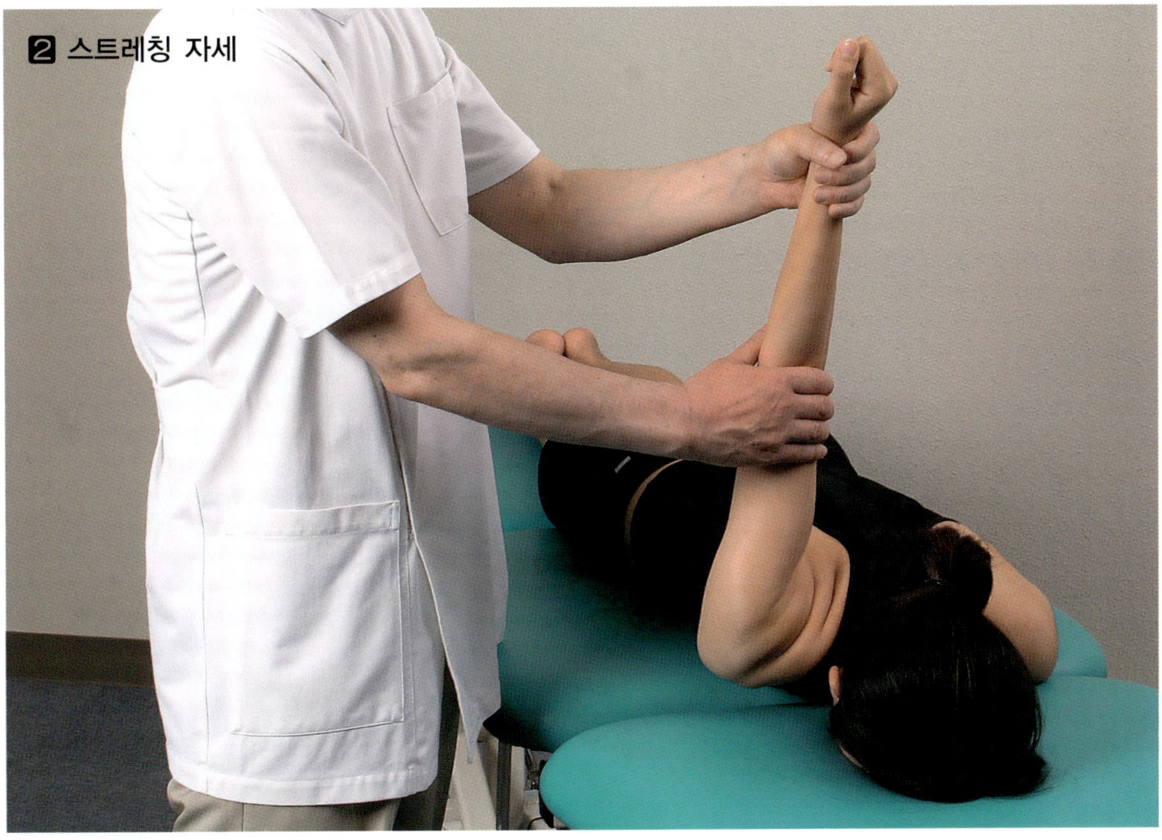
2 스트레칭 자세

# 30 오훼완근(coracobrachialis muscle)

36 오훼완근

기　　　시 : 견갑골 오훼돌기
부　　　착 : 상완골 중앙부 소결절릉 하부
신 경 지 배 : 근피신경 C6~7
혈 관 지 배 : 후상완 회전동맥, 전상완 회전동맥
근 육 연 결 : 삼각근, 상완이두근 단두, 상완근, 상완삼두근, 원회내근, 광배근, 소흉근

## 오훼완근 landmark

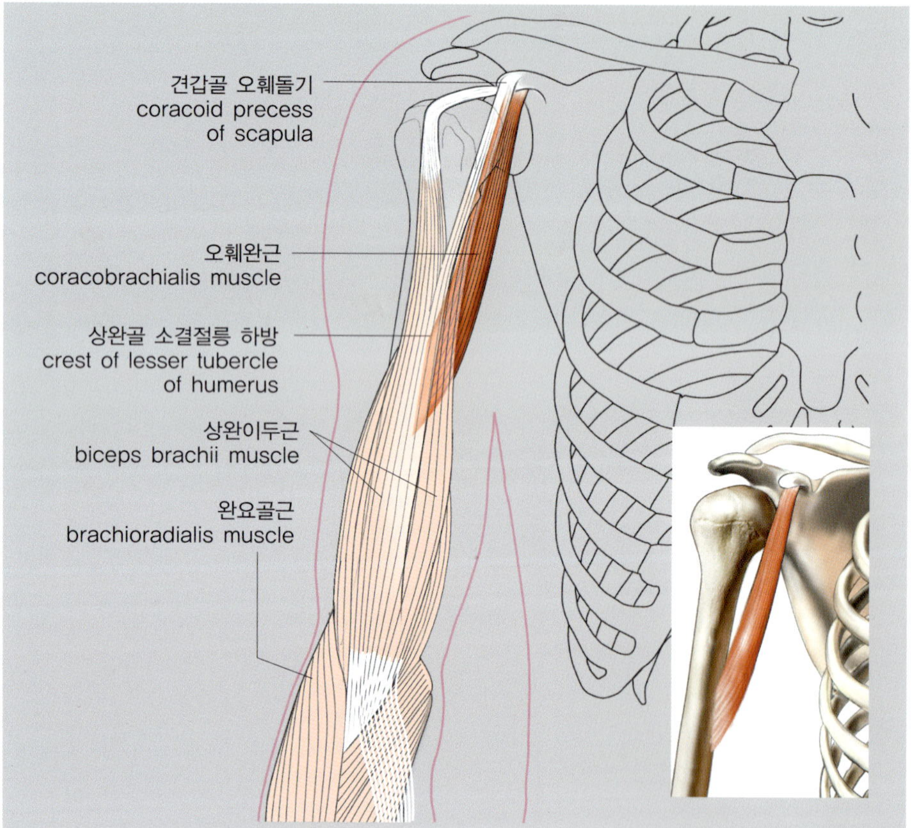


## 오훼완근 스트레칭법

시 작 자 세 : 배와위. 우측 견관절을 침대의 끝에서 밖으로 나오게 한다. 견관절은 약간 외전 · 외회전 상태. 주관절은 중등도 굴곡 상태.
치료자의 위치 : 우측에 선다. 오른손으로 주관절부를, 왼손으로 수관절을 잡는다.
스 트 레 칭 법 : 견관절을 최대 외회전시킨 후 수평 외전 방향으로 작동시킨다.

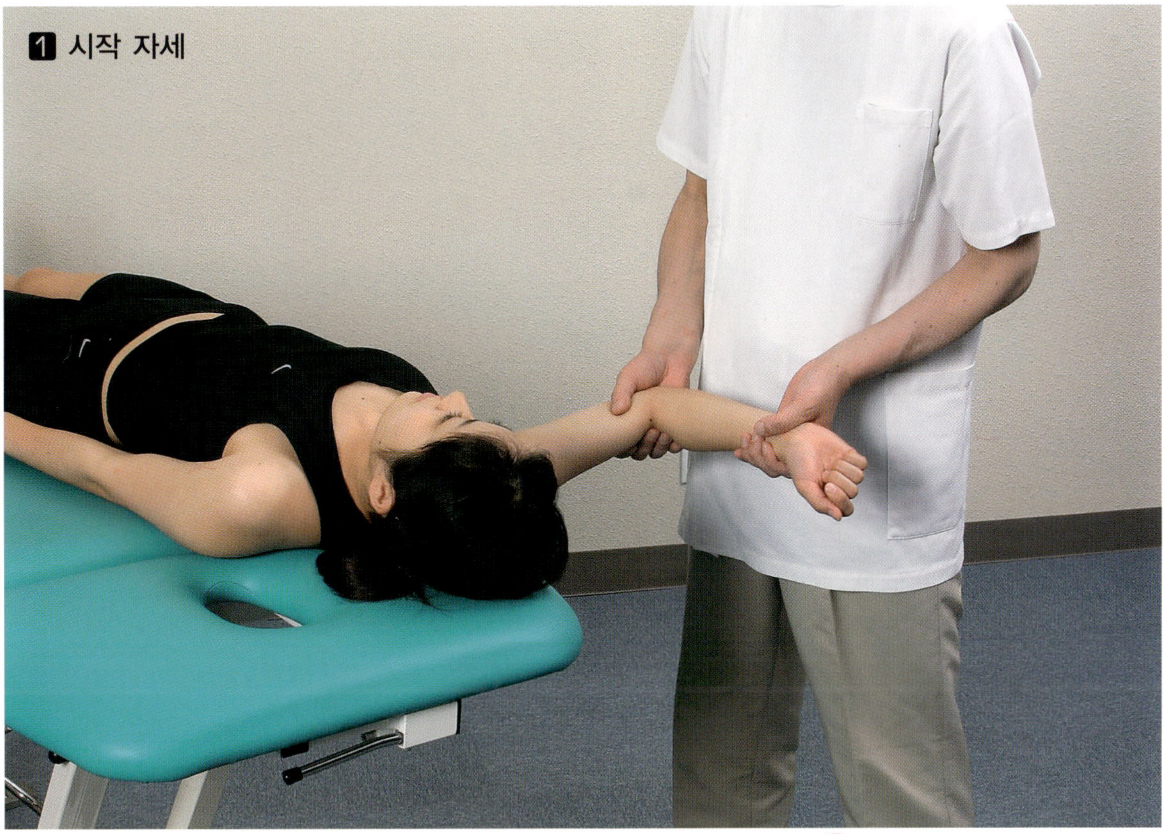
1 시작 자세

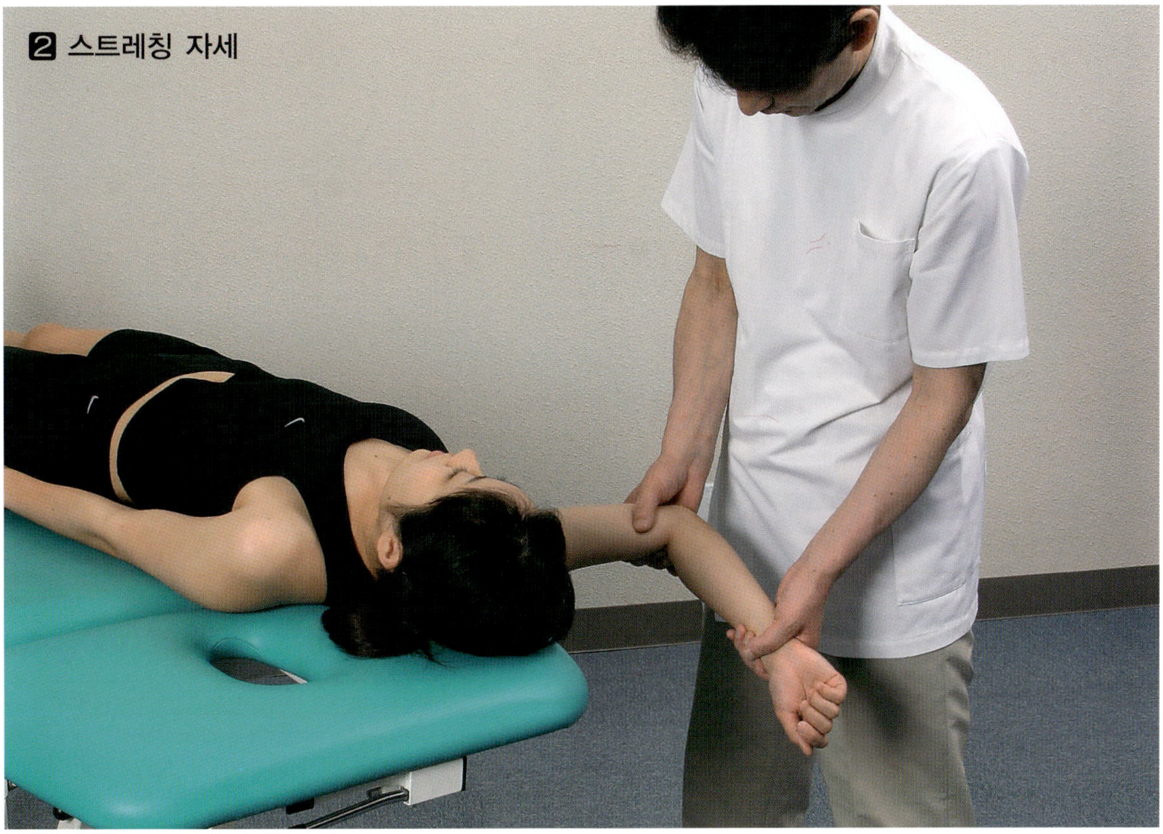
2 스트레칭 자세

# 31 완요골근(brachioradialis muscle)

→ 38 완요골근

**기 시** : 상완골 외측연 하부, 외측 상완근간 중격
**부 착** : 요골 경상돌기 상방
**신경지배** : 요골신경 C5~6
**혈관지배** : 요측 측부동맥, 요측 반회동맥
**근육연결** : 상완근, 장요측수근신근, 장무지외전근, 상완이두근, 상완삼두근

## 완요골근 landmark

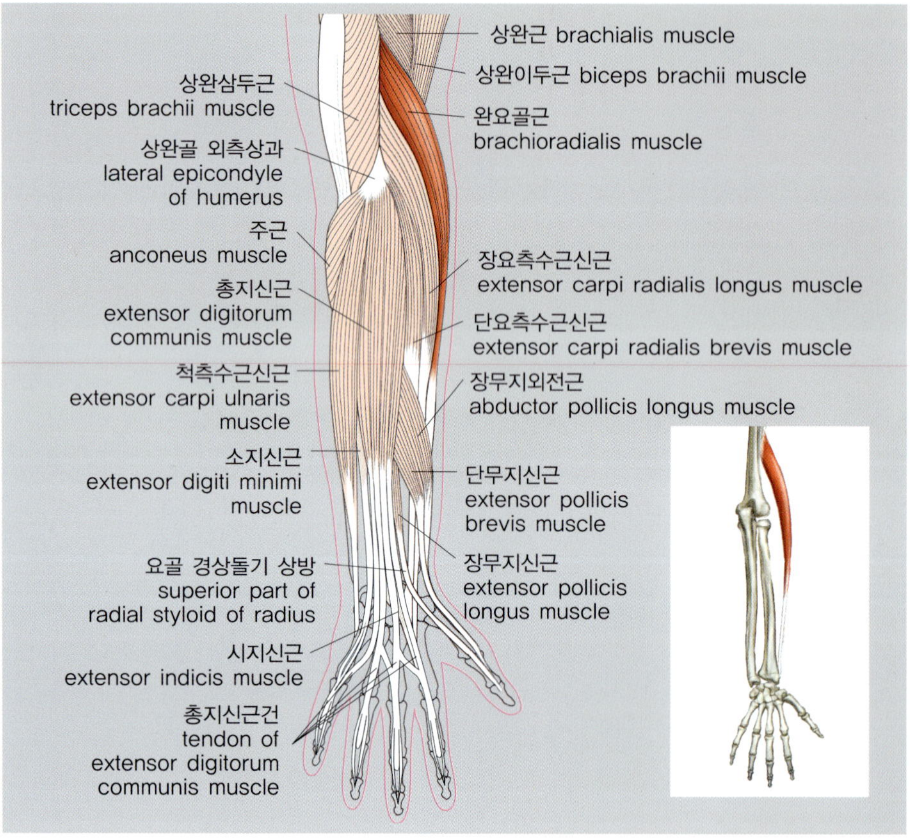


## 완요골근 스트레칭법

**시작자세** : 배와위. 견관절은 경도외전 · 내외회전 중간위. 주관절은 경도 굴곡 상태. 전완은 회내외 중간위.

**치료자의 위치** : 우측에 선다. 오른손으로 손 뒤쪽을, 왼손으로 주두를 내측으로부터 잡고 치료자의 전완으로 상완을 고정한다.

**스트레칭법** : 전완을 회내하면서 주관절을 신전 · 내전하여 주관절부에서의 골성의 저항을 느낀 후 수관절을 장굴 · 척굴한다.

**비 고** : 신장할 때 주관절을 완전 신장시키면 통증을 느낀다. 또한 주관절은 내반 방향으로 더욱 움직이는 정도의 여유가 필요하다. 전완은 회내위의 정도로 해당근과 장요측수근신근과의 신장을 조절한다. 수관절의 장굴은 너무 강하게 실시하지 않는다.

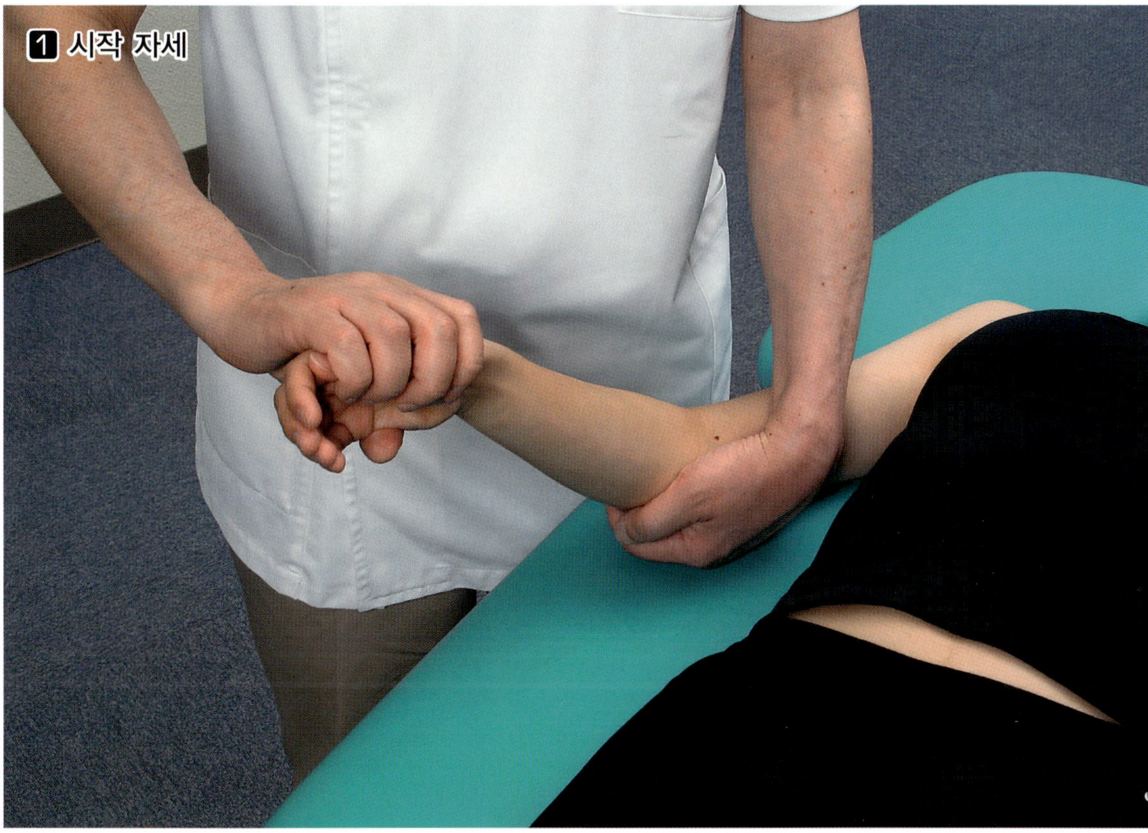
1 시작 자세

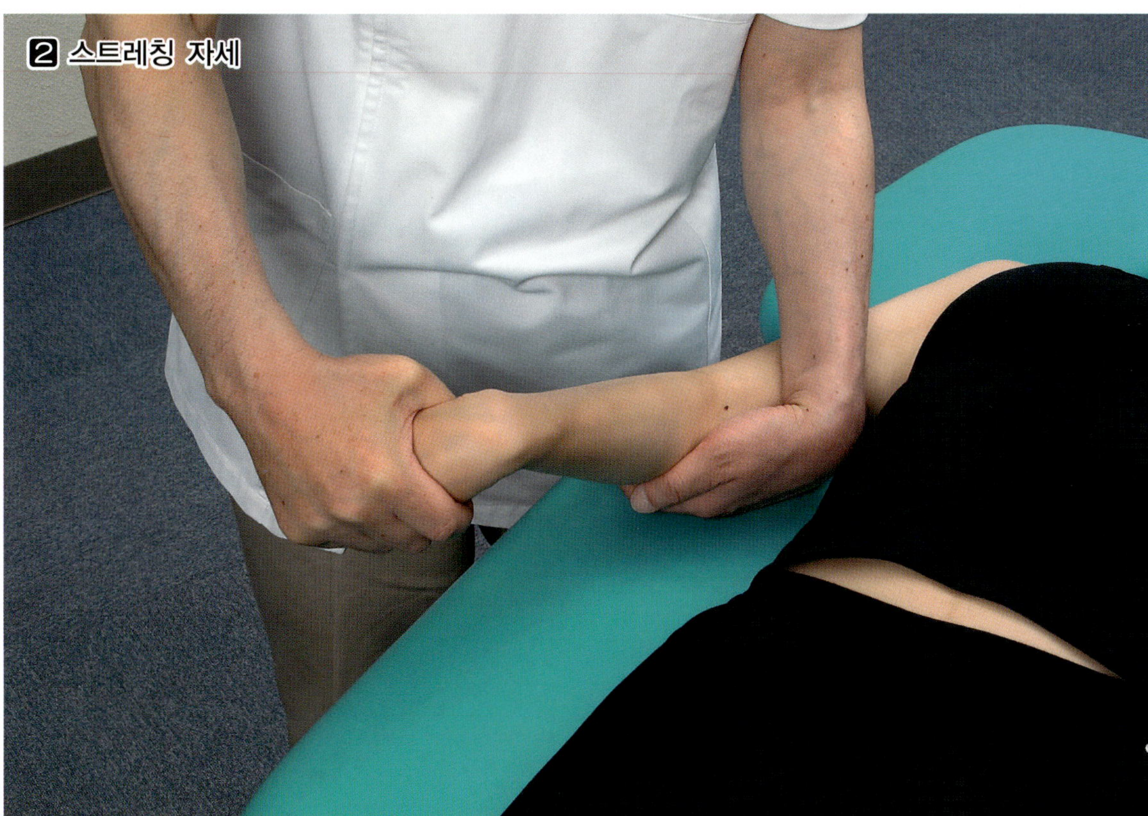
2 스트레칭 자세

# 32 장요측수근신근 (extensor carpi radialis longus muscle)

39 장요측수근신근

기　　　시 : 상완골 외측상과, 외측 상완근간 중격

부　　　착 : 제2중수골 저배면

신 경 지 배 : 요골신경 C6~7

혈 관 지 배 : 장측 측부동맥, 장측 반회동맥

근 육 연 결 : 완요골근, 무지내전근, 단요측수근신근, 총지신근, 소지신근, 척측수근신근, 단무지신근, 상완이두근, 상완근, 상완삼두근

## 장요측수근신근 landmark

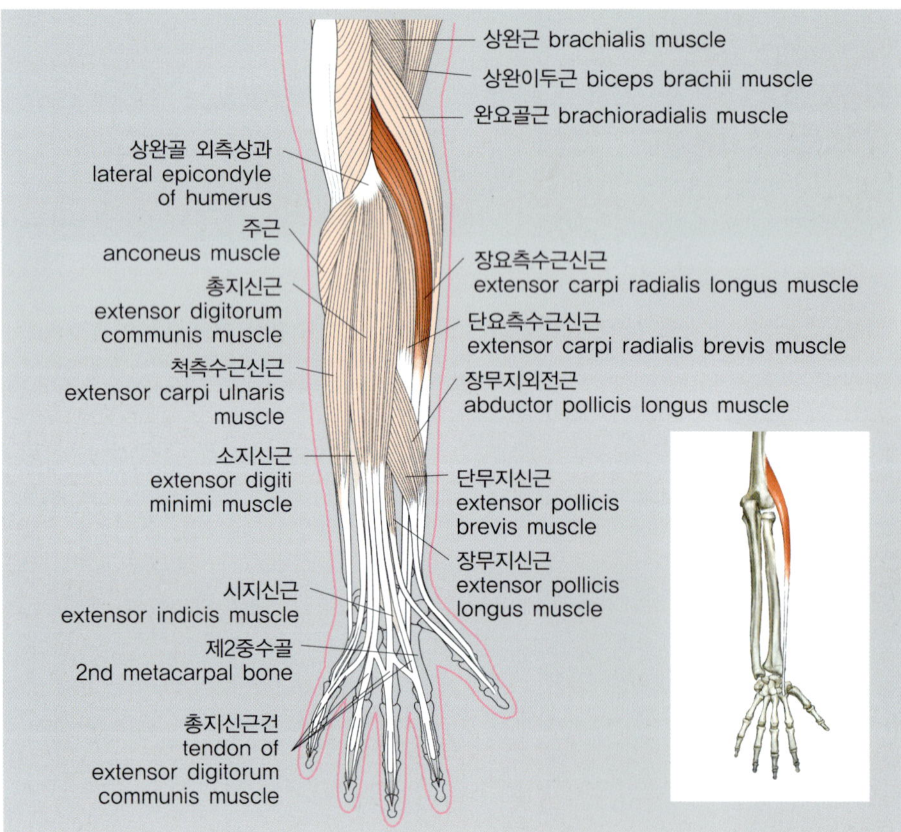


## 장요측수근신근 스트레칭법

시 작 자 세 : 배와위. 우측 견관절은 경도 굴곡 · 경도 외전 상태. 주관절은 신전 상태. 전완은 회내위.

치료자의 위치 : 우측에 선다. 오른손으로 손등쪽을 잡아 왼손으로 주관절을 뒤쪽에서 고정한다.

스 트 레 칭 법 : 전완을 회내하면서 수관절을 장굴 · 척굴한다.

비　　　고 : 손가락 신근육군의 신장을 막기 위해 손가락은 굴곡 상태로 고정하지 않는다. 또한 수관절 장굴이 너무 강하면 척굴 제한이 생기므로 주의한다.

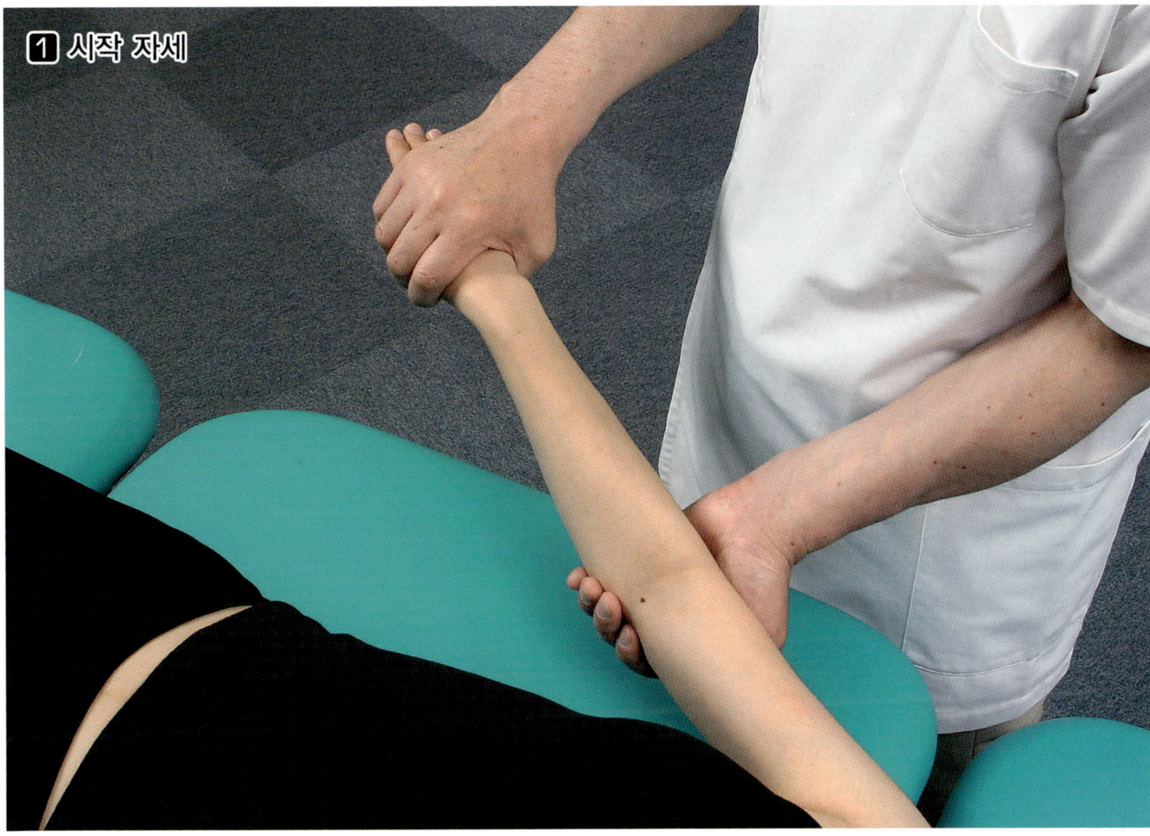
1 시작 자세

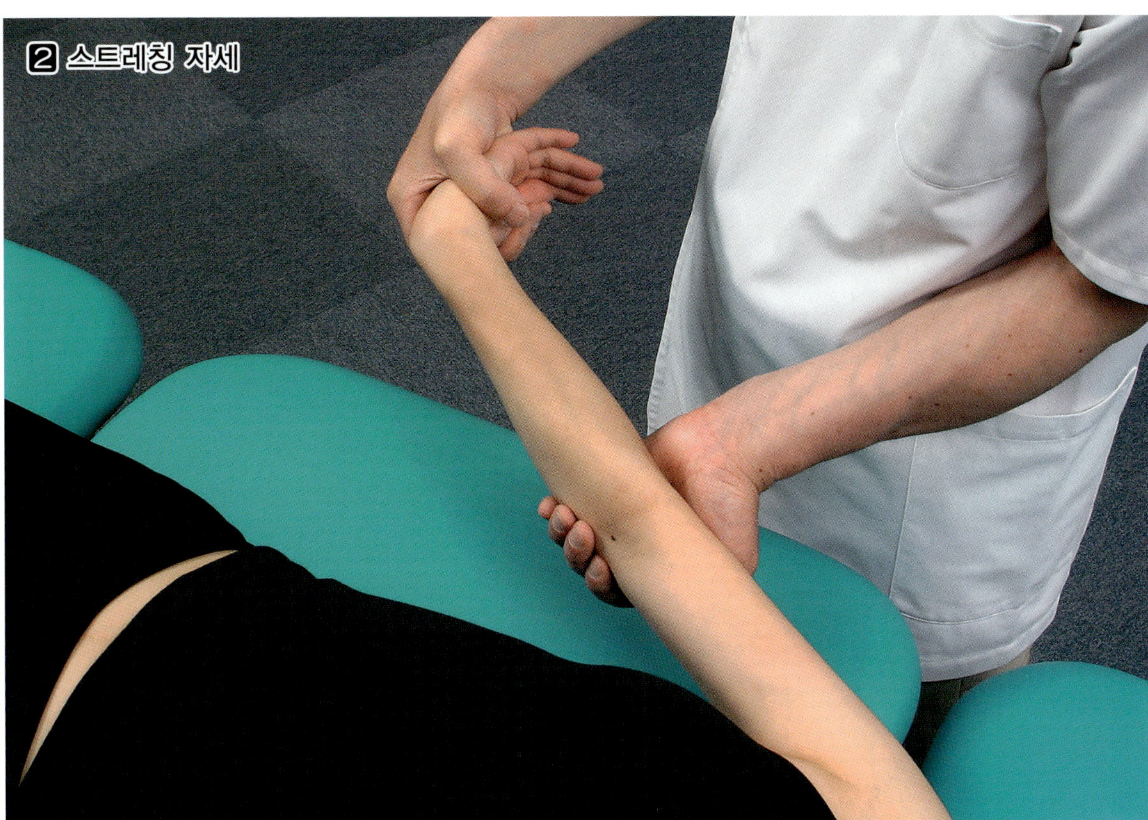
2 스트레칭 자세

# 33 단요측수근신근 (extensor carpi radialis brevis muscle)

40 단요측수근신근

**기 시**: 상완골 외측상과, 요골 윤상인대, 이 근육과 총지신근 사이의 건판
**부 착**: 제3중수골저
**신경지배**: 요골신경 심지 C5~7
**혈관지배**: 요측 측부동맥, 요측 반회동맥
**근육연결**: 장요측수근신근, 회외근, 시지신근, (주관절낭을 통해) 상완근, 상완삼두근, 주근, 총지근, 천지굴근, 회외근, 척측수근신근, 단무지신근

## 단요측수근신근 landmark

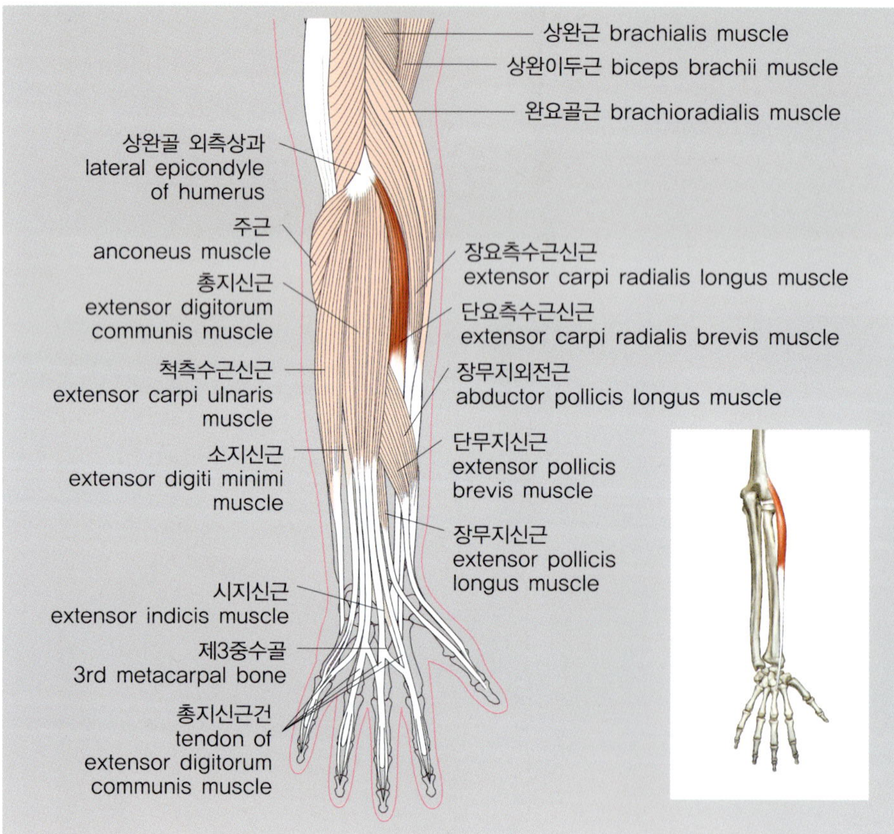


## 단요측수근신근 스트레칭법

**시작 자세**: 배와위. 우측 견관절은 경도 굴곡 · 경도 외전 상태. 주관절은 신전 상태. 전완은 회내위.
**치료자의 위치**: 우측에 선다. 오른손으로 손등쪽을 잡고 왼손으로 주관절을 뒤쪽에서 잡는다.
**스트레칭법**: 수관절을 위쪽으로 밀어 올리면서 장굴한다.

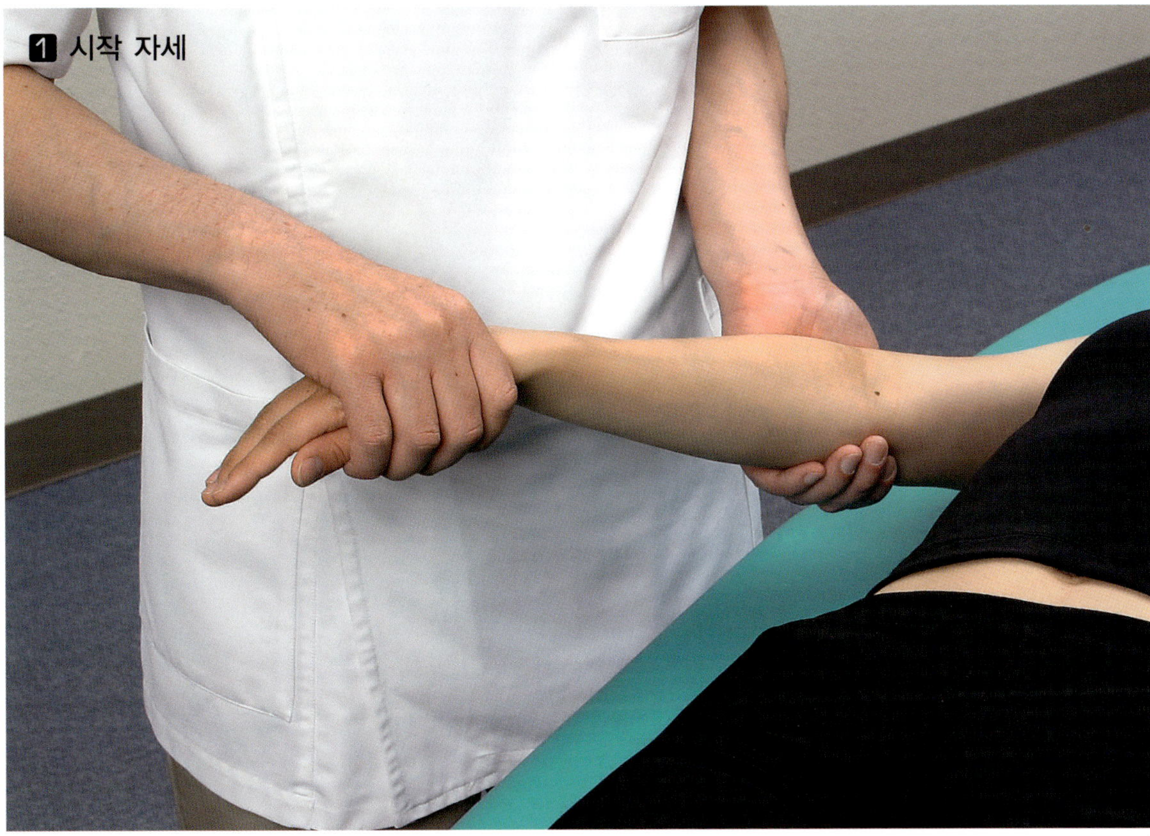
1 시작 자세

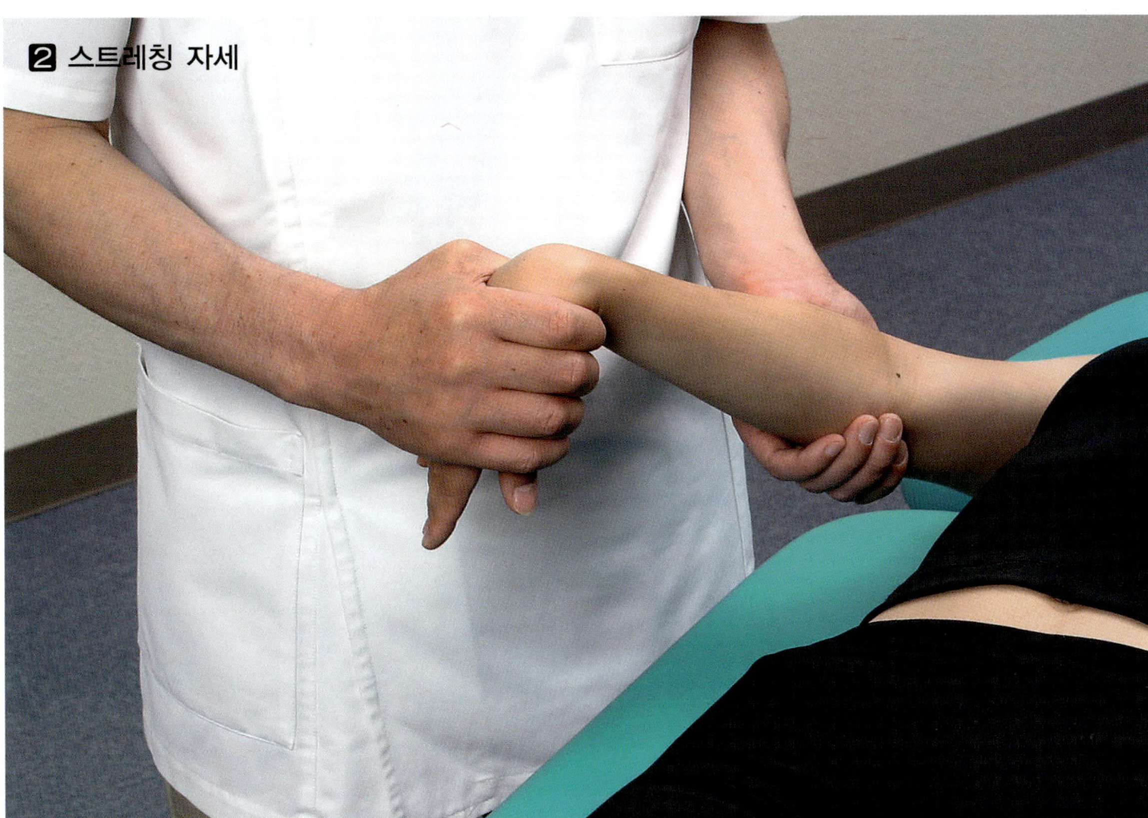
2 스트레칭 자세

# 34 척측수근신근 (extensor carpi ulnaris muscle)

→ 41 척측수근신근

**기 시**: 상완골 외측상과, 주관절 요측 측부인대, 척골 후면
**부 착**: 제5중수골 저배면
**신 경 지 배**: 요골신경 심지 C6~8
**혈 관 지 배**: 후골간동맥
**근 육 연 결**: 척측수근굴근, 심지굴근, 장요측수근신근, 시지신근, 소지신근, (주관절낭을 통해) 상완근, 상완삼두근, 주근, 총지신근, 천지굴근, 단요측수근신근, 단무지신근, 회외근

## 척측수근신근 landmark

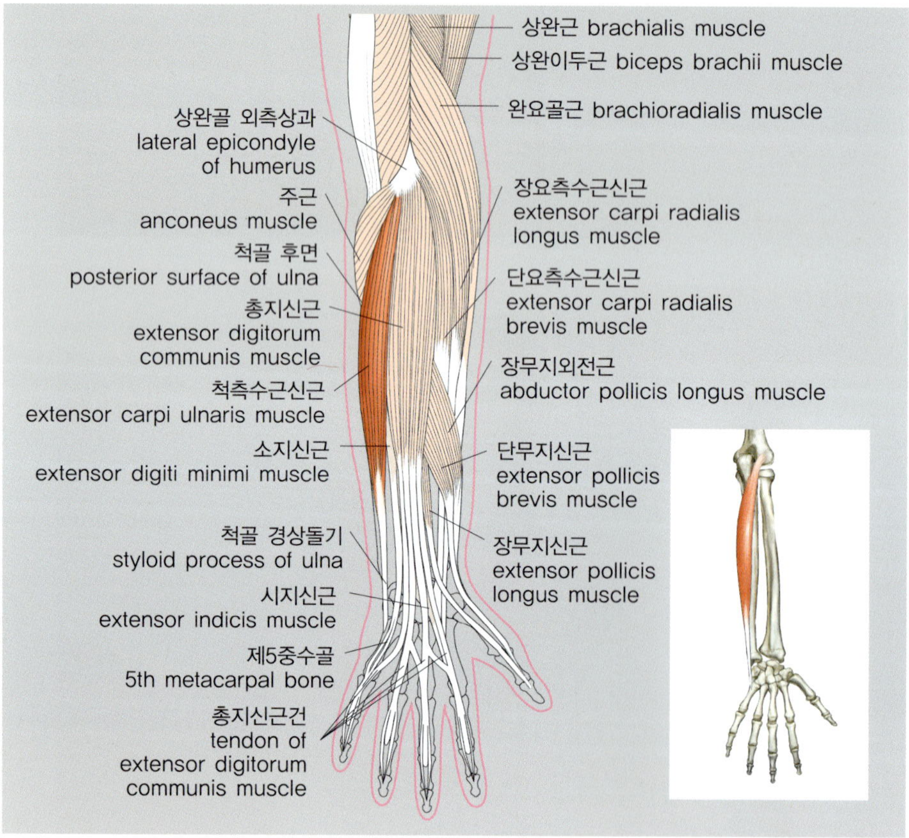


## 척측수근신근 스트레칭법(근복 · 기시부)

**시 작 자 세**: 배와위. 견관절은 경도 굴곡 · 경도 외전 상태. 주관절은 신전 상태. 전완은 최대 회외위. 손가락은 굴곡 상태(엄지손가락을 안으로 잡는다).
**치료자의 위치**: 우측에 선다. 왼손으로 주관절을 뒤쪽에서 잡아 오른손으로 손등쪽에서 손가락을 잡는다.
**스 트 레 칭 법**: 수관절을 장굴 · 요굴한다.

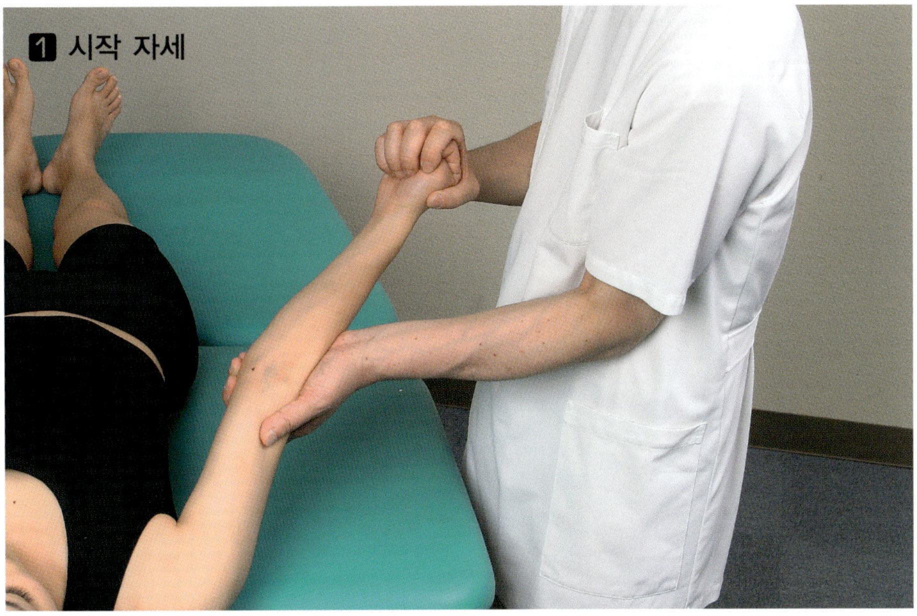
1 시작 자세

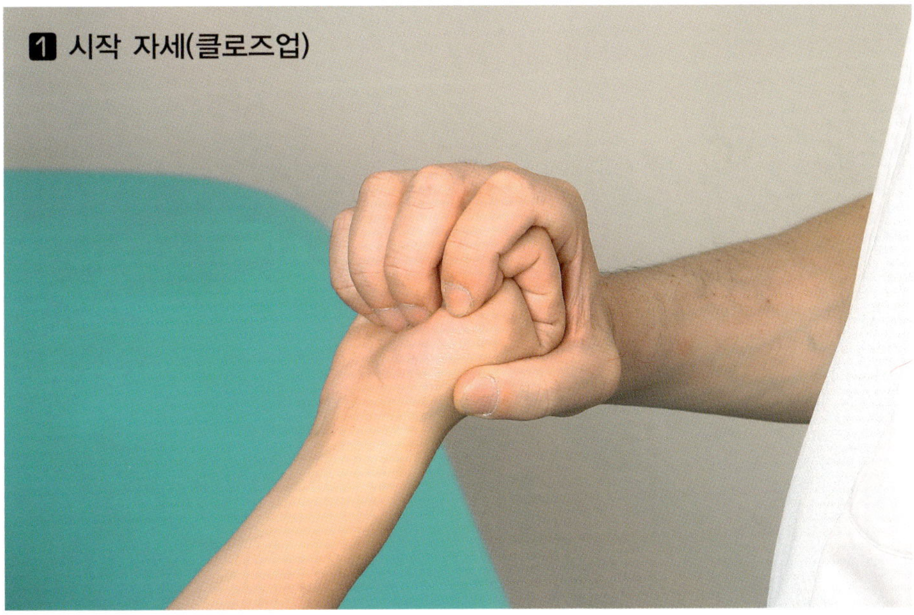
1 시작 자세(클로즈업)

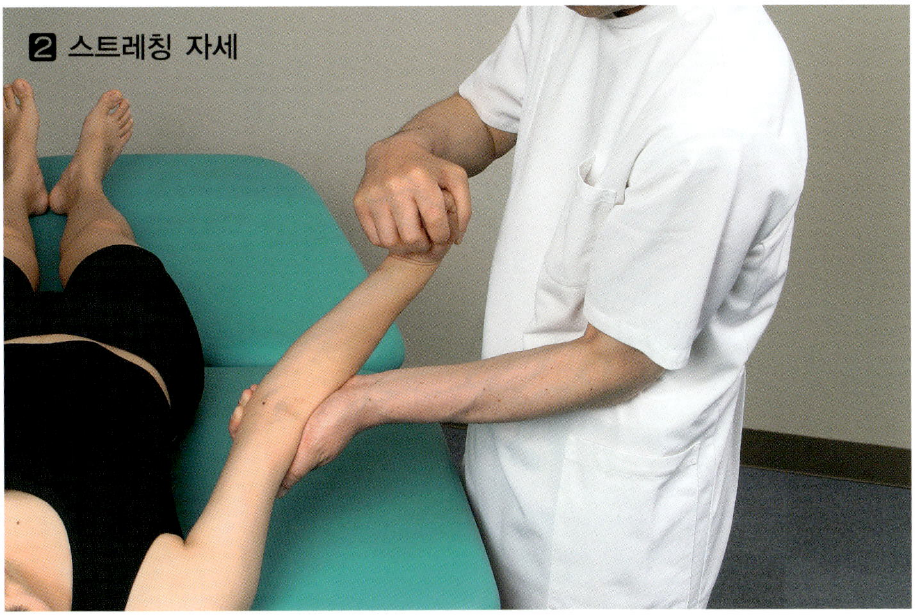
2 스트레칭 자세

## 척측수근신근 스트레칭법(부착부)

**시 작 자 세** : 배와위, 고관절은 약 90° 굴곡 상태. 전완은 회내외 중간위. 수지는 굴곡 상태(엄지손가락을 안으로 잡는다).

**치료자의 위치** : 우측에 두부를 향해 선다. 오른손으로 전완 원위부를, 왼손으로 수배부~손가락을 잡는다.

**스 트 레 칭 법** : 전완을 치료자쪽으로 끌어당겨 회내외를 제한하여 왼손으로 수관절을 장굴 · 요굴한다.

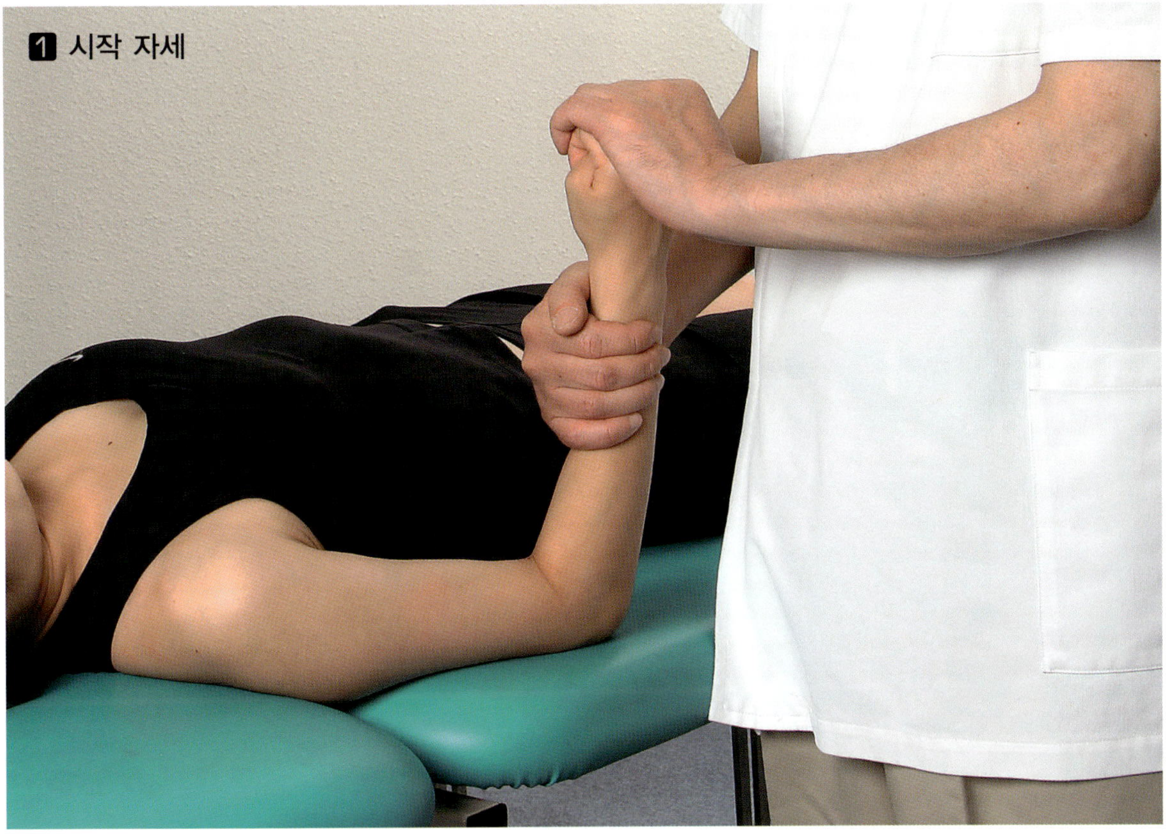
1 시작 자세

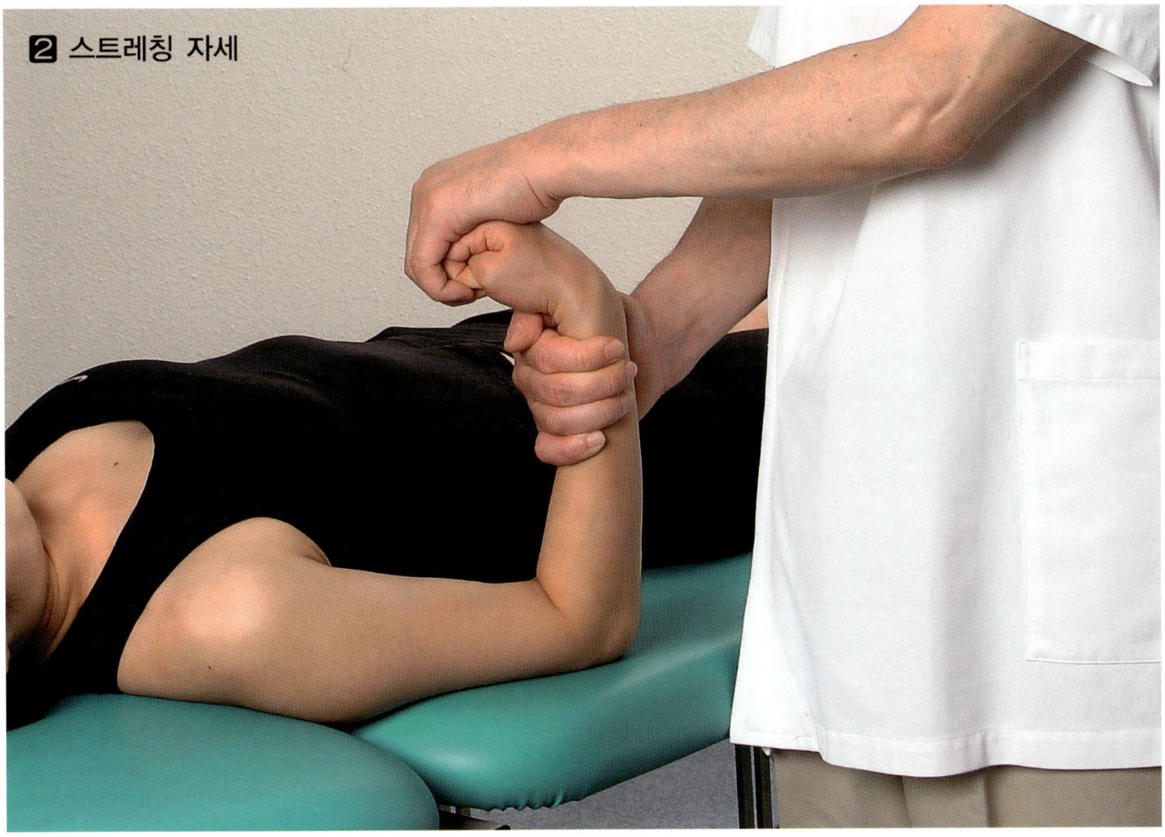
2 스트레칭 자세

## 35 총지신근(extensor digitorum muscle)

→ 44 총지신근

**기 시**: 상완골 외측상과, 전완 근막
**부 착**: 제2~5중절 골저 · 말절골저
**신경지배**: 요골신경 심지 C6~8
**혈관지배**: 후골간동맥
**근육연결**: 단요측수근신근, 척측수근신근, 장측골간근, 소지신근, 장무지외전근, 단무지외전근, 단지신근, 시지신근, 무지내전근, 소지외전근, 단소지굴근, 충양근, (주관절낭을 통해) 상완근, 상완삼두근, 천지굴근, 단요측수근신근, 척측수근신근, 단무지신근, 회외근

### 총지신근 landmark

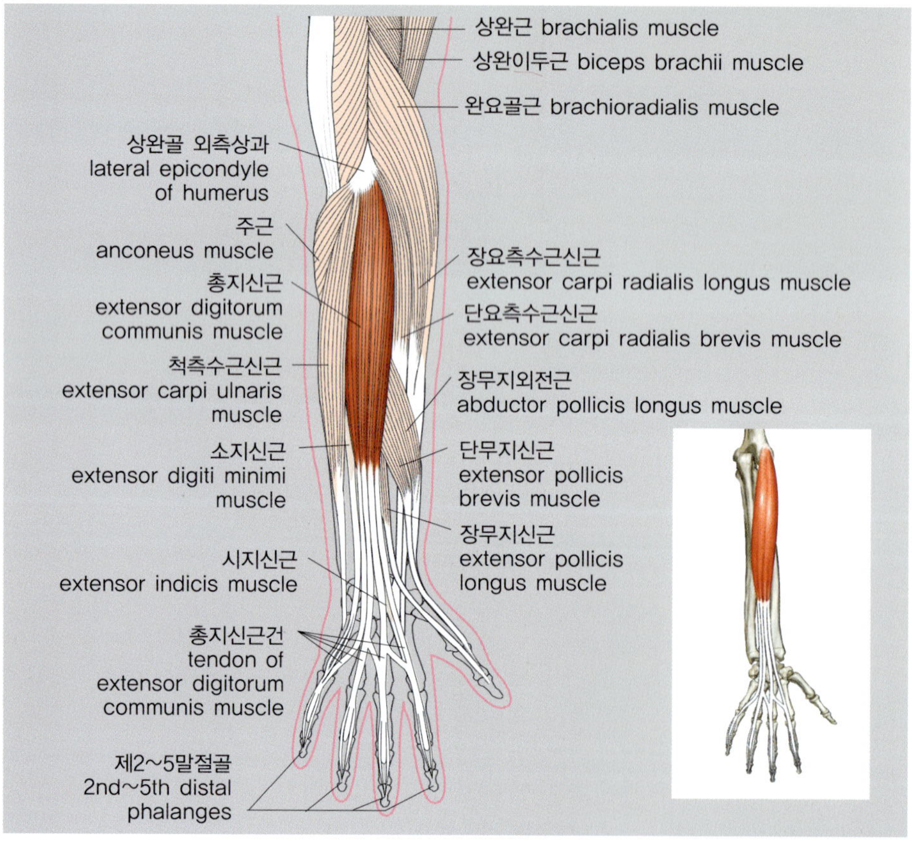


### 총지신근 스트레칭법

**시작자세**: 배와위. 견관절은 경도 굴곡 · 경도 외전 상태. 주관절은 신전 상태. 전완은 최대 회외위. 손가락은 굴곡 상태(엄지손가락 제외).
**치료자의 위치**: 우측에 선다. 왼손으로 주관절을 뒤쪽에서 잡고 오른손으로 손등 쪽에서 손가락을 잡는다.
**스트레칭법**: 손가락을 구부리면서 수관절을 장굴한다.
**비 고**: 본 근육은 제2~5손가락으로 주행이 나뉘고 있다. 시지측을 주로 신장하고 싶은 경우는 수관절을 장굴 · 약간 척굴하여 소지측을 주로 신장하고 싶은 경우는 수관절을 장굴 · 약간 요굴하면 좋다. 또한 시지 측을 신장하는 경우는 시지신근도 동시에 신장되고 소지측을 신장하는 경우는 소지신근도 동시에 신장된다.

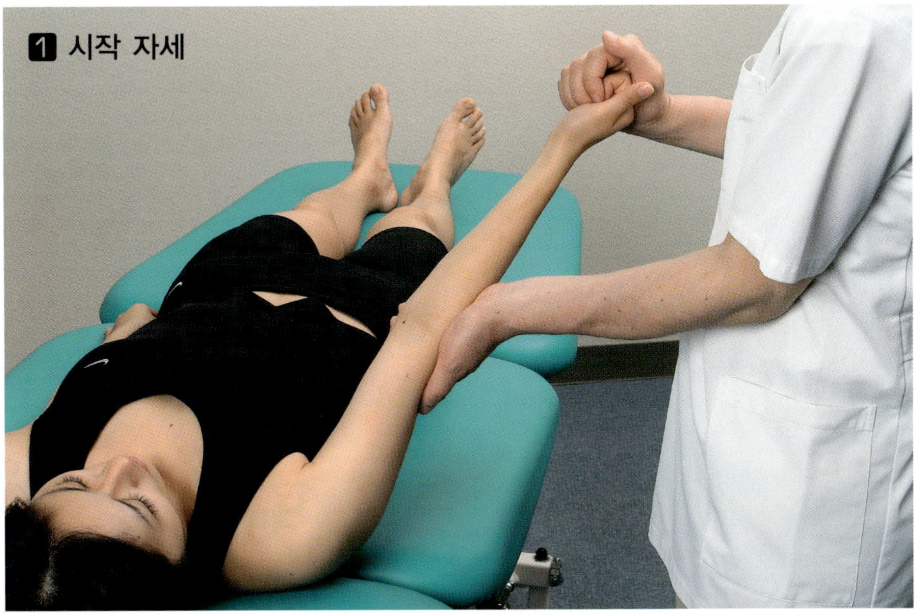
1 시작 자세

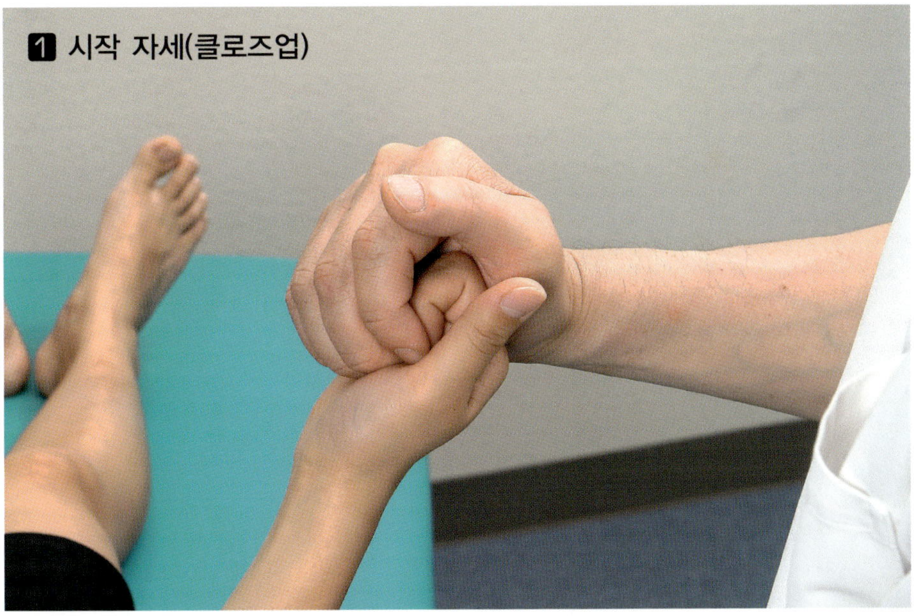
1 시작 자세(클로즈업)

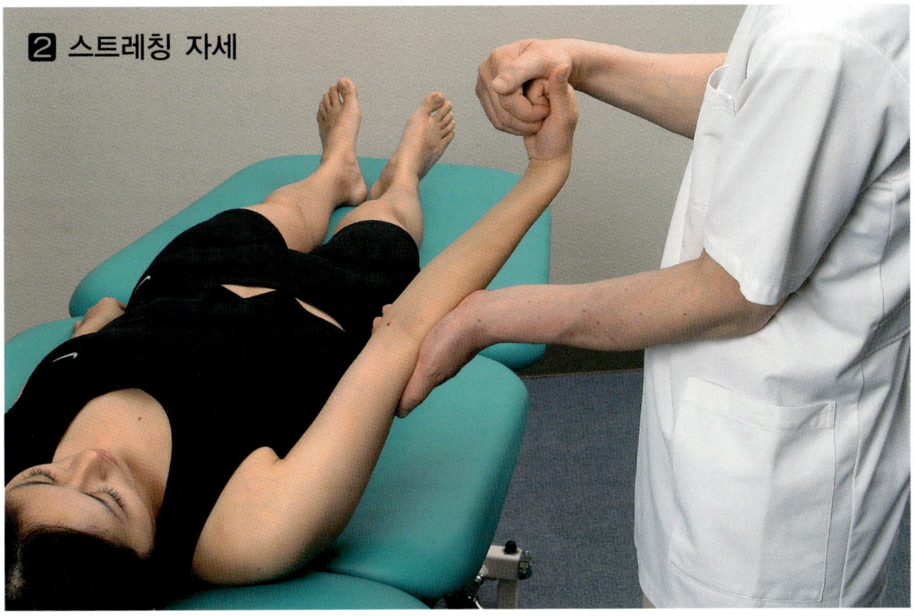
2 스트레칭 자세

# 36 장무지신근 (extensor pollicis longus muscle)

45 장무지신근

기 시 : 전완골간막, 척측수근신근 근막
부 착 : 무지 원위지절골저
신 경 지 배 : 요골신경 심지 C6~8
혈 관 지 배 : 후골간동맥
근 육 연 결 : 단무지신근, 장무지굴근, 총지신근, 시지신근, 장무지외전근, 심지굴근

## 장무지신근 landmark

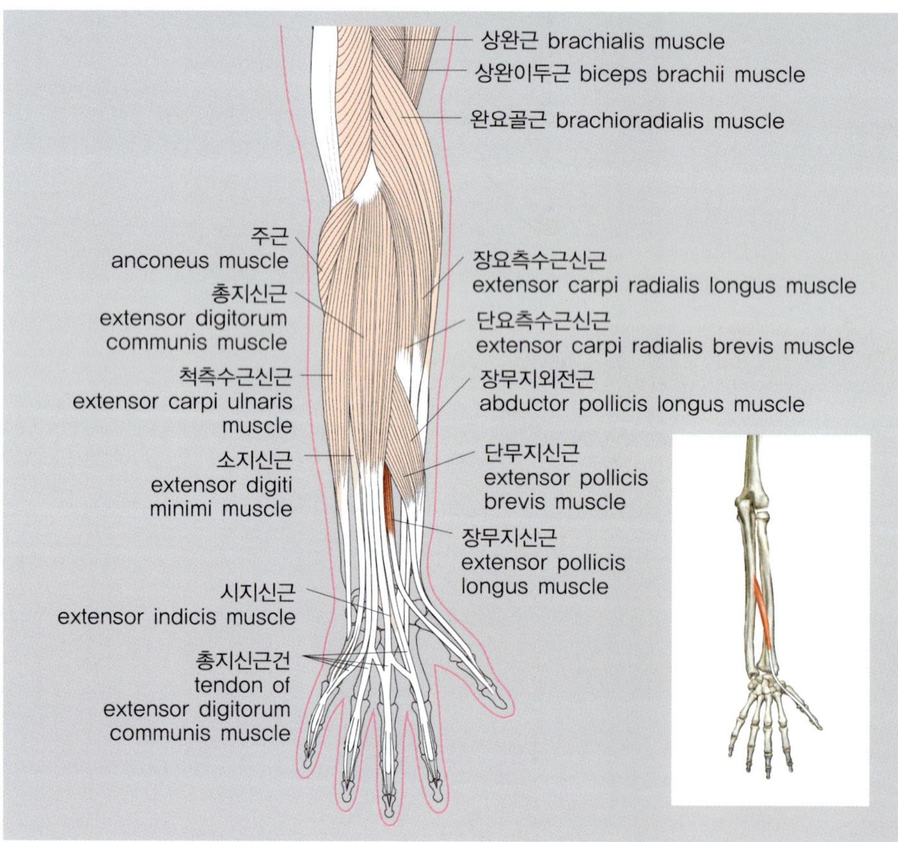


## 장무지신근 스트레칭법

시 작 자 세 : 배와위. 주관절은 중등도 굴곡 상태. 전완은 회내외 중간위. 무지는 장측 외전 상태.

치료자의 위치 : 우측에 선다. 우측 시지 · 중지로 환자의 엄지손가락을 사이에 끼고, 치료자의 엄지손가락을 기절골 배측에 두고 왼손으로 환자의 오른손을 소지 측으로부터 잡는다.

스 트 레 칭 법 : 왼손으로 수관절을 밀어 올리듯이 장굴 · 척굴한 후, 오른손으로 엄지손가락 지절간 관절까지를 굴곡한다.

비 고 : 신장할 때 오른손으로 수근 중수관절의 대립위를 충분히 유지해 힘줄의 주행을 확인하면서 실시한다.

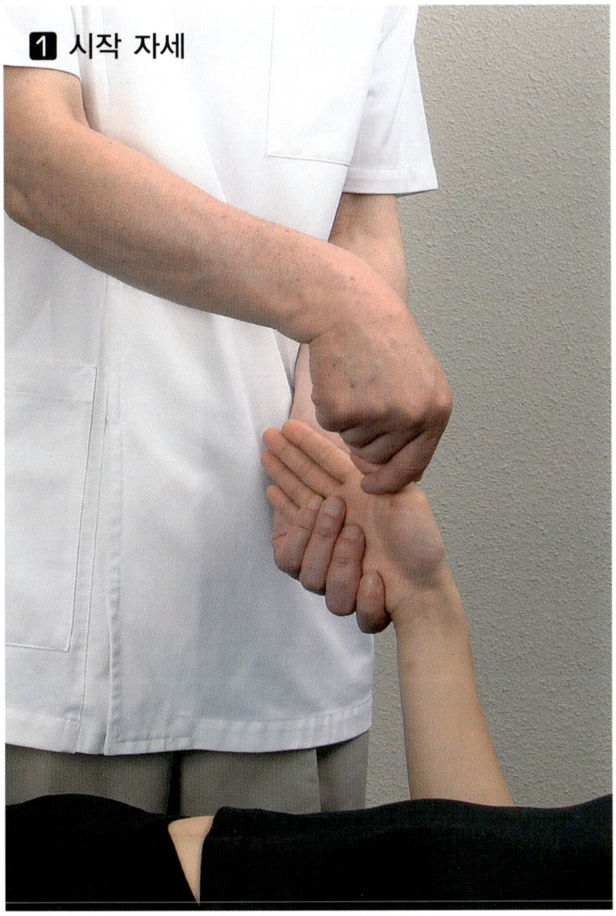
1 시작 자세

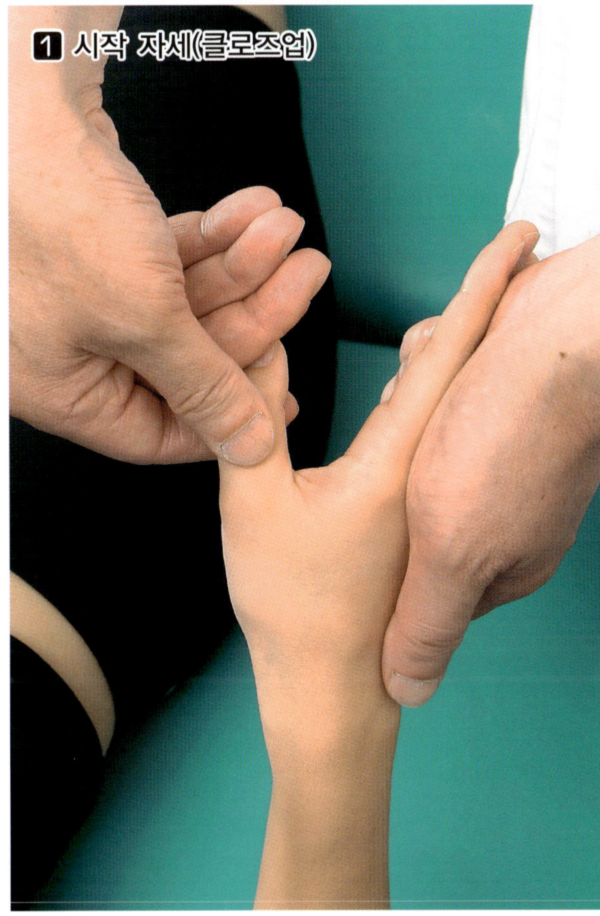
1 시작 자세(클로즈업)

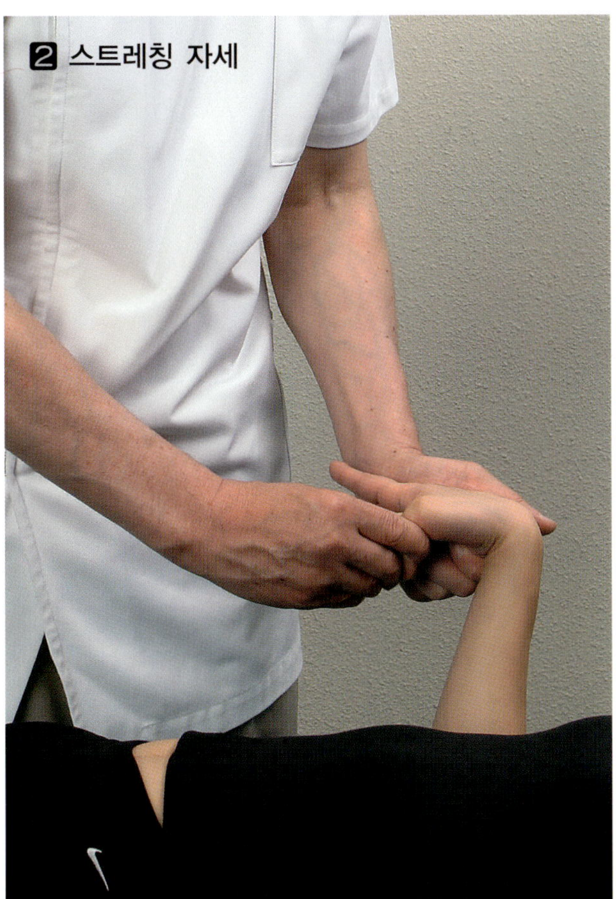
2 스트레칭 자세

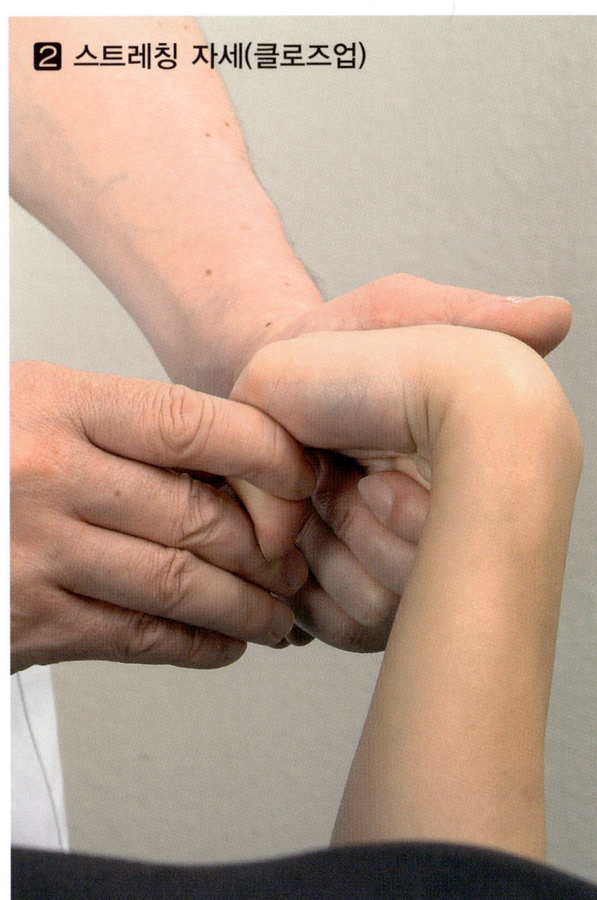
2 스트레칭 자세(클로즈업)

# 37 단무지신근 (extensor pollicis brevis muscle)

→ 46 단무지신근

기　　　시 : 전완골간막, 요골
부　　　착 : 무지 기절골저
신 경 지 배 : 요골신경 심지 C6~8
혈 관 지 배 : 후골간동맥
근 육 연 결 : 장무지신근, 단무지외전근, 장장측수근신근, 장무지굴근, 총지신근, 장무지외전근, (주관절낭을 통해) 상완근, 상완삼두근, 주근, 총지신근, 천지굴근, 단요측수근신근, 척측수근신근, 회외근

## 단무지신근 landmark

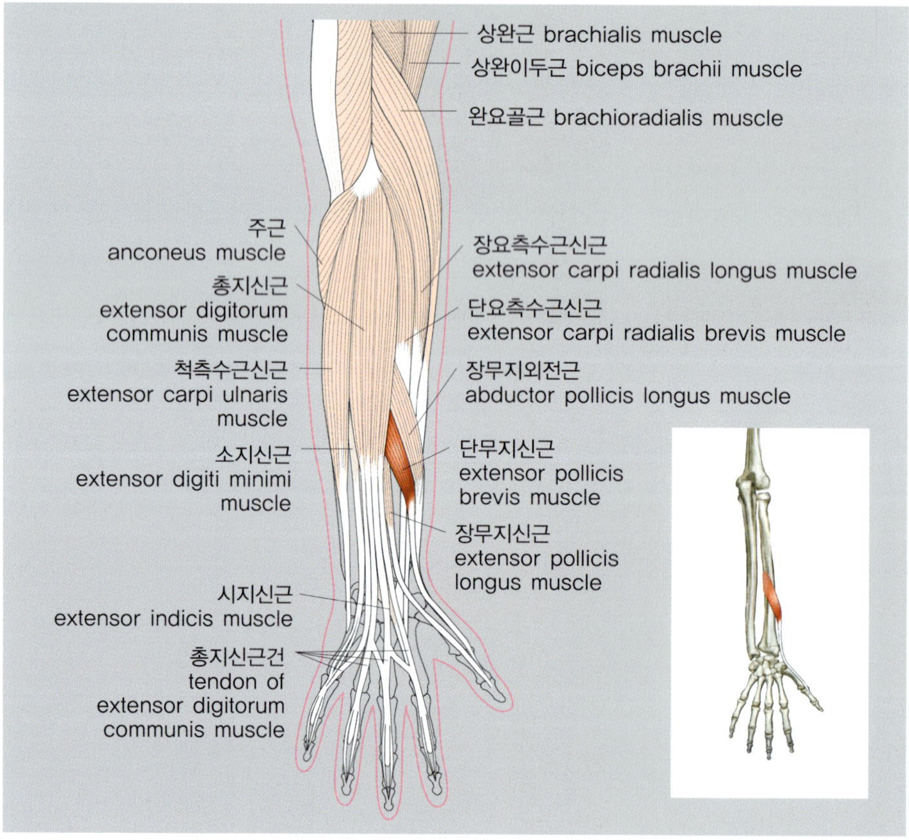


## 단무지신근 스트레칭법

시 작 자 세 : 배와위. 주관절은 중등도 굴곡 상태. 전완은 회내외 중간위. 수관절은 경도배굴 · 척굴위.
치료자의 위치 : 우측에 선다. 우측 시지 · 중지로 환자의 엄지손가락을 잡고, 치료자의 엄지손가락을 무지 중수골 배측에 둔다. 왼손은 환자의 오른손을 소지측으로부터 잡는다.
스 트 레 칭 법 : 무지 수근 중수관절을 내전한 후 중수지절관절을 굴곡한다.
비　　　고 : 신장할 때 힘줄의 주행을 확인하면서 실시한다.

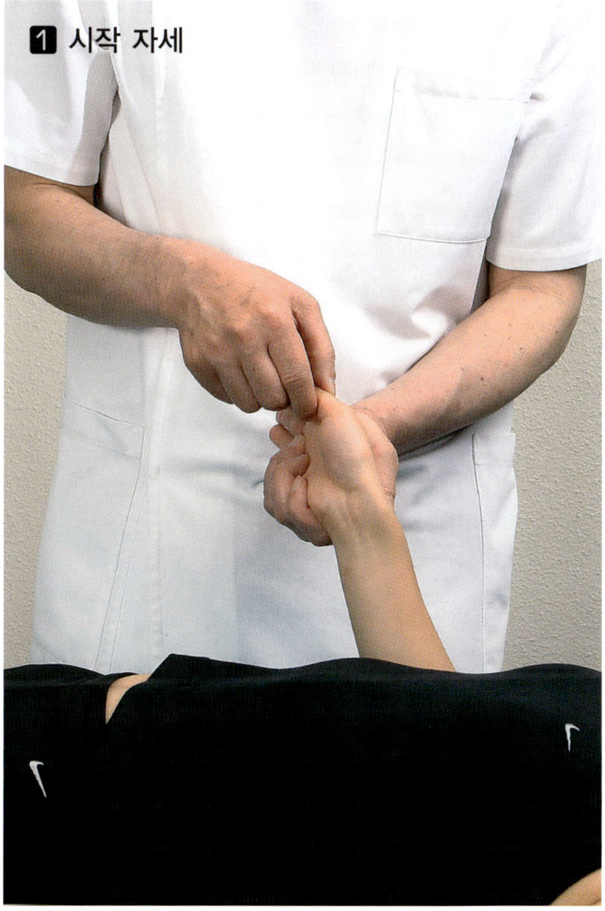

1 시작 자세

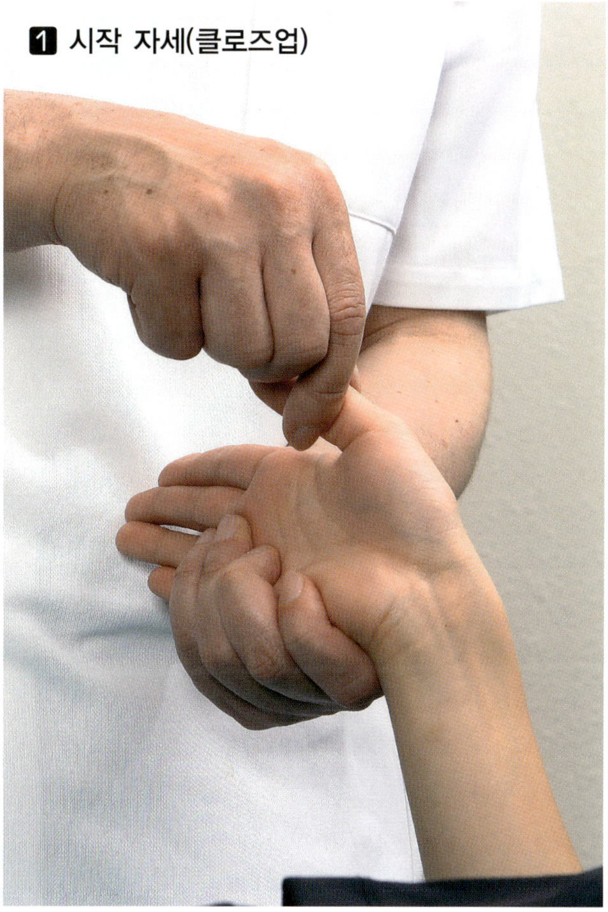

1 시작 자세(클로즈업)

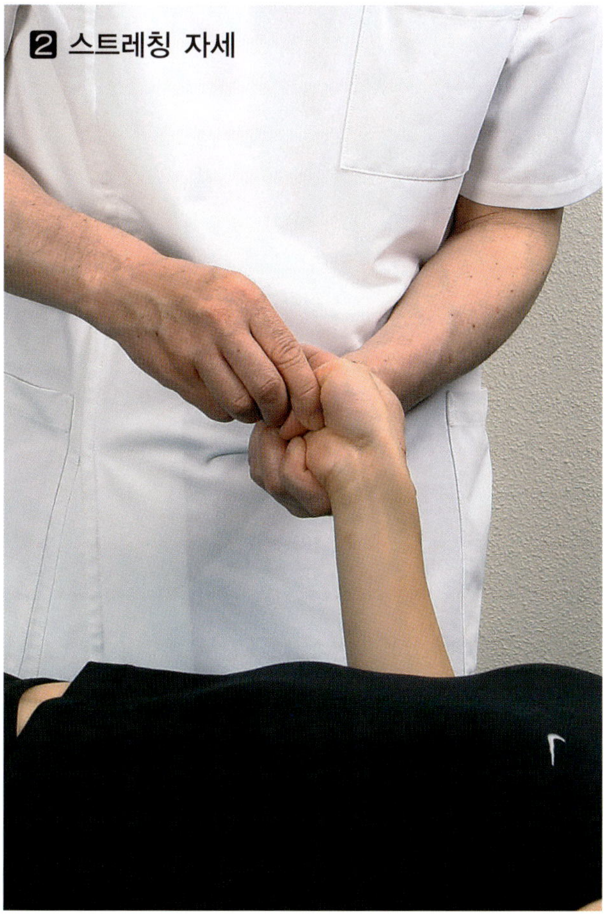

2 스트레칭 자세

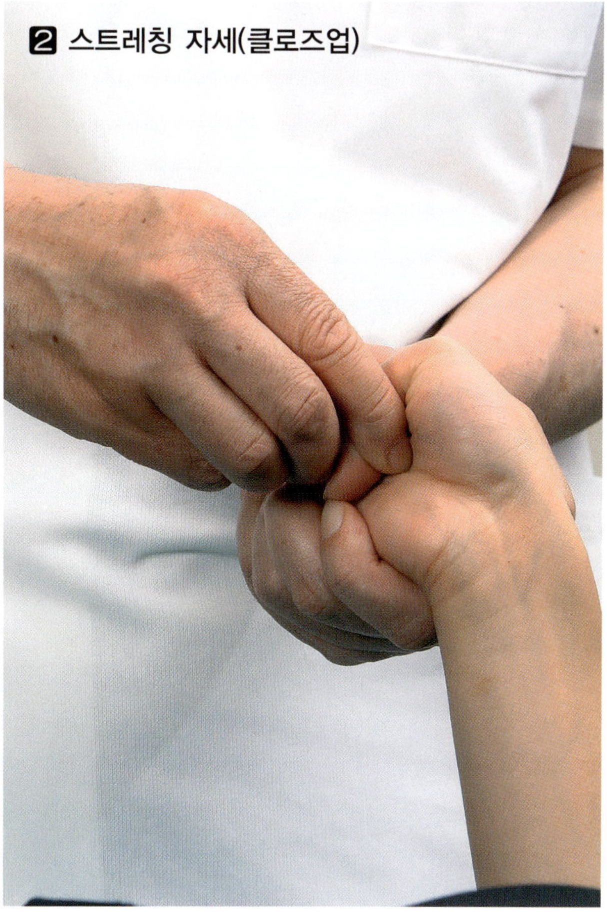

2 스트레칭 자세(클로즈업)

# 38 장무지외전근 (abductor pollicis longus muscle)

→ 47 장무지외전근

**기 시** : 척골골간연, 전완골간막, 요골후면부

**부 착** : 제1중수골저

**신 경 지 배** : 미골신경 심지 C6~8

**혈 관 지 배** : 후골간동맥

**근 육 연 결** : 단무지외전근, 무지대립근, 완요골근, 무지내전근, 장무지굴근, 총지신근, 단무지신근, 회외근, 장무지신근, 심지굴근

## 장무지외전근 landmark

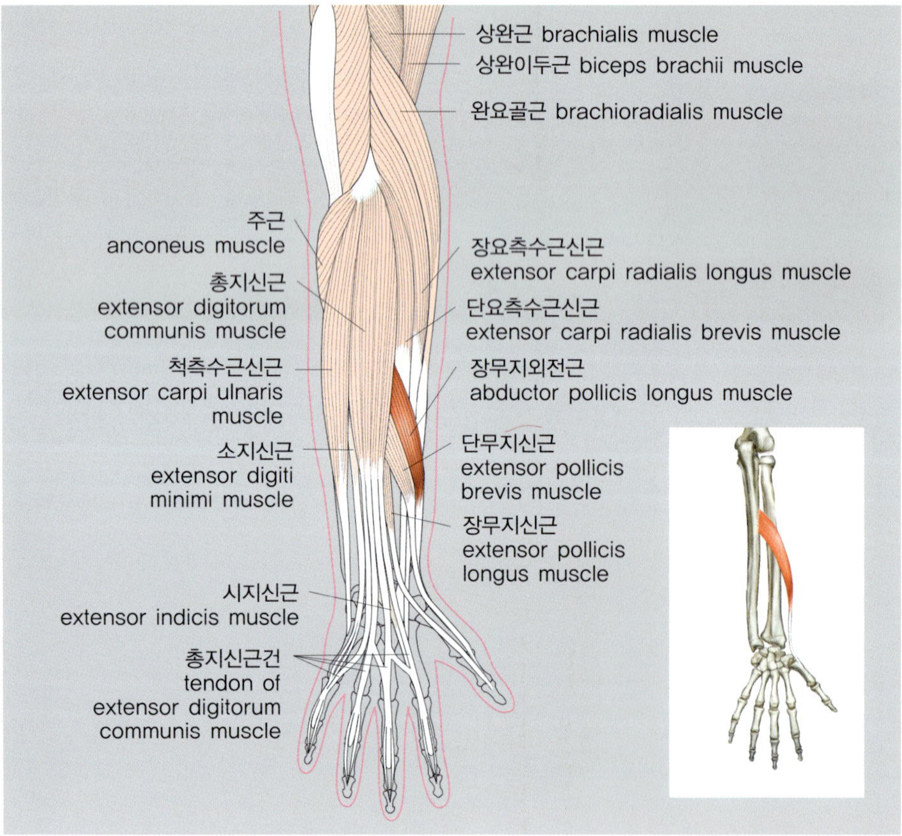


## 장무지외전근 스트레칭법

**시 작 자 세** : 배와위. 주관절은 중등도 굴곡 상태. 전완은 경도 회외위. 수관절은 경도배굴 · 척굴위.

**치료자의 위치** : 우측에 선다. 왼손으로 환자의 오른손을 소지측으로부터 잡고, 오른손으로 무지 중수골을 잡는다.

**스 트 레 칭 법** : 무지 수근 중수관절을 내전한다.

**비 고** : 신장할 때 힘줄 주행을 확인하면서 실시한다.

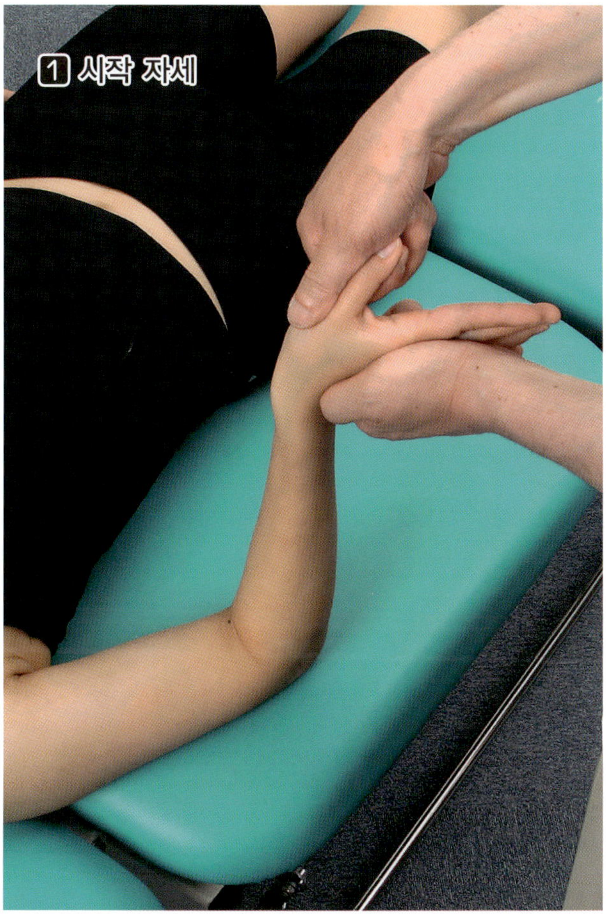
1 시작 자세

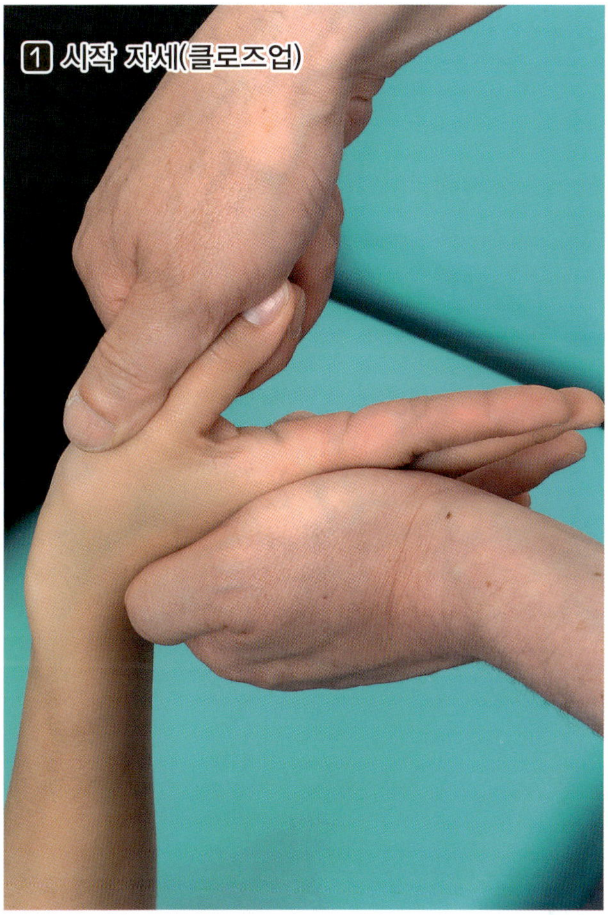
1 시작 자세(클로즈업)

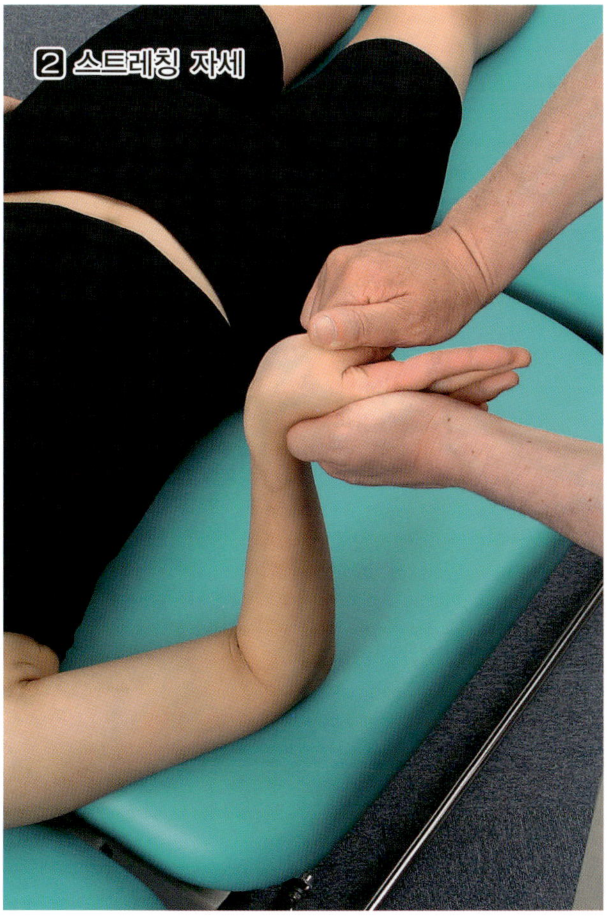
2 스트레칭 자세

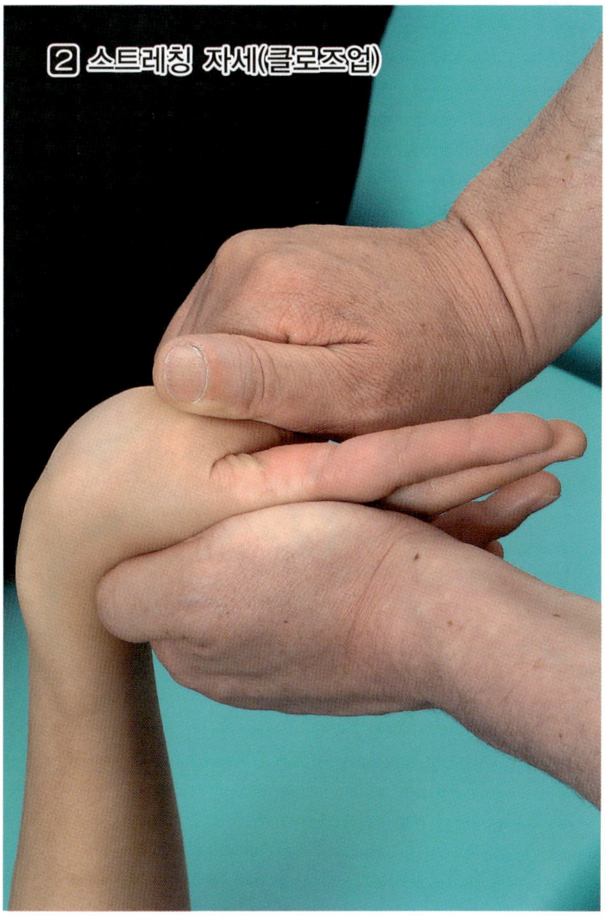
2 스트레칭 자세(클로즈업)

# 39 시지신근(extensor indicis muscle)

→ 48 시지신근

**기 시** : 전완골간막, 척골 후면, 척측수근신근 근막
**부 착** : 제2지 지배건막
**신 경 지 배** : 후골간신경 C6~8
**혈 관 지 배** : 후골간동맥, 전골간동맥
**근 육 연 결** : 총지신근, 척측수근신근, 장무지신근, 단요측수근신근

## 시지신근 landmark

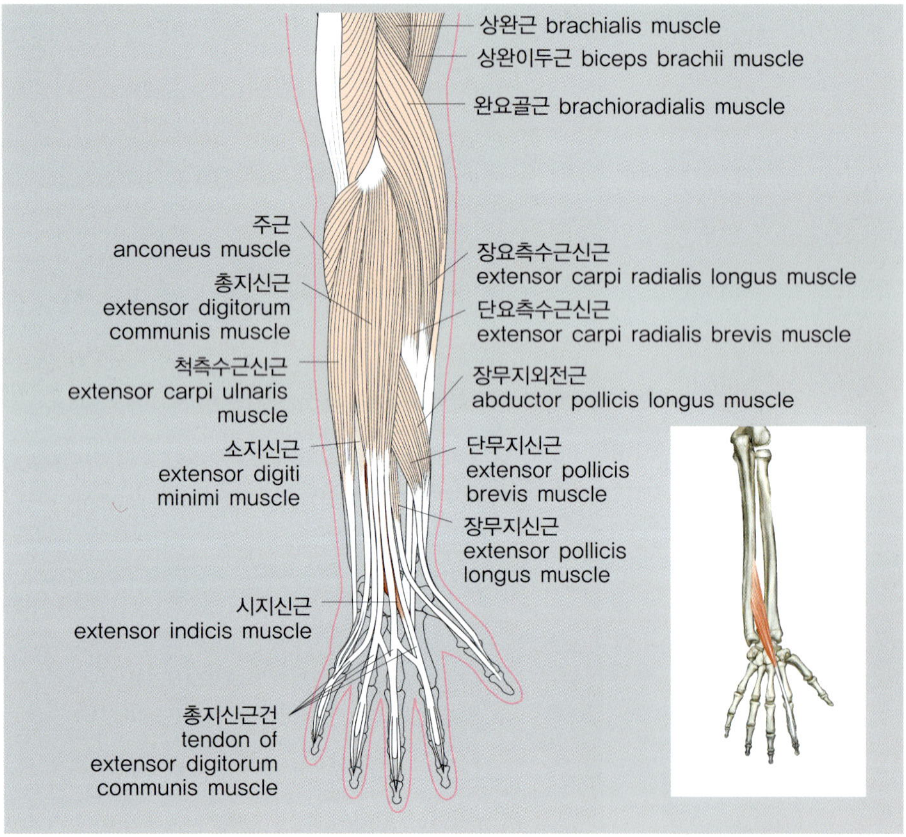


## 시지신근 스트레칭법

**시 작 자 세** : 배와위. 주관절은 중등도 굴곡 상태. 전완은 최대 회외위. 시지는 굴곡 상태.
**치료자의 위치** : 우측에 선다. 왼손으로 전완 원위부 배측을, 오른손으로 시지를 잡는다.
**스 트 레 칭 법** : 시지의 각 관절을 굴곡한 후 수관절을 장굴한다.
**비 고** : 신장할 때 총지신근도 동시에 신장된다.

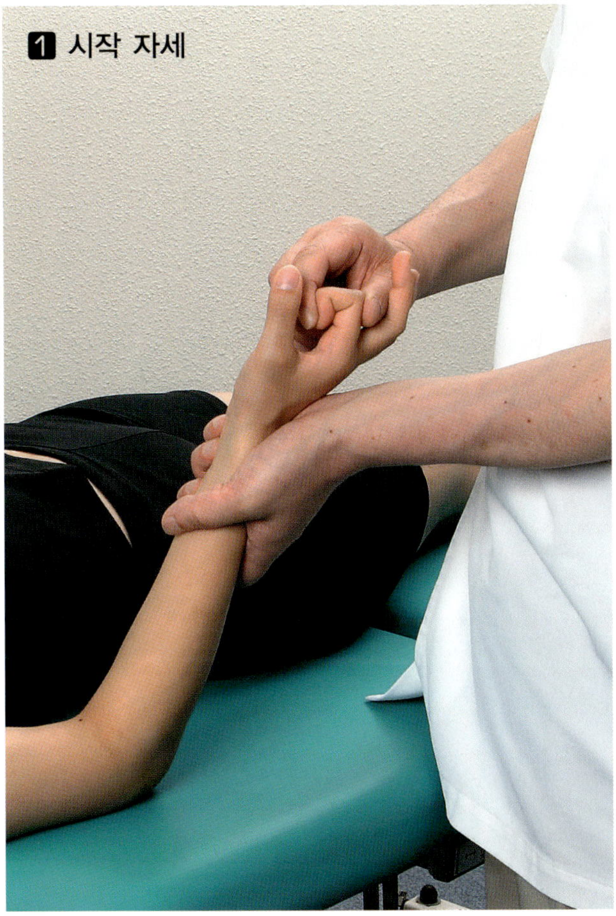

1 시작 자세

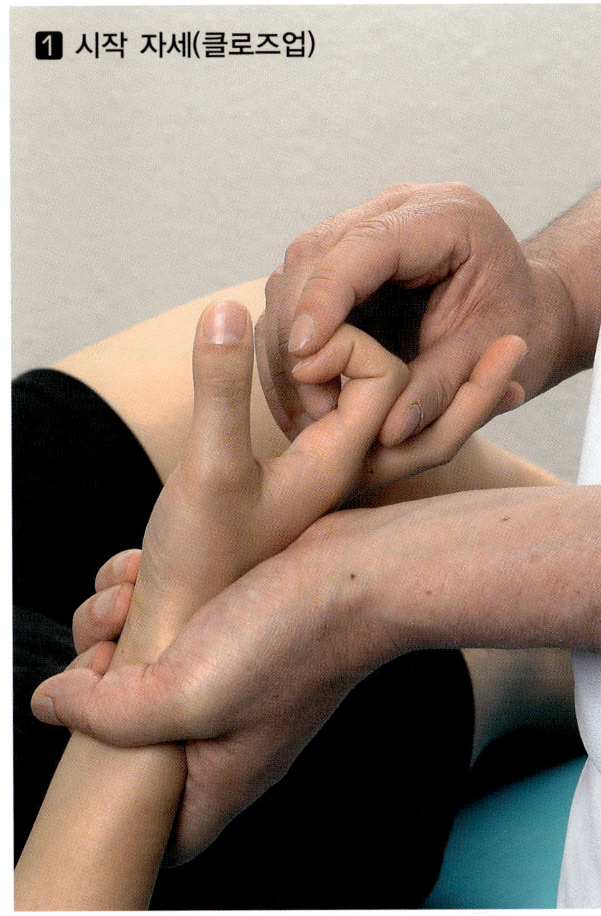

1 시작 자세(클로즈업)

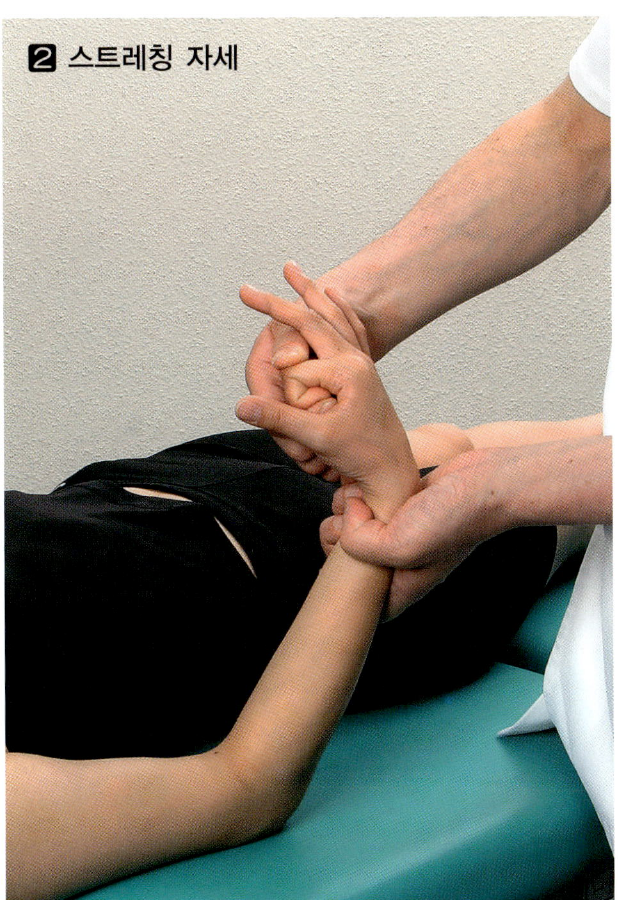

2 스트레칭 자세

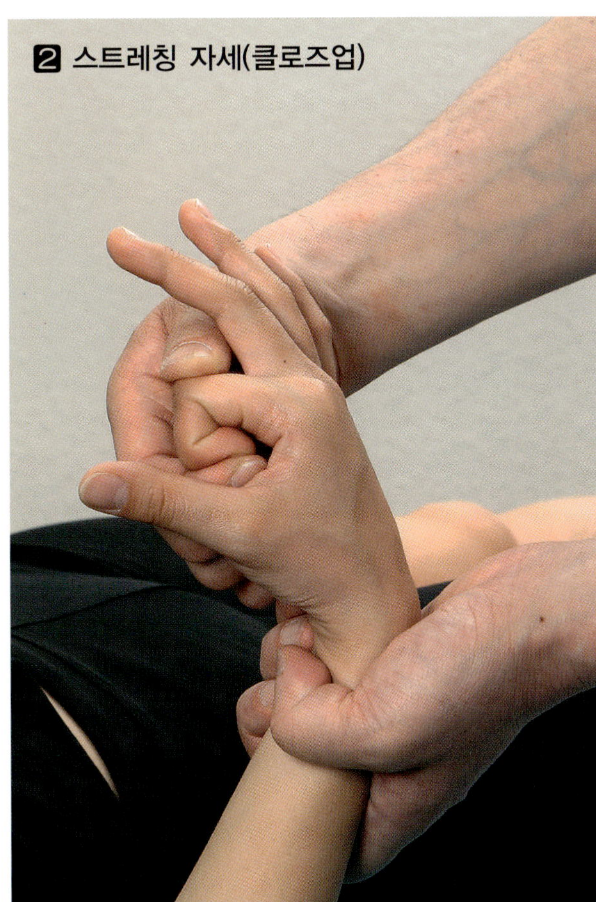

2 스트레칭 자세(클로즈업)

# 40 소지신근(extensor digiti minimi muscle) → 49 소지신근

**기　　시** : 전완골간막, 요골
**부　　착** : 소지 기절골저
**신경지배** : 요골신경 심지 C6~8
**혈관지배** : 후골간동맥
**근육연결** : 총지신근, 척측수근신근

## 소지신근 landmark

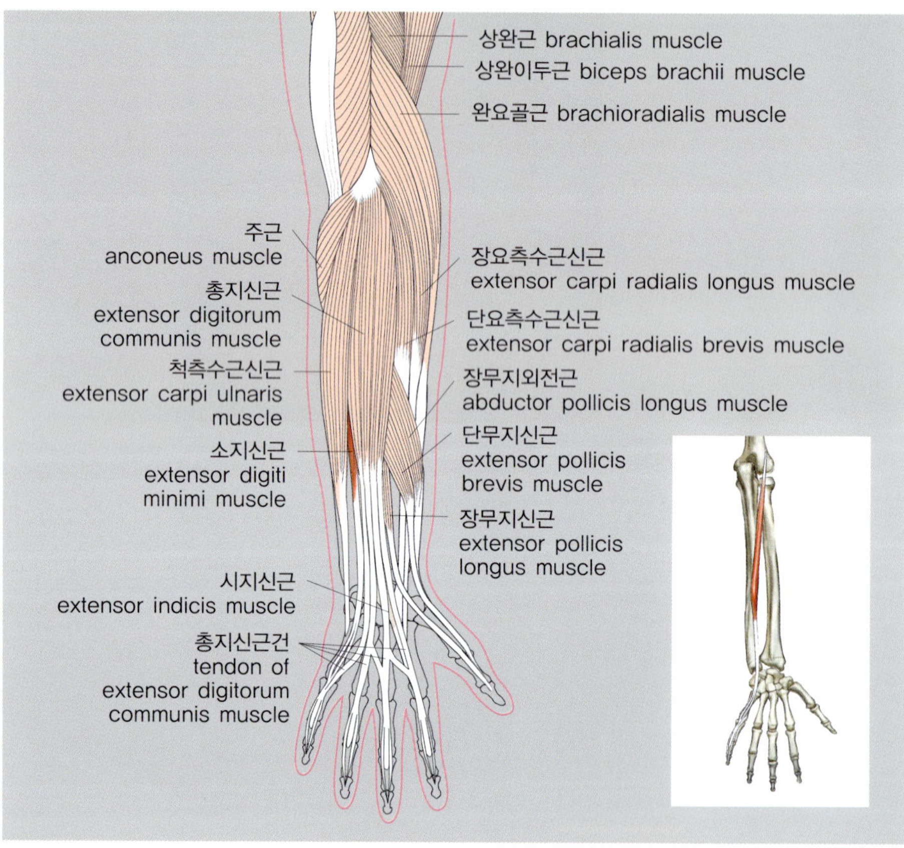


## 소지신근 스트레칭법

**시작자세** : 배와위. 주관절은 경도 굴곡 상태. 전완은 최대 회외위. 소지는 굴곡 상태.
**치료자의 위치** : 우측에 선다. 왼손으로 전완 원위부 배측을, 오른손으로 소지를 잡는다.
**스트레칭법** : 소지 중수지절관절을 굴곡한 후 수관절을 장굴 · 요굴한다.
**비　　고** : 신장할 때 총지신근도 동시에 신장된다. 다만 총지신근에 통증이 국한하는 경우는 시지 · 중지 · 약지를 신전시켜 실시한다. 또한 수관절 요굴 시 장굴이 느슨해지지 않도록 주의한다.

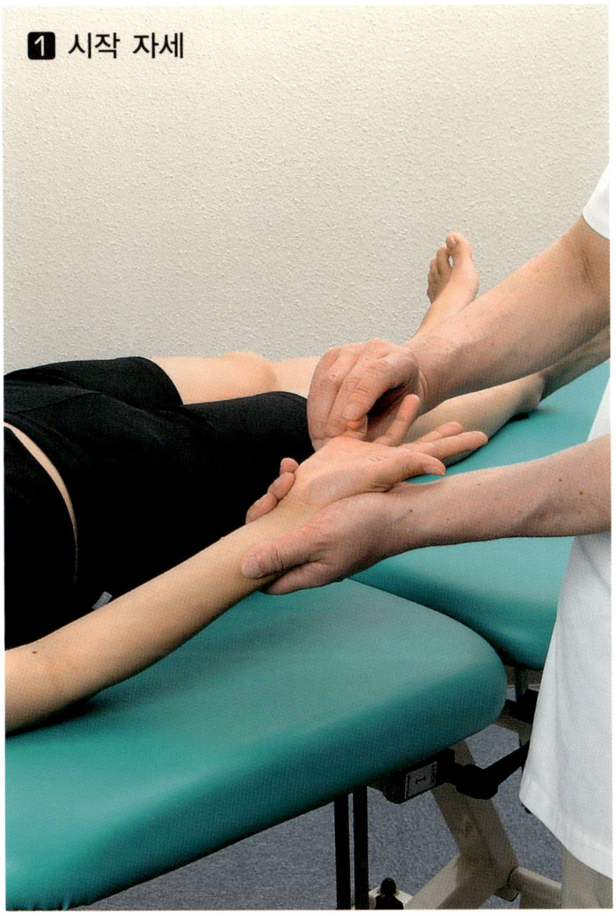
1 시작 자세

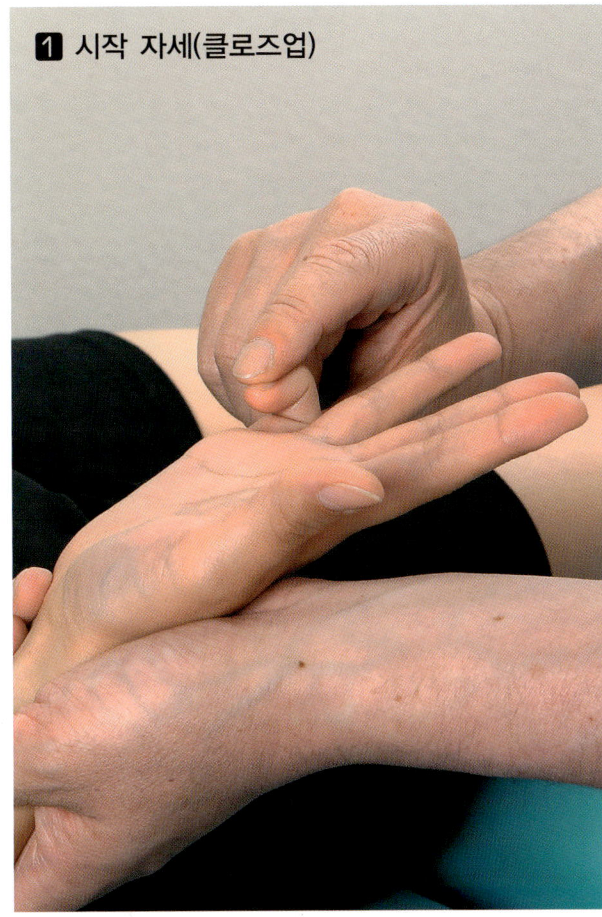
1 시작 자세(클로즈업)

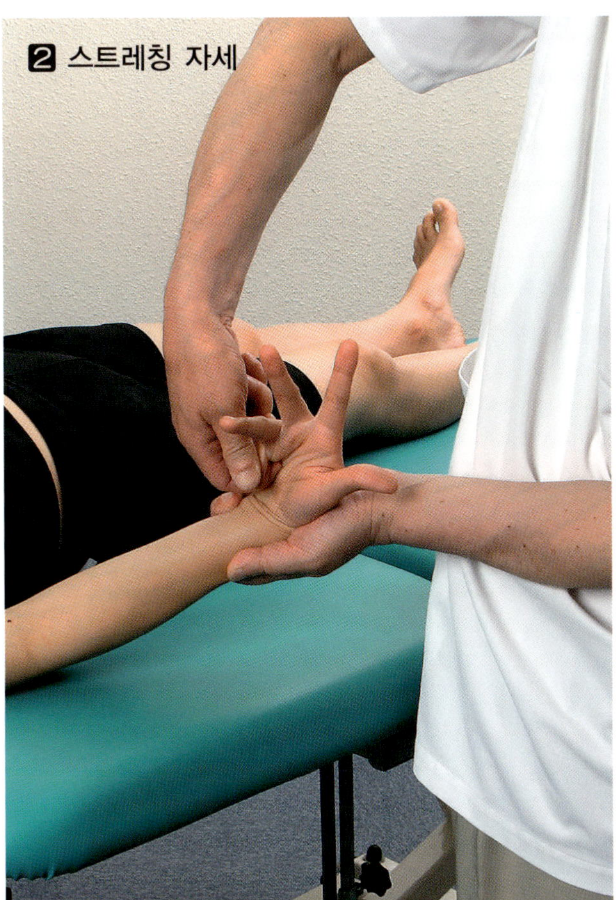
2 스트레칭 자세

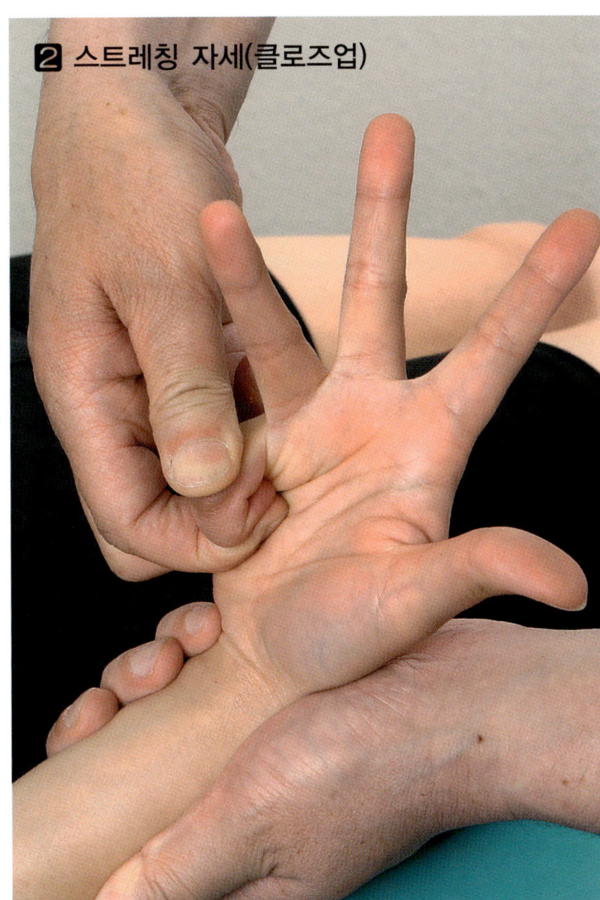
2 스트레칭 자세(클로즈업)

# 41 요측수근굴근 (fiexor carpi radialis muscle)

51 요측수근굴근

기　　　시 : 상완골 내측상과, 전완근막
부　　　착 : 제2~3중수골저 장측
신 경 지 배 : 정중신경 C6~8
혈 관 지 배 : 요골동맥
근 육 연 결 : 원회내근, 장장근, 척측수근굴근, 천지굴근, 상완이두근, 단무지외전근

## 요측수근굴근 landmark

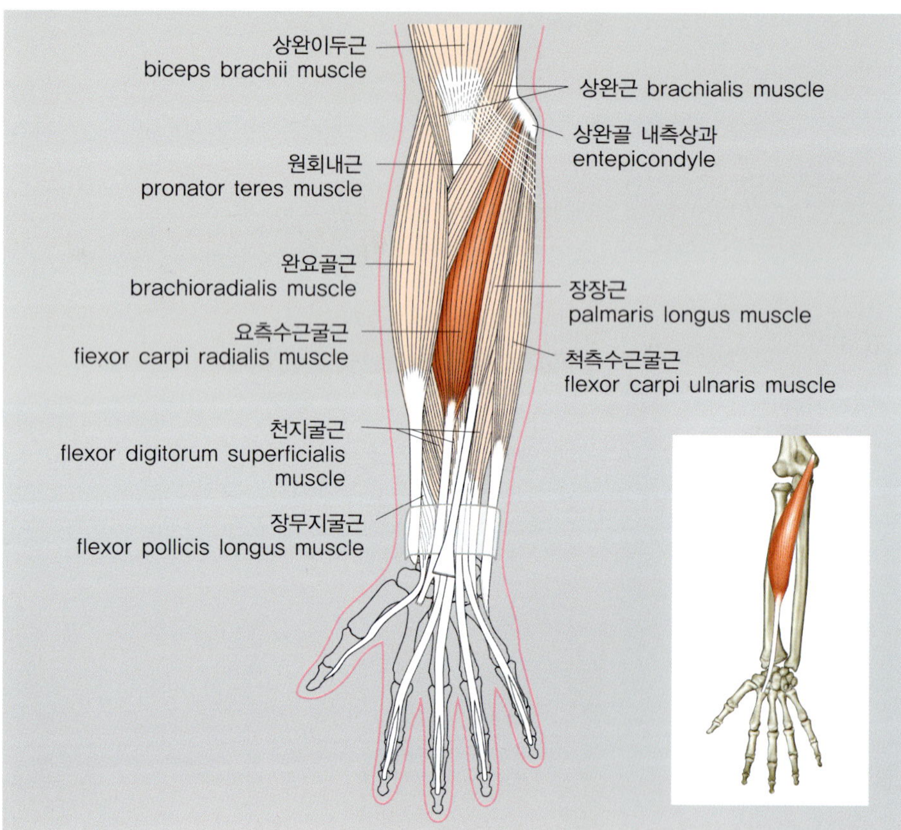


## 요측수근굴근 스트레칭법

시 작 자 세 : 배와위. 견관절은 경도 외전 상태. 주관절은 신전 상태. 전완은 최대 회외위. 손가락은 굴곡 상태(엄지손가락을 안으로 잡는다).
치료자의 위치 : 우측에 선다. 왼손으로 뒤쪽에서 주관절을, 오른손으로 손바닥부를 잡는다.
스 트 레 칭 법 : 수관절을 배굴 · 척굴한다.
비　　　고 : 척굴할 때 배굴이 감소하기 쉬우므로 주의한다. 또한 신장할 때 척굴이 너무 강하면 척골경상돌기부에 통증이 출현한다. 주관절은 경도 굴곡 상태에서도 신장되지만 이 경우 수관절의 배굴 각도가 커진 것이 된다.

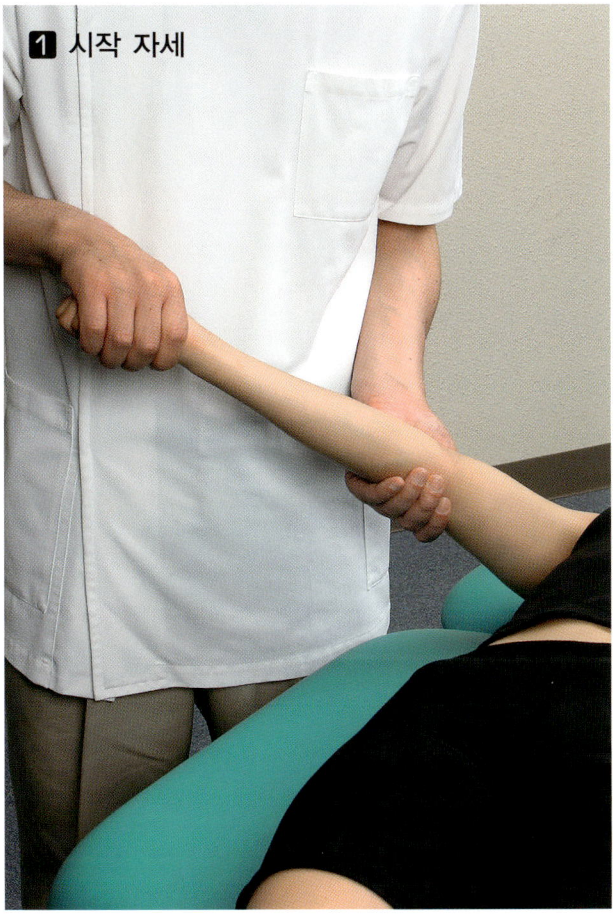

1 시작 자세

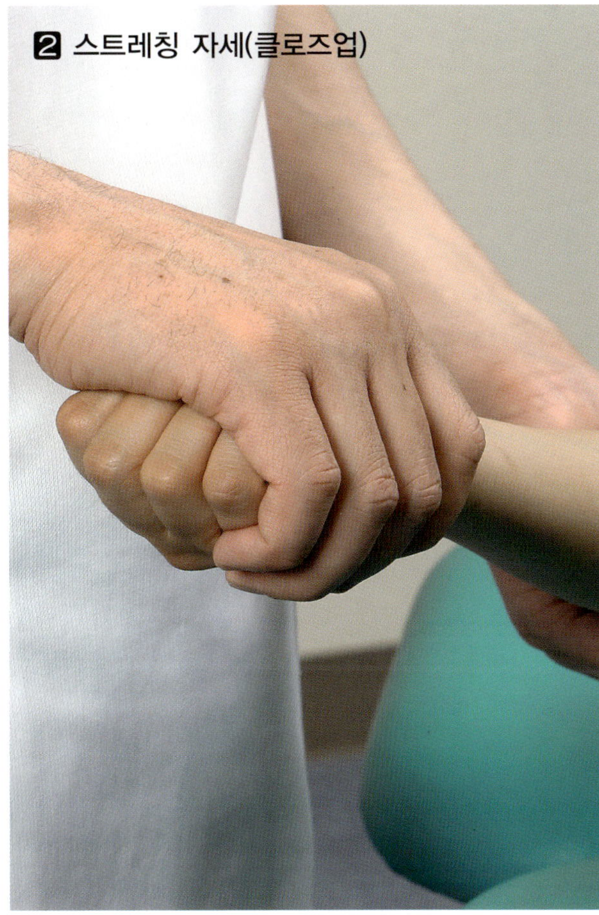

2 스트레칭 자세(클로즈업)

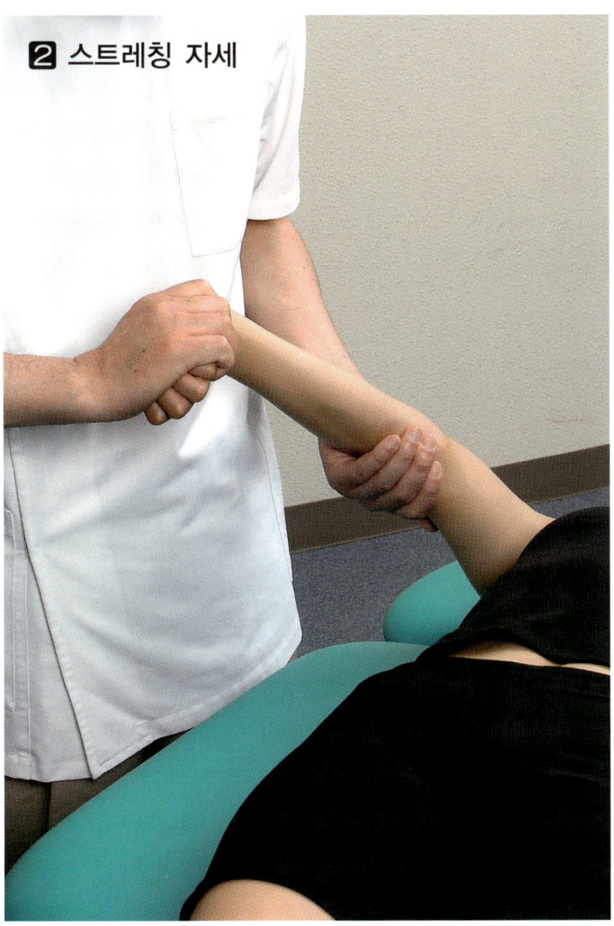

2 스트레칭 자세

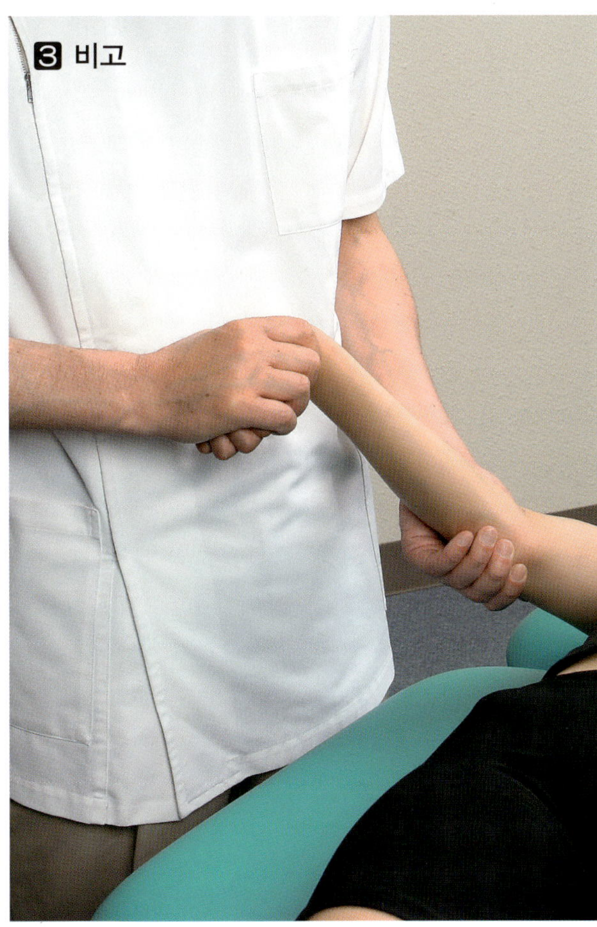

3 비고

# 42 장장근(palmaris longus muscle)

52 장장근

**기　　　시** : 상완골 내측상과, 전완근막
**부　　　착** : 수장건막
**신 경 지 배** : 정중신경 C7~Th1
**혈 관 지 배** : 척골동맥
**근 육 연 결** : 요측수근굴근, 척측수근굴근, 무지내전근, 원회내근, 소지대립근, 상완삼두근, 천지굴근

## 장장근 landmark

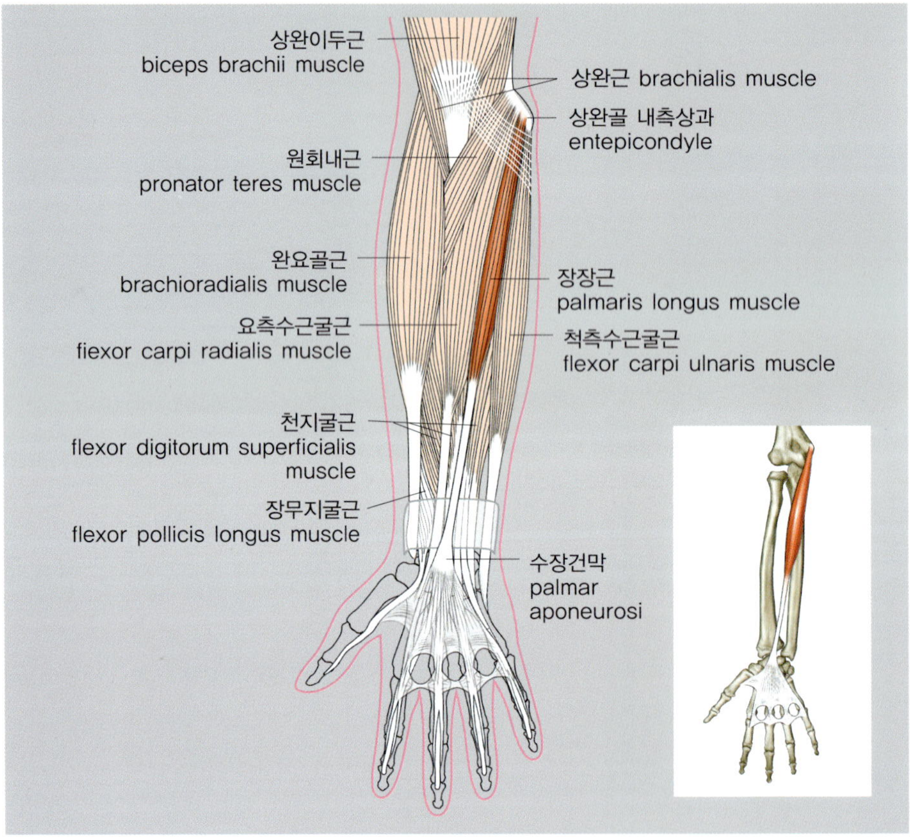


## 장장근 스트레칭법

**시 작 자 세** : 배와위. 견관절은 경도 굴곡 · 경도 외전 상태. 주관절은 신전 상태. 전완은 최대회외위. 무지는 요측 외전 상태.
**치료자의 위치** : 우측에서 두부를 향해 선다. 오른손으로 소지를, 왼손으로 무지를 잡는다.
**스 트 레 칭 법** : 견관절을 구부리면서 수관절을 배굴하여 손바닥을 펼친다.
**비　　　고** : 이 방법은 주로 근위측의 신장을 위해서 이용한다. 또 신장할 때 손바닥을 펼치는 것은 수장건막을 펴기 위해서이다. 양 소지를 환자의 무지와 소지에 걸면 손바닥을 펼치기 쉽다.

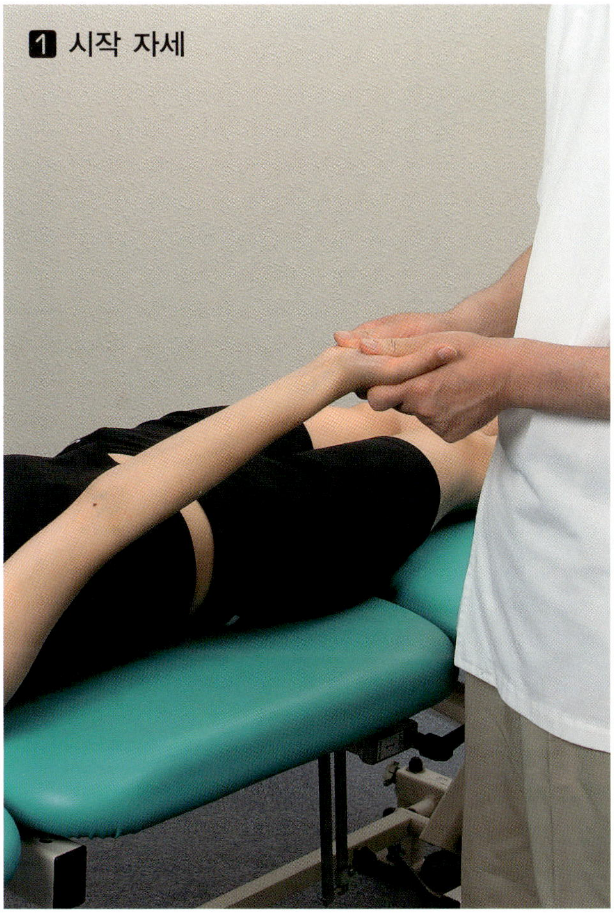

1 시작 자세

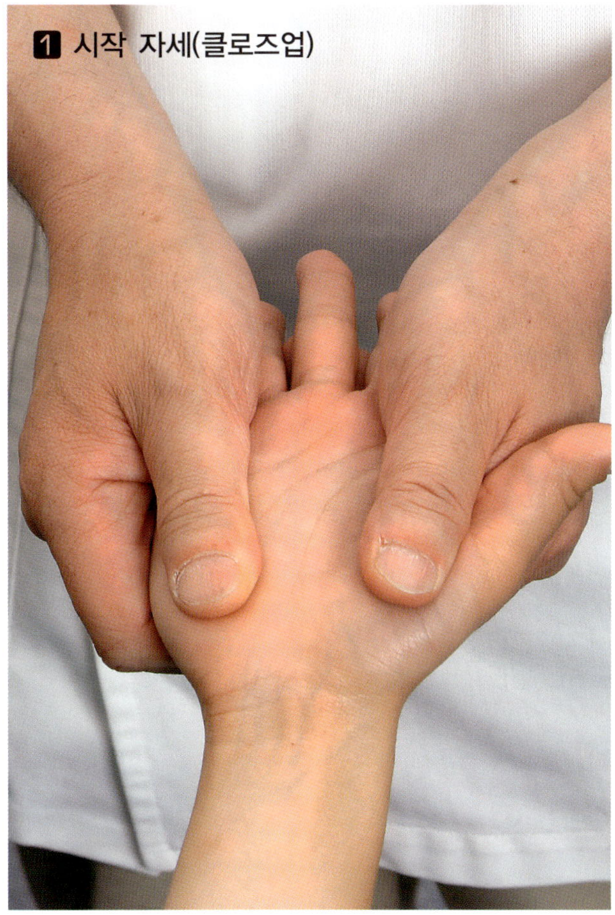

1 시작 자세(클로즈업)

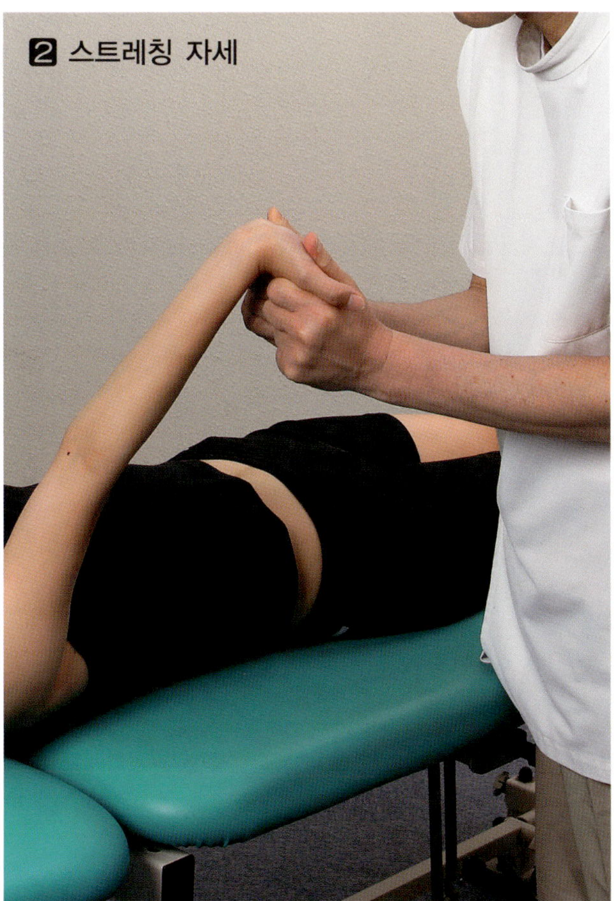

2 스트레칭 자세

# 43 척측수근굴근 (flexor carpi ulnaris muscle)

→ 53 척측수근굴근

**기 시** : 상완골 내측상과 주두, 전완근막, 척골 중부까지의 후연
**부 착** : 두상골, 유구골, 제5중수골
**신 경 지 배** : 척골신경 C7~Th1
**혈 관 지 배** : 척측 측부동맥, 척골동맥
**근 육 연 결** : 척측수근신근, 심지굴근, 소지외전근, 원회내근, 소지대립근, 상완이두근, 천지지굴근, 장장근

## 척측수근굴근 landmark

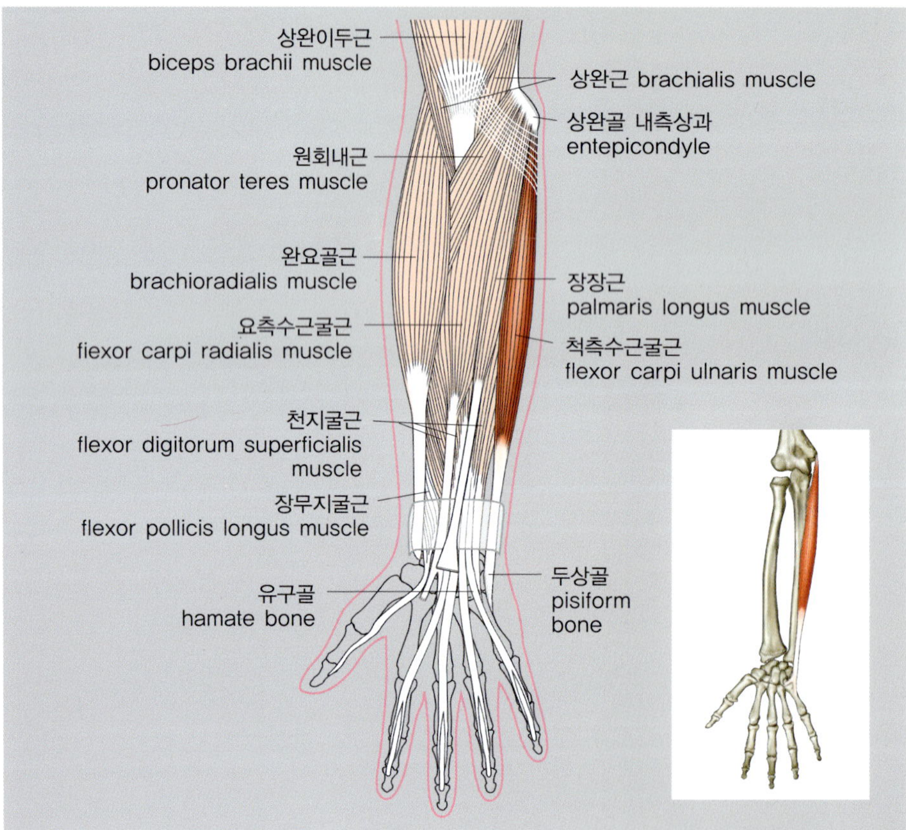


## 척측수근굴근 스트레칭법

**시 작 자 세** : 배와위. 견관절은 경도 굴곡 · 경도 외전 상태. 주관절은 신전 상태. 전완은 최대 회내위. 손가락은 굴곡 상태(엄지손가락을 안으로 잡는다).
**치료자의 위치** : 우측에 선다. 왼손으로 뒤쪽에서 주관절을, 오른손으로 손바닥보다 손가락을 잡도록 잡는다.
**스 트 레 칭 법** : 수관절을 배굴 · 미굴한다.
**비 고** : 신장할 때 수관절을 충분히 요굴하지만 과도한 압박에 의한 요골수근관절의 통증을 피하도록 주의한다.

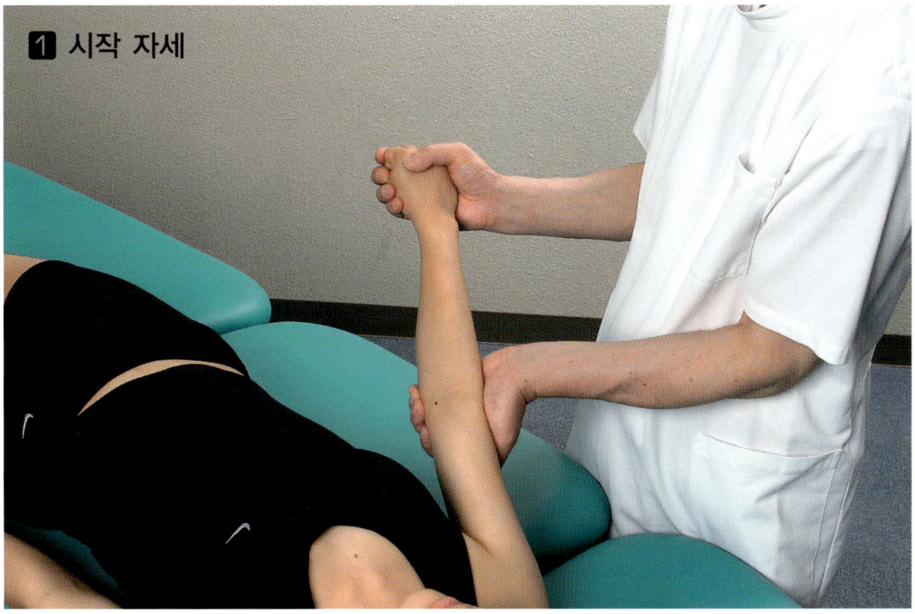

1 시작 자세

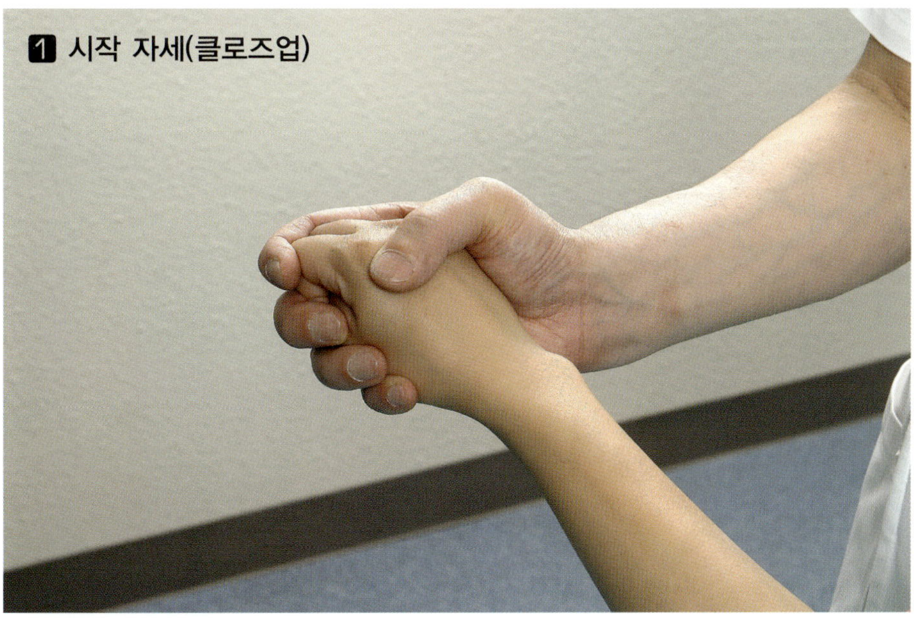

1 시작 자세(클로즈업)

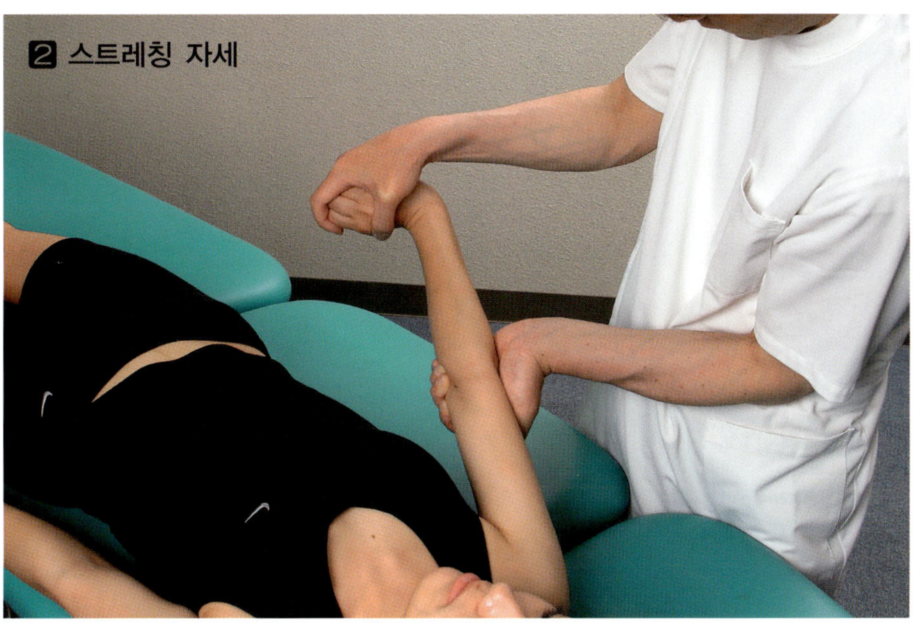

2 스트레칭 자세

# 44 천지굴근 (flexor digitorum superficialis muscle)

54 천지굴근

**기　　시** : (상완 척골두) 상완골 내측상과, 척골조면내측, (요골두) 요골상방 전면
**부　　착** : 제2~5중절골 저장면
**신경지배** : 정중신경 C7~Th1
**혈관지배** : 척골 동맥, 요골동맥
**근육연결** : 심지굴근, 장무지굴근, 원회내근, 장장근, 요측수근굴근, 척측수근굴근, 상완이두근, (주관절낭을 통해) 상완근, 상완삼두근, 주근, 총지신근, 단요측수근신근, 척측수근신근, 단무지신근, 회외근

## 천지굴근 landmark

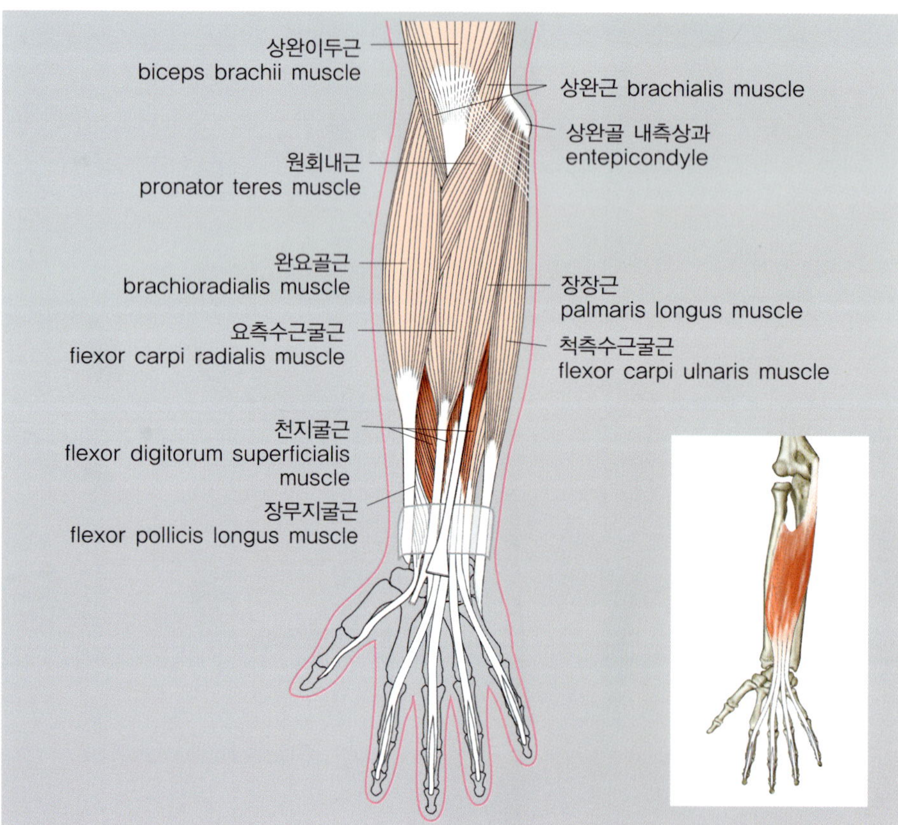


## 천지굴근 스트레칭법

**시작자세** : 배와위. 견관절은 경도 굴곡 · 경도 외전 상태. 주관절은 신전 상태. 전완은 최대회외위.
**치료자의 위치** : 우측에 선다. 왼손으로 뒤쪽에서 주관절을, 오른손으로 손바닥으로부터 근위지절간 관절까지를 잡는다.
**스트레칭법** : 수관절을 배굴, 중수지절관절 · 근위지절간 관절을 신장한다.
**비　　고** : 신장할 때 장장근도 동시에 신장된다. 또한 주관절을 구부리면 원위부가 신장된다.

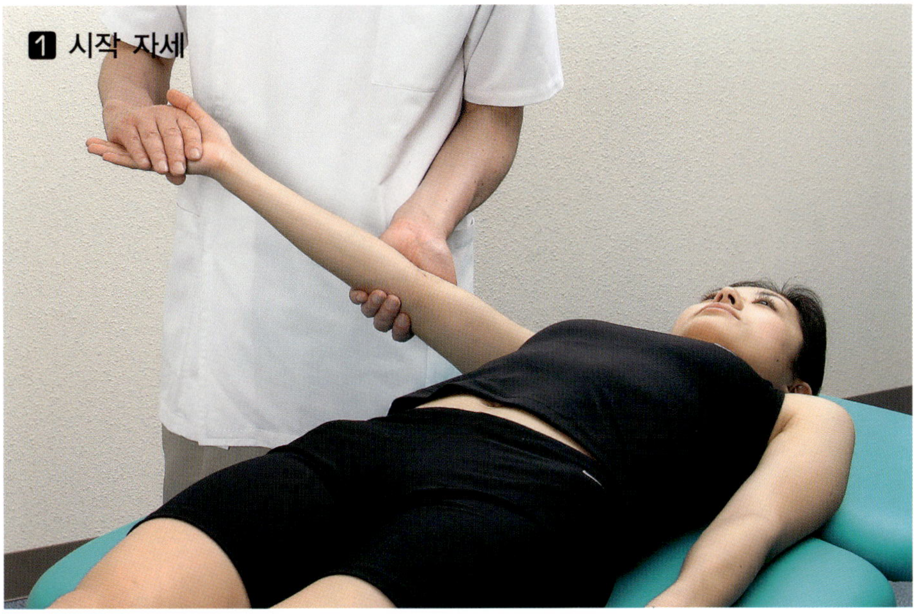
1 시작 자세

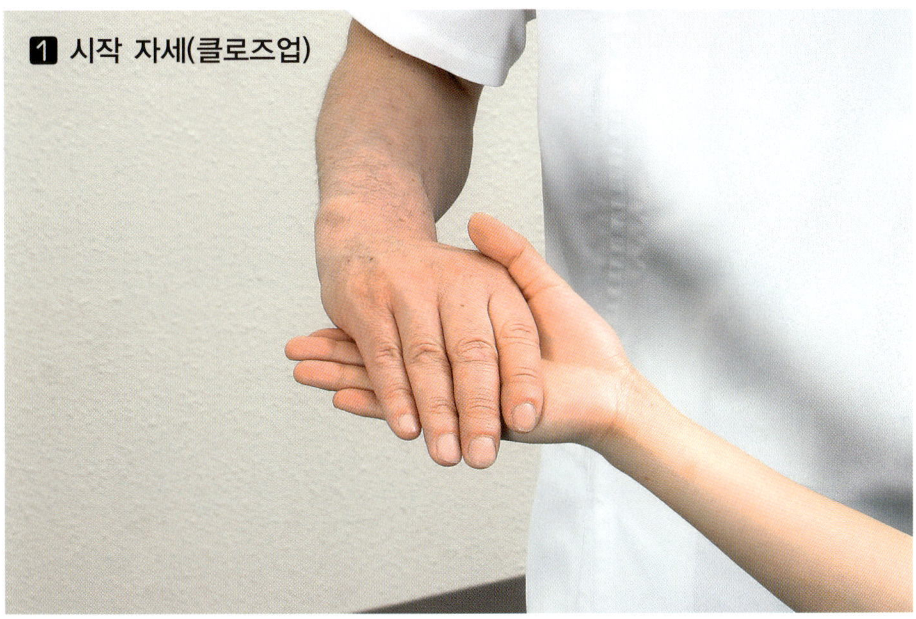
1 시작 자세(클로즈업)

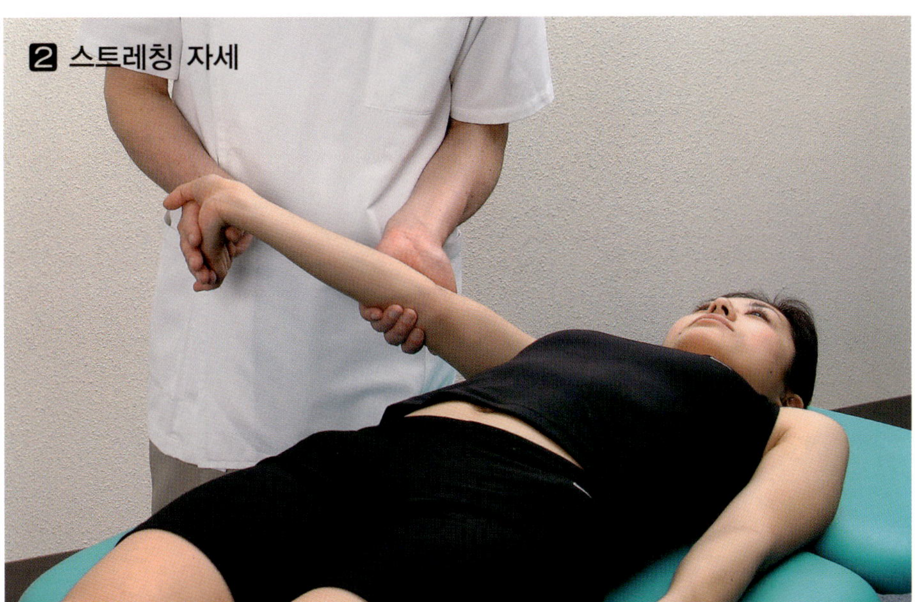
2 스트레칭 자세

# 45 심지굴근 (flexor digitorum profundus muscle)

55 심지굴근

기 시 : 척골 전면 근위 2/3, 전완 골간막
부 착 : 제2~5족지 원위지 골저
신 경 지 배 : 정중신경 C7~Th1, 척골신경 C7~Th1
혈 관 지 배 : 척골동맥 장측 골간지 및 근육가지
근 육 연 결 : 상완이두근, 척측수근굴근, 장무지굴근, 장무지외전근, 장무지신근

## 심지굴근 landmark

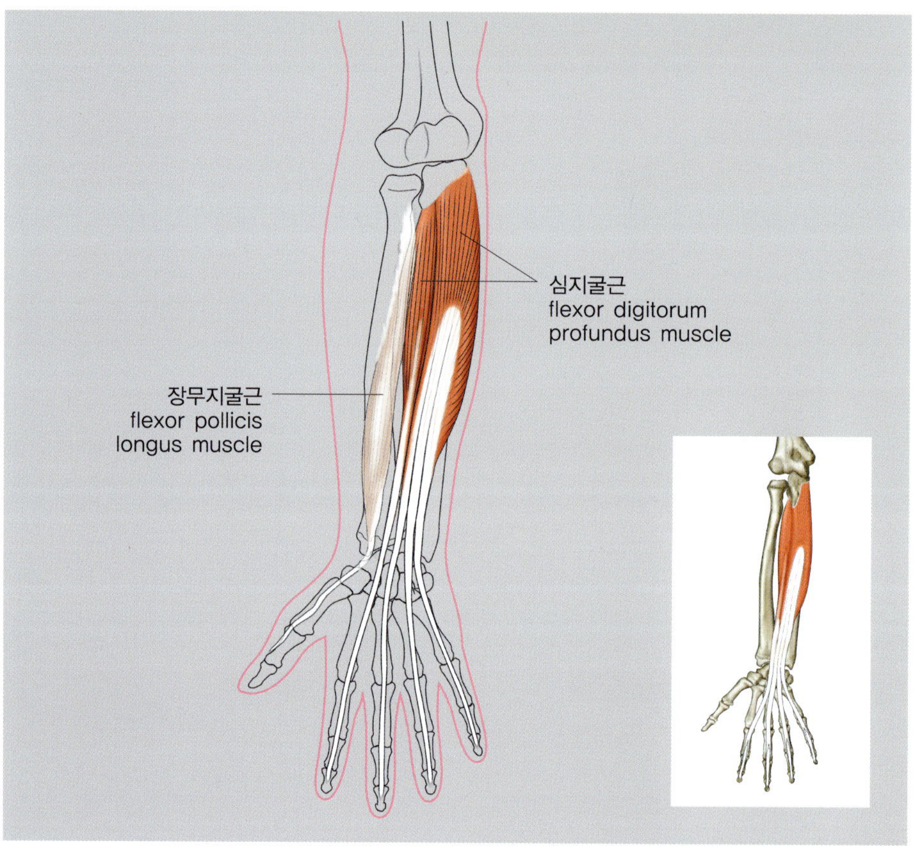


## 심지굴근 스트레칭법

시 작 자 세 : 배와위. 견관절은 경도 굴곡 · 경도 외전 상태. 주관절은 신전 상태. 전완은 최대 회외위.
치료자의 위치 : 우측에 선다. 왼손으로 뒤쪽에서 주관절을, 오른손으로 손바닥으로부터 원위지절간 관절까지를 잡는다.
스 트 레 칭 법 : 수관절을 배굴, 손가락의 모든 관절을 신장한다.
비 고 : 신장할 때 장장근도 동시에 신장된다. 또한 주관절을 구부리면 원위부가 신장된다.

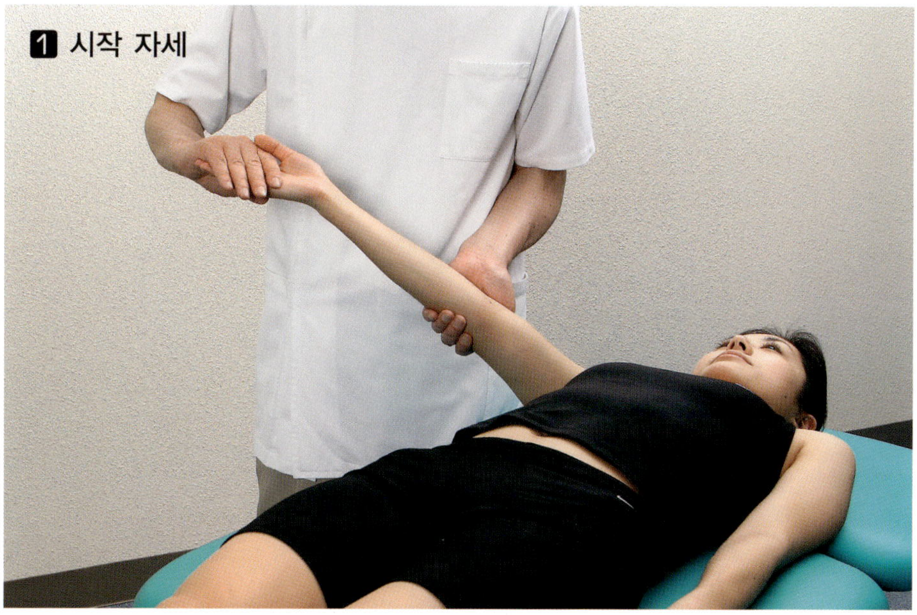

1 시작 자세

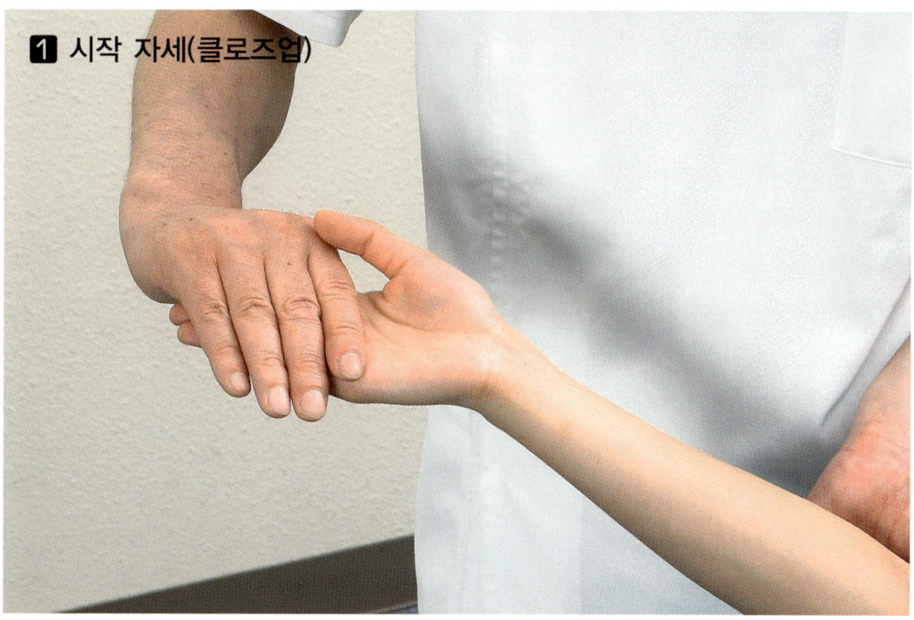

1 시작 자세(클로즈업)

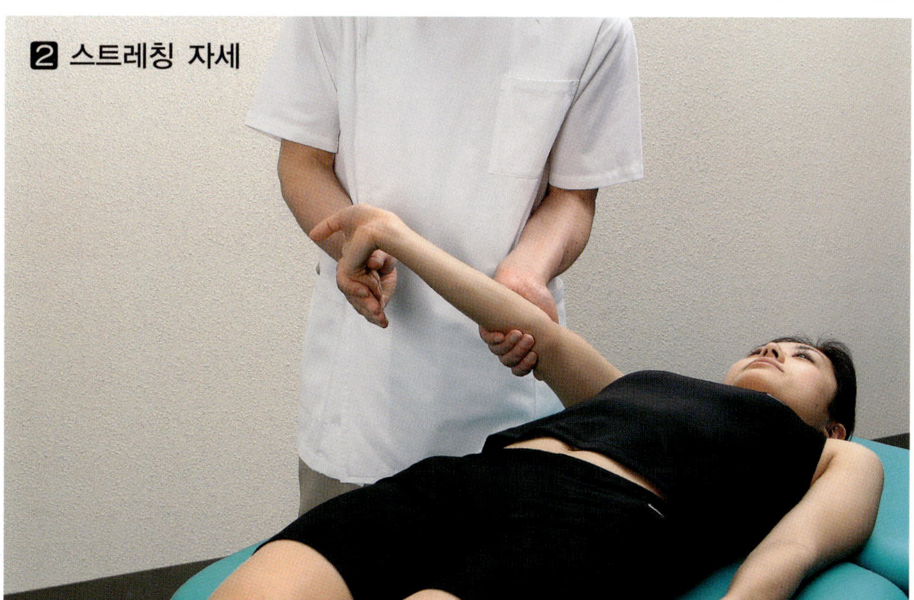

2 스트레칭 자세

# 46 장무지굴근 (flexor pollicis longus muscle)

→ 56 장무지굴근

**기 시**: 요골전면, 전완골간막
**부 착**: 무지 원위지골저
**신경지배**: 전완골간 신경 C6~7
**혈관지배**: 척골동맥 장측골간지
**근육연결**: 심지굴근

## 장무지굴근 landmark

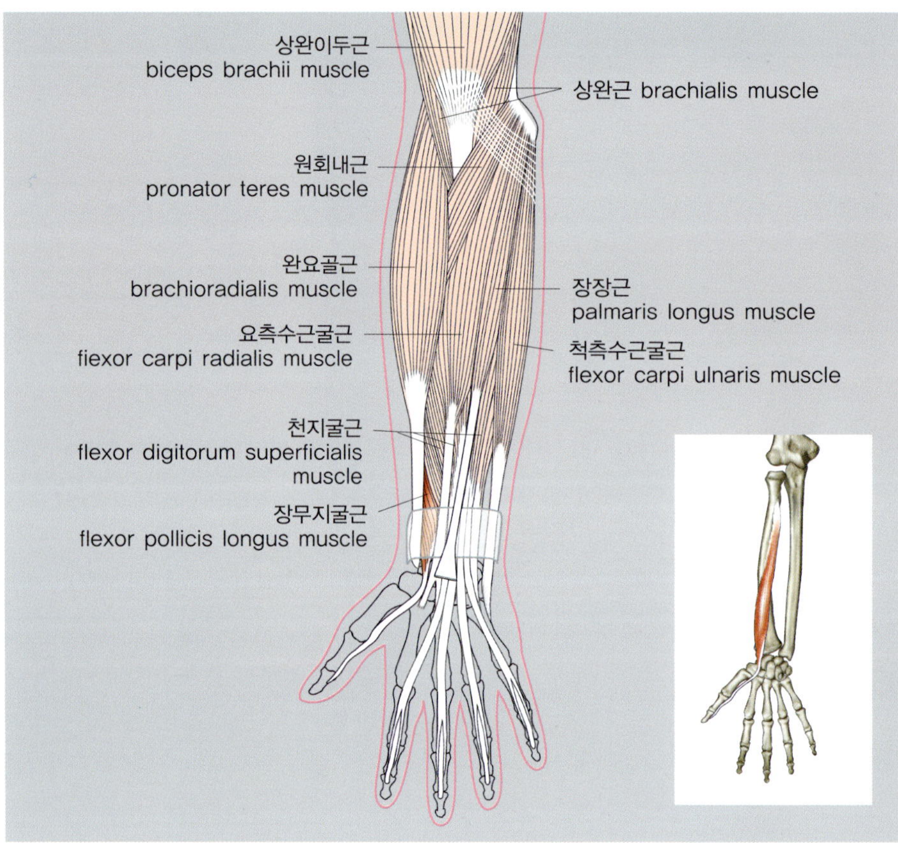


## 장무지굴근 스트레칭법

**시작자세**: 배와위. 견관절은 경도 외전 상태. 주관절은 경도 굴곡 상태. 전완은 최대 회외위.
**치료자의 위치**: 우측에 선다. 오른손으로 손바닥을, 왼손으로 엄지손가락을 잡는다.
**스트레칭법**: 오른손으로 팔꿈치를 구부리게 하면서 수관절을 배굴하여 왼손으로 무지지절간 관절까지를 요측 외전 · 신전한다.

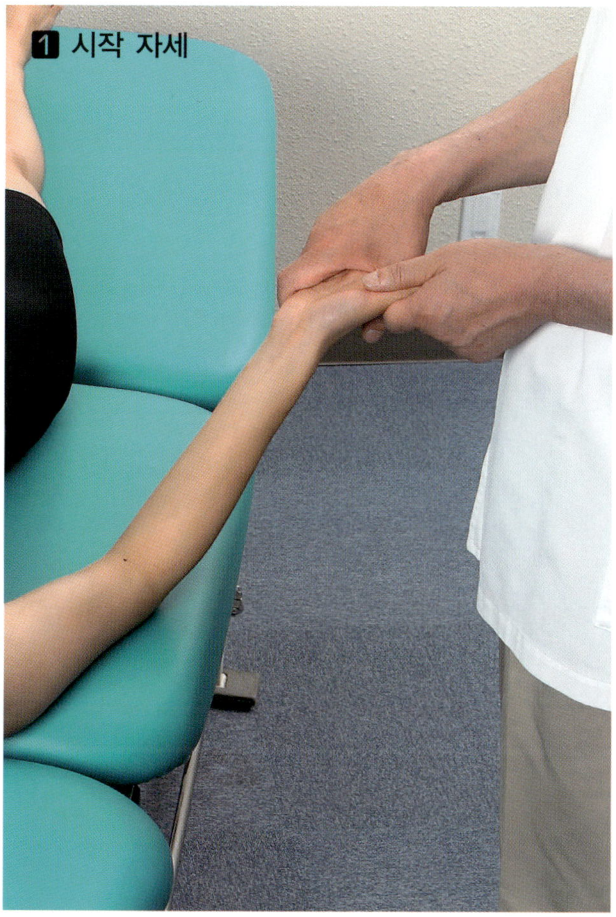
1 시작 자세

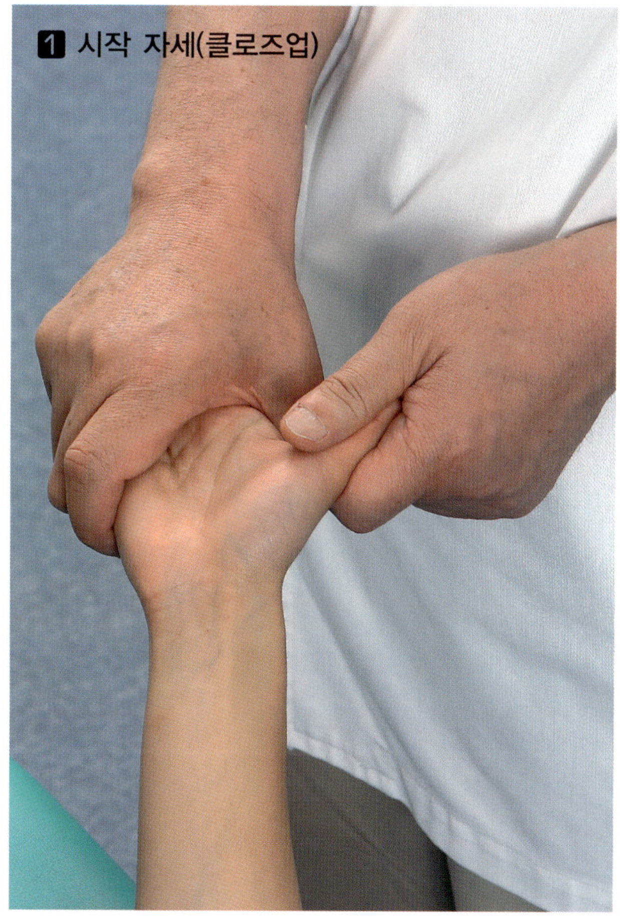
1 시작 자세(클로즈업)

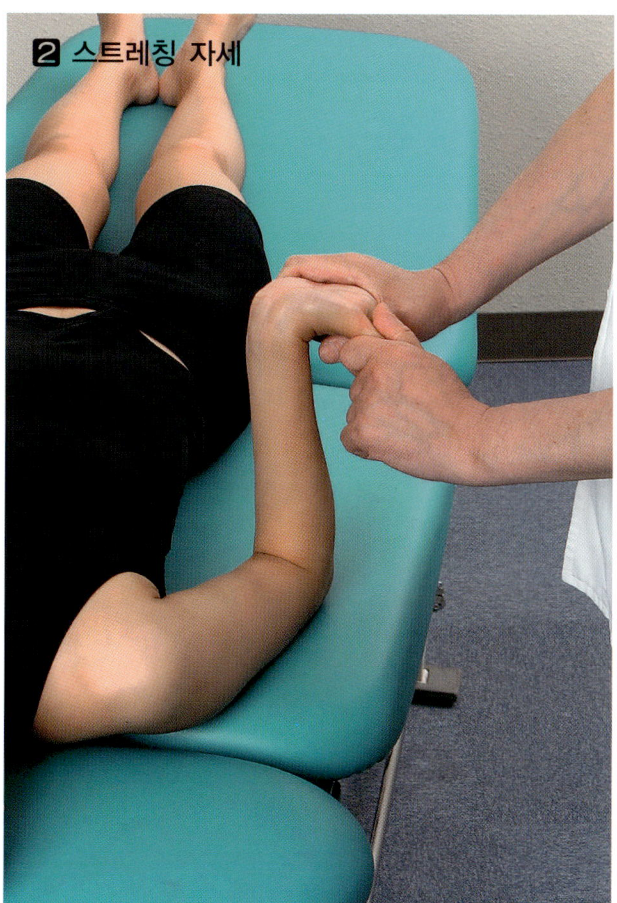
2 스트레칭 자세

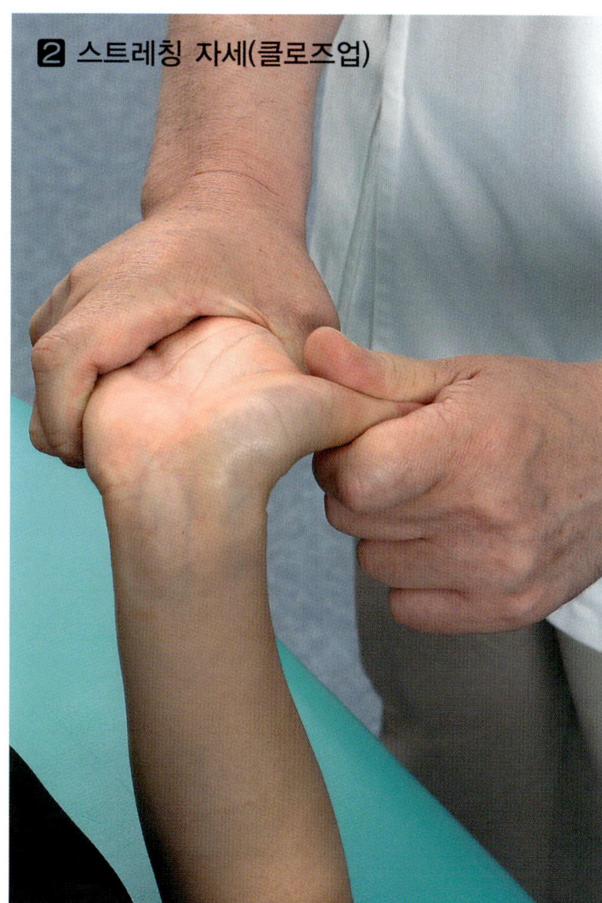
2 스트레칭 자세(클로즈업)

제4장
(2)

# ID 스트레칭의 실체

## – 하지 –

## 47 장골근(iliacus muscle)

57 장골근

**기 시** : 장골상연 · 내면
**부 착** : 대요근 내측, 대퇴골 소전자
**신경지배** : 요신경총과 대퇴신경의 가지 L2~S2
**혈관지배** : 장요동맥, 심장골 회전동맥
**근육연결** : 대요근, 요방형근, 내폐쇄근, 상쌍자근, 하쌍자근, 봉공근, 대퇴직근, 내측광근, 대퇴근장근, 치골근, (고관절낭을 통해) 대요근, 소요근, 소둔근, 이상근, 외폐쇄근

### 장골근 landmark

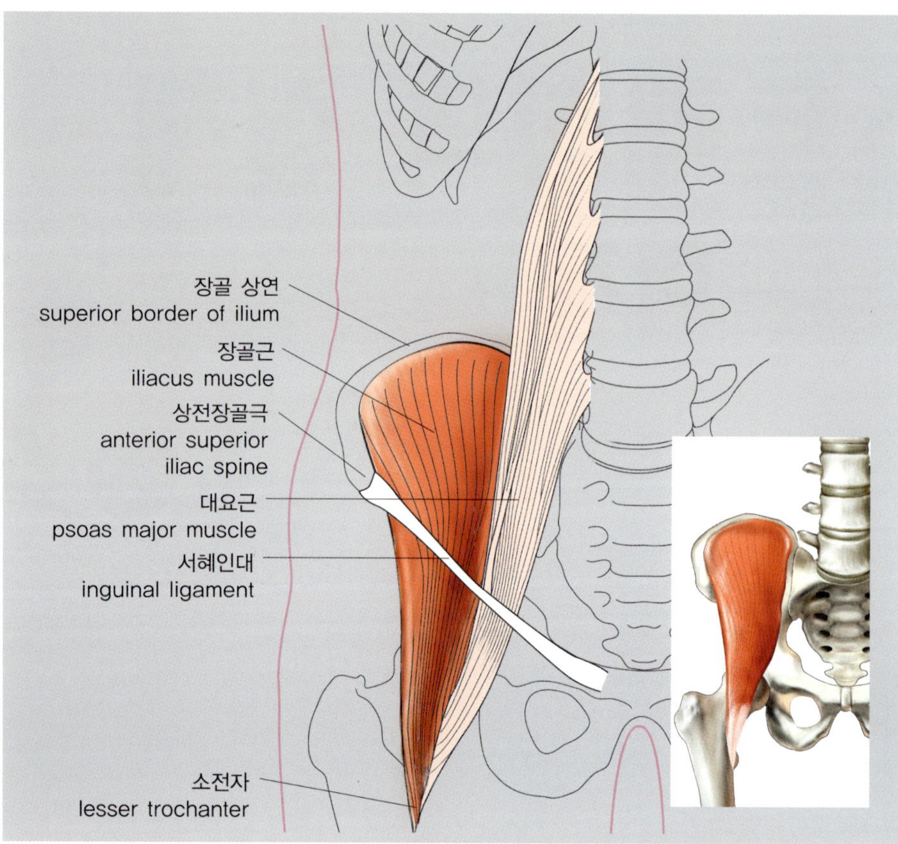


### 장골근 스트레칭법

**시작자세** : 복와위. 양 팔을 올리게 한다. 우측 고관절은 중간위.
**치료자의 위치** : 우측에 선다. 오른손으로 우측 둔부를 고정하고 왼손으로 내측에서 우측 대퇴 원위부 전면을 잡는다.
**스트레칭법** : 골반의 후경을 제한해 슬관절의 신전 상태를 유지한 채로 고관절을 신장한다.

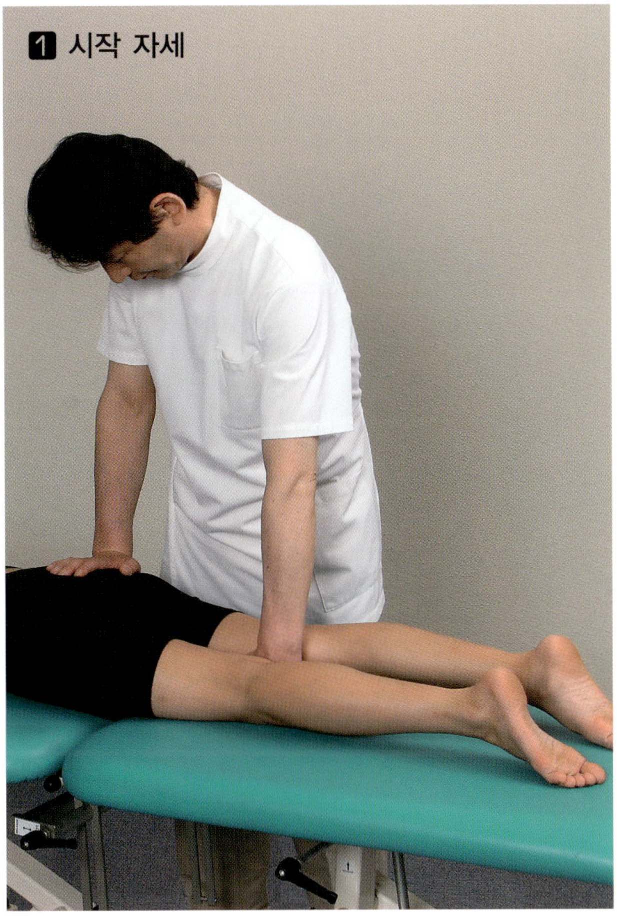
1 시작 자세

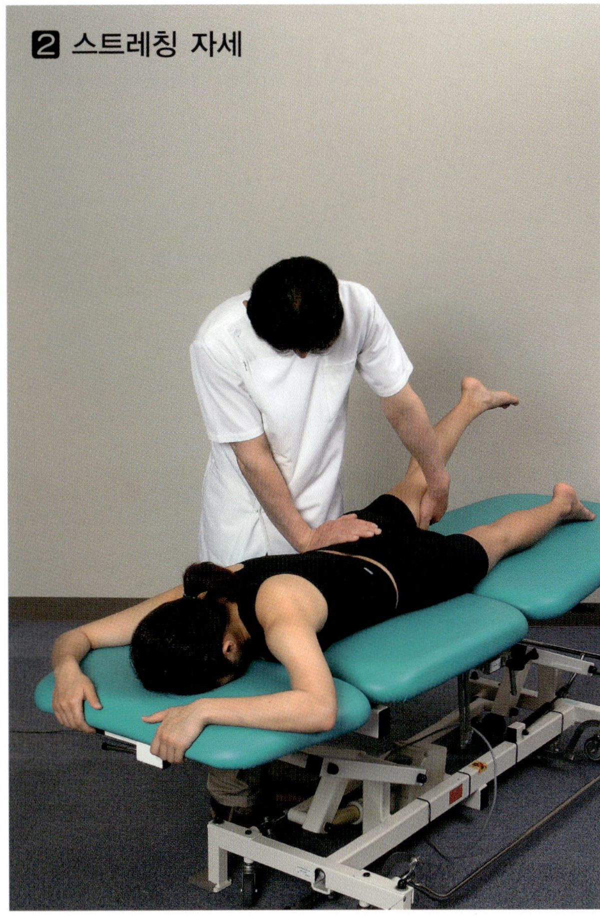
2 스트레칭 자세

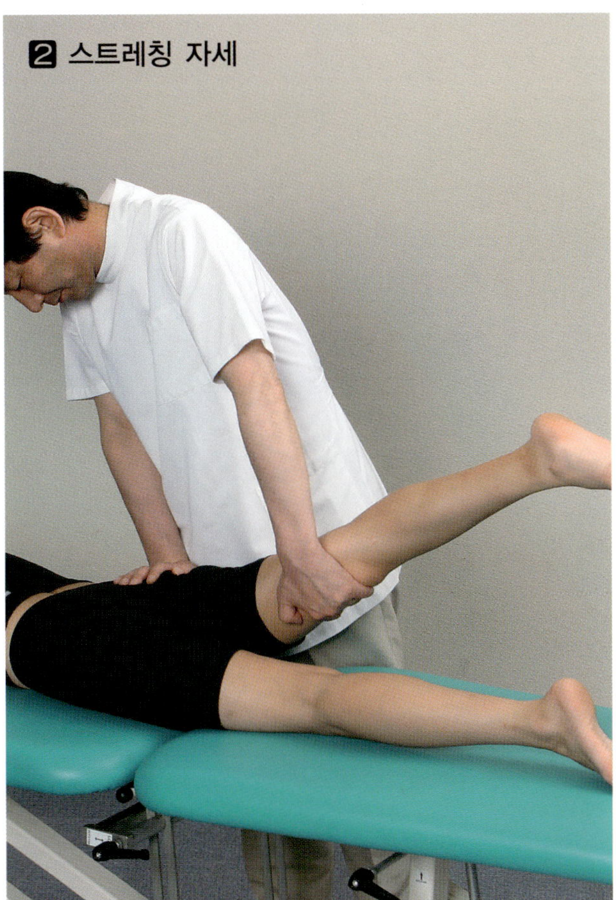
2 스트레칭 자세

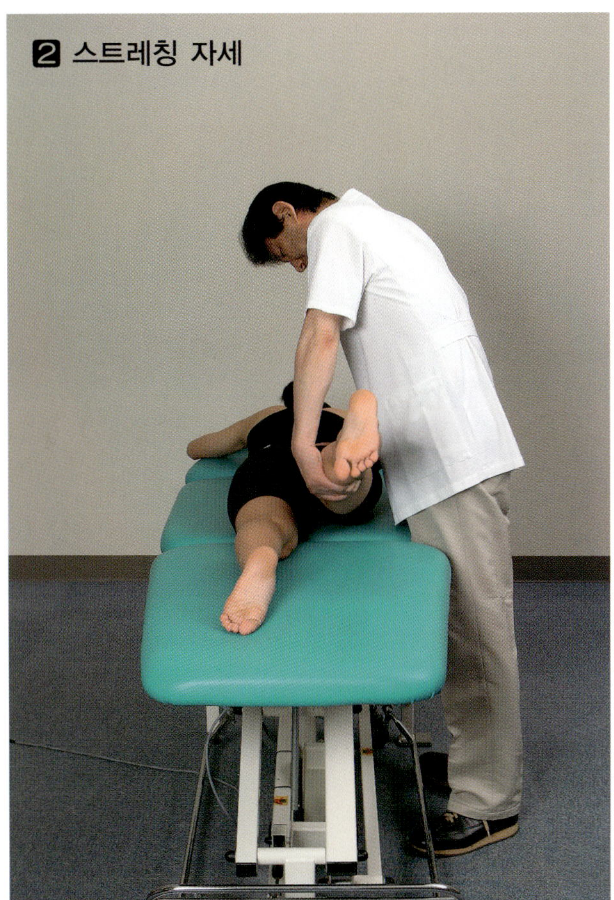
2 스트레칭 자세

# 48 대요근(psoas major muscle)

58 대요근

**기　　시** : 제12흉추 추체 및 제1~4요추의 추체 · 늑골돌기, 제1~5요추 늑골돌기
**부　　착** : 대퇴골 소전자
**신경지배** : 요신경총과 대퇴신경의 가지 Th12~L4
**혈관지배** : 늑하동맥, 요동맥, 장요동맥, 내측 대퇴회전동맥
**근육연결** : 장골근, 횡격막, 요방형근, 최장근, 장늑근, (고관절낭을 통해) 장골근, 소요근, 치골근, 소둔근, 이상근, 외폐쇄근

## 대요근 landmark

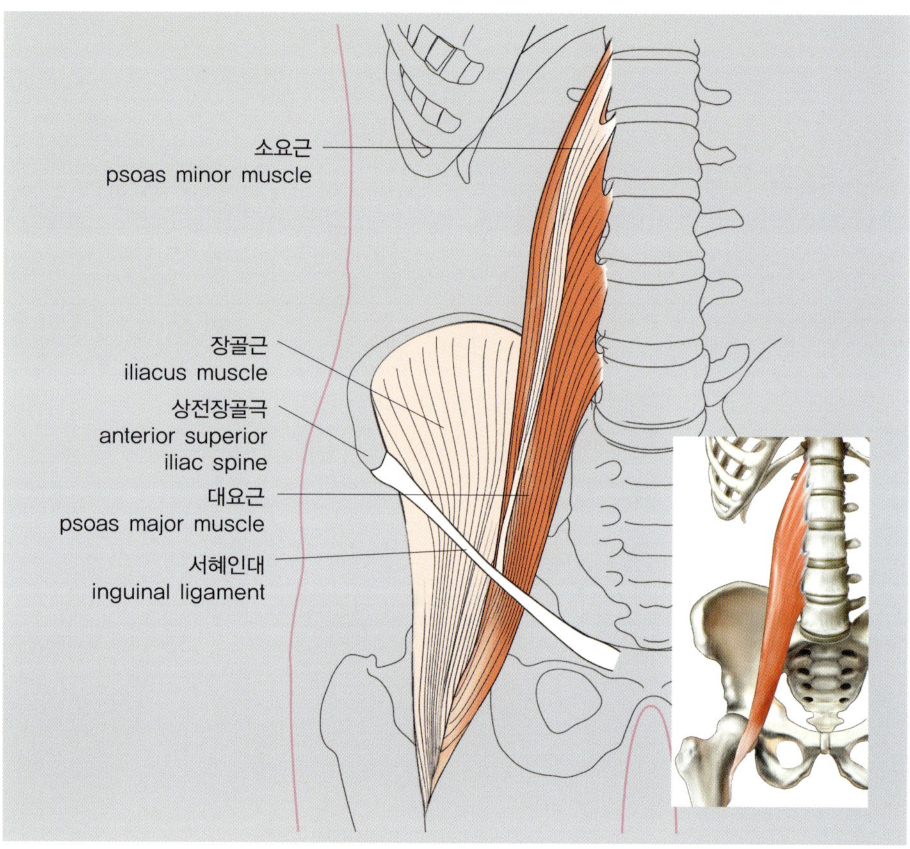


## 대요근 스트레칭법

**시작자세** : 복와위. 양 팔을 올리게 한다. 우측 고관절은 경도 외전 상태.
**치료자의 위치** : 우측에 선다. 오른손으로 우측 요부를 고정하고, 왼손으로 내측에서 우측 대퇴 원위부 전면을 잡는다.
**스트레칭법** : 골반의 후경을 허용하면서도 고관절의 신전 상태를 유지한 채로 고관절을 신장한다.

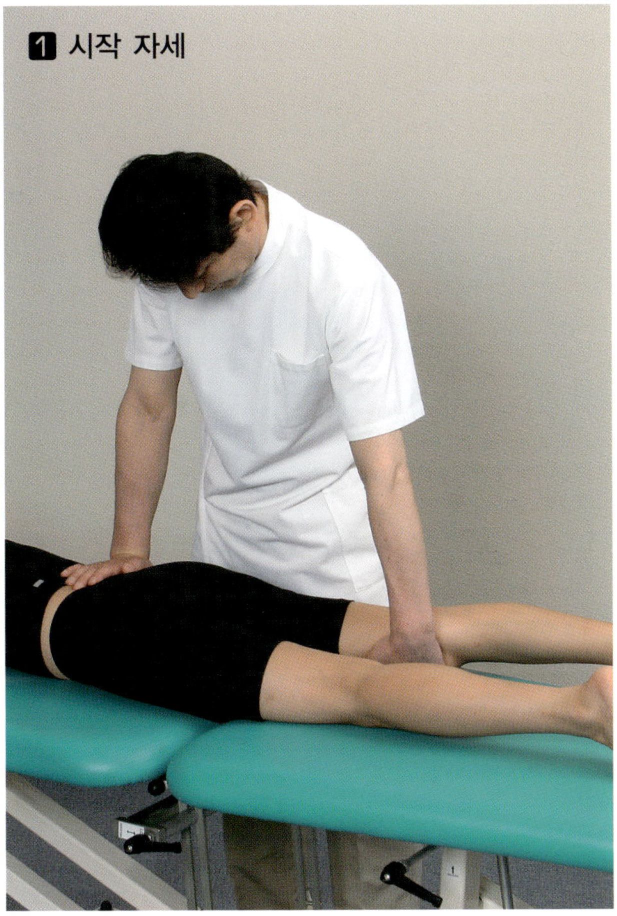
1 시작 자세

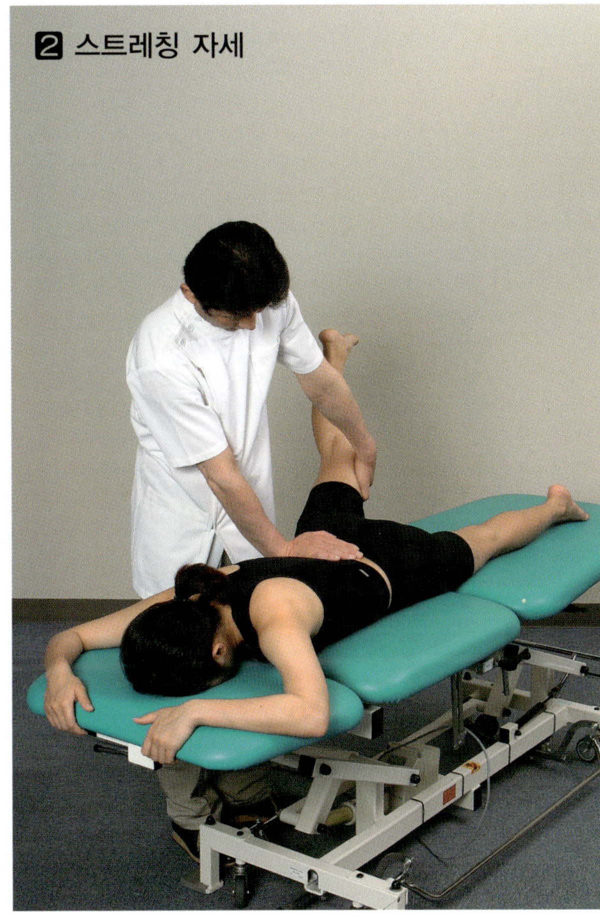
2 스트레칭 자세

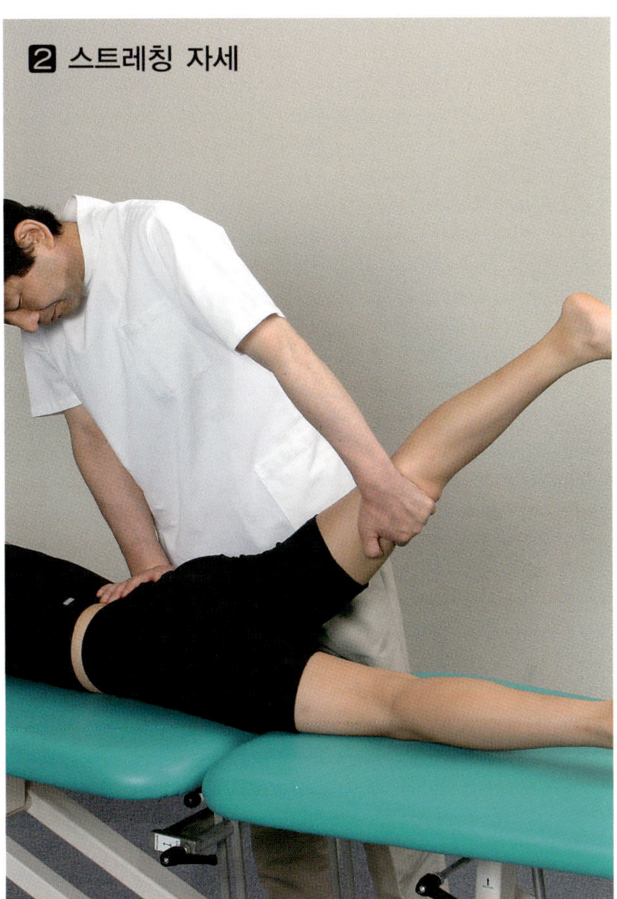
2 스트레칭 자세

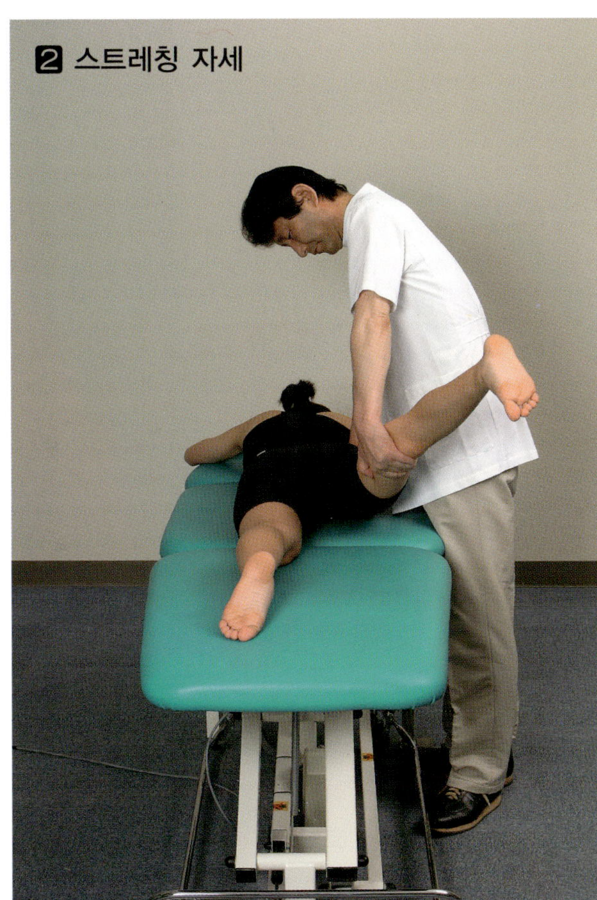
2 스트레칭 자세

## 49 대둔근(gluteus maximus muscle) → 59 대둔근

**기　　시** : 장골익 외면 후둔근선 후방, 천골 · 미골 외측연, 흉요근막, 천결절인대
**부　　착** : 대퇴근막 외측부로부터 장강인대, 대퇴골전근조면, 대퇴근막
**신경지배** : 하둔신경 L4~S2
**혈관지배** : 상 · 하둔동맥, 내측 대퇴회전동맥, 대퇴심동맥의 제1관통동맥
**근육연결** : 척주기립근육군, 천극근, 중둔근 후부(전근막), 외측광근 하부, 이상근, 중간광근, 대퇴근막장근, 대퇴방형근, 대퇴이두근 단두

### 대둔근 landmark

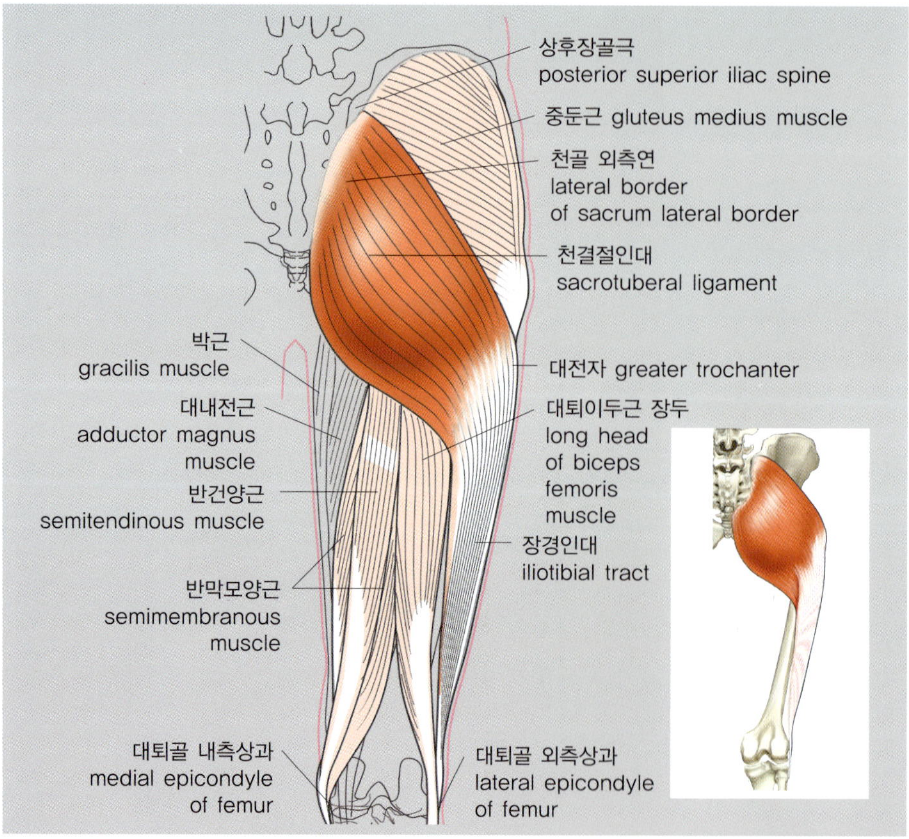


### 대둔근 스트레칭법〔상부 섬유(장경인대 부착부 섬유)〕

**시작자세** : 배와위. 좌측 팔은 올리게 한다. 우측 고관절은 굴곡 · 내전 · 내회전 상태. 슬관절은 굴곡 상태.
**치료자의 위치** : 좌측 대퇴부 외측에 선다. 양손으로 우측 무릎을 잡는다.
**스트레칭법** : 양손으로 대퇴골 장축 방향으로 당긴 후, 우측 슬관절이 왼팔간에 붙는 방향으로 밀어 넣는다.
**비　　고** : 최종역에서 힘이 부족한 경우는 우측 전완부를 사용해 밀어 넣으면 좋다. 신장할 때에는 골반의 후경과 좌측 회전이 강하게 되지 않도록 주의한다. 또한 좌측 고관절의 굴곡 구축이 있는 경우에는 좌측 슬관절의 고정이 필요하다. 대둔근이 신장되기 전에 우측 고관절 전면에 통증이 발생하는 경우에는 우선 통증을 경감시킨 후에 신장하도록 유의한다.

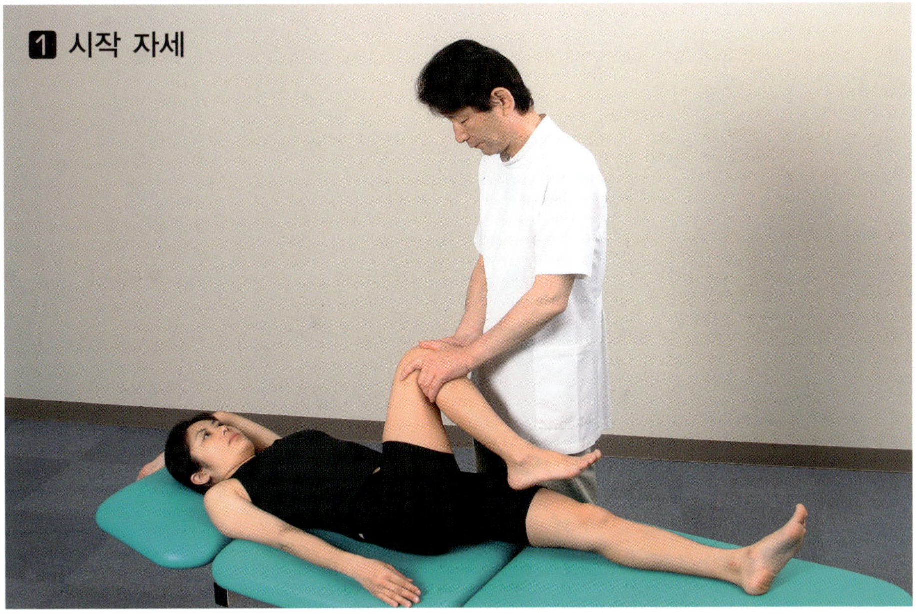
1 시작 자세

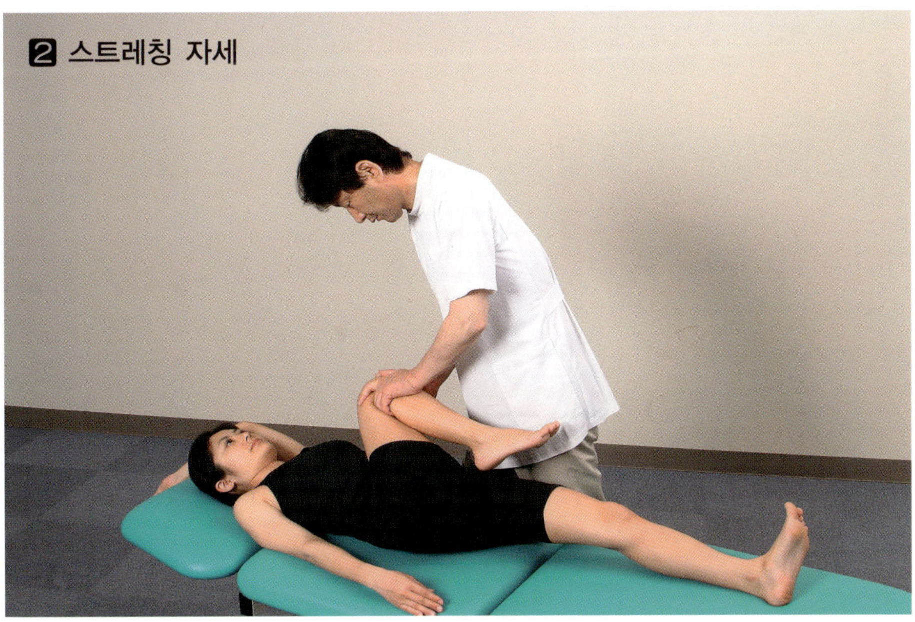
2 스트레칭 자세

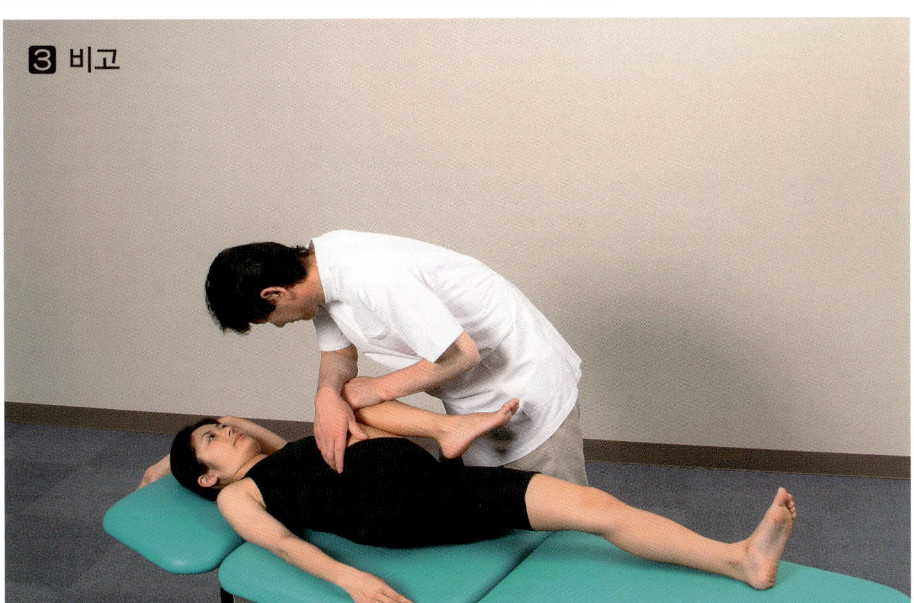
3 비고

## 대둔근 스트레칭법 1〔하부 섬유(둔근조면 부착부 섬유)〕

**시 작 자 세** : 배와위. 우측 고관절은 굴곡 · 내전 · 내회전 상태. 슬관절은 굴곡 상태.

**치료자의 위치** : 좌측에 선다. 오른손은 슬관절, 왼손은 하퇴 원위부를 잡는다.

**스 트 레 칭 법** : 오른손으로 대퇴골 장축 방향으로 당겨 고관절 내회전을 증강한 후, 굴곡 · 내전 방향으로 밀어 넣는다.

**비 고** : 최종역에서 힘이 부족한 경우는 우측 전완부를 사용해 밀어 넣는 것이 좋다. 신장 시에는 골반의 후경 좌측 회전이 강하게 되지 않도록 주의한다. 또한 좌측 고관절 굴곡구축이 있는 경우에는 좌측 슬관절 고정이 필요하다. 대둔근이 신장되기 전에 우측 고관절 전면에 통증이 발생하는 경우에는 우선 통증을 경감시킨 후에 신장하도록 유의한다.

## 대둔근 스트레칭법 2〔하부 섬유(둔근조면 부착부 섬유)〕

**시 작 자 세** : 배와위. 우측 고관절은 굴곡 · 내전 · 내회전 상태. 슬관절은 굴곡 상태.

**치료자의 위치** : 우측에 선다. 양손으로 우측 하퇴근위부를 잡는다.

**스 트 레 칭 법** : 양손으로 대퇴골 장축 방향으로 견인해 고관절 내회전을 증강한 후 굴곡 · 내전 방향으로 밀어 넣는다.

**비 고** : 신장할 때에는 골반의 후경과 좌측 회전이 강하게 안 되는 것에 주의한다. 또한 좌측 고관절 굴곡 구축인 경우에는 좌측 슬관절의 고정이 필요하다. 대둔근이 신장되기 전에 우측 고관절 전면에 통증이 발생하는 경우에는 우선 통증을 경감시킨 후에 신장하도록 유의한다.

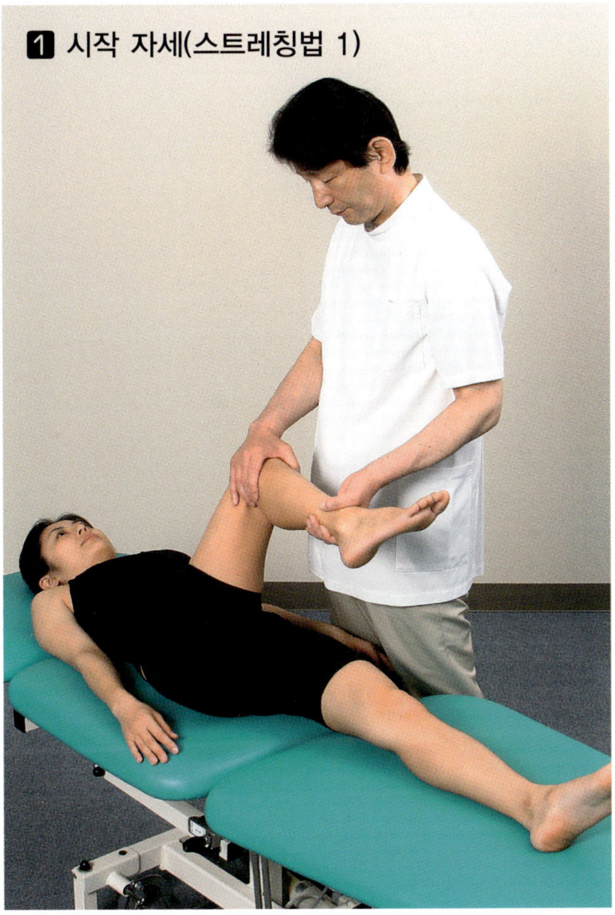
1 시작 자세(스트레칭법 1)

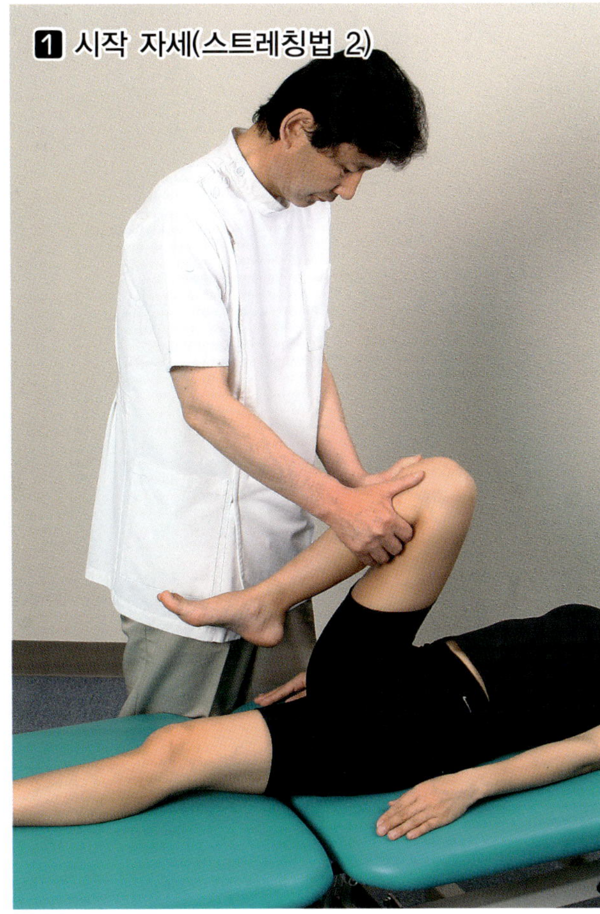
1 시작 자세(스트레칭법 2)

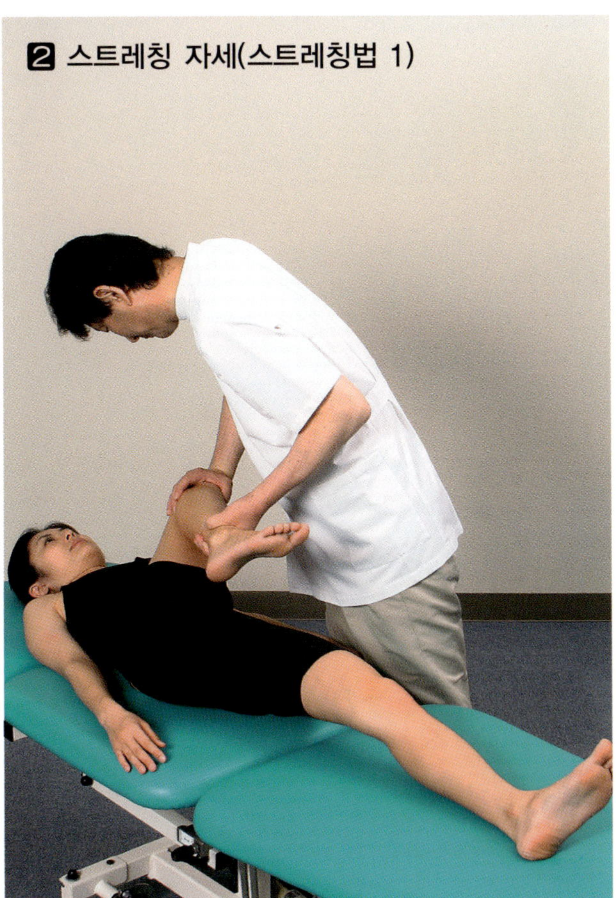
2 스트레칭 자세(스트레칭법 1)

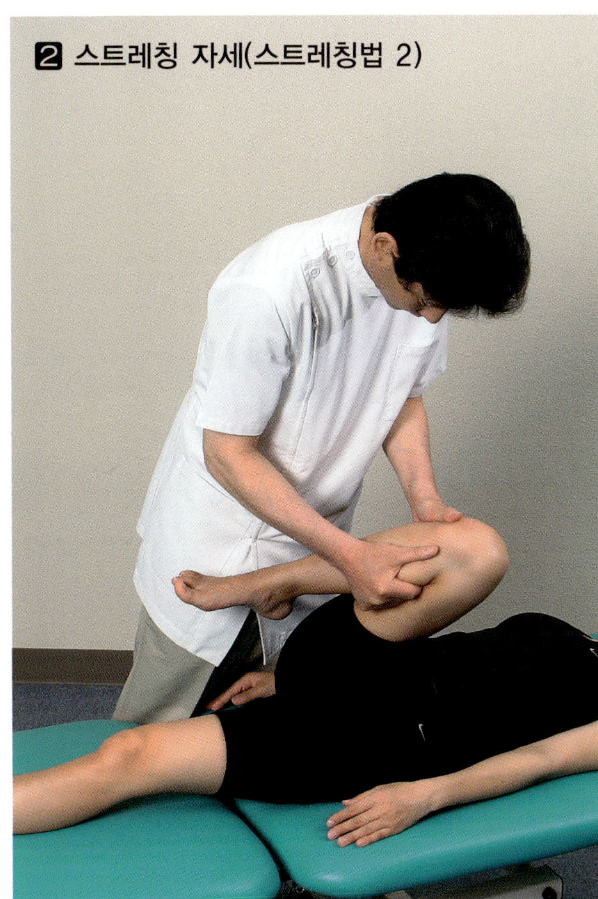
2 스트레칭 자세(스트레칭법 2)

# 50 중둔근(gluteus medius muscle)

→ 60 중둔근

**기　　　시** : 장골익 외면 전둔근선과 후둔근선의 사이, 장골릉 외순, 둔근막
**부　　　착** : 대전자 첨단 외측면
**신 경 지 배** : 상둔신경 L4~S2
**혈 관 지 배** : 상둔동맥, 외측 대퇴회전동맥
**근 육 연 결** : 대둔근(둔근막), 대퇴근막 장근, 외측광근, 봉공근, 소둔근, 이상근

## 중둔근 landmark

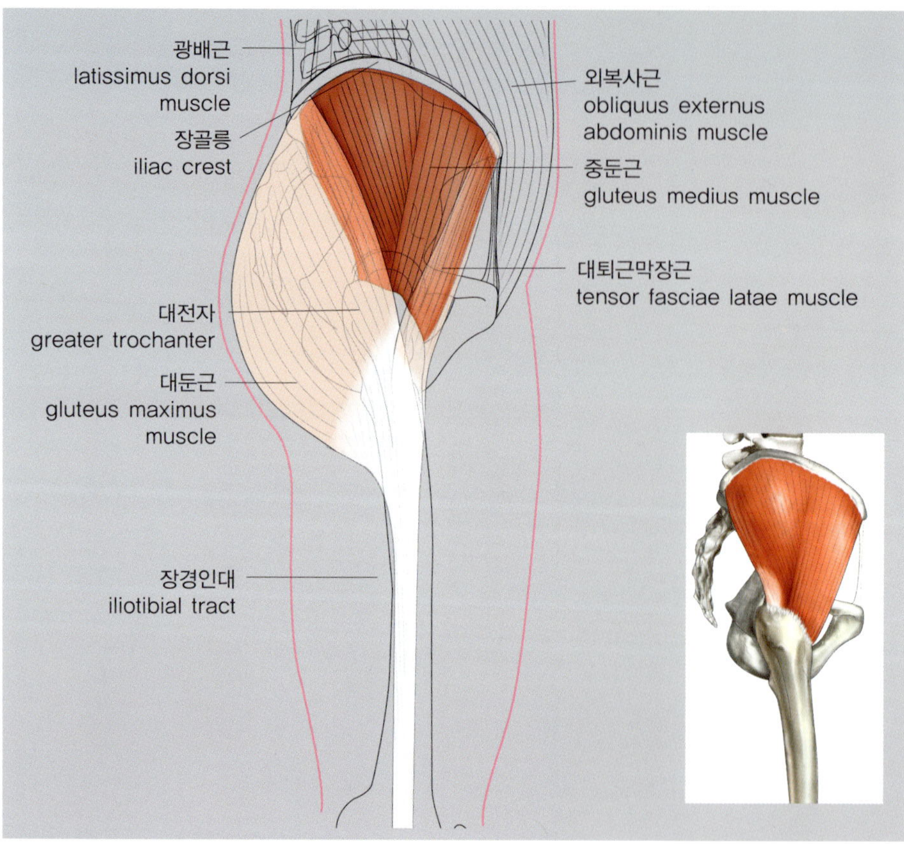


## 중둔근 스트레칭법(후부 섬유)

**시 작 자 세** : 배와위. 우측 고관절은 굴곡 · 내전 · 내회전 상태. 슬관절은 굴곡 상태.
**치료자의 위치** : 좌측에 선다. 양손으로 우측 무릎을 잡는다.
**스 트 레 칭 법** : 양손으로 대퇴골 장축 방향으로 가볍게 당긴 후 오른손으로 우상전장골극을 고정해 왼손으로 고관절 내전 방향으로 밀어 넣는다.
**비　　　고** : 최종역에서 힘이 부족한 경우는 좌측 전완부를 사용해 밀어 넣으면 좋다. 중둔근의 스트레칭법은 대둔근에 비해 고관절의 굴곡각이 작고 내전각도가 크다. 또한 왼손으로 우상전장골극부를 고정하는 것은 골반의 회전을 막기 때문이다. 그리고 고관절 굴곡 각도가 클수록 내측부 섬유를, 작을수록 외측부 섬유를 각각 신장한다.

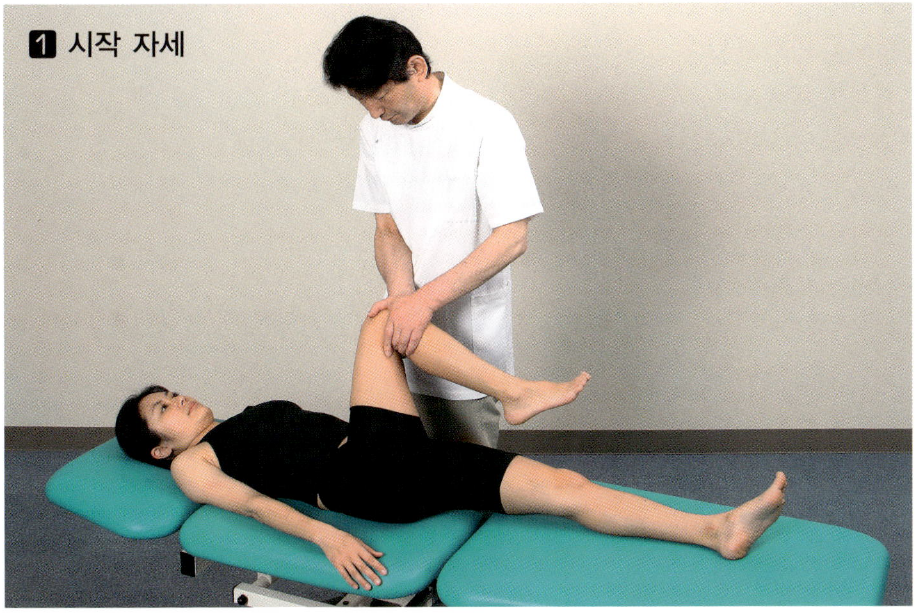

1 시작 자세

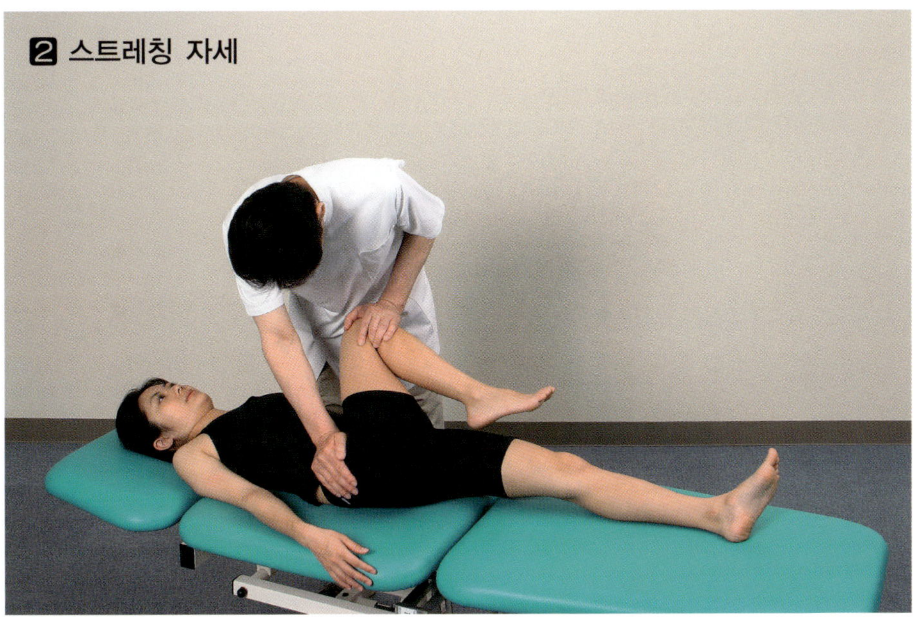

2 스트레칭 자세

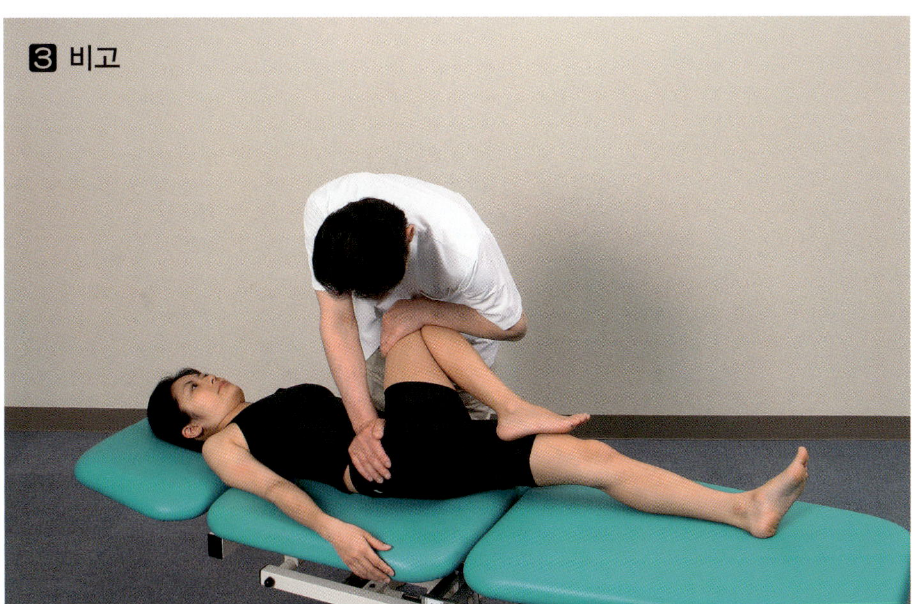

3 비고

## 중둔근 스트레칭법(전부 섬유)

**시 작 자 세** : 배와위. 왼팔을 올리게 한다. 우측 무릎을 세운 상태로 좌하지를 위로 하여 다리를 꼬아, 우측 고관절 역치를 내전한다.

**치료자의 위치** : 좌측에 선다. 오른손으로 우상전장골극을 고정해 왼손으로 슬관절부를 잡는다.

**스 트 레 칭 법** : 왼손으로 우측 고관절을 약간 굴곡해 오른다리를 들어 올려 오른손으로 골반의 극단적인 회전을 막으면서 왼손으로 우측 고관절 내전 방향으로 밀어 넣는다.

**비 고** : 이 때 좌측 골반은 침대 위에, 양 다리는 침대에서 밖으로 나오게 된다. 덧붙여 고관절 굴곡각도가 작을수록 전부 섬유를, 클수록 후부 섬유를 신장한다.

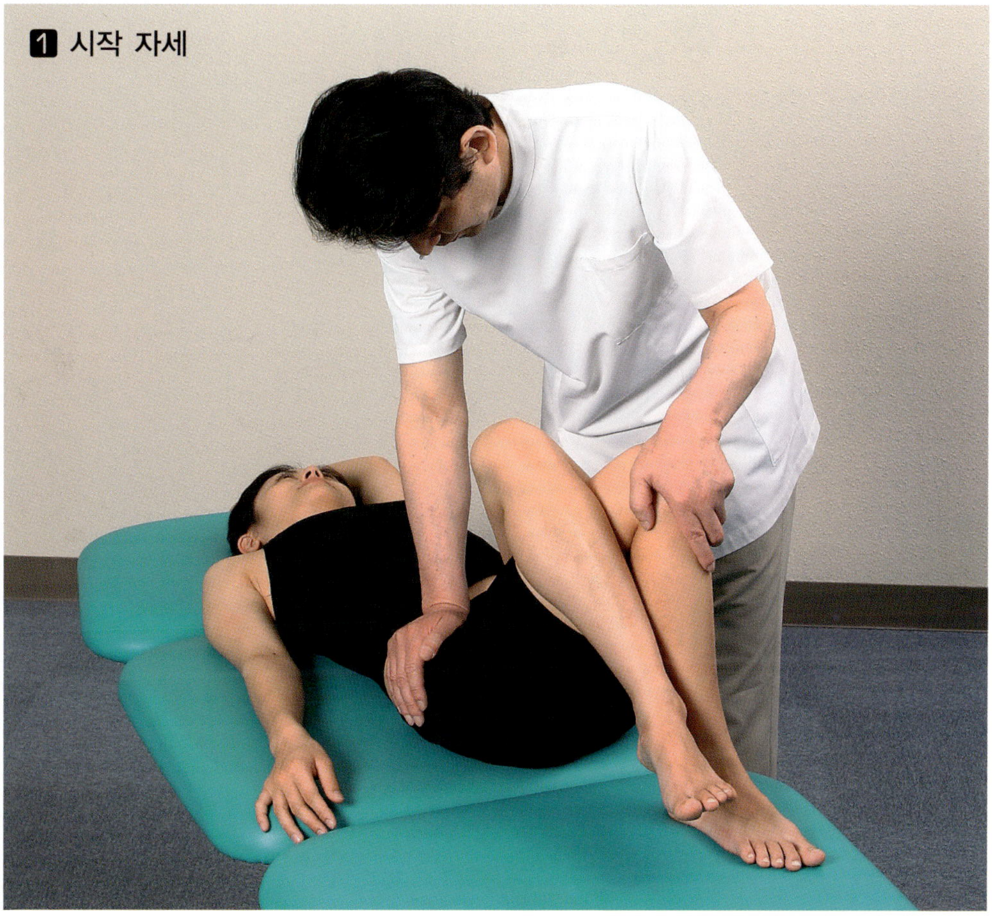

1 시작 자세

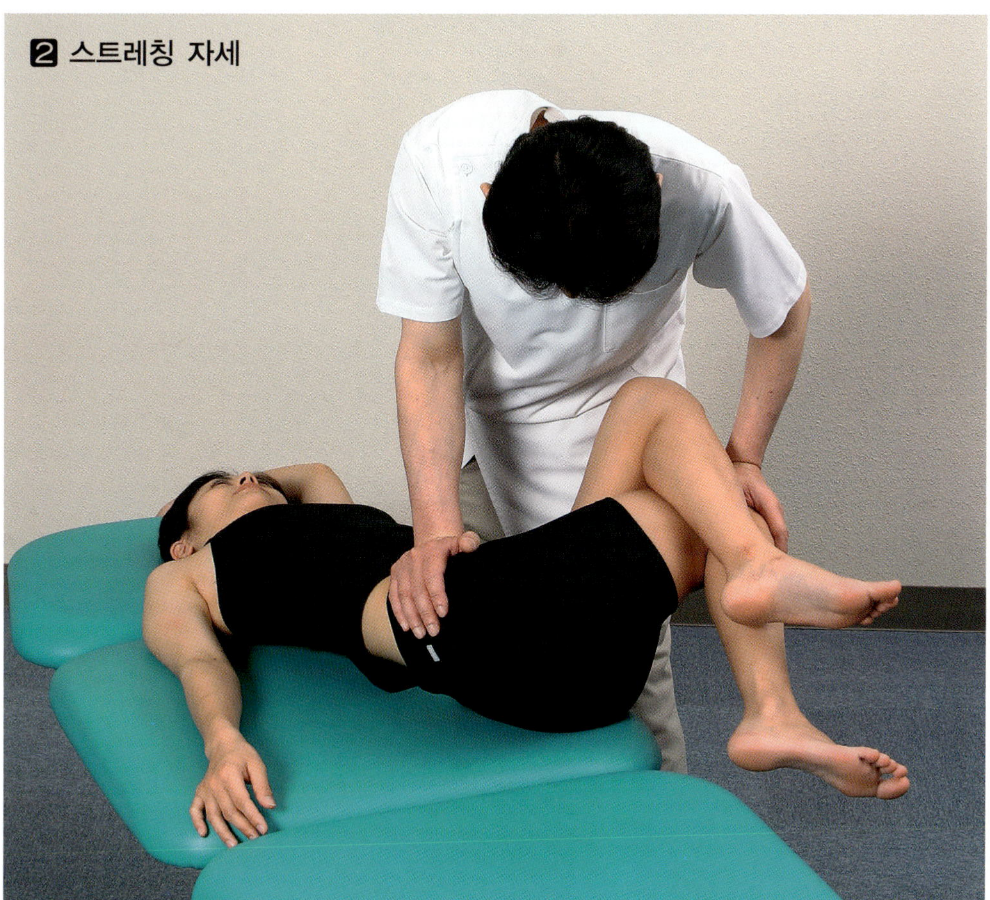

2 스트레칭 자세

# 51 대퇴근막장근 (tensor fasciae latae muscle)

61 대퇴근막장근

**기 시** : 상전장골극
**부 착** : 경골외측과
**신경지배** : 상둔신경 L4~5
**혈관지배** : 외측 대퇴회전동맥, 상둔동맥
**근육연결** : 대둔근, 중둔근, 봉공근, 장골근, 소둔근, 족저근, 외측광근

## 대퇴근막장근 landmark

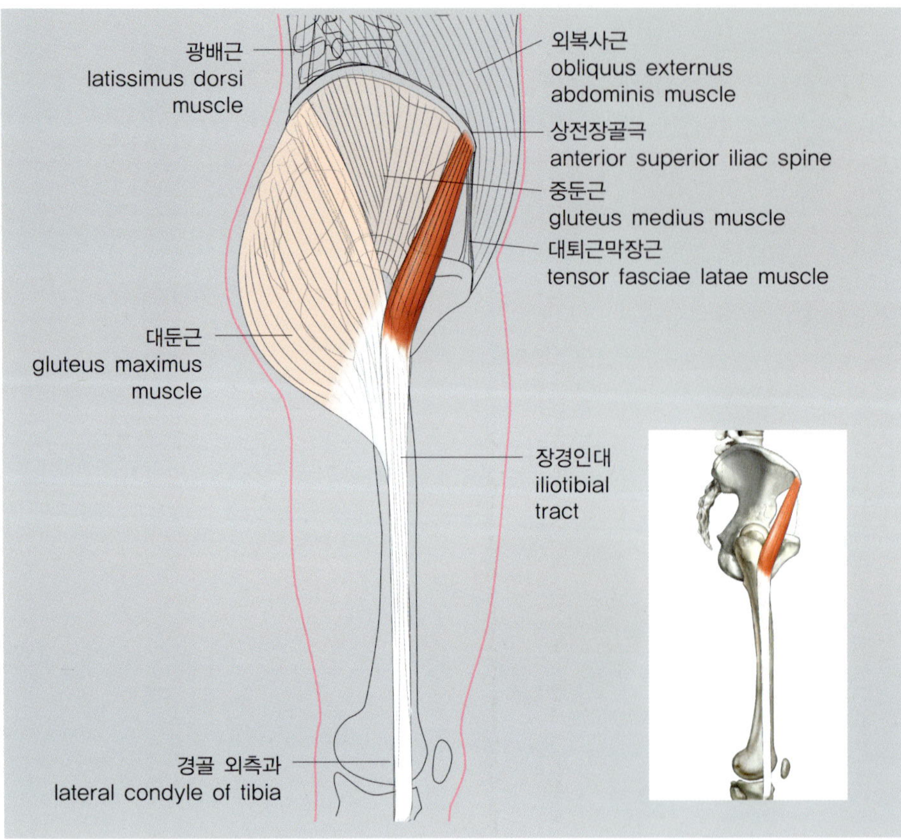


## 대퇴근막장근 스트레칭법 1

**시 작 자 세** : 배와위. 우측 고관절은 경도 내전 상태. 좌측 고관절 · 슬관절은 중등도 굴곡 상태로, 발바닥을 오른다리의 외측에 둔다.
**치료자의 위치** : 좌측에 선다. 오른손으로 좌측 슬관절을 고정해 왼손으로 우측 하퇴 원위부를 잡는다.
**스트레칭법** : 왼손으로 우측 대퇴 장축 방향으로 견인하면서 고관절을 내전한다.
**비 고** : 신장을 할 수 없는 경우는 슬관절을 경도 굴곡 상태로 해 고관절을 외회전하여 우측 하퇴 장축 방향으로 견인하면서 내전하는 것이 좋다.

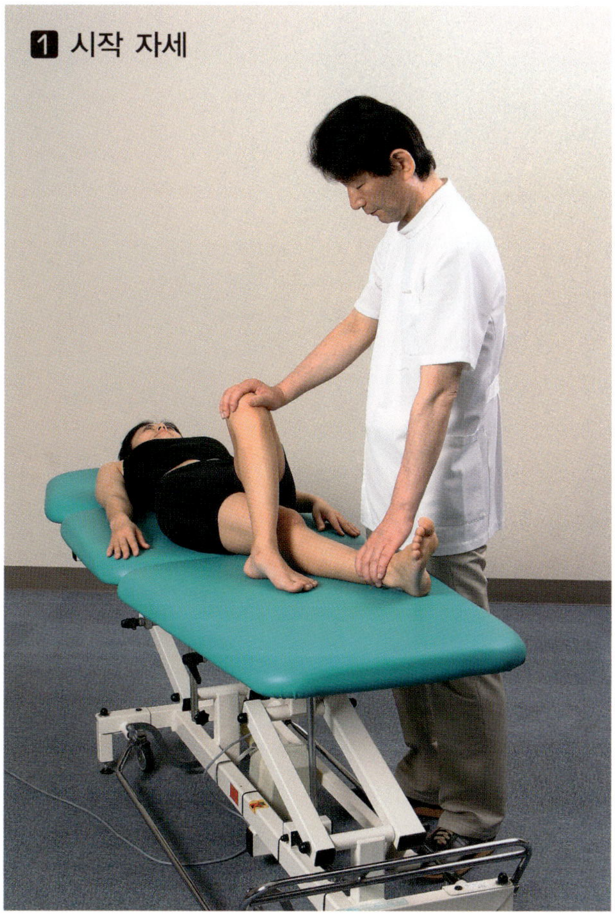
1 시작 자세

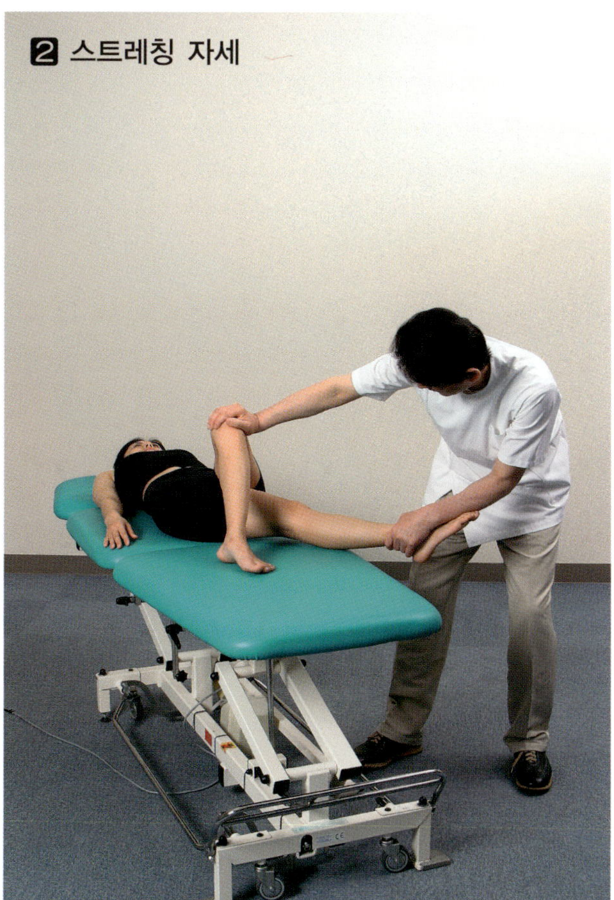
2 스트레칭 자세

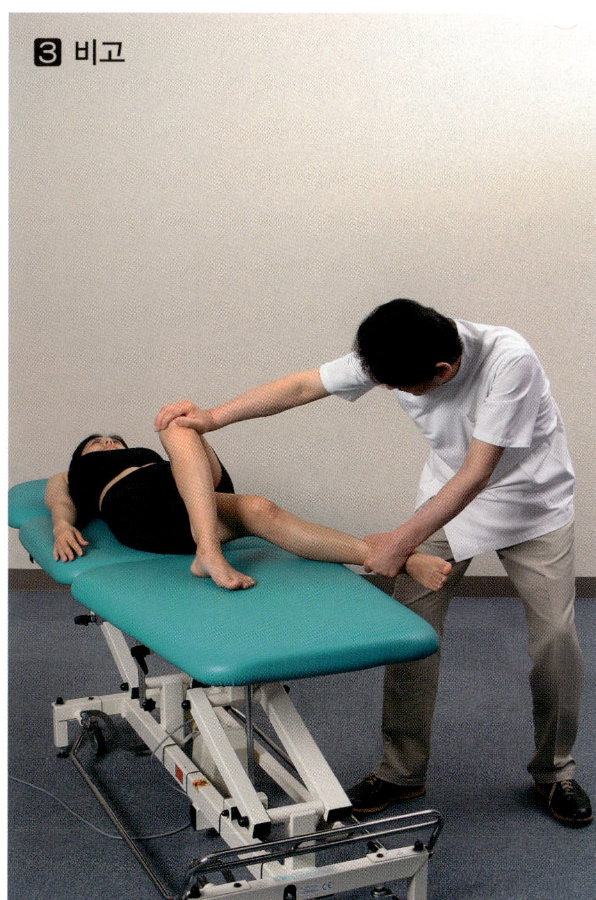
3 비고

## 대퇴근막장근 스트레칭법 2

**시 작 자 세** : 배와위. 왼팔은 거상해 둔다. 우측 고관절은 외회전 · 내전 상태. 슬관절은 중등도 굴곡 상태. 좌측 고관절 · 슬관절은 중등도 굴곡 상태로, 좌측 발바닥을 오른다리 외측에 둔다.

**치료자의 위치** : 발을 향해 좌측에 앉는다. 우측 팔꿈치로 왼다리를 고정하면서 오른손으로 슬관절부를, 왼손으로 하퇴 원위부를 잡는다.

**스 트 레 칭 법** : 양 손으로 우측 하퇴 장축 방향으로 당겨 고관절을 내전한다.

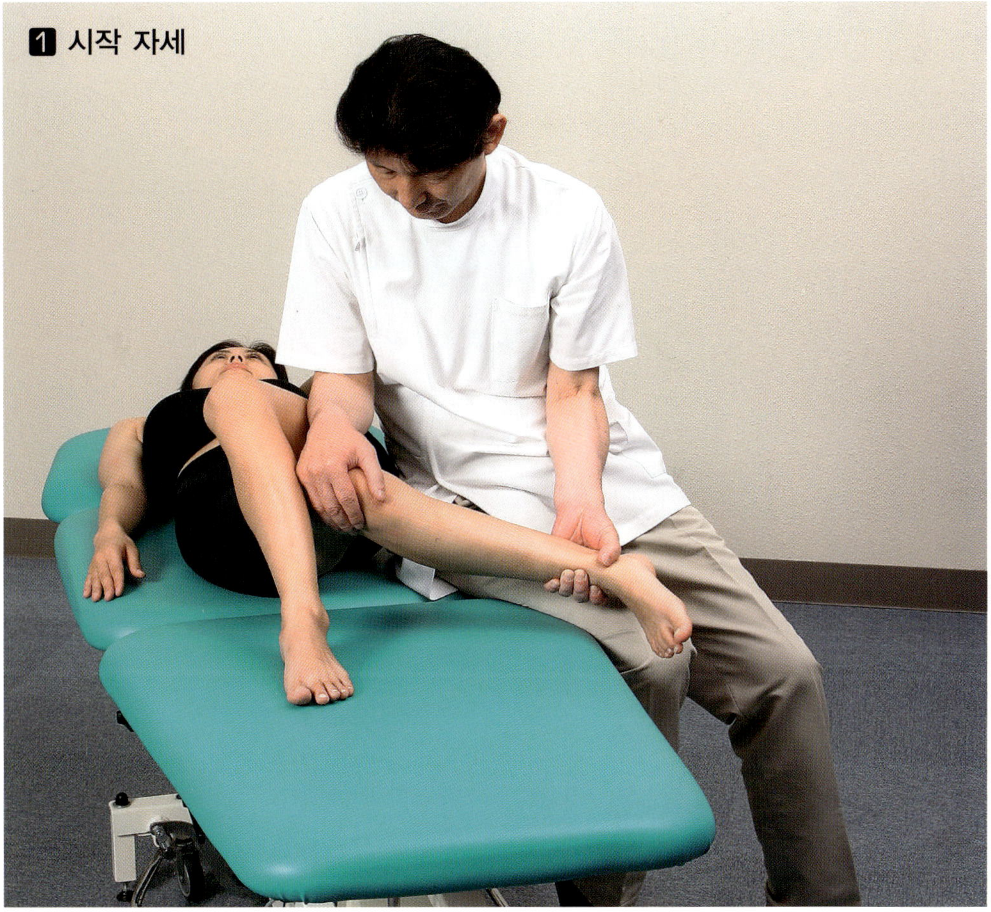

1 시작 자세

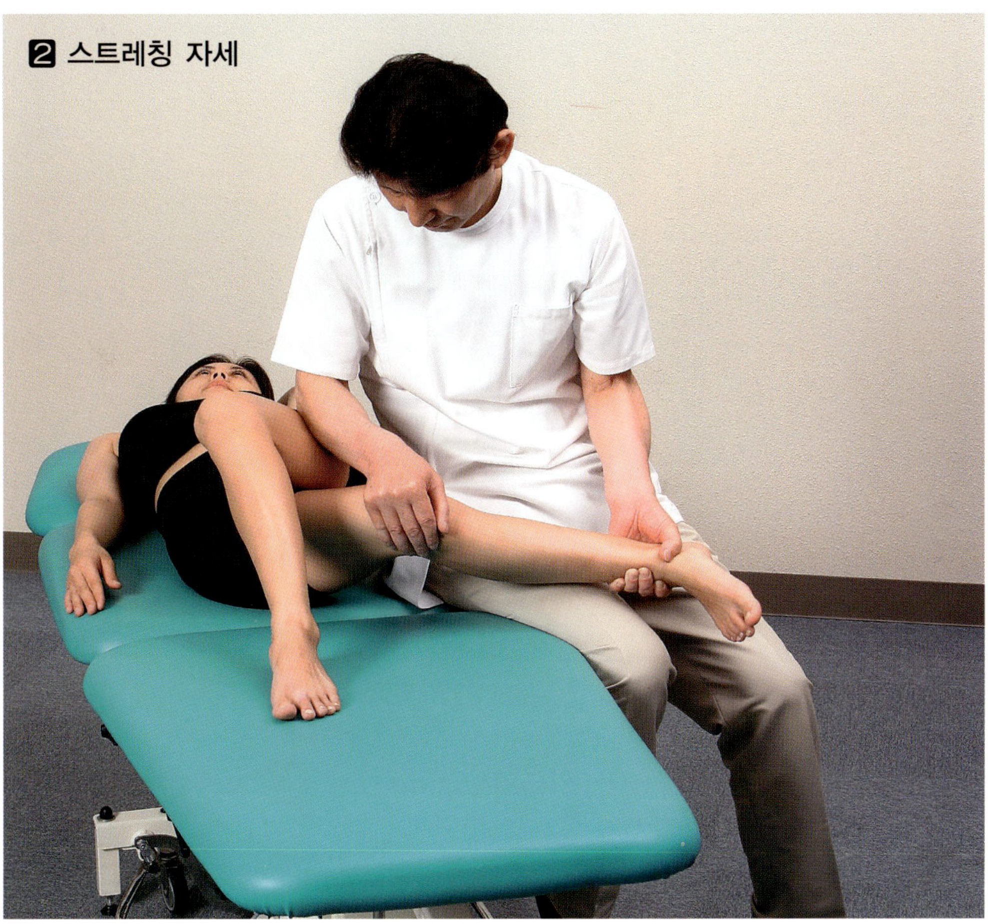

2 스트레칭 자세

## 52 봉공근(sartorius muscle)

62 봉공근

기 시 : 상전장골극 바로 아래 미측

부 착 : 경골조면 내측

신 경 지 배 : 대퇴신경 L2~3

혈 관 지 배 : 외측 대퇴회전동맥

근 육 연 결 : 반건양근, 박근, 중둔근, 대퇴직근, 반막모양근, 비복근, 장내전근, 대퇴근막장근, 장골근, (슬관절낭을 통해) 외측광근, 내측광근, 슬관절근, 족저근, 슬와근

### 봉공근 landmark

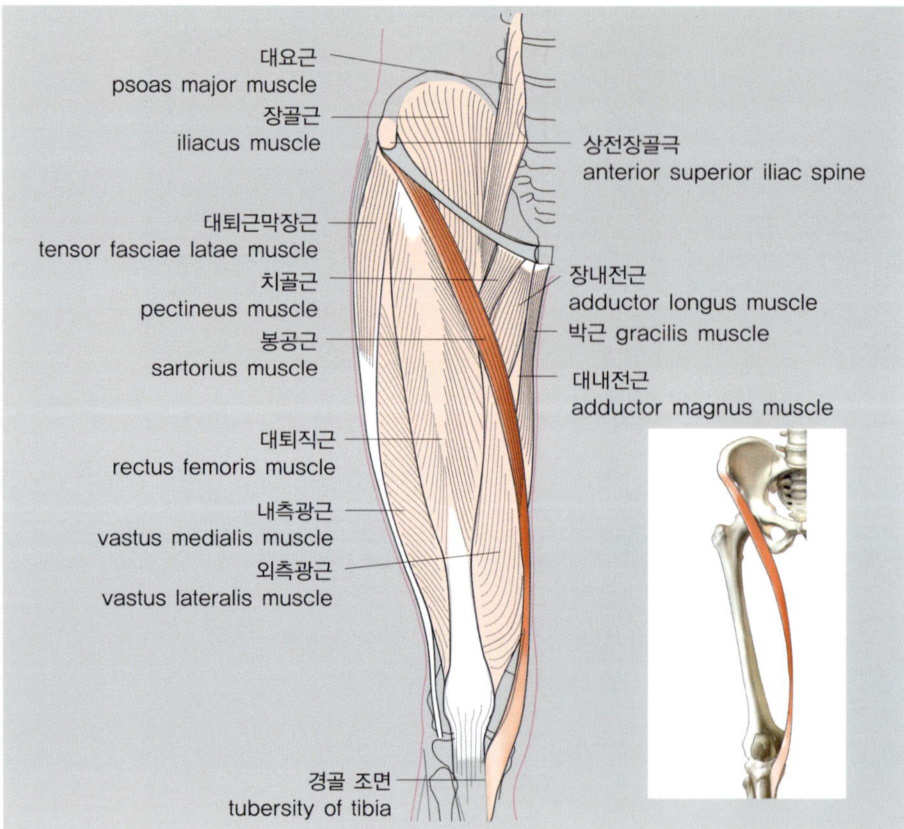


### 봉공근 스트레칭법

시 작 자 세 : 배와위. 오른팔은 올리게 한다. 좌하지는 발바닥을 침대 위에 대고 무릎을 세운다. 오른다리는 침대의 끝부분으로부터 내리고 고관절을 신전 · 외전 상태로 한다.

치료자의 위치 : 우측에 선다. 왼손은 대퇴 원위부 전면을, 오른손은 하퇴 원위부 전면을 잡는다. 그리고 좌측 팔꿈치에서 대퇴 외측부를 눌러 골반의 회전을 제한한다.

스 트 레 칭 법 : 우측 무릎을 굴곡 상태로 잡은 채로, 고관절을 최대 내회전 · 신전한다.

비 고 : 왼다리의 시작 자세는 골반을 후경시키는 목적을 갖고 있다.

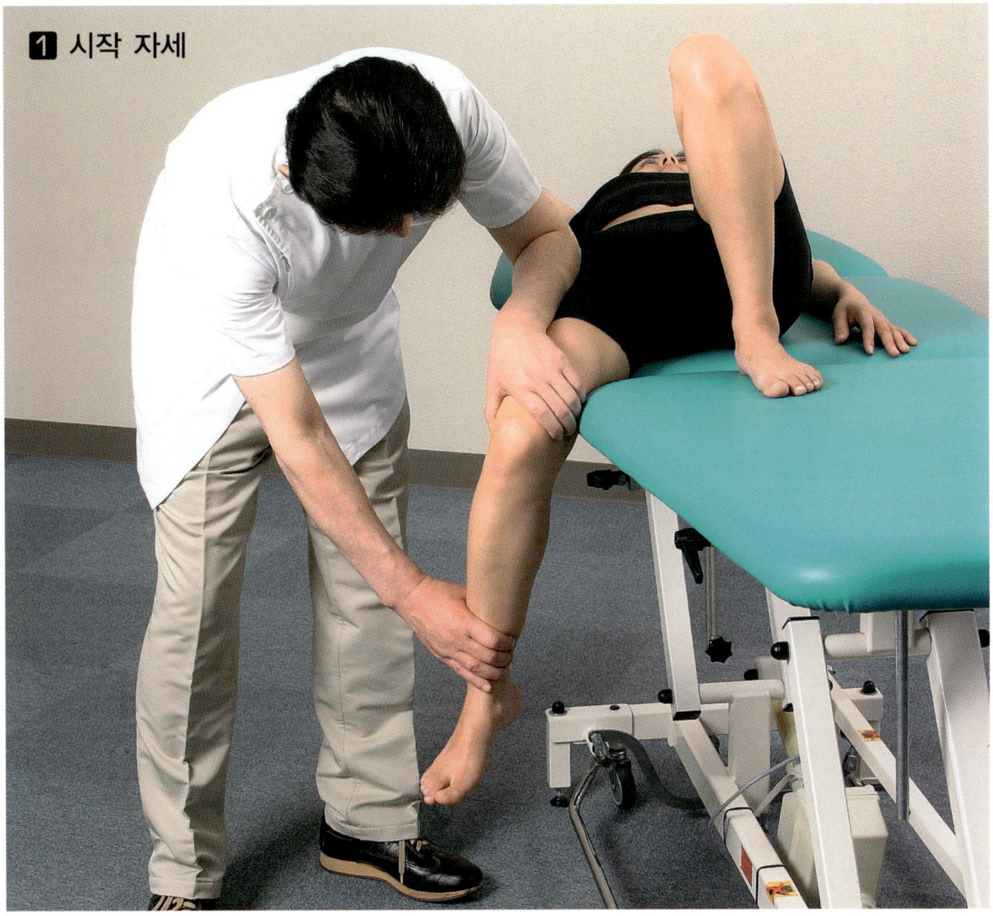
1 시작 자세

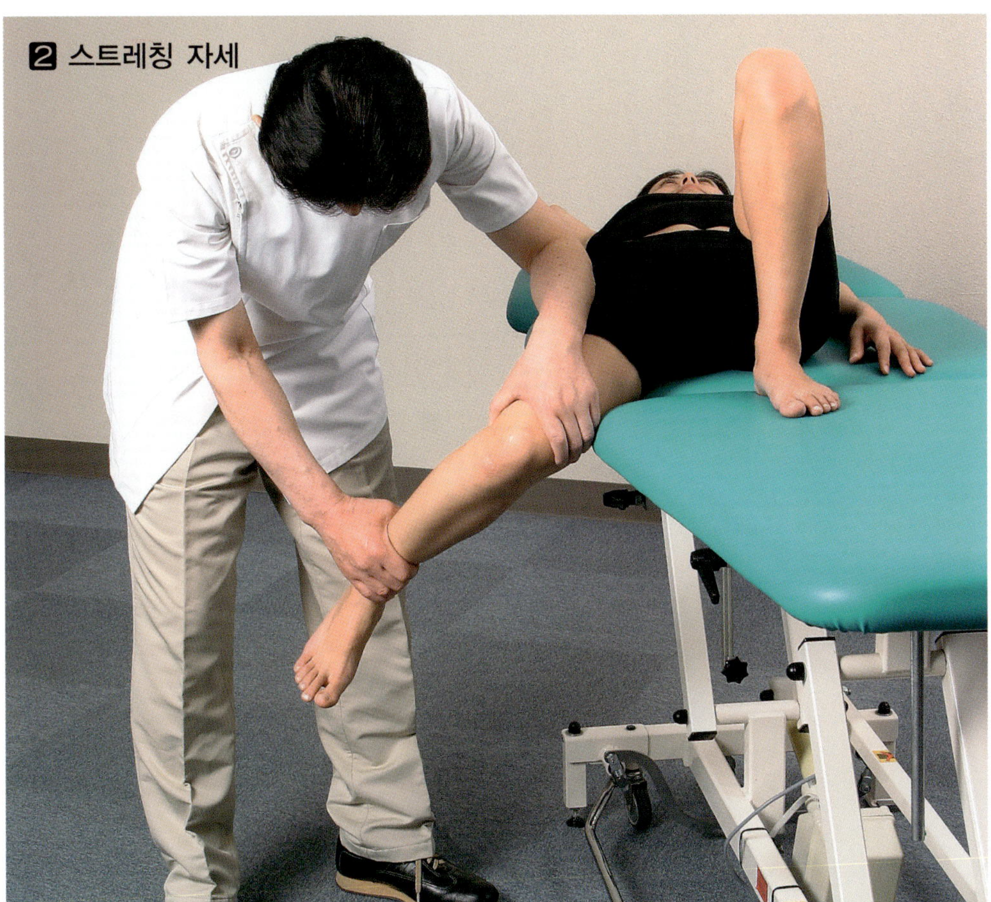
2 스트레칭 자세

# 53 치골근(pectineus muscle)

63 치골근

기 시 : 치골빗, 치골근막
부 착 : 치골근선
신 경 지 배 : 대퇴신경 L2~3(가끔 폐쇄신경의 가지도 받는다)
혈 관 지 배 : 내측 대퇴회전동맥 천지
근 육 연 결 : 장골근, 내측광근, 외측광근

## 치골근 landmark

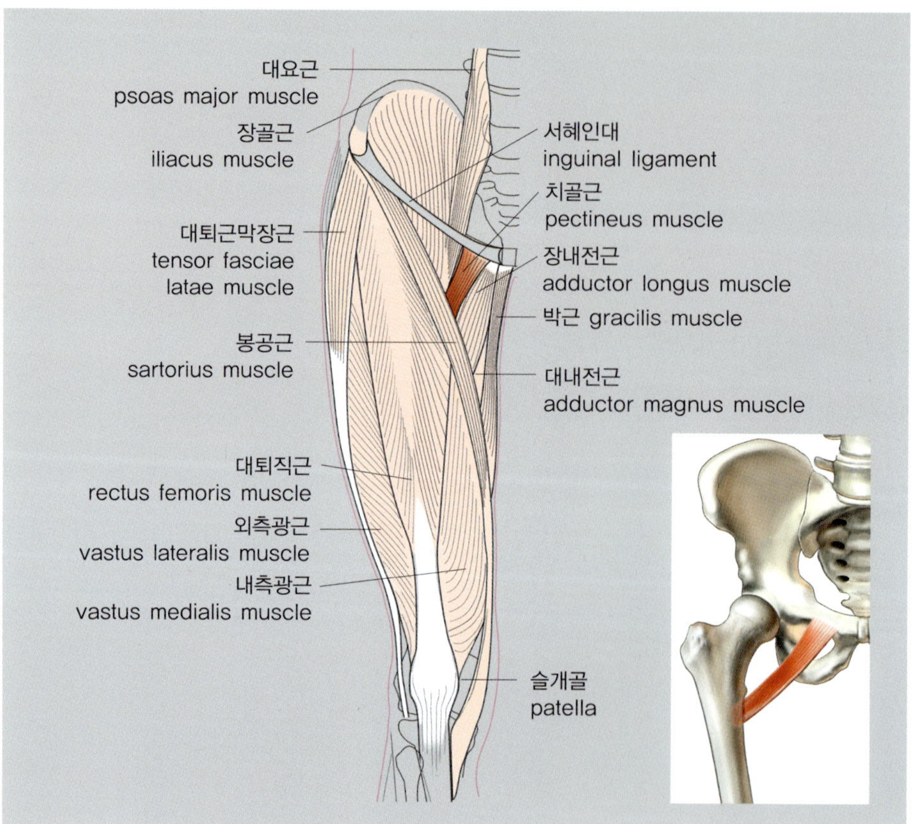

# 54 단내전근(addutor brevis muscle)

→ 65 단내전근

**기　　　시** : 치골 하지
**부　　　착** : 치골근선 하반, 대퇴골조선 내측순
**신 경 지 배** : 폐쇄신경 전지 L2~4
**혈 관 지 배** : 대퇴심동맥 근지, 내측 대퇴회전동맥 심지
**근 육 연 결** : 소내전근, 박근, 내측광근

## 단내전근 landmark

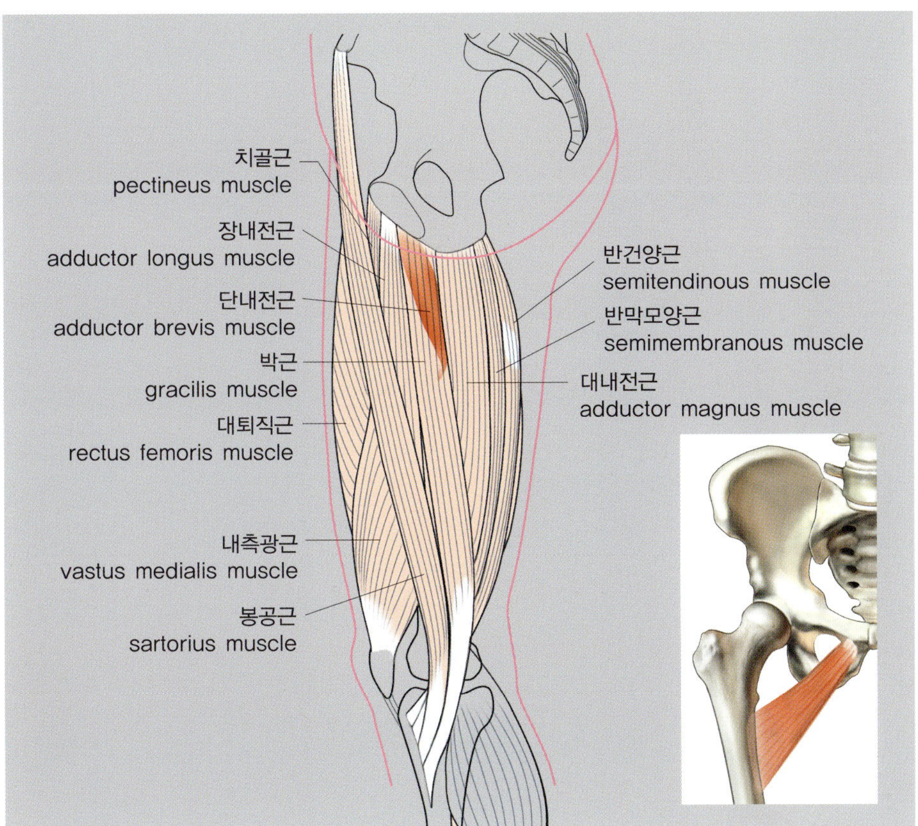

## 치골근 · 단내전근 스트레칭법

**시 작 자 세** : 복와위. 양 팔을 올리게 한다. 슬관절은 90° 굴곡 상태.

**치료자의 위치** : 우측 두부를 향해 선다. 오른손으로 하퇴 원위부를, 왼손으로 대퇴 원위부를 전면에서 잡는다.

**스 트 레 칭 법** : 고관절을 약간 신전시킨 후, 외전 · 내회전한다.

**비 고** : 고관절 내회전을 너무 강하게 하면 외회전 근육군이 신장되기 때문에 외전을 강조한다.

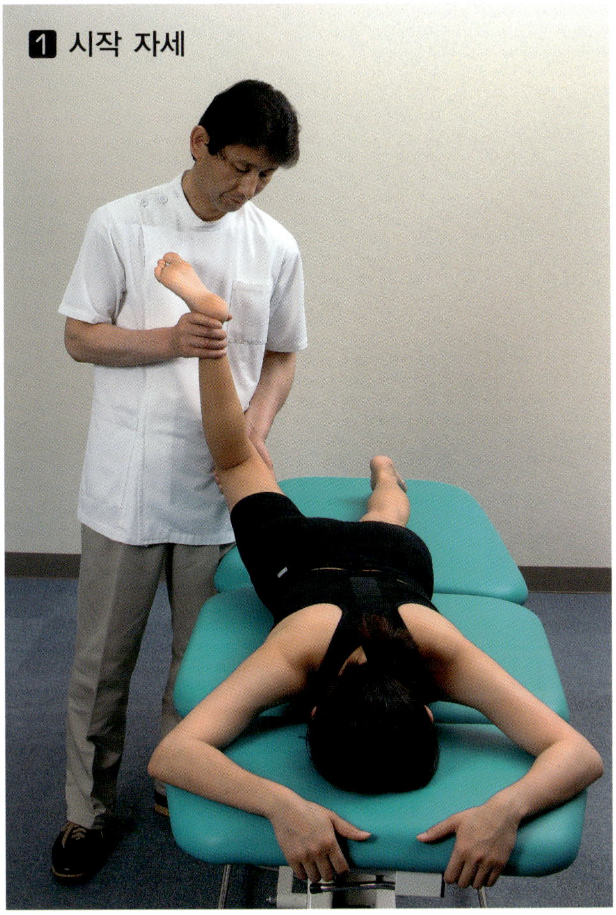

**1** 시작 자세

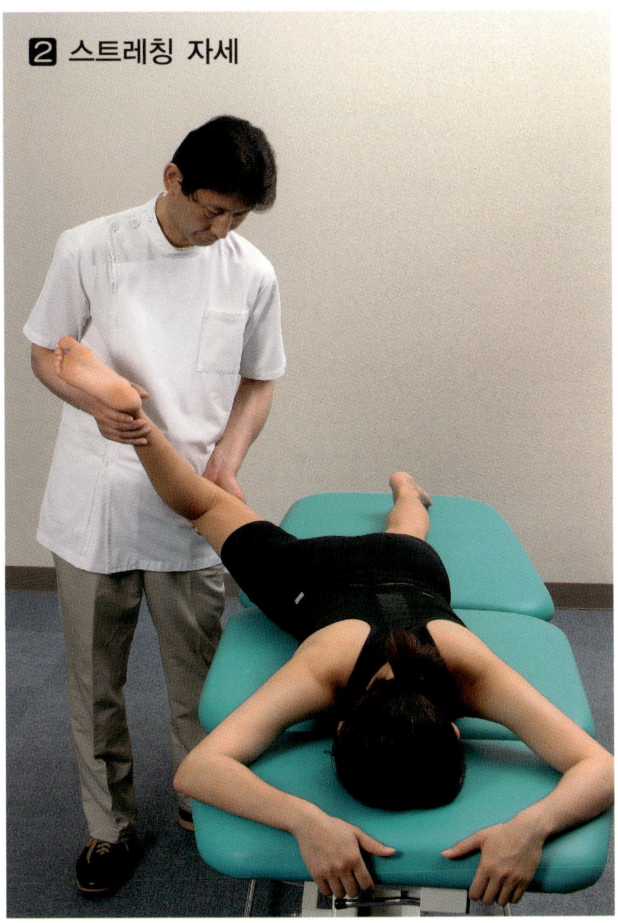

**2** 스트레칭 자세

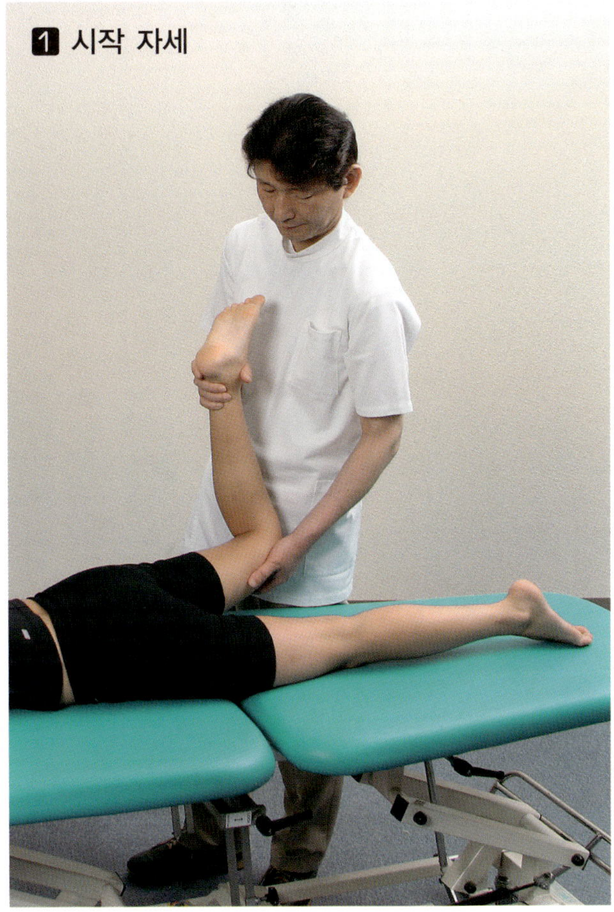

**1** 시작 자세

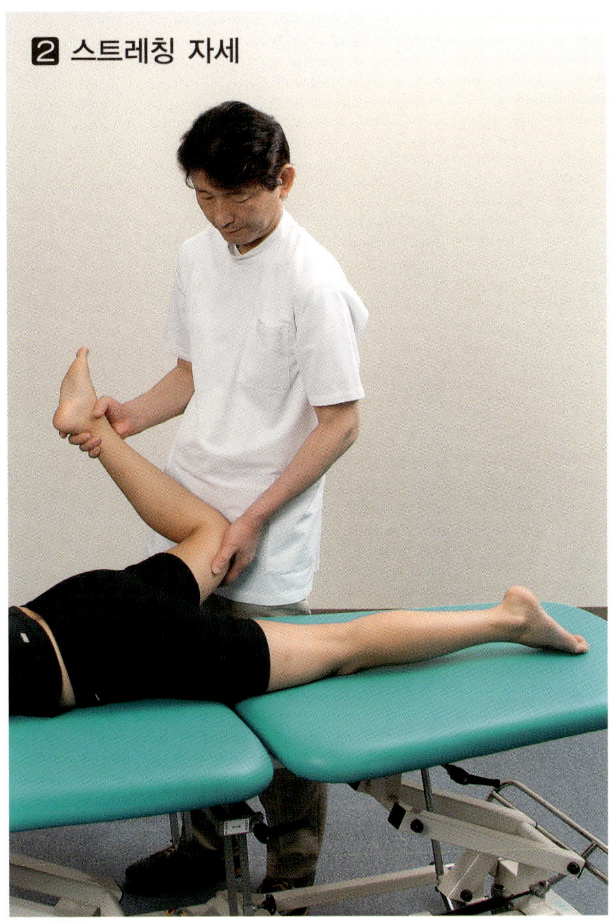

**2** 스트레칭 자세

# 55 장내전근(adductor longus muscle)

→ 64 장내전근

**기 시** : 치골결합 전면과 치골결절에 의한 삼각형의 면
**부 착** : 대퇴골조선 내측순 중부 1/3
**신 경 지 배** : 폐쇄신경 L3~4
**혈 관 지 배** : 내측 대퇴회전동맥, 폐쇄동맥
**근 육 연 결** : 치골근, 장내전근, 내측광근, 단내전근, 박근

## 장내전근 landmark

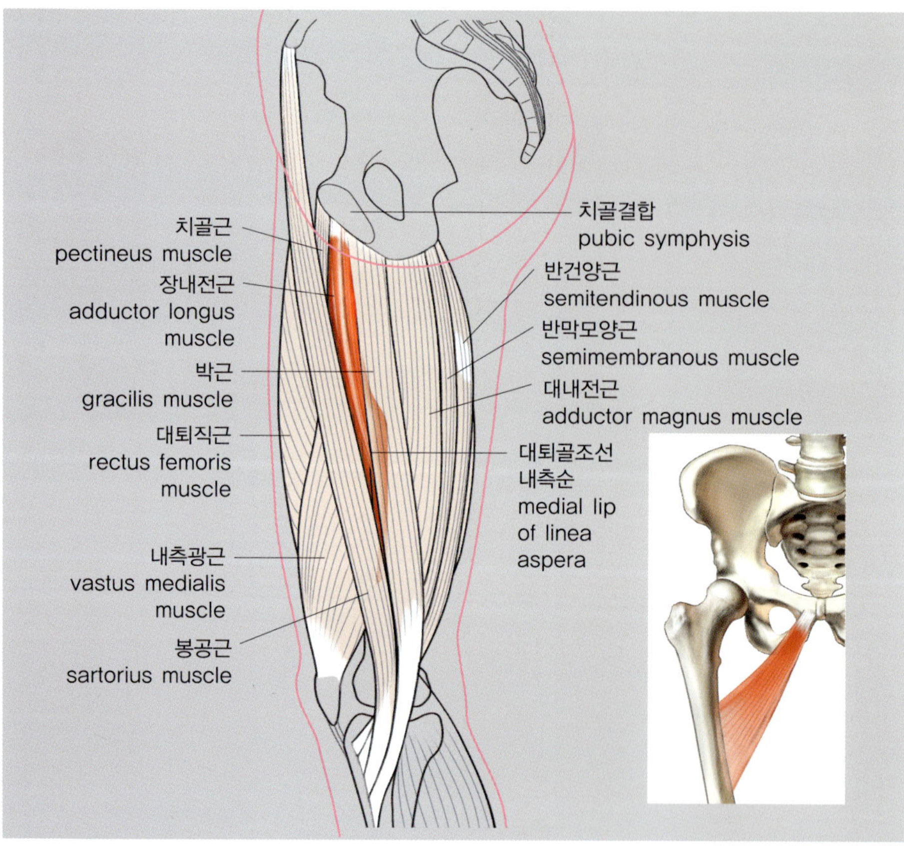


## 장내전근 스트레칭법

**시 작 자 세** : 배와위. 오른팔을 올리게 한다. 우측 고 · 슬관절은 굴곡 상태.
**치료자의 위치** : 우측에 선다. 왼손으로 우측 하퇴근위부를 잡고, 오른손으로 좌측 상전장골극을 고정한다.
**스 트 레 칭 법** : 오른손으로 골반의 회전을 제한하면서 왼손으로 고관절을 굴곡 · 외전 · 외회전한다.
**비 고** : 고관절은 외전을 강조한다. 또한 장내전근에 비해 고관절 굴곡 각도는 작고, 외전 각도는 크다.

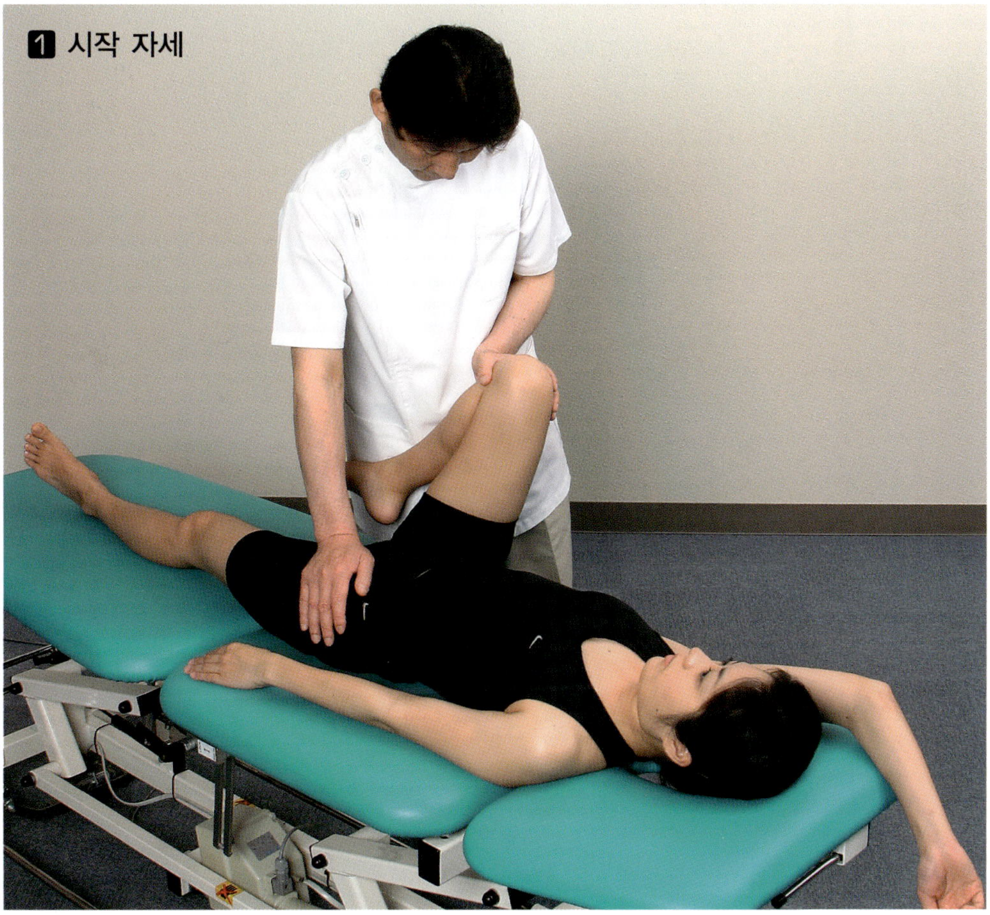
1 시작 자세

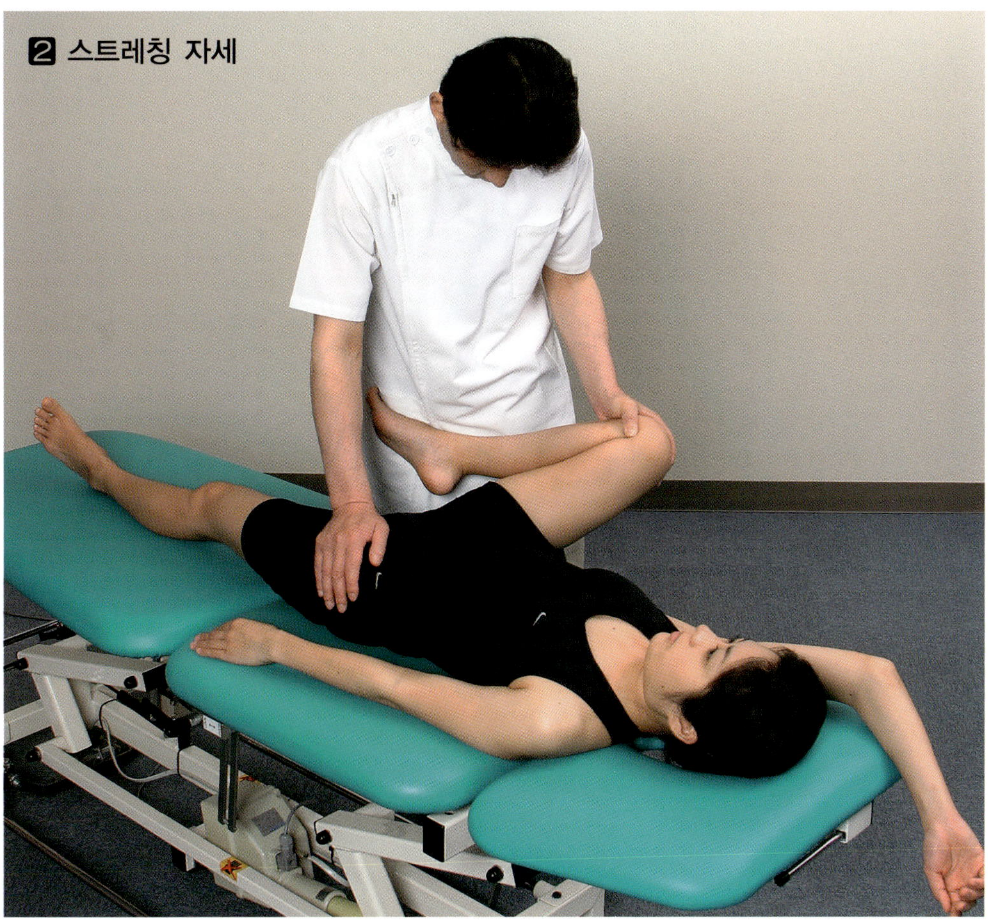
2 스트레칭 자세

# 56 대내전근(adductor magnus muscle)

→ 66 대내전근

**기 시** : 좌골 하지 전면, 좌골결절 아래쪽 면.
**부 착** : 대퇴골조선 내측순의 소전자로부터 내측상과 · 내측근 결절의 사이
**신경지배** : 폐쇄신경 L3~4
**혈관지배** : 대퇴심동맥, 폐쇄동맥, 내측 대퇴회전동맥, 슬와동맥
**근육연결** : 단내전근, 대퇴방형근, 장내전근, 반막모양근, 소내전근, 박근, 외측광근, 내측광근, 중간광근, 대퇴이두근 단두, 반건양근, 비복근

## 대내전근 landmark

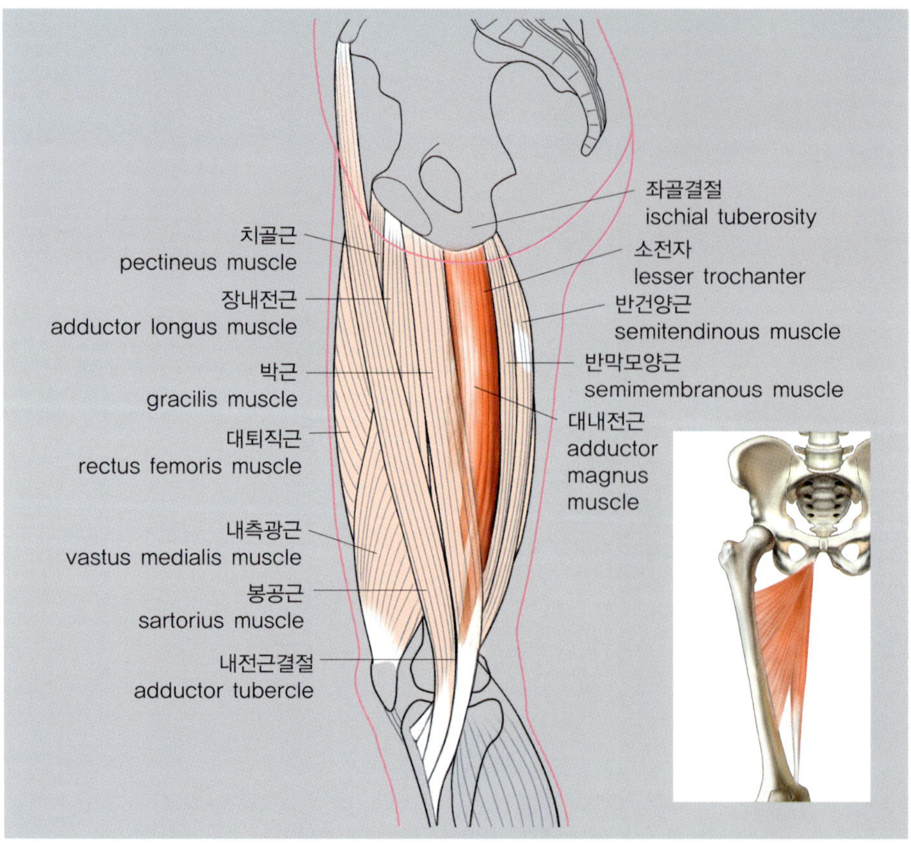


## 대내전근 스트레칭법

**시작자세** : 배와위. 오른팔을 올리게 한다. 우측 고관절 · 슬관절은 굴곡 상태.
**치료자의 위치** : 우측에 선다. 왼손으로 우측 하퇴근위부를 잡고, 오른손으로 좌측 상전장골극을 고정한다.
**스트레칭법** : 오른손으로 골반의 회전을 제한하면서 왼손으로 고관절을 굴곡 · 외전 · 외회전한다.
**비 고** : 고관절은 굴곡을 강조한다. 또한 장내전근에 비해 고관절 외전 각도는 작고, 굴곡 각도는 크다.

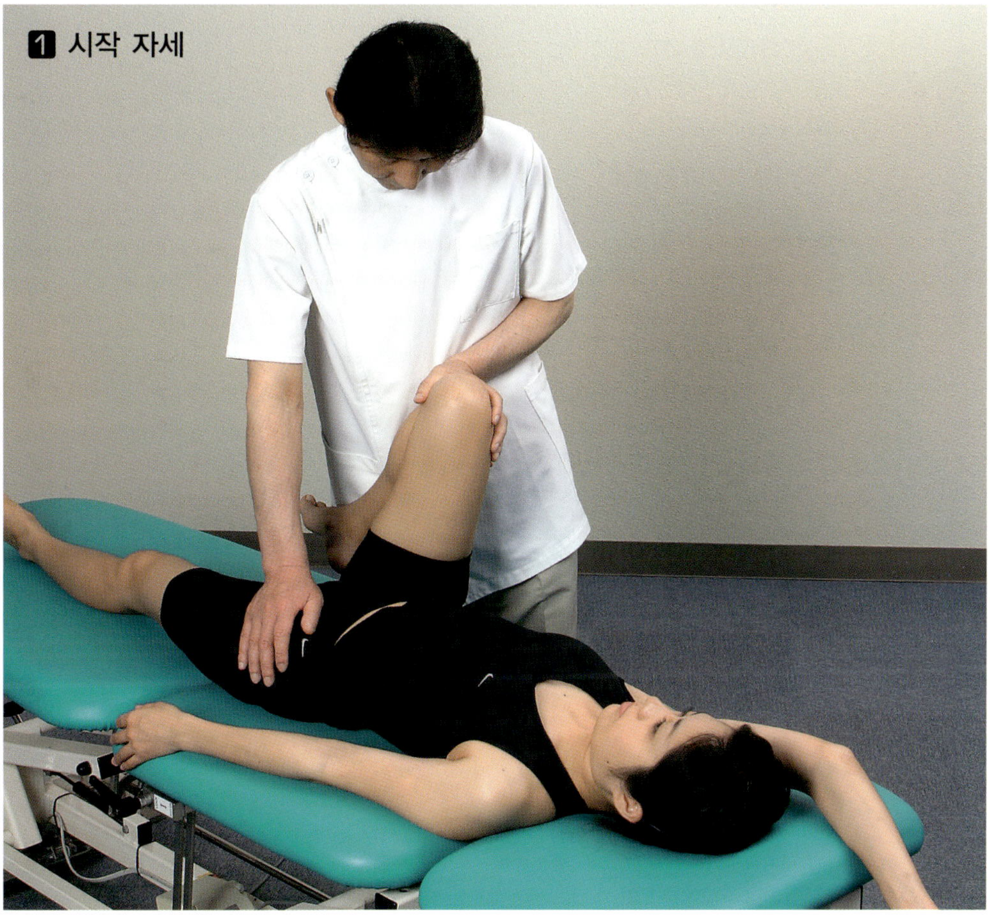
1 시작 자세

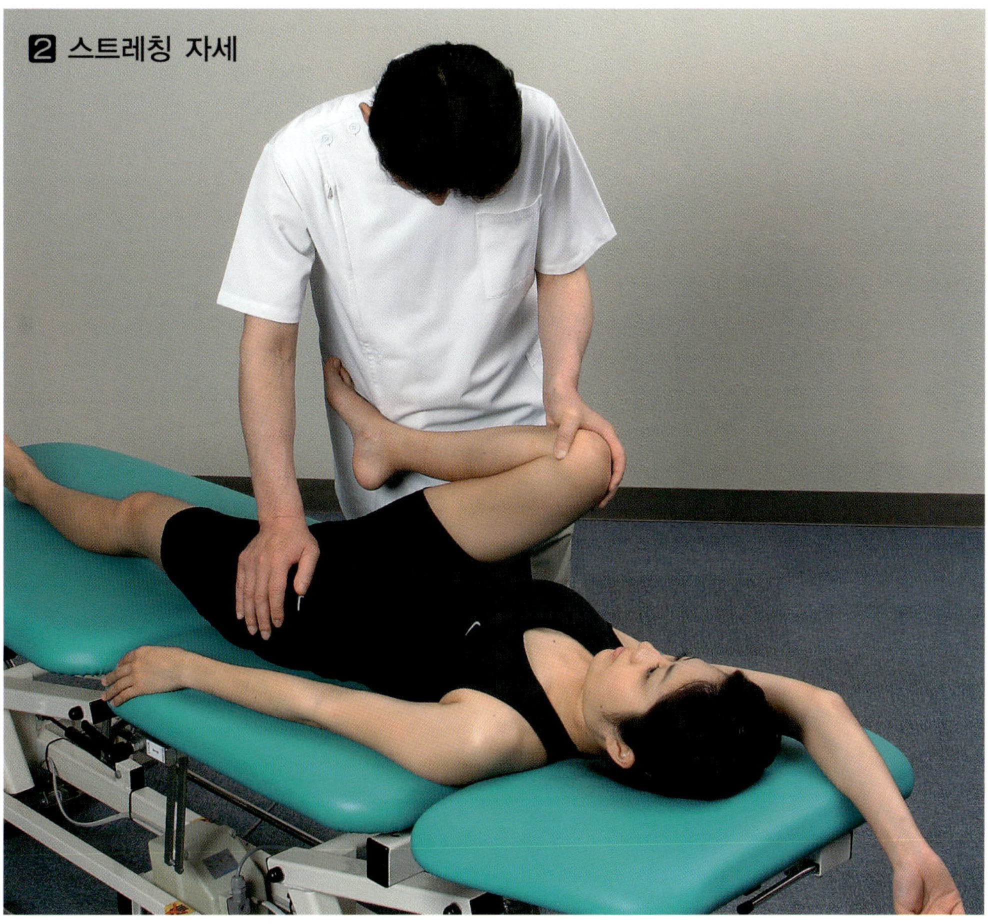
2 스트레칭 자세

## 57 박근(gracilis muscle)

67 박근

**기 시** : 치골결합 외측연
**부 착** : 경골 상연 봉공근 부착부 후방
**신 경 지 배** : 폐쇄신경 L2~4
**혈 관 지 배** : 외음부 동맥, 대퇴심동맥, 폐쇄동맥
**근 육 연 결** : 봉공근, 반건양근, 장내전근, 단내전근, 대내전근

### 박근 landmark

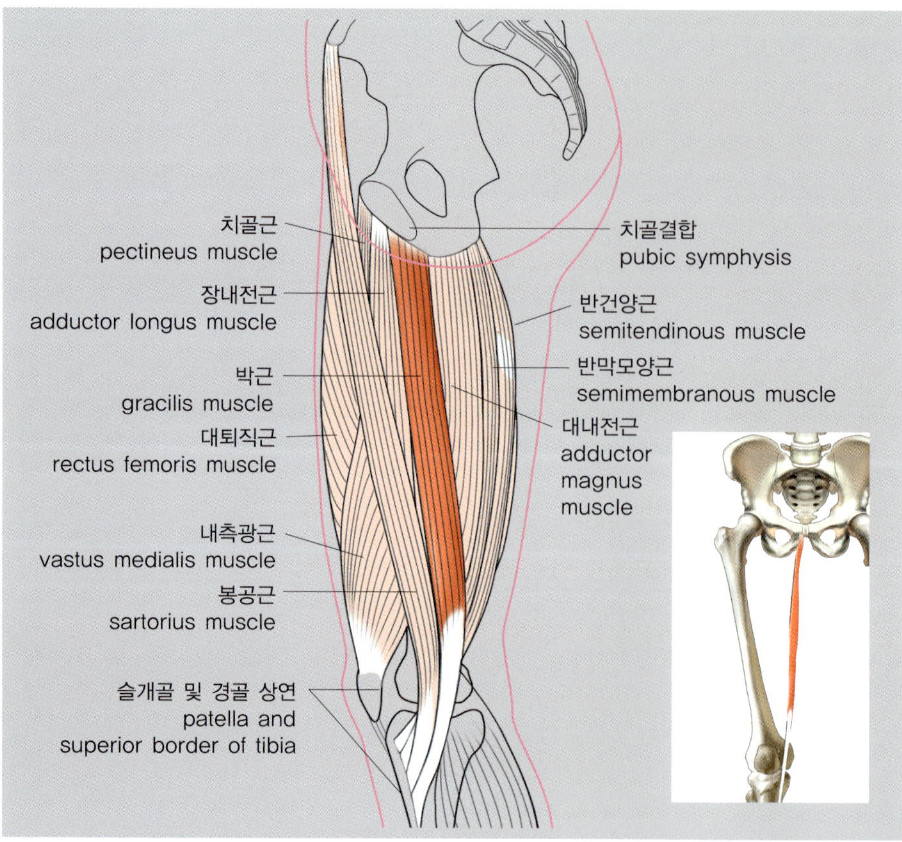


### 박근 스트레칭법

**시 작 자 세** : 배와위. 오른팔을 올리게 한다. 우측 고관절은 외회전 상태. 좌측 발끝치를 침대의 끝부분에 건다.
**치료자의 위치** : 우측에 선다. 오른손으로 대퇴 원위부 내측을, 왼손으로 대퇴 원위부 외측을 잡는다.
**스 트 레 칭 법** : 고관절을 외회전한 채로 외전한다.
**비 고** : 좌하지의 자세는 신장 시에 골반을 고정하기 위한 것이다. 덧붙여 부착부에 국한된 신장통을 느끼는 경우는 외회전을 느슨하게 하면 좋다. 고관절 중간위, 내회전 상태에서도 신장되는 경우가 있으므로 그 위치에서 스트레칭을 실시한다.

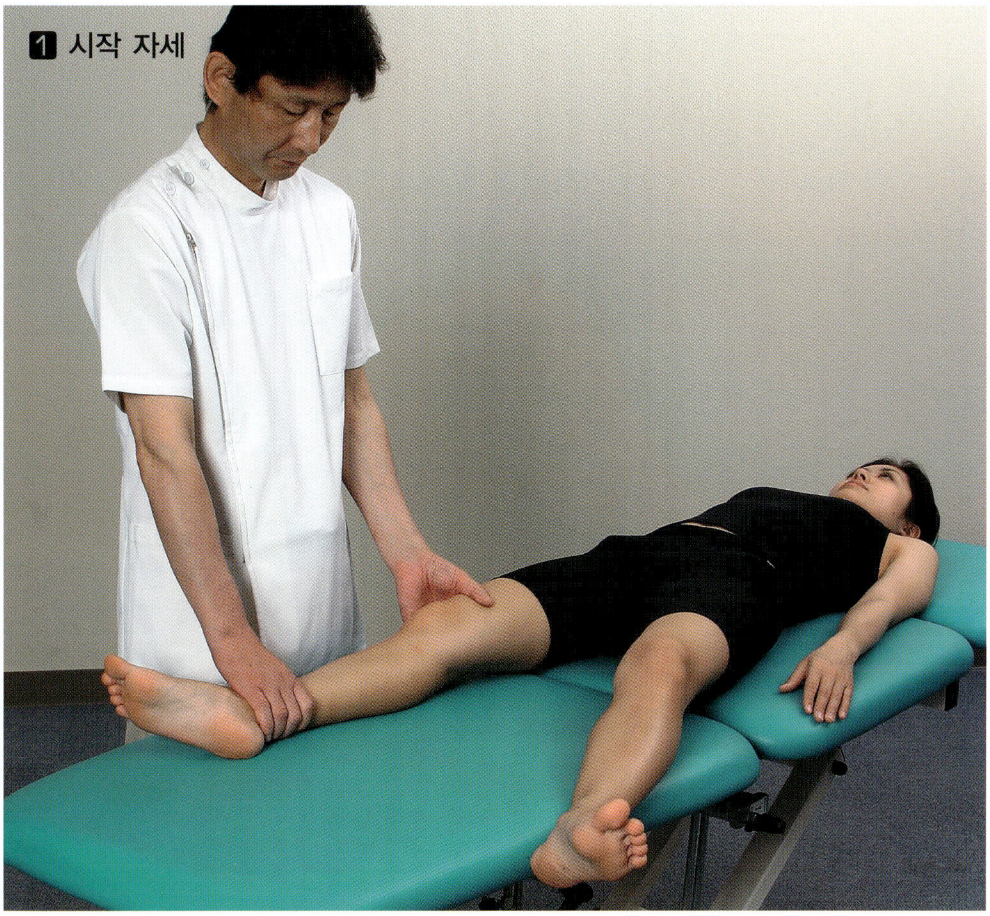
1 시작 자세

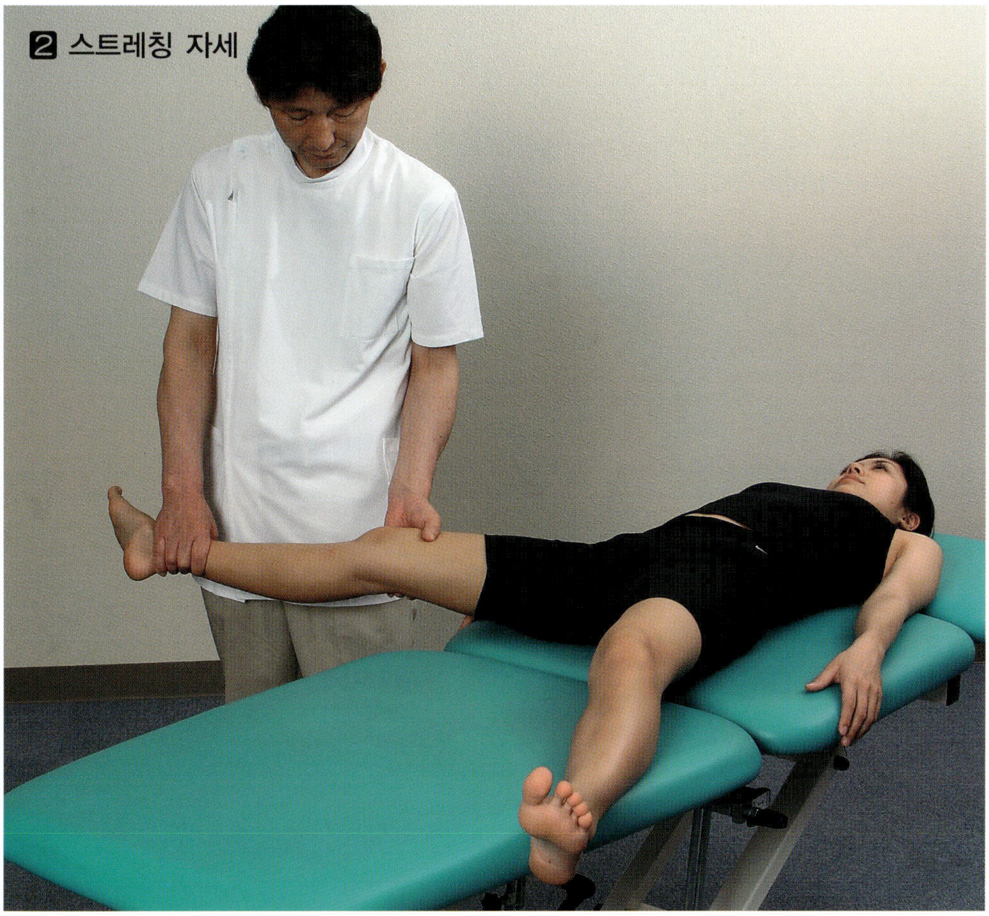
2 스트레칭 자세

## 58 이상근(piriformis muscle)

→ 68 이상근

기　　　시 : 천골전면 상방 3개 전천골공의 사이 · 주변
부　　　착 : 대전자 상연
신 경 지 배 : 천골신경총 S1~2
혈 관 지 배 : 상 · 하둔동맥, 내음부동맥
근 육 연 결 : 중둔근, 소둔근, 상쌍자근, 선극근, 내폐쇄근, 하쌍자근, (고관절낭을 통해) 대요근, 소둔근, 치골근, 외폐쇄근, 장요근

## 59 외폐쇄근(obturator externus muscle)

→ 69 외폐쇄근

기　　　시 : 관골 외면 폐쇄공연 · 폐쇄막
부　　　착 : 전자와
신 경 지 배 : 폐쇄신경 L3~4
혈 관 지 배 : 폐쇄동맥, 내측 대퇴회전동맥
근 육 연 결 : 내폐쇄근, 대퇴방형근, 소둔근, 이장근, 상쌍자근, 하쌍자근, 소내전근, (고관절낭을 통해) 대요근, 소둔근, 치골근, 장요근

## 60 내폐쇄근(obturator internus muscle)

→ 70 내폐쇄근

기　　　시 : 관골 내면 폐쇄막 · 그 주위
부　　　착 : 대퇴골 전자와
신 경 지 배 : 천골신경총 L5~S3
혈 관 지 배 : 폐쇄동맥, 내음부동맥, 하둔동맥
근 육 연 결 : 상쌍자근, 하쌍자근, 외폐쇄근, 이장근, 소둔근

## 61 상쌍자근(superior gemellus muscle)

→ 71 상쌍자근

기　　　시 : 좌골극
부　　　착 : 내폐쇄근건
신 경 지 배 : 천골신경총 L4~S3
혈 관 지 배 : 하둔동맥
근 육 연 결 : 하쌍자근, 내폐쇄근, 소둔근, 이상근, 외폐쇄근

## 62 하쌍자근(inferior gemellus muscle) → 72 하쌍자근

**기 시** : 좌골결절
**부 착** : 내폐쇄근건
**신 경 지 배** : 천골신경총 L4~S3
**혈 관 지 배** : 하둔동맥
**근 육 연 결** : 상쌍자근, 내폐쇄근, 외폐쇄근, 대퇴방형근, 이상근, 소둔근

## 63 대퇴방형근(inferior gemellus muscle) → 73 대퇴방형근

**기 시** : 좌골결절
**부 착** : 대전자 하부 · 전자간릉
**신 경 지 배** : 좌골신경 L4~S1
**혈 관 지 배** : 하둔동맥, 내측대퇴회전동맥
**근 육 연 결** : 하쌍자근, 대내전근, 대둔근, 외측광근, 외폐쇄근

### 외 · 내폐쇄근, 상 · 하쌍자근 landmark

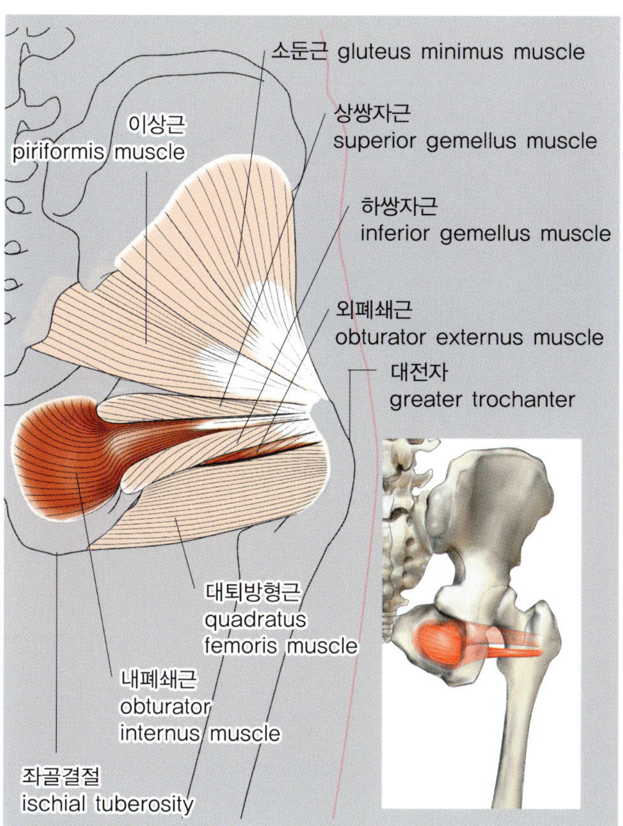


### 이상근, 대퇴방형근 landmark

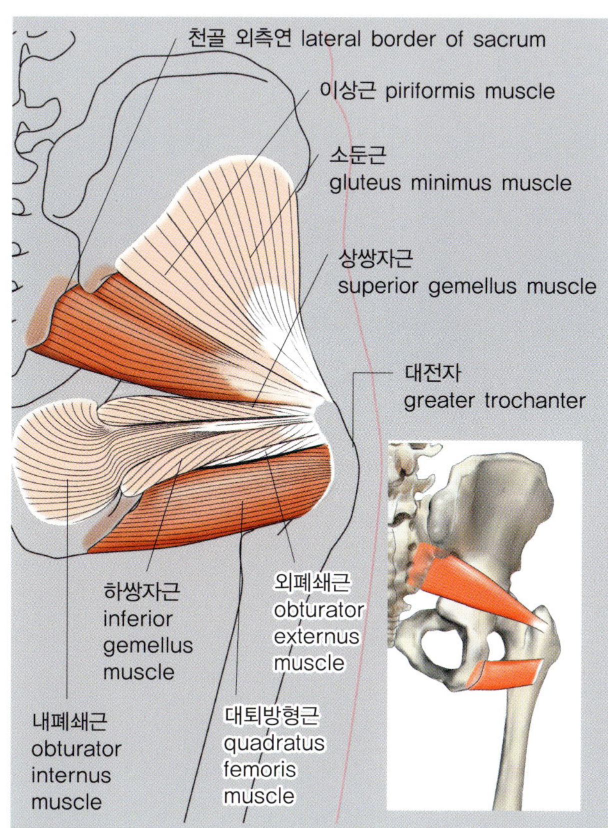

## 외회전근육군 스트레칭법 1(이상근 · 외폐쇄근 · 내폐쇄근 · 상쌍자근 · 하쌍자근 · 대퇴방형근)

**시 작 자 세** : 배와위. 양손은 침대의 끝부분을 잡아 체간을 고정한다. 우측 무릎을 세운 상태로 왼다리를 위에서 다리를 꼬아 우측 고관절을 내전한다.

**치료자의 위치** : 좌측에 선다. 왼손으로 종아리 원위부 내측을, 오른손으로 우측 대퇴원위부 외측을 잡는다.

**스 트 레 칭 법** : 고관절을 서서히 굴곡시키면서 내전 · 내회전한다.

## 외회전근육군 스트레칭법 2(이상근)

**시 작 자 세** : 복와위. 양 팔을 올리게 한다. 우측 고관절은 신전 · 내전 상태. 슬관절은 90° 굴곡 상태.

**치료자의 위치** : 우측 발을 향해 앉는다. 왼손으로 내측으로부터 우측 하퇴 원위부를, 오른손으로 우측 대퇴 원위부 전면을 파지하면서 우측 팔꿈치로 좌측 둔부를 고정한다.

**스 트 레 칭 법** : 고관절을 내회전한다.

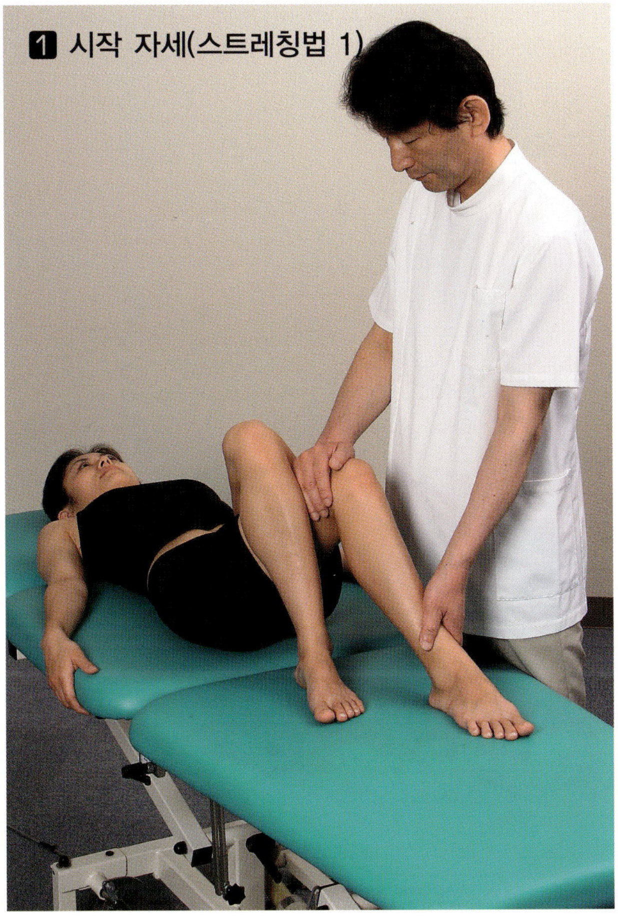
1 시작 자세(스트레칭법 1)

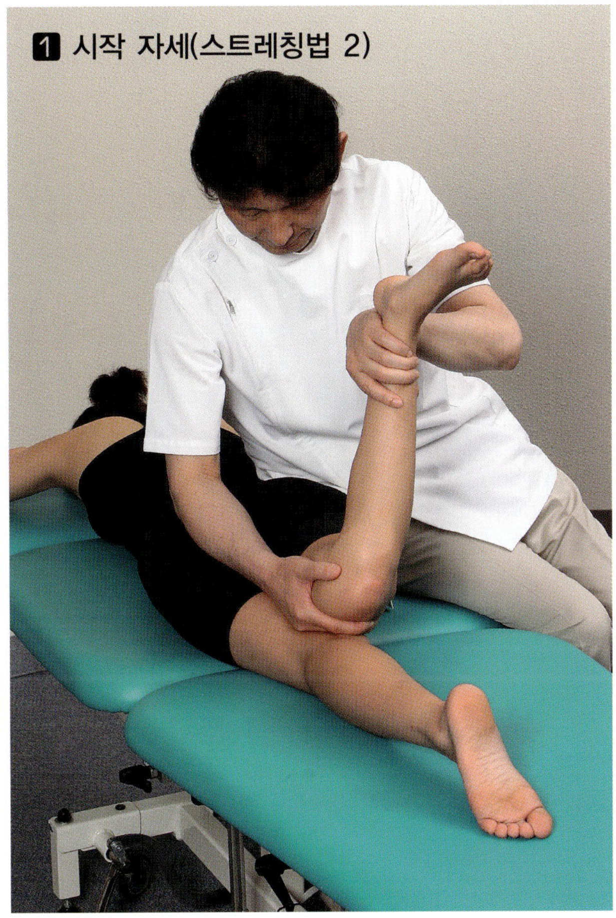
1 시작 자세(스트레칭법 2)

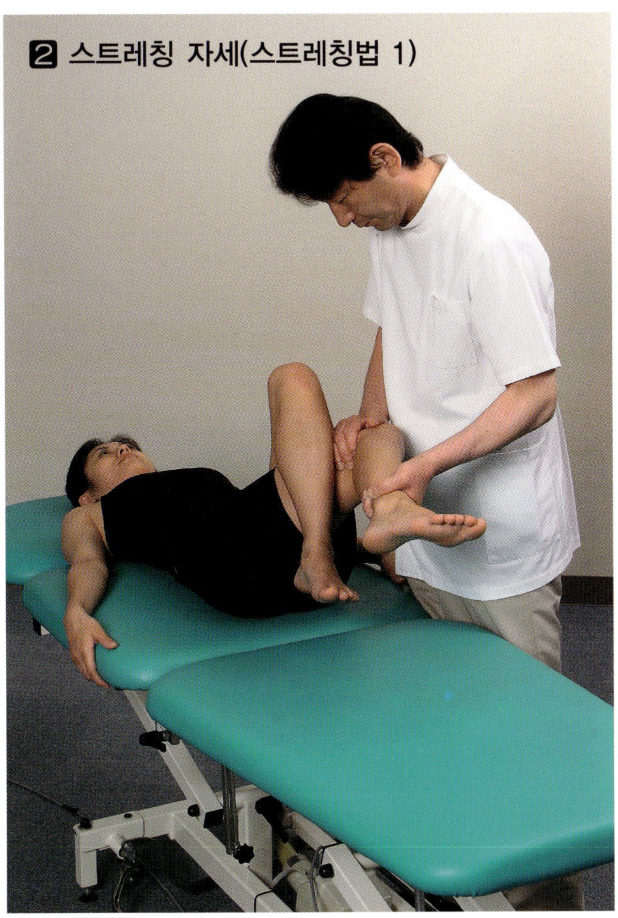
2 스트레칭 자세(스트레칭법 1)

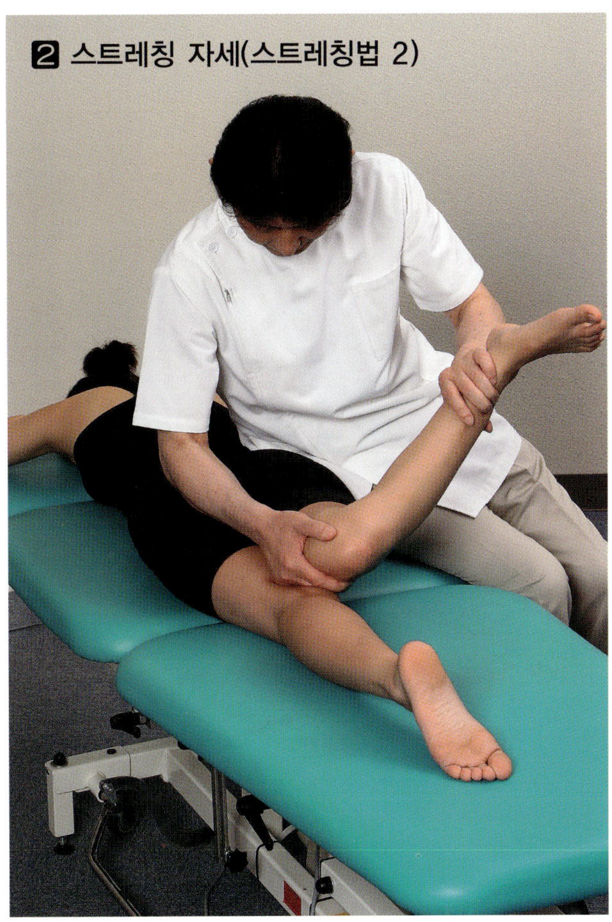
2 스트레칭 자세(스트레칭법 2)

## 외회전근군 스트레칭법 3(외폐쇄근 · 내폐쇄근 · 상쌍자근 · 하쌍자근)

**시 작 자 세** : 복와위. 양 팔을 올리게 한다. 슬관절은 90° 굴곡 상태.

**치료자의 위치** : 우측에 선다. 왼손으로 우측 하퇴 원위부 내측을 잡고 오른손으로 좌측 둔부를 고정한다.

**스 트 레 칭 법** : 고관절을 내회전한다.

## 외회전근군 스트레칭법 4(대퇴방형근)

**시 작 자 세** : 복와위. 양 팔을 올리게 한다. 우측 고관절은 경도 외전 상태. 슬관절은 90° 굴곡 상태.

**치료자의 위치** : 우측에 선다. 왼손으로 우측 하퇴 원위부 내측을 잡고 오른손으로 좌측 둔부를 고정한다.

**스 트 레 칭 법** : 고관절을 내회전한다.

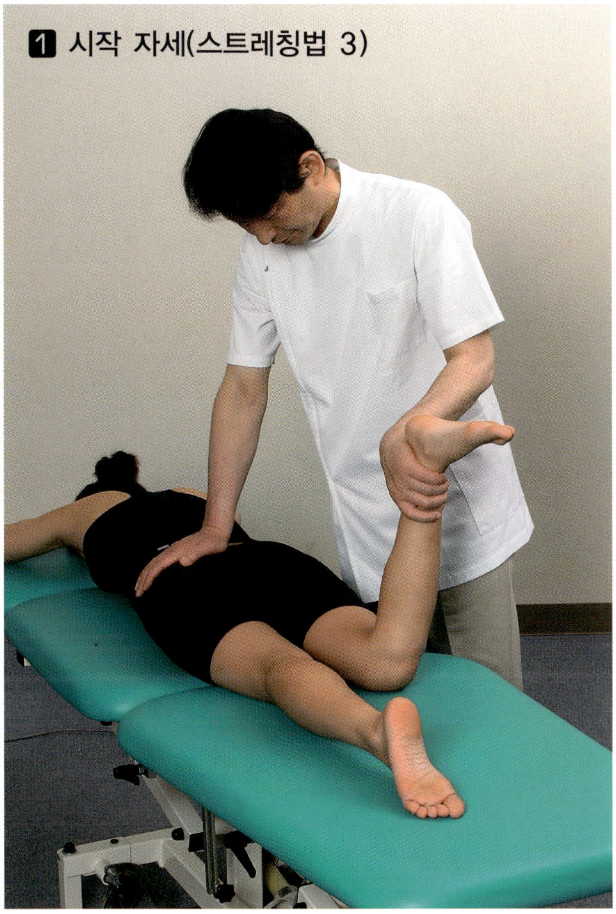

1 시작 자세(스트레칭법 3)

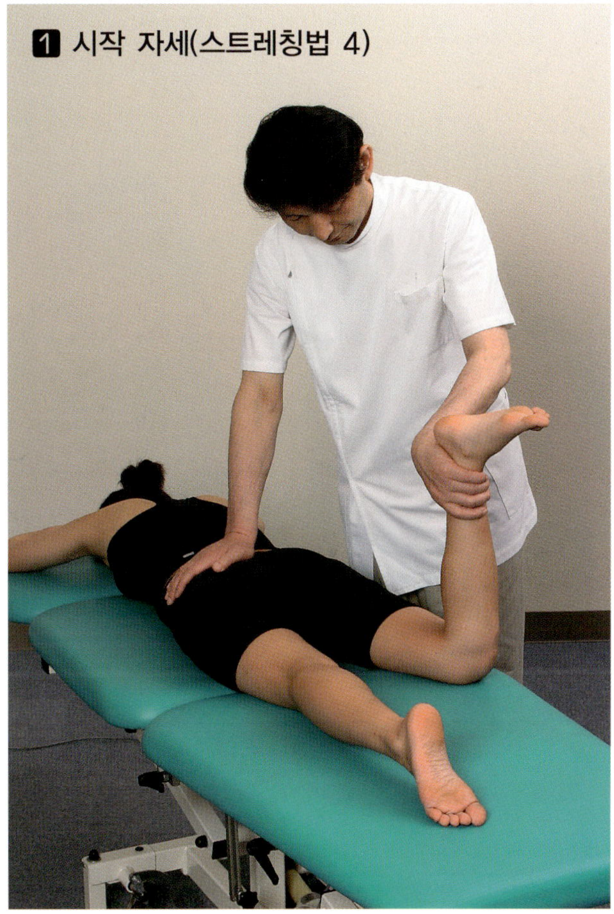

1 시작 자세(스트레칭법 4)

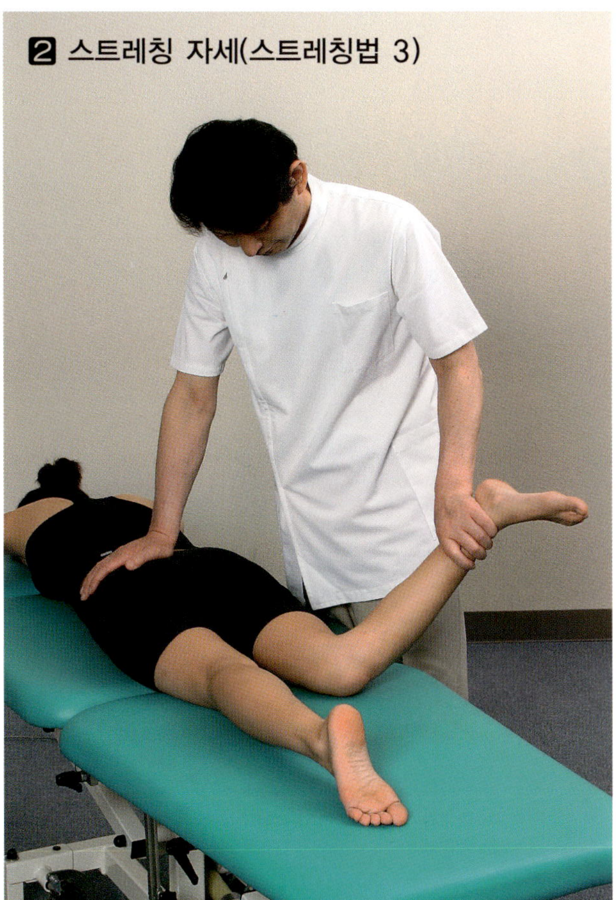

2 스트레칭 자세(스트레칭법 3)

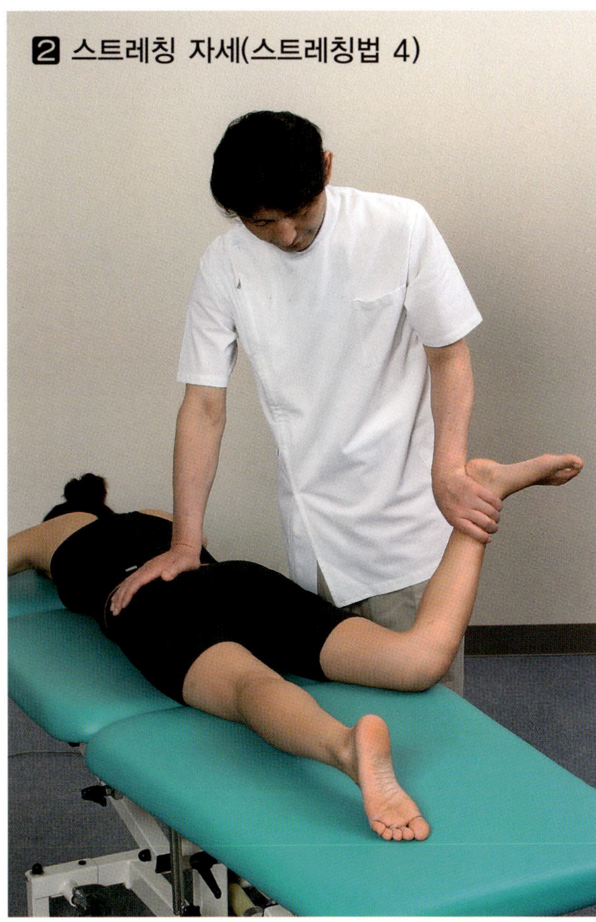

2 스트레칭 자세(스트레칭법 4)

## 64 대퇴직근(rectus femoris muscle)

→ 74 대퇴직근

**기 시**: 하전장골극, 관골구 상연
**부 착**: 슬개골저, 슬개인대로부터 경골조면
**신경지배**: 대퇴신경 L2~4
**혈관지배**: 대퇴회전동맥
**근육연결**: 외측광근, 내측광근, 중간광근, 봉공근, 장골근

### 대퇴직근 landmark

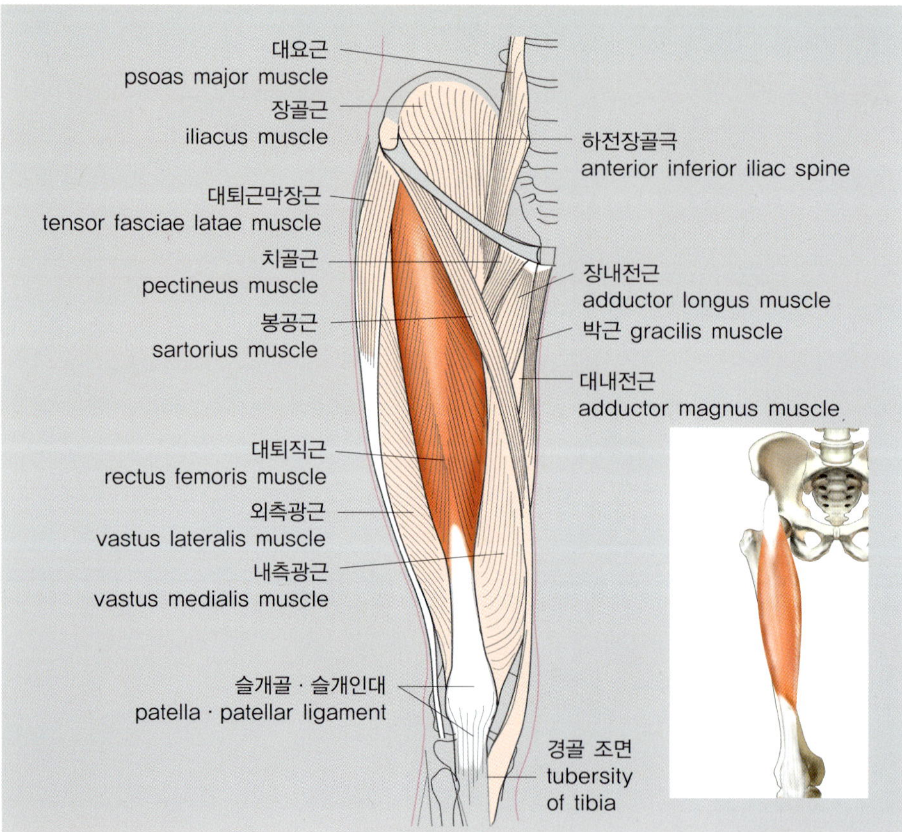


### 대퇴직근 스트레칭법

**시작자세**: 복와위. 양 팔을 올리게 한다. 우측 슬관절은 굴곡 상태.
**치료자의 위치**: 우측에 선다. 오른손으로 다리 뒤쪽을, 왼손으로 대퇴 원위부 전면을 잡는다.
**스트레칭법**: 발꿈치가 우측 둔부 중앙에 접하도록 슬관절을 최대 굴곡한 후 고관절을 신전한다.
**비 고**: 발꿈치가 둔부에 접하기 전에 저항을 느끼면 그 이상 슬관절을 굴곡하지 않는다.

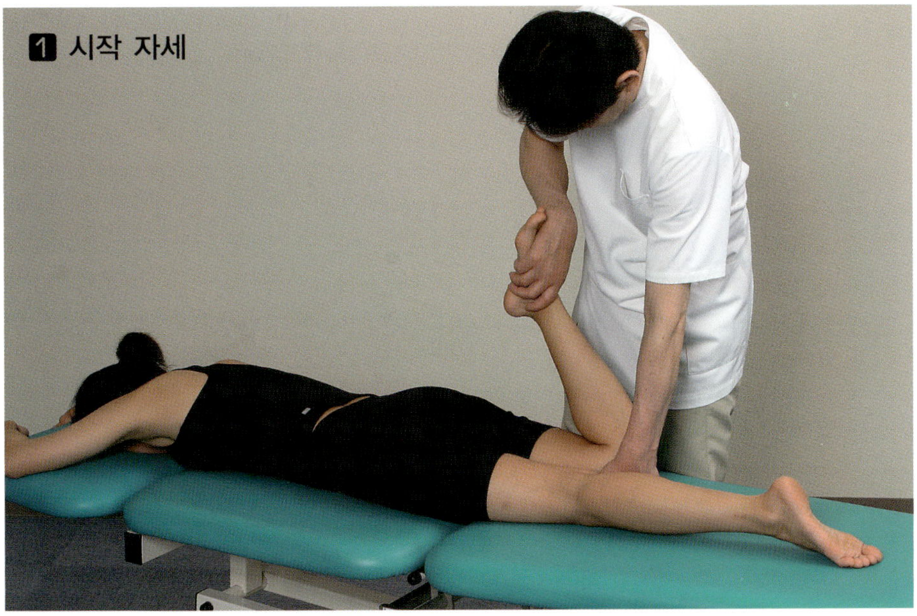
1 시작 자세

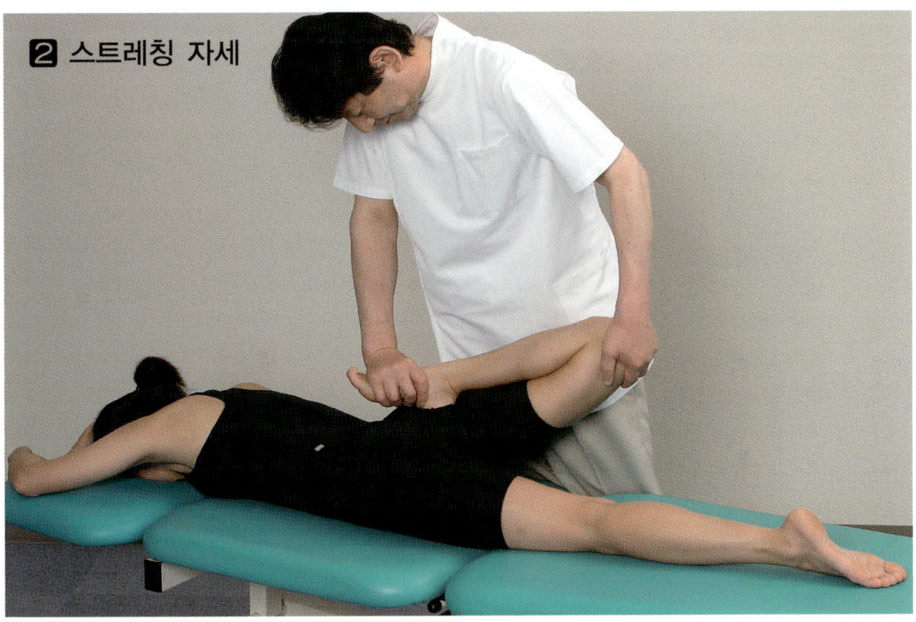
2 스트레칭 자세

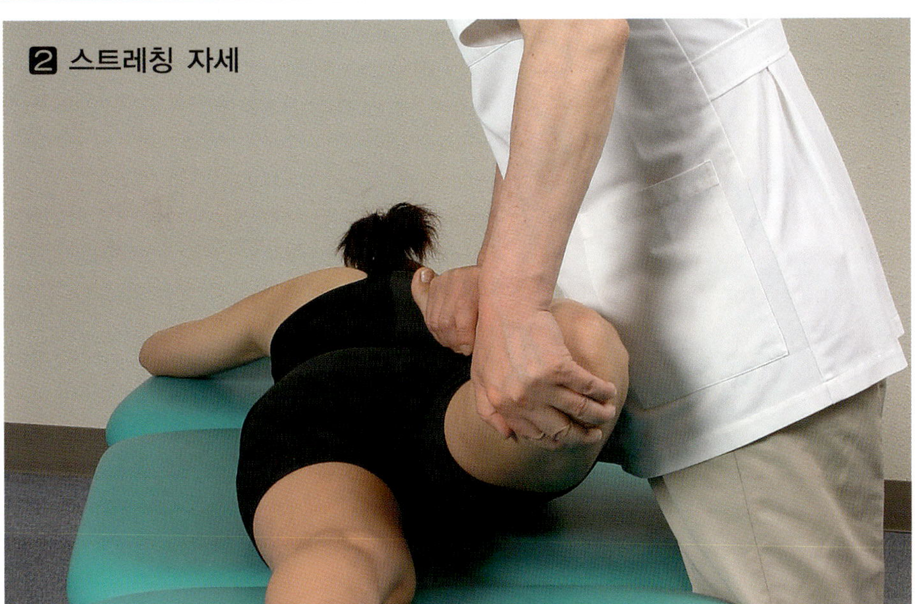
2 스트레칭 자세

# 65 내측광근(vastus medialis muscle)

→ 75 내측광근

**기 시** : 대퇴골 전자간선 하부, 대퇴골조선 내측순
**부 착** : 슬개골 내측연 · 상연, 중간광근 종건
**신 경 지 배** : 대퇴신경 L2~3
**혈 관 지 배** : 대퇴심동맥, 대퇴동맥, 슬와동맥
**근 육 연 결** : 대퇴직근, 장내전근, 장내전근, 장골근, 중간광근, 치골근, 단내전근, 봉공근, 외측광근, 슬관절근, 족저근, 반막모양근, 슬와근, 비복근

## 내측광근 landmark

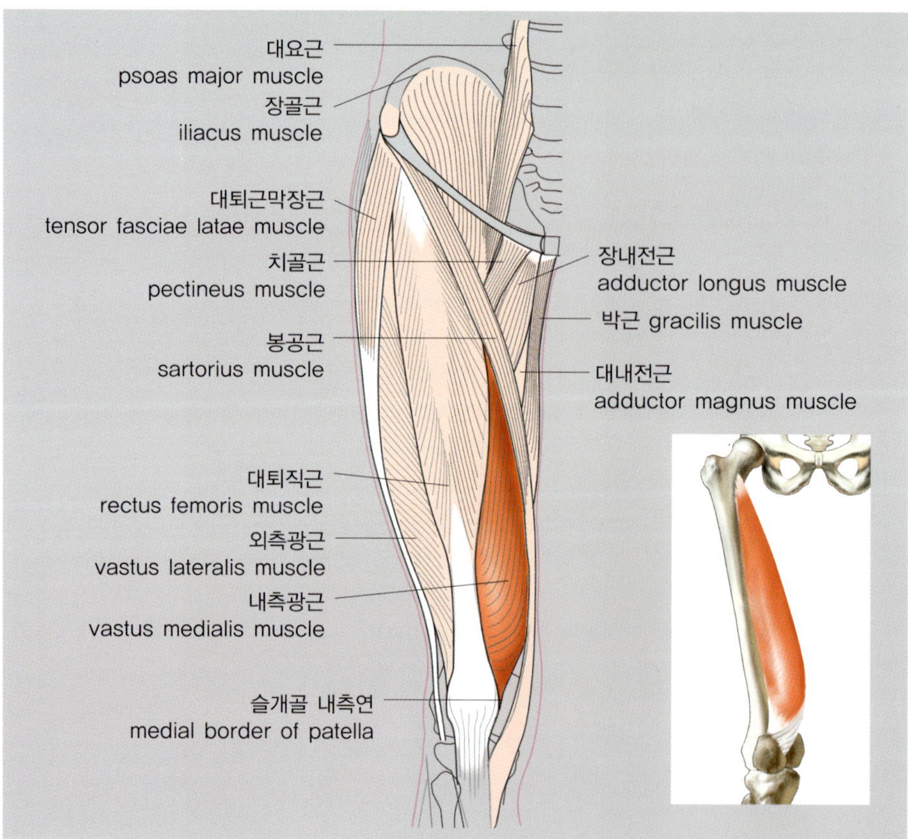


## 내측광근 스트레칭법

**시 작 자 세** : 복와위. 양 팔을 올리게 한다. 우측 고관절은 경도 외전 상태. 슬관절은 굴곡 상태.
**치료자의 위치** : 우측에 선다. 오른손으로 다리 뒤쪽을, 왼손으로 대퇴 원위부 전면을 잡는다.
**스 트 레 칭 법** : 발꿈치가 둔열(anal cleft) 또는 둔열을 넘어 좌측 둔부에 접하도록 고관절 외회전 · 슬관절 최대 굴곡한 후 고관절을 신장한다.
**비 고** : 몸집이 작은 치료자가 실시할 때는 반대측에 서서 신장하면 좋다.

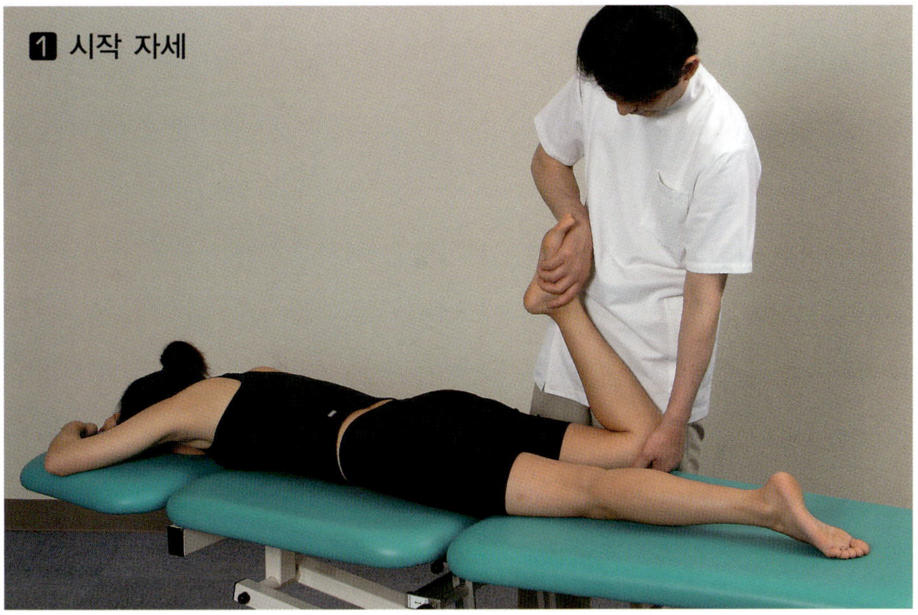
1 시작 자세

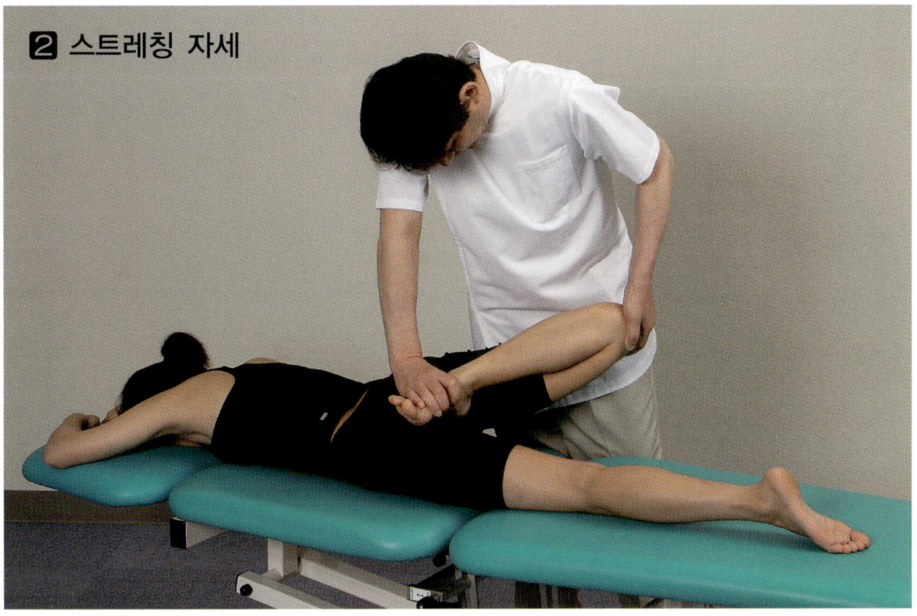
2 스트레칭 자세

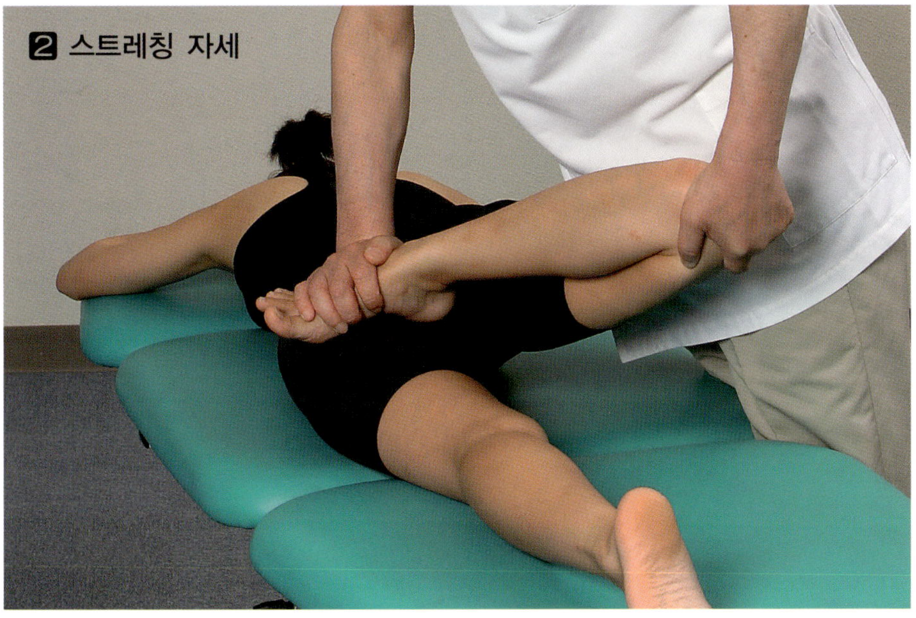
2 스트레칭 자세

## 66 외측광근(vastus lateralis muscle)

→ 76 외측광근

기　　　시 : 대전자 외측면, 대퇴골조선 외측순
부　　　착 : 슬개골 외측연 · 상연, 중간광근 · 대퇴직근 종건
신 경 지 배 : 대퇴신경 L3~4
혈 관 지 배 : 외측 대퇴회전동맥
근 육 연 결 : 대퇴직근, 중간광근, 소둔근, 대퇴이두근 단두, 대둔근, 대내전근, 중둔근, 대퇴 방형근, 대퇴근막장근, 치골근, 소내전근, (슬관절낭을 통해) 봉공근, 내측광근, 슬관절근, 족저근, 반막모양근, 슬간근, 비복근, 장내전근

### 외측광근 landmark의 촉진

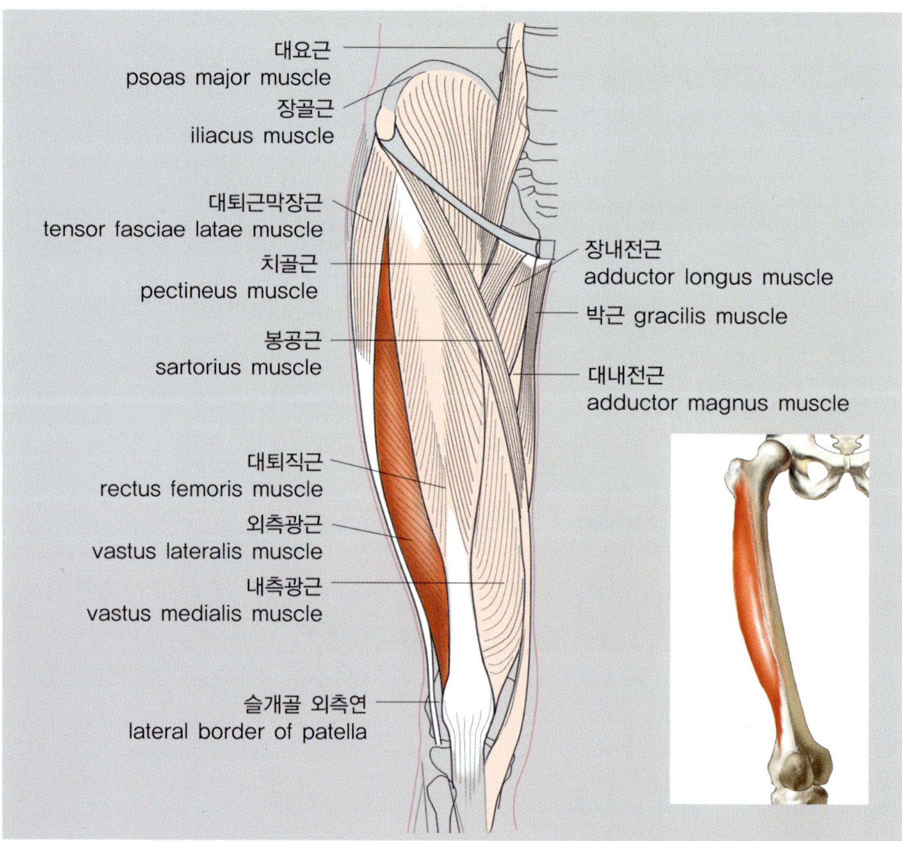


### 외측광근 스트레칭법

시 작 자 세 : 복와위. 양 팔을 올리게 한다. 우측 고관절은 경도 내전 상태. 슬관절은 굴곡 상태.
치료자의 위치 : 우측에 선다. 오른손으로 발 뒤쪽을, 왼손으로 대퇴 원위부 전면을 잡는다.
스 트 레 칭 법 : 발꿈치가 우측 둔부의 외측으로 나오도록 고관절 내회전 · 슬관절 최대 굴곡한 후 고관절을 신전한다.

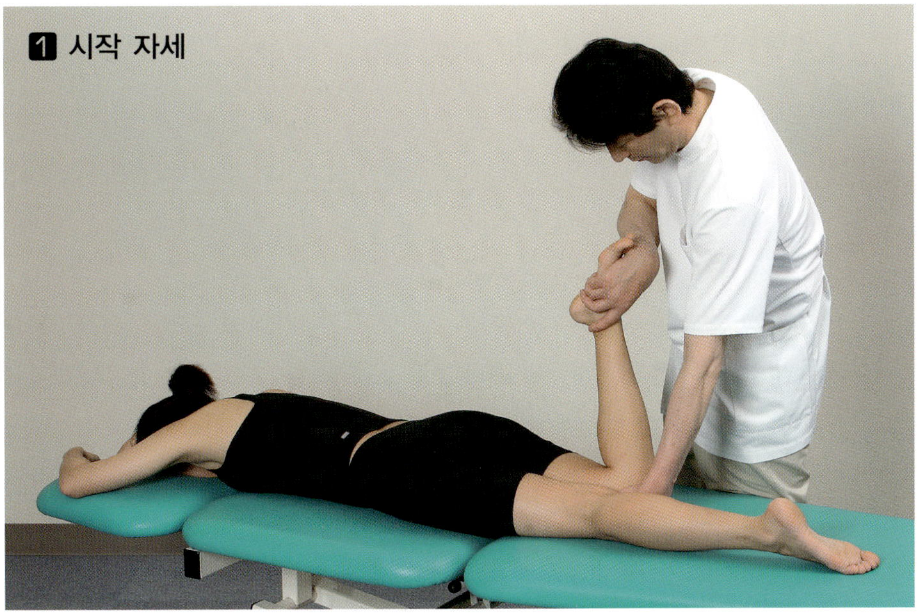
1 시작 자세

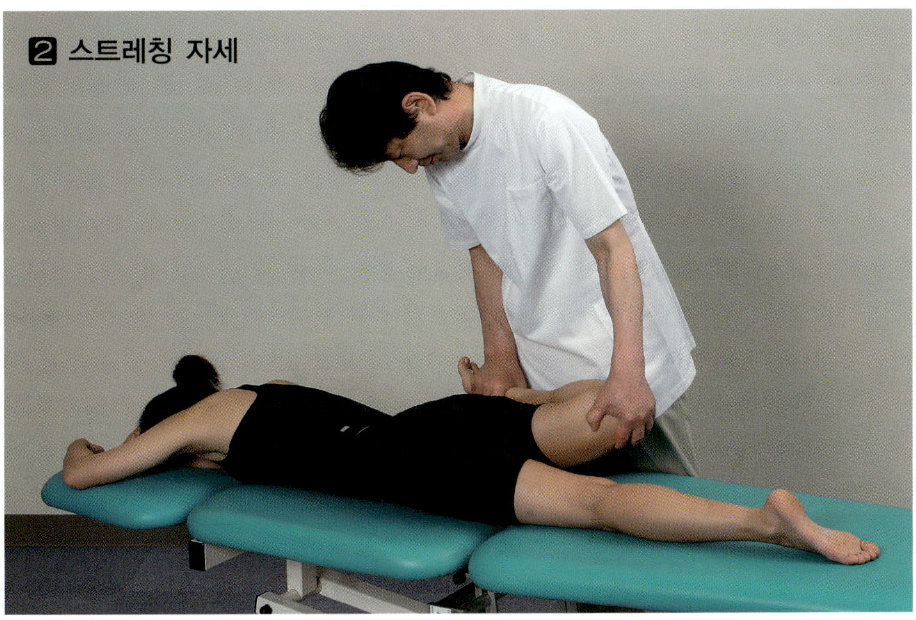
2 스트레칭 자세

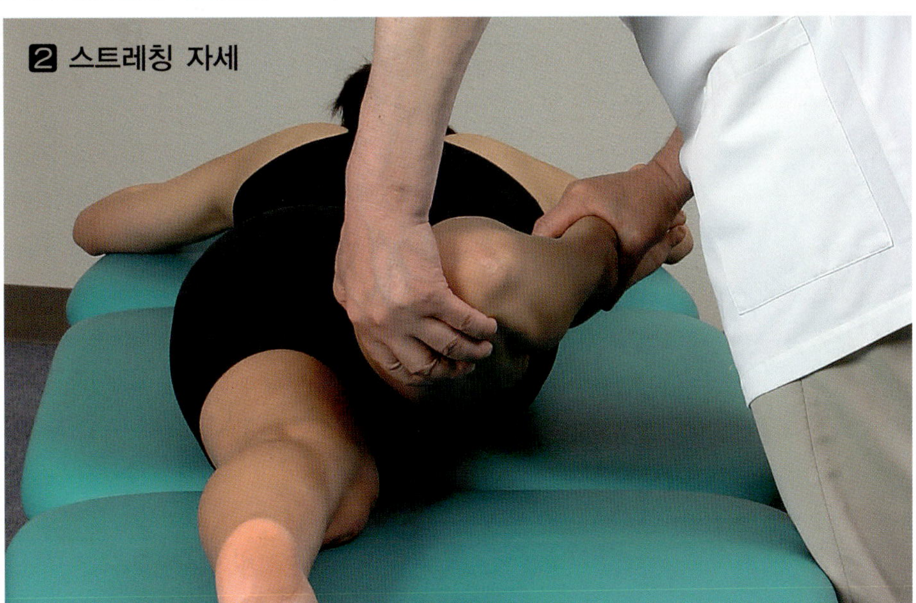
2 스트레칭 자세

# 67 반건양근(semitendinous muscle)

→ 77 반건양근

**기 시** : 좌골결절 내측면
**부 착** : 경골조면을 따라 박근 부착부 후하방에서 하퇴근막
**신 경 지 배** : 경골신경 L4~S2
**혈 관 지 배** : 대퇴심동맥, 슬와동맥
**근 육 연 결** : 치골근, 대퇴이두근 장두, 봉공근, 박근, 반막모양근, 장내전근, 비복근

## 반건양근 landmark

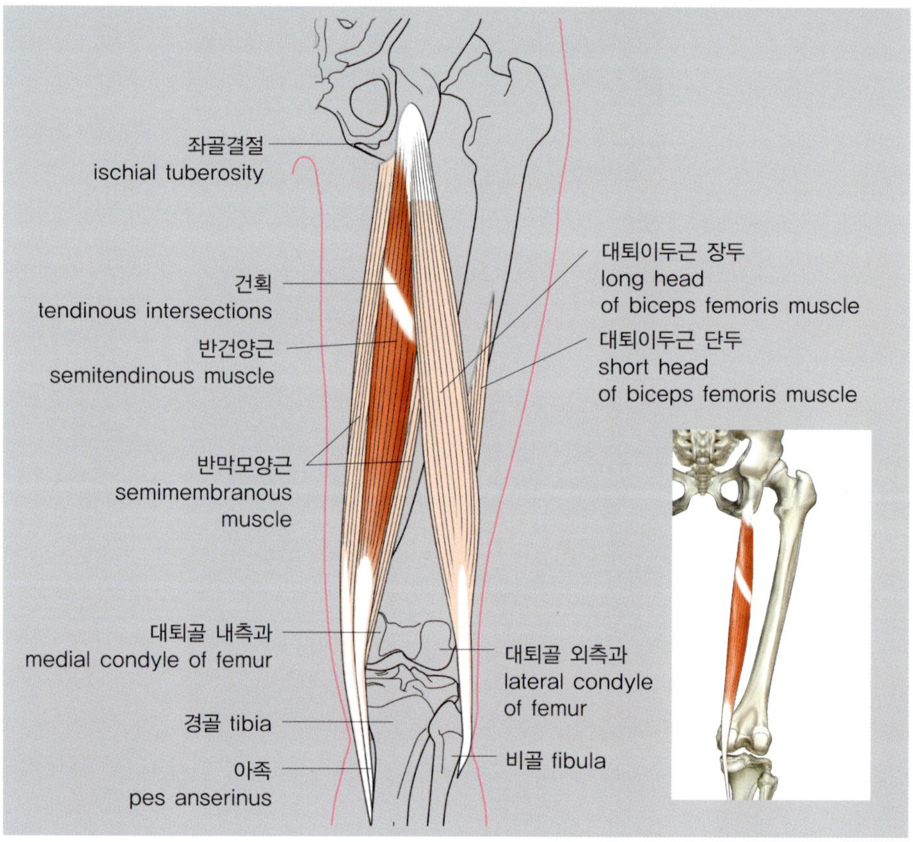

## 68 반막모양근(semimembranosus muscle) → 78 반막상근

**기 시**: 좌골결절
**부 착**: 경골 내측과, 사슬와인대, 하퇴근막
**신경지배**: 경골신경 L4~S1
**혈관지배**: 대퇴심동맥
**근육연결**: 장내전근, 치골근, 족저근, 슬와근, 대퇴이두근 단두, 선완근, (슬관절낭을 통해) 봉공근, 외측광근, 내측광근, 슬관절근, 슬간근, 비복근, 장내전근, 반건양근

### 반막모양근 landmark

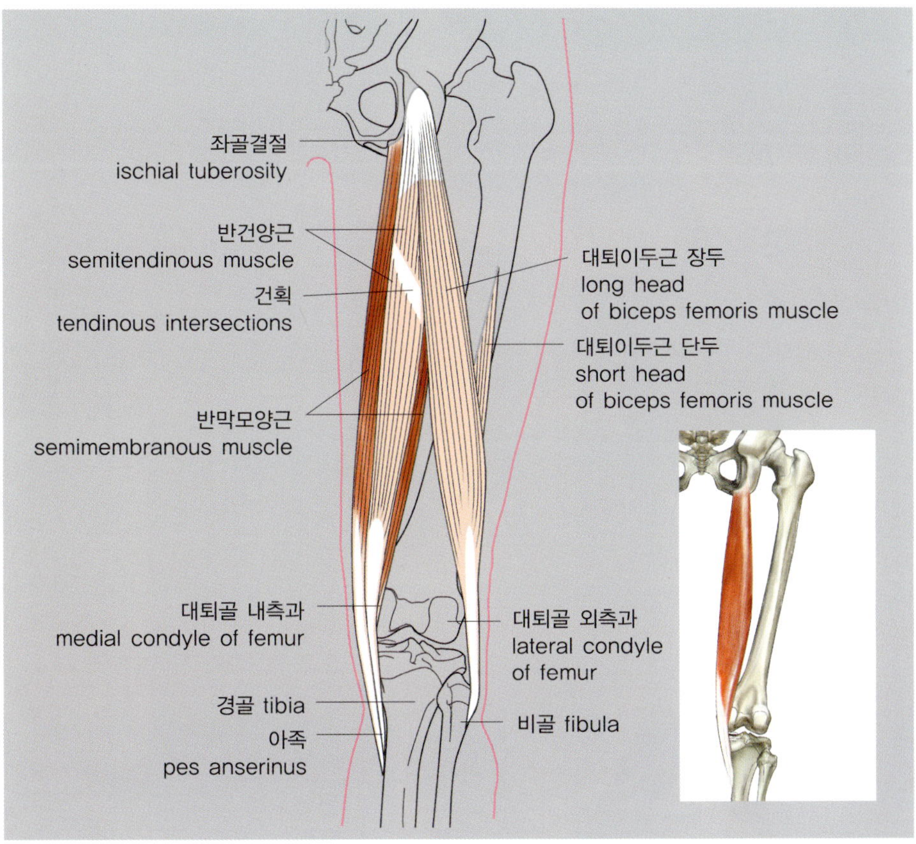

## 반건양근 · 반막모양근 스트레칭법

**시 작 자 세** : 배와위. 우측 고관절은 굴곡 · 내전 · 내회전 상태. 슬관절은 중등도 굴곡 상태.

**치료자의 위치** : 우측에 선다. 오른손으로 하퇴 원위부 후면을, 왼손은 대퇴 원위부 외측면을 잡는다.

**스 트 레 칭 법** : 고관절의 굴곡 · 내전 · 내회전 상태를 유지해 슬관절을 신장하면서 발꿈치를 체간 장축에 대해서 평행하게 상방으로 끌어올린다.

**비 고** : 고관절의 굴곡 각도가 클 때는 기시부 또는 근복이, 굴곡 각도가 작을 때는 원위부가 신장되기 쉽다. 한편, 슬관절은 신장 시에도 완전 신전 상태는 되지 않는다. 또한 몸집이 작은 술자가 실시하는 경우에는 치료자가 좌측에 서면 실시하기 쉽다.

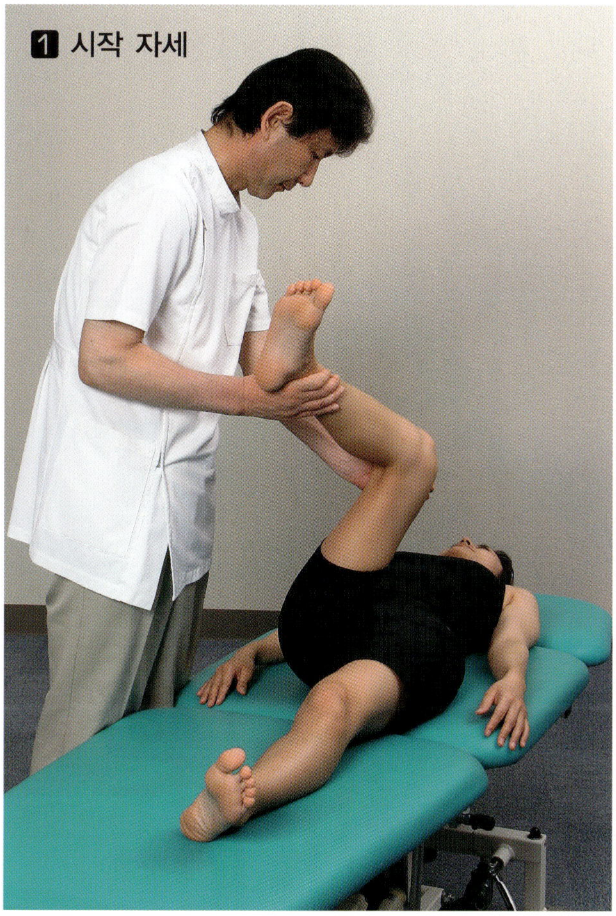
1 시작 자세

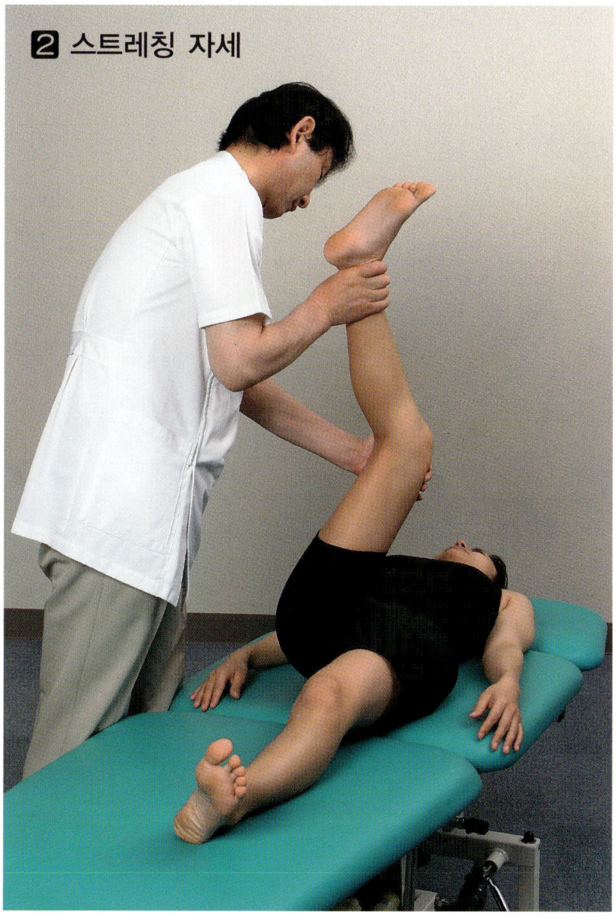
2 스트레칭 자세

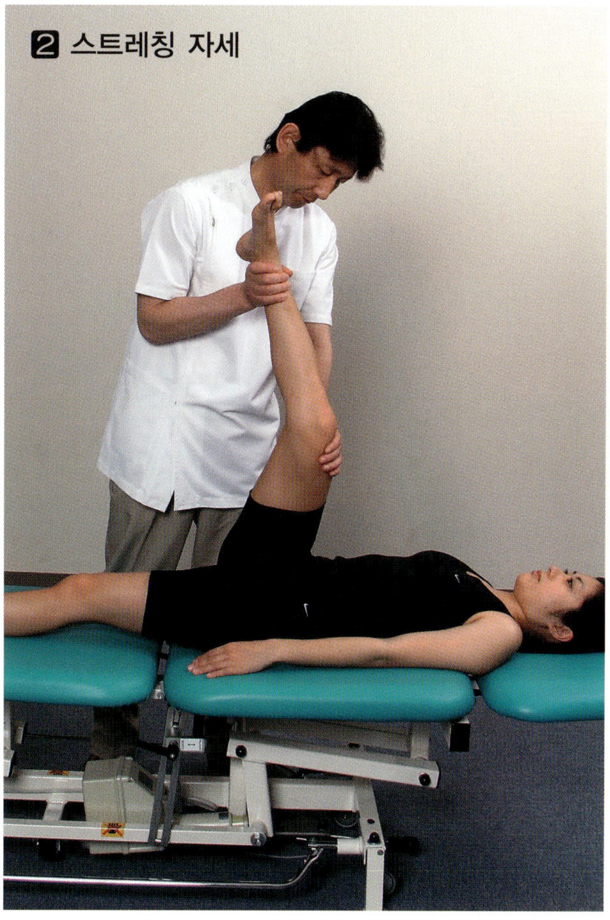
2 스트레칭 자세

# 69 대퇴이두근(biceps femoris muscle)

79 대퇴이두근

**기　　시** : (장두) 좌골결절 후면, (단두) 대퇴골조선 외측순 하부 1/2
**부　　착** : 비골두, 하퇴근막
**신 경 지 배** : (장두) 경골신경 L5~S1, (단두) 총비골신경 L4~S1
**혈 관 지 배** : 대퇴심동맥, 슬와동맥
**근 육 연 결** : 비복근, 이상근, 반건양근, (선극근), 반막모양근, 전경골근, 봉공근, (장두) 장비골근, (단두) 중간광근, 외측광근, 대둔근, 장내전근, 슬와근

## 대퇴이두근 landmark

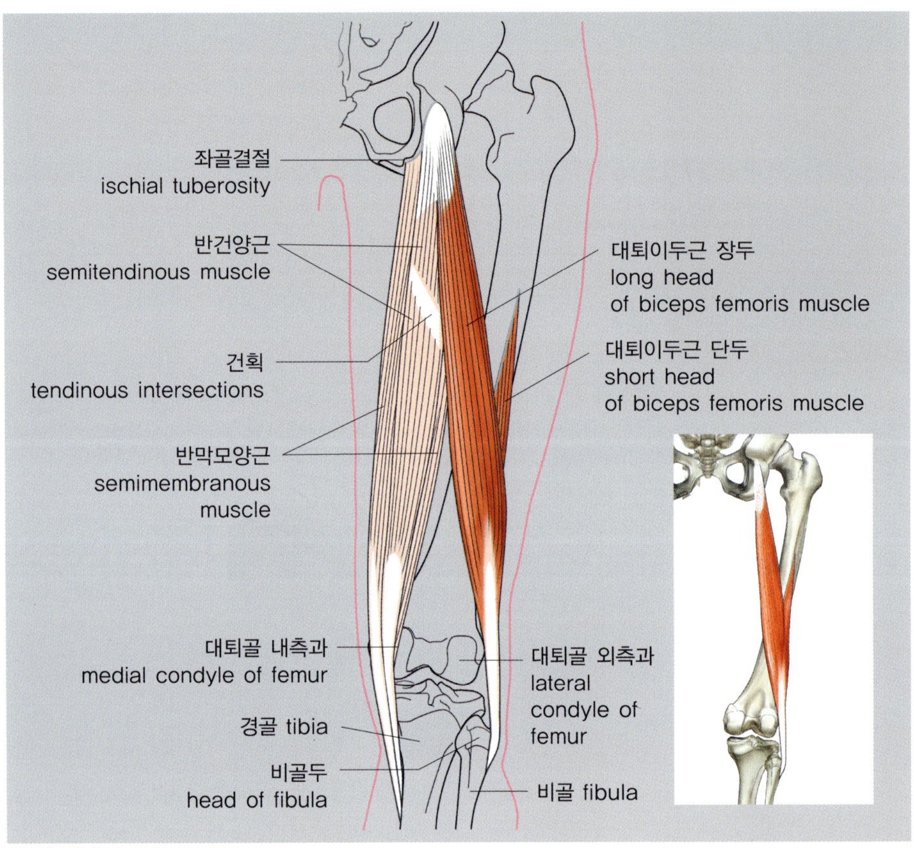


## 대퇴이두근 스트레칭법

**시 작 자 세** : 배와위. 우측 고관절은 굴곡 · 외전 · 외회전 상태. 슬관절은 중등도 굴곡 상태.
**치료자의 위치** : 우측에 선다. 오른손으로 하퇴 원위부 후면을, 왼손으로 대퇴 원위부 내측면을 잡는다.
**스 트 레 칭 법** : 고관절의 굴곡 외전 · 외회전 상태를 유지해 슬관절을 신장하면서 발꿈치를 체간 장축에 대해 평행이나 상방으로 끌어올린다.
**비　　고** : 고관절의 굴곡 각도가 클 때는 기시부 또는 근복이, 굴곡 각도가 작을 때는 원위부가 신장된다. 그리고 슬관절은 신장 시에도 완전 신전 상태는 되지 않는다.

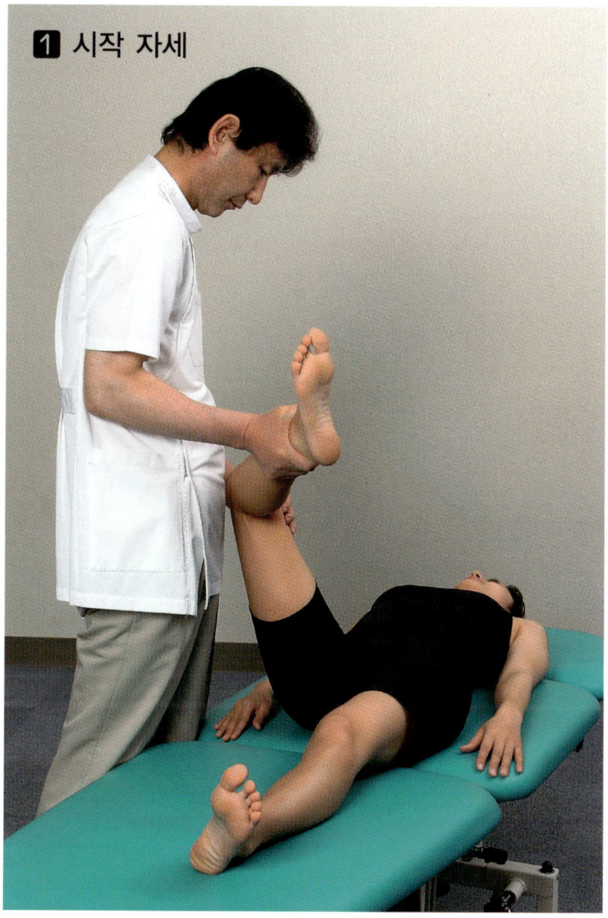
1 시작 자세

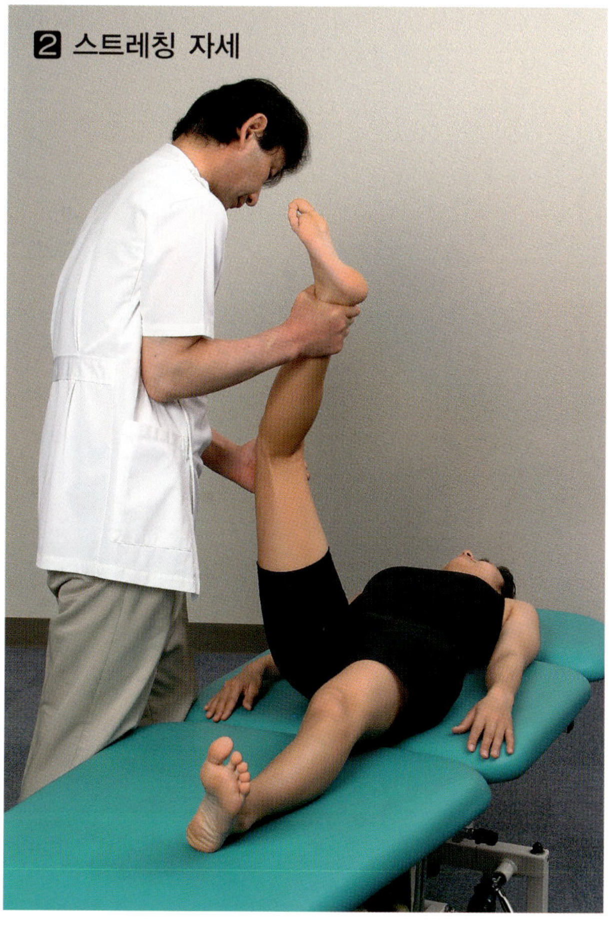
2 스트레칭 자세

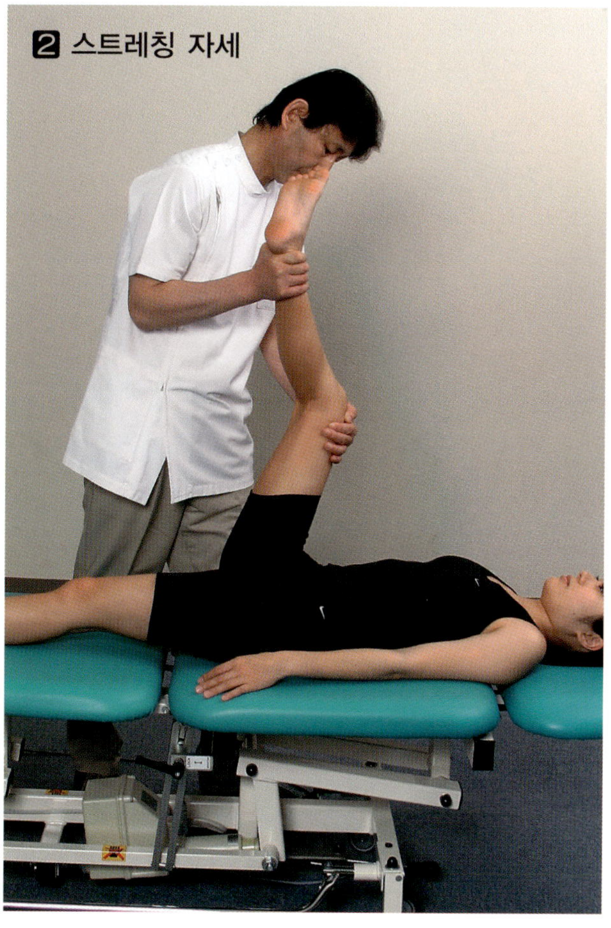
2 스트레칭 자세

# 70 비복근 외측두 (lateral head of gastrocnemius muscle)

→ 80 비복근 외측두

**기 시**: 대퇴골 외측상과
**부 착**: 종골융기
**신 경 지 배**: 경골신경 L4~S2
**혈 관 지 배**: 슬와동맥
**근 육 연 결**: 가자미근, 대퇴이두근, 장내전근, 장지굴근, (슬관절낭을 통해) 봉공근, 외측광근, 내측광근, 슬관절근, 족저근, 반막모양근, 슬와근

## 비복근 외측두 landmark

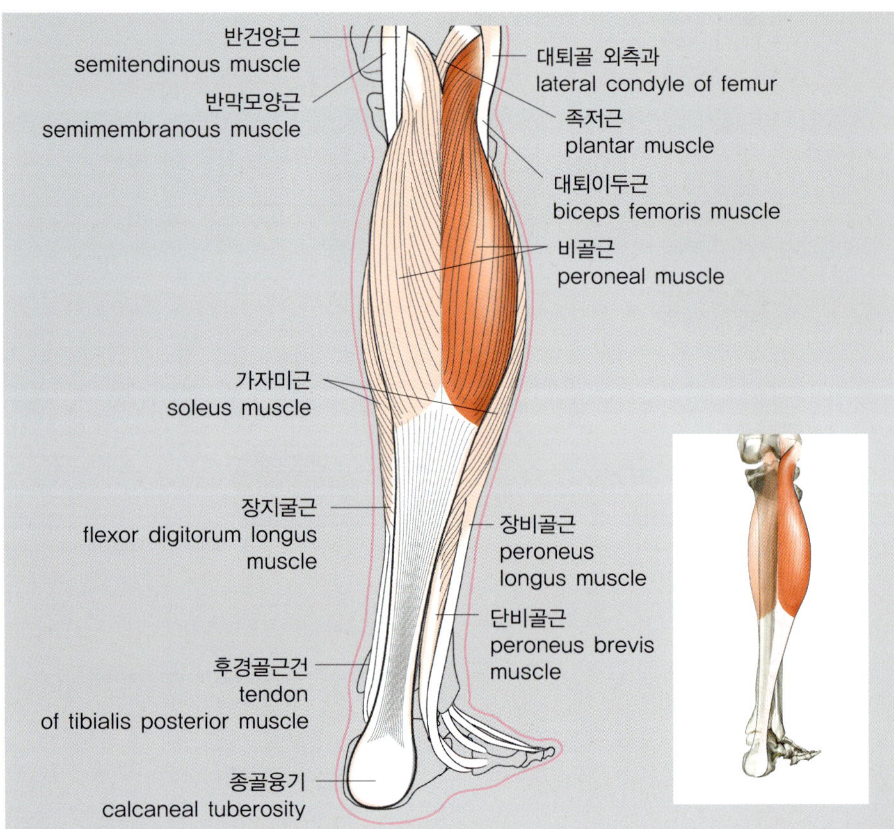


## 비복근 외측두 스트레칭법

**시 작 자 세**: 배와위. 우측 고관절은 경도 굴곡 · 외전 · 외회전 상태. 슬관절은 신전 상태.
**치료자의 위치**: 우측에 선다. 왼손으로 하퇴 원위부 후면을 잡는다. 오른손으로 발꿈치를 감싸듯이 잡아, 우측 전완을 발바닥 내측부에 댄다. 하지를 치료자의 체간으로 고정한다.
**스 트 레 칭 법**: 치료자의 우측 다리를 뒤로 당겨 체중을 후방으로 이동시켜 고관절외전 · 외회전을 증가시키면서 족관절을 배굴한다. 신장하는 방향은 종아리 장축보다 외측이다.
**비 고**: 고관절의 굴곡 각도는 침대의 높이에 따라 조절한다.

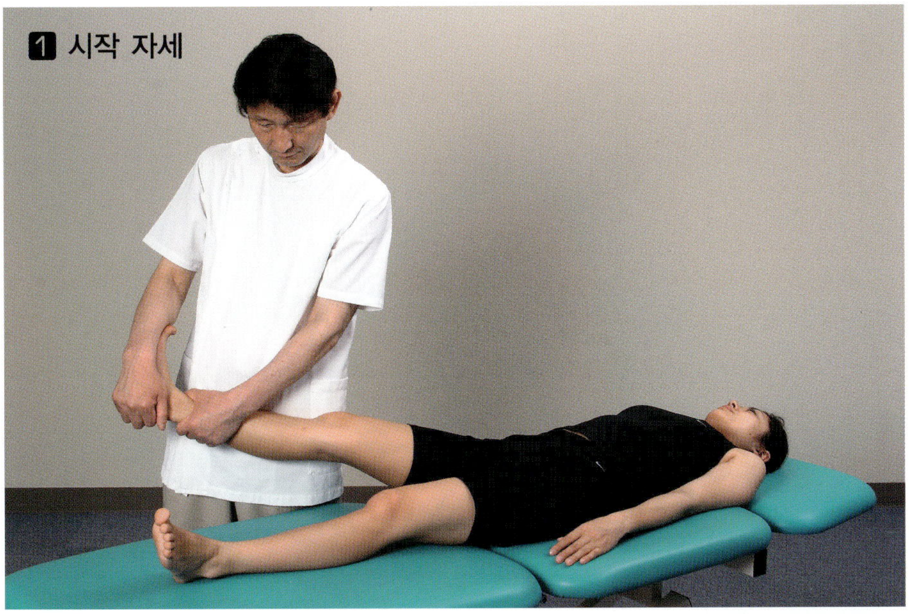

1 시작 자세

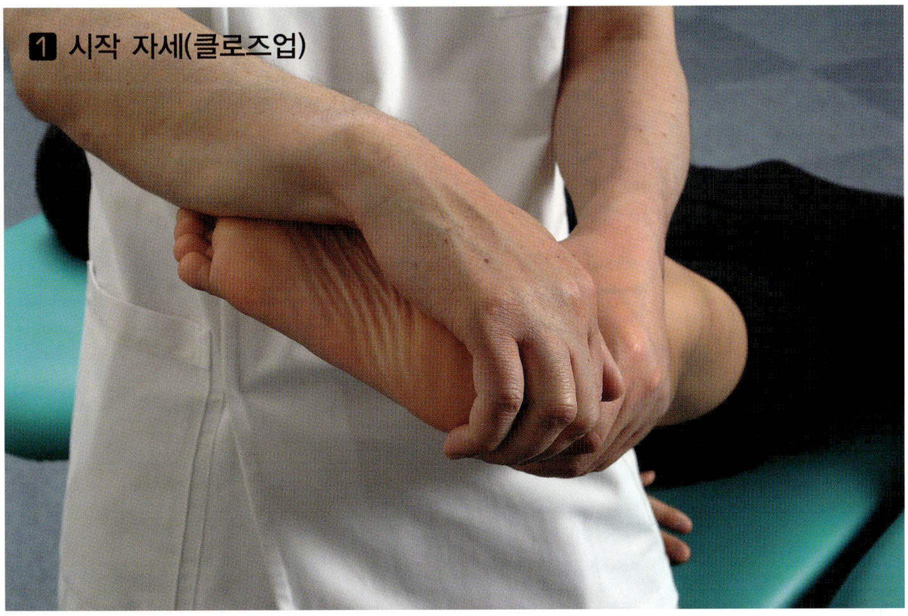

1 시작 자세(클로즈업)

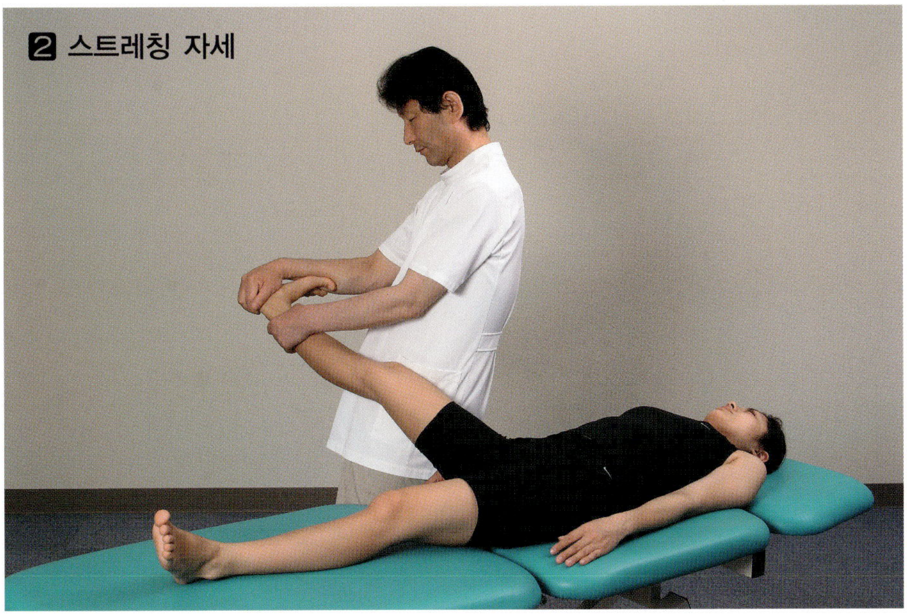

2 스트레칭 자세

# 71 비복근 내측두 (medial head of gastrocnemius muscle)

→ 81 비복근 내측두

**기 시** : 대퇴골 내측상과
**부 착** : 종골융기
**신 경 지 배** : 경골신경 L4~S2
**혈 관 지 배** : 슬와동맥
**근 육 연 결** : 가자미근, 대퇴이두근, 장내전근, 장지굴근, (슬관절낭을 통해) 봉공근, 외측광근, 내측광근, 슬관절근, 족저근, 반막모양근, 슬와근

## 비복근 내측두 landmark

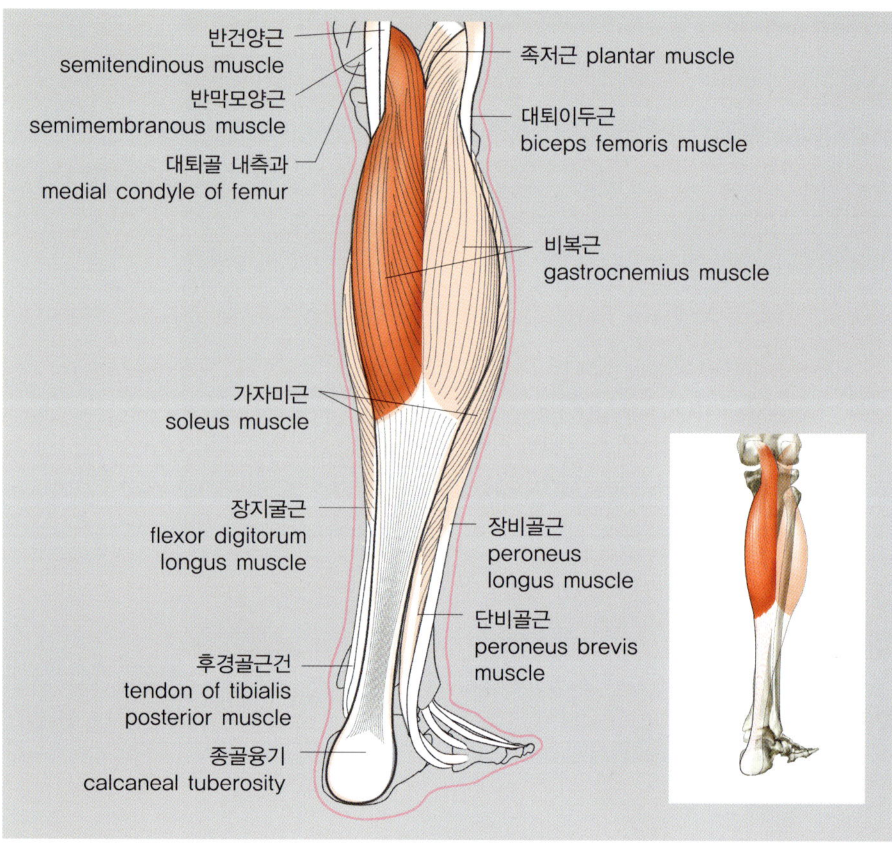


## 비복근 내측두 스트레칭법

**시 작 자 세** : 배와위. 우측 고관절은 경도 굴곡 · 외전 · 내회전 상태. 슬관절은 신전 상태.
**치료자의 위치** : 우측에 선다. 왼손으로 하퇴 원위부를 전면으로부터 잡는다. 오른손으로 발꿈치를 내측으로부터 감싸듯이 잡아 우측 전완을 발바닥 외측부에 댄다.
**스 트 레 칭 법** : 좌측 팔꿈치를 우측 무릎 외측에 대고 슬관절을 고정한다. 다음에 체중을 좌측 요부 방향으로 이동시켜 고관절 내회전 상태를 증가시키면서 족관절을 배굴 · 외반한다. 신장 방향은 하퇴 장축보다 안쪽이다.
**비 고** : 고관절의 굴곡 각도는 침대의 높이에 따라 조절한다.

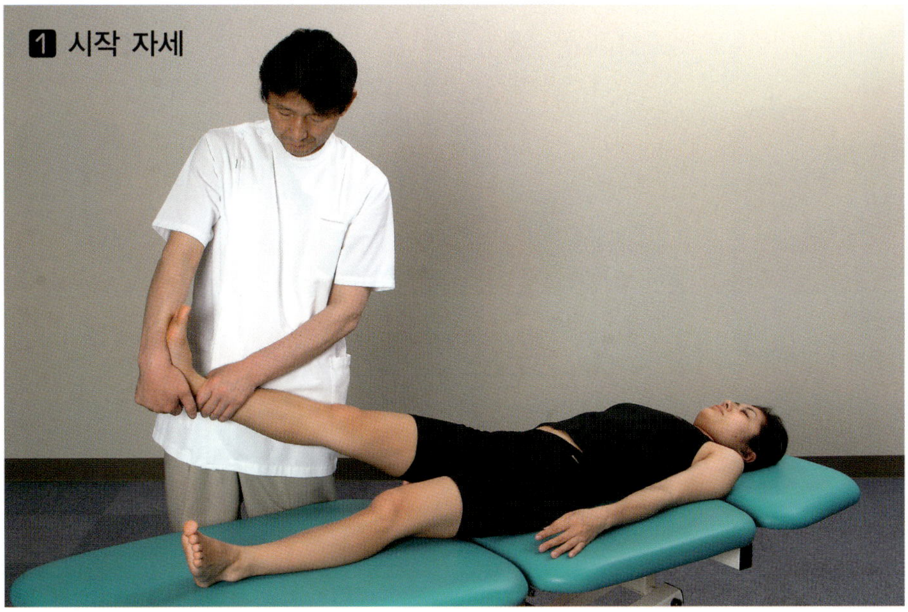
1 시작 자세

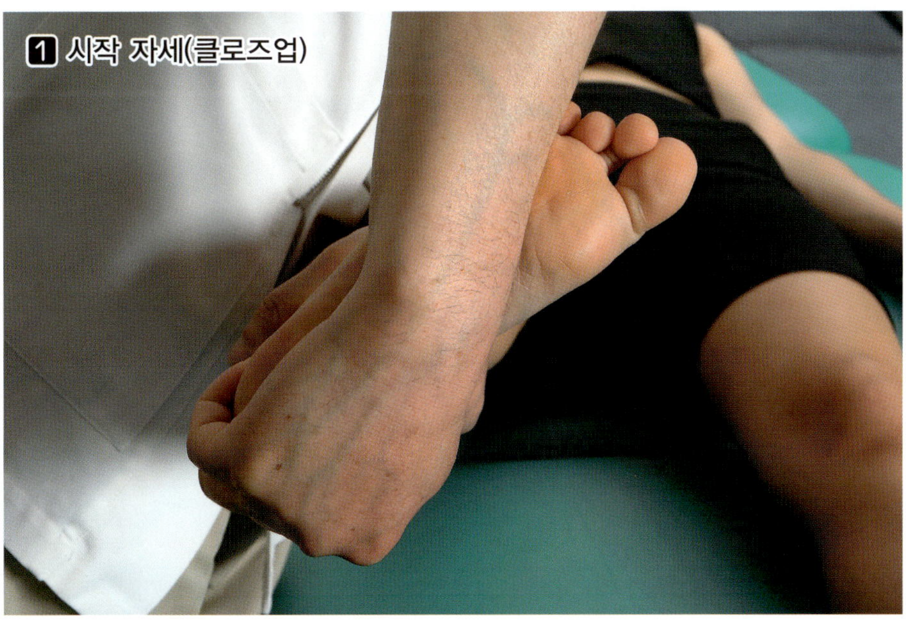
1 시작 자세(클로즈업)

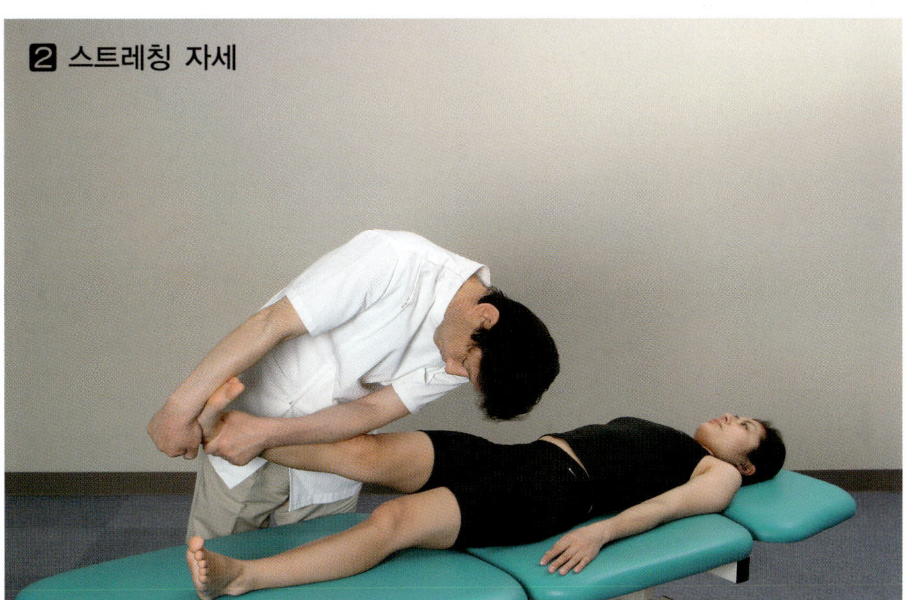
2 스트레칭 자세

# 72 가자미근(soleus muscle)

82 가자미근

**기 시** : 경골 후면 가자미근선, 경골 내측연, 비골두, 가자미근건궁
**부 착** : 종골융기
**신 경 지 배** : 경골신경 L4~S3
**혈 관 지 배** : 후경골동맥, 비골동맥, 슬와동맥
**근 육 연 결** : 비복근, 슬와근, 장비골근, 장지굴근, 후경골근, 족저근

## 가자미근 landmark

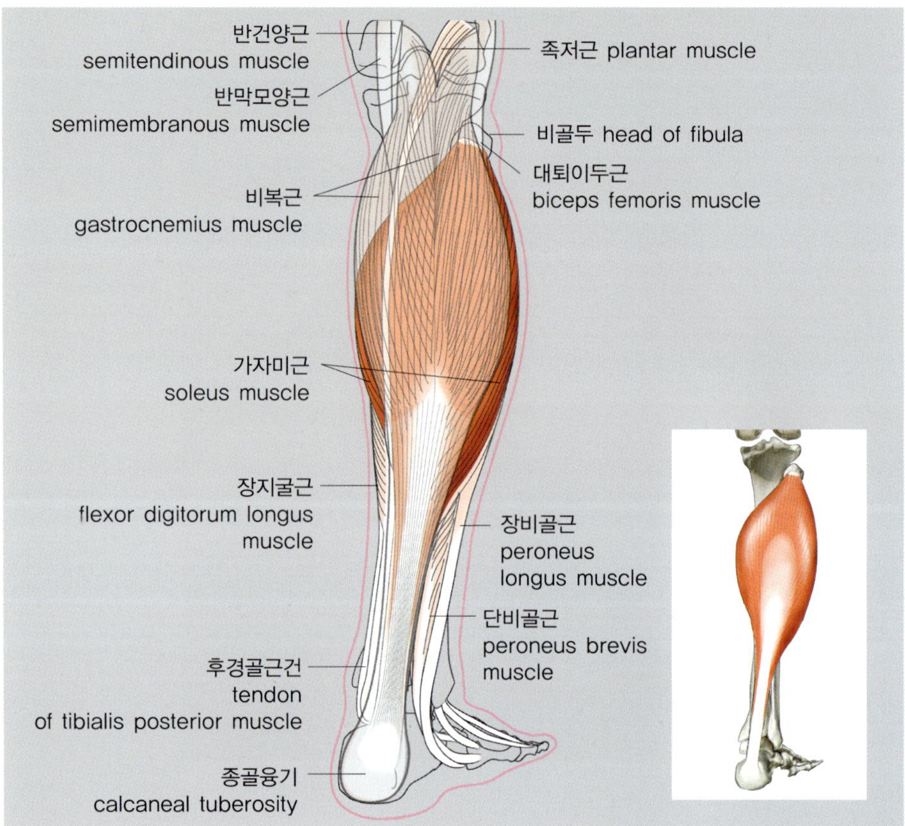


## 가자미근 스트레칭법(배와위)

**시 작 자 세** : 배와위. 우측 고관절은 90° 굴곡 상태. 우측 슬관절은 약 90° 굴곡 상태.
**치료자의 위치** : 우측에 선다. 왼손으로 하퇴 원위부 후면을 잡아 좌측 전완과 복부로 종아리를 고정한다. 다음에 오른손 손바닥으로 발꿈치를 감싸도록 잡아, 전완을 발바닥 부분에 댄다.
**스 트 레 칭 법** : 왼발을 한 걸음 당겨 체중을 이동해 고관절 · 슬관절 굴곡을 증강하면서 족관절을 최대 배굴한다.

## 가자미근 스트레칭법(복와위)

**시 작 자 세** : 복와위. 양 팔을 올리도록 해둔다. 우측 고관절은 경도 외전 상태. 슬관절은 90° 굴곡 상태.
**치료자의 위치** : 우측에 선다. 양손으로 발을 잡고 양 엄지손가락을 발바닥 부분에 둔다.
**스 트 레 칭 법** : 오른다리를 앞에 두고 내디뎌 슬관절 굴곡을 증강하면서 족관절을 최대 배굴한다.

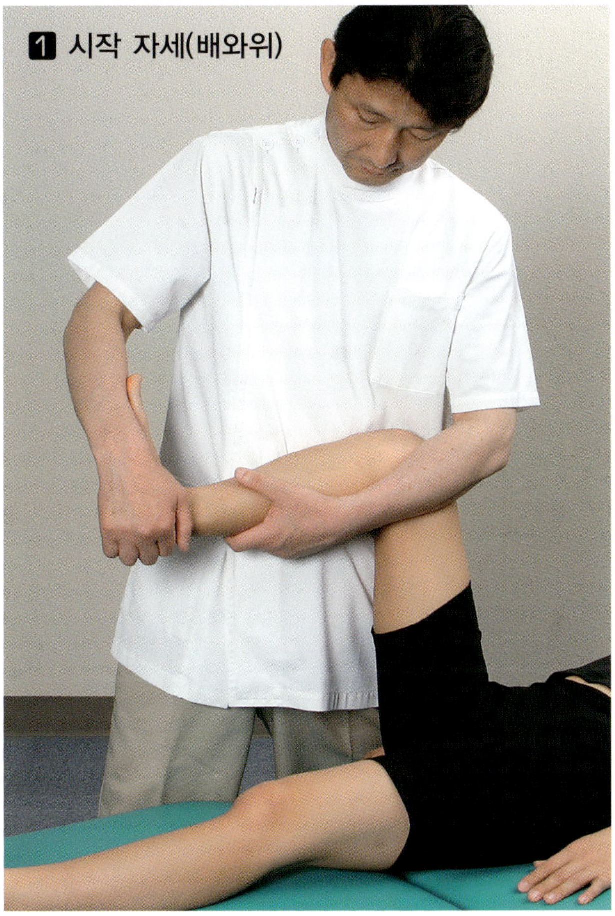

1 시작 자세(배와위)

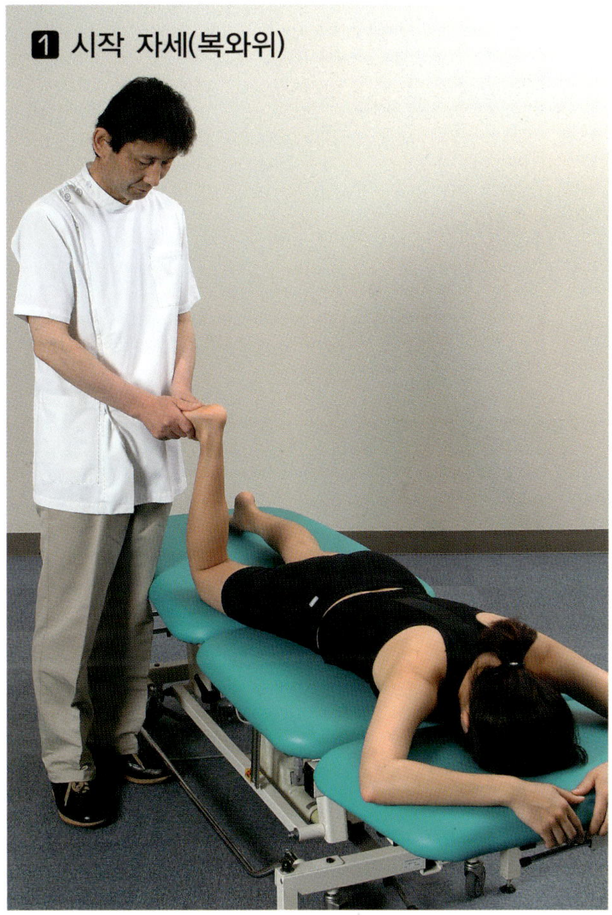

1 시작 자세(복와위)

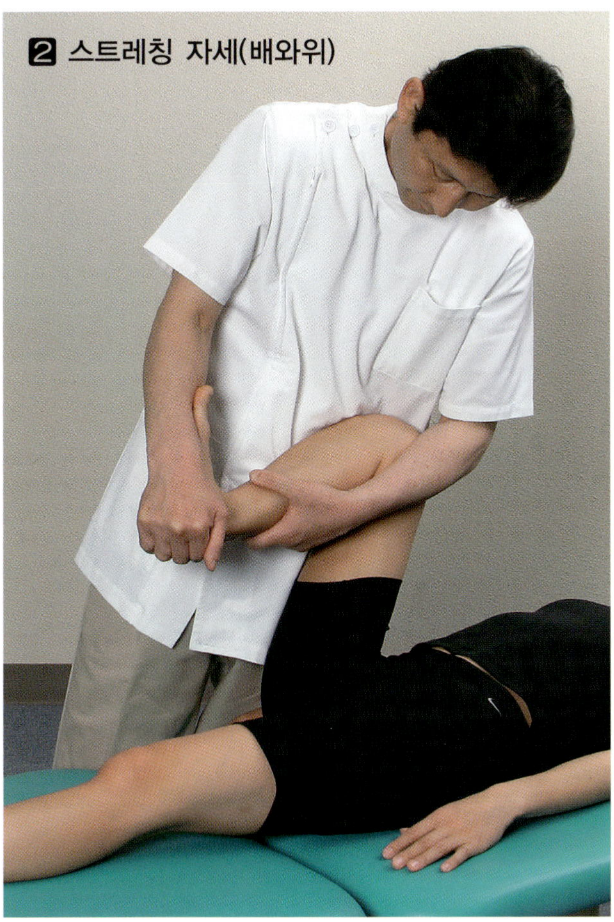

2 스트레칭 자세(배와위)

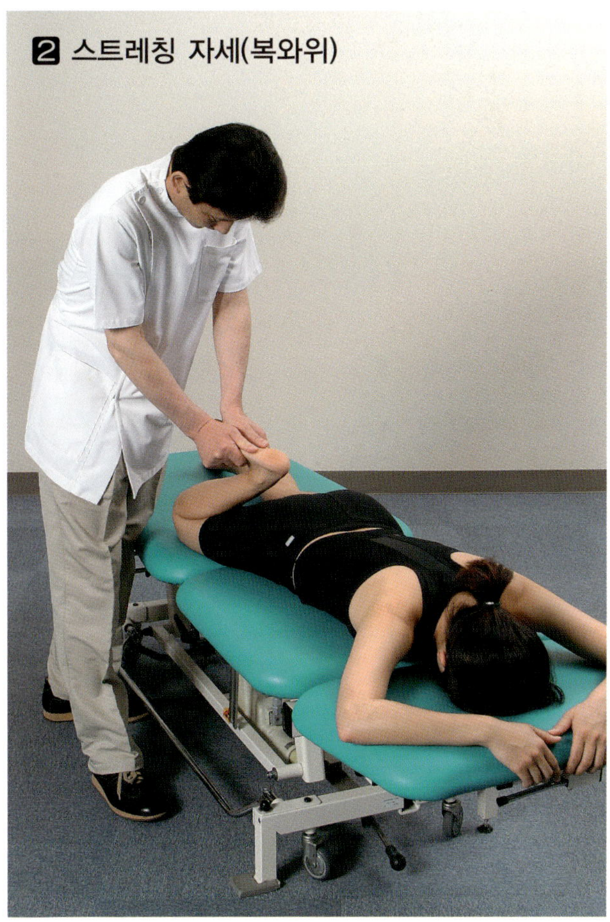

2 스트레칭 자세(복와위)

# 73 전경골근(tibialis anterior muscle)

→ 85 전경골근

**기　　시** : 경골 상방 1/2 외측면, 하퇴골간막 상방 2/3 전면, 하퇴근막
**부　　착** : 제1이상골 · 중족골저 족저면
**신경지배** : 심비골신경 L4~S1
**혈관지배** : 전경골동맥, 전경골반회동맥
**근육연결** : 대퇴이두근 단두, 장무지신근, 장지신근, 후경골근, 장무지굴근

## 전경골근 landmark

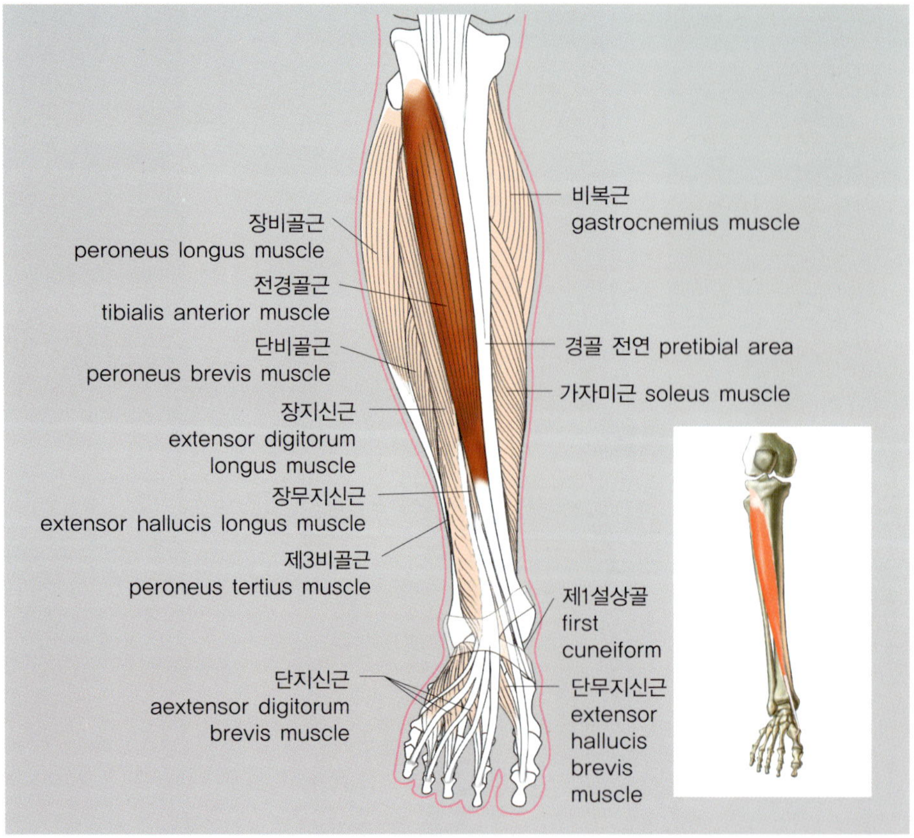


## 전경골근 스트레칭법

**시작자세** : 단좌위.
**치료자의 위치** : 우측에 앉는다. 왼손으로 발꿈치를, 오른손으로 전발을 내측으로부터 잡는다.
**스트레칭법** : 왼손으로 발꿈치를 들어 올려 오른손으로 족관절을 저굴한 후, 최종역에서 발을 외반한다.
**비　　고** : 신장할 때 발의 외반을 강하게 의식하지 않고, 오히려 오른손으로 무지 중족지절관절을 밀어 넣는 느낌으로 하는 것이 좋다.

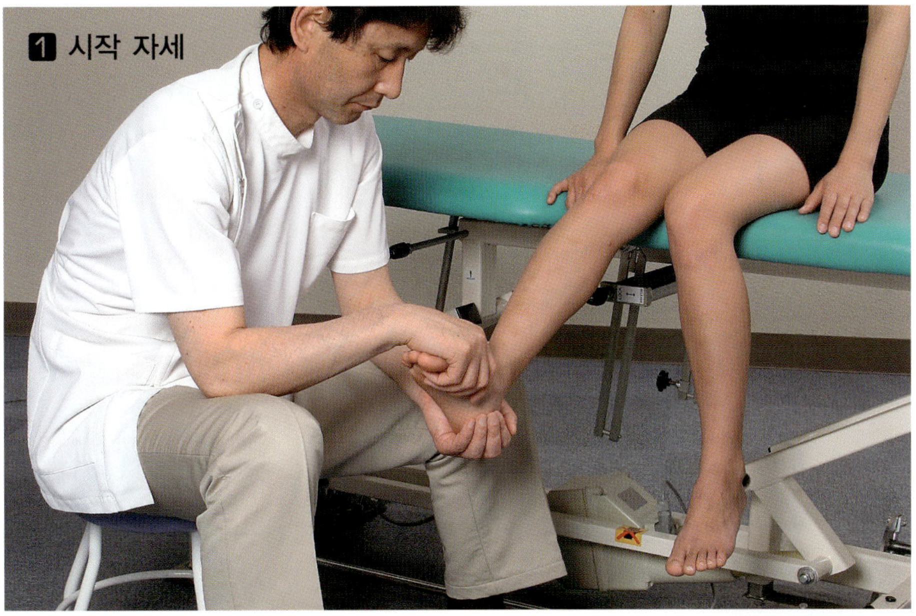
1 시작 자세

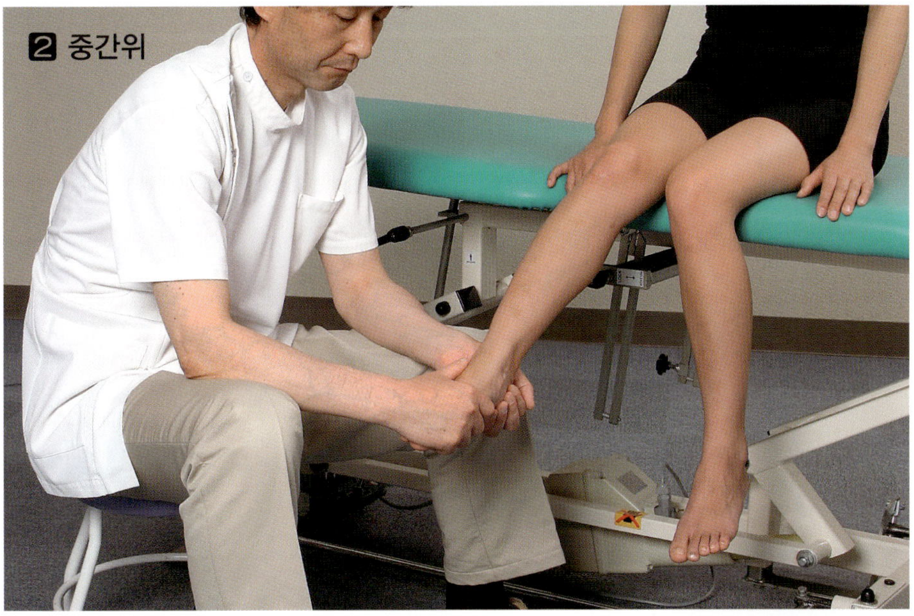
2 중간위

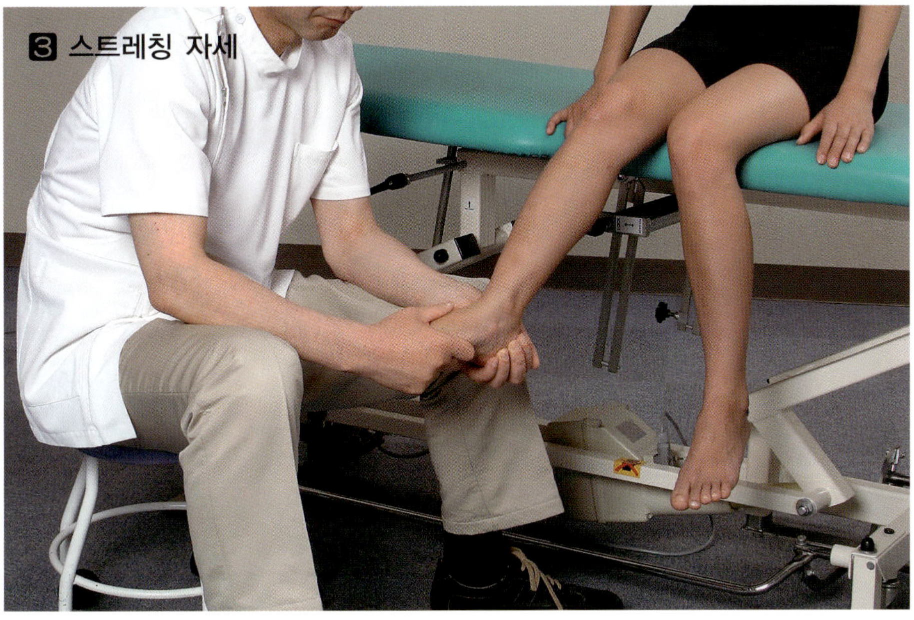
3 스트레칭 자세

# 74 장지신근 (extensor digitorum longus muscle)

→ 86 장지신근

**기 시** : 경골 상단 외측면, 비골전연, 하퇴골간막, 하퇴근막
**부 착** : 제2~5족지 지배건막
**신경지배** : 심비골신경 L4~S2
**혈관지배** : 전경골동맥
**근육연결** : 제3비골근, 단지신근, 배측골간근, 충양근, 장무지신근, 전경골근, 장비골근, 단비골근

## 장지신근 landmark

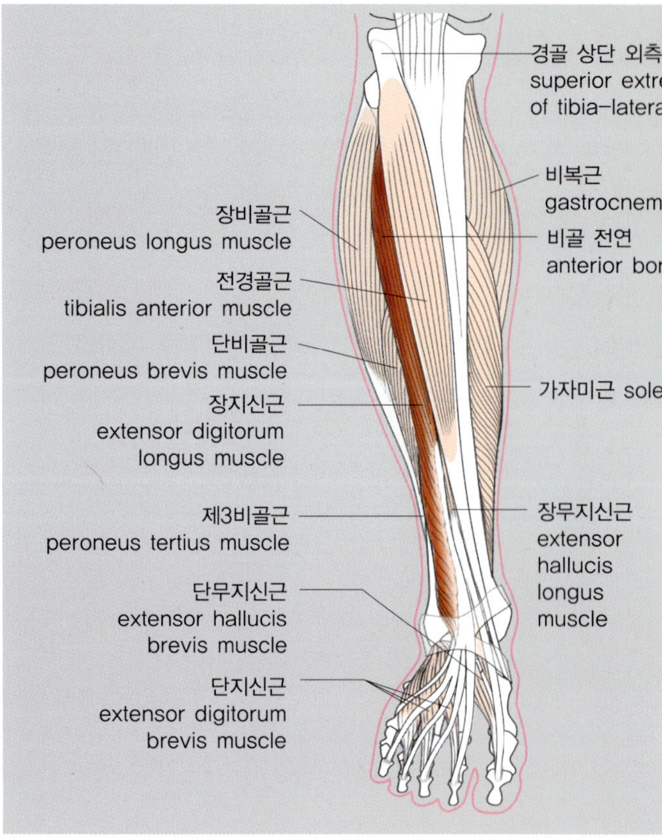


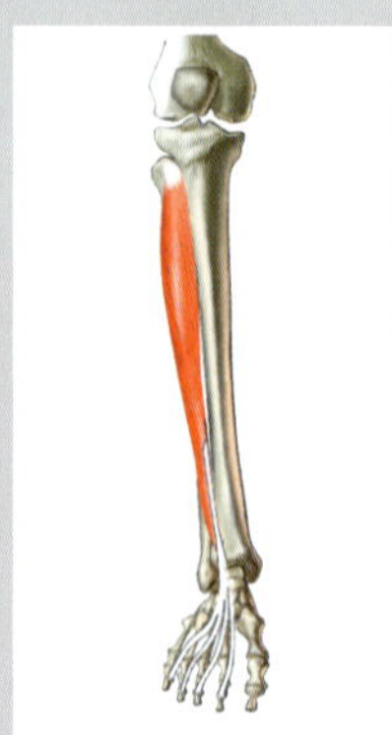

## 장지신근 스트레칭법(단좌위)

**시 작 자 세** : 단좌위.
**치료자의 위치** : 우측방에 앉는다. 왼손으로 발꿈치를 잡는다. 우측 엄지손가락을 제2~5족지 지배(指背)에 대어 손가락을 발바닥에 댄다.
**스 트 레 칭 법** : 왼손으로 발꿈치를 들어 올려 오른손으로 족관절을 최대 저굴 · 내반하면서 발가락을 굴곡한다.

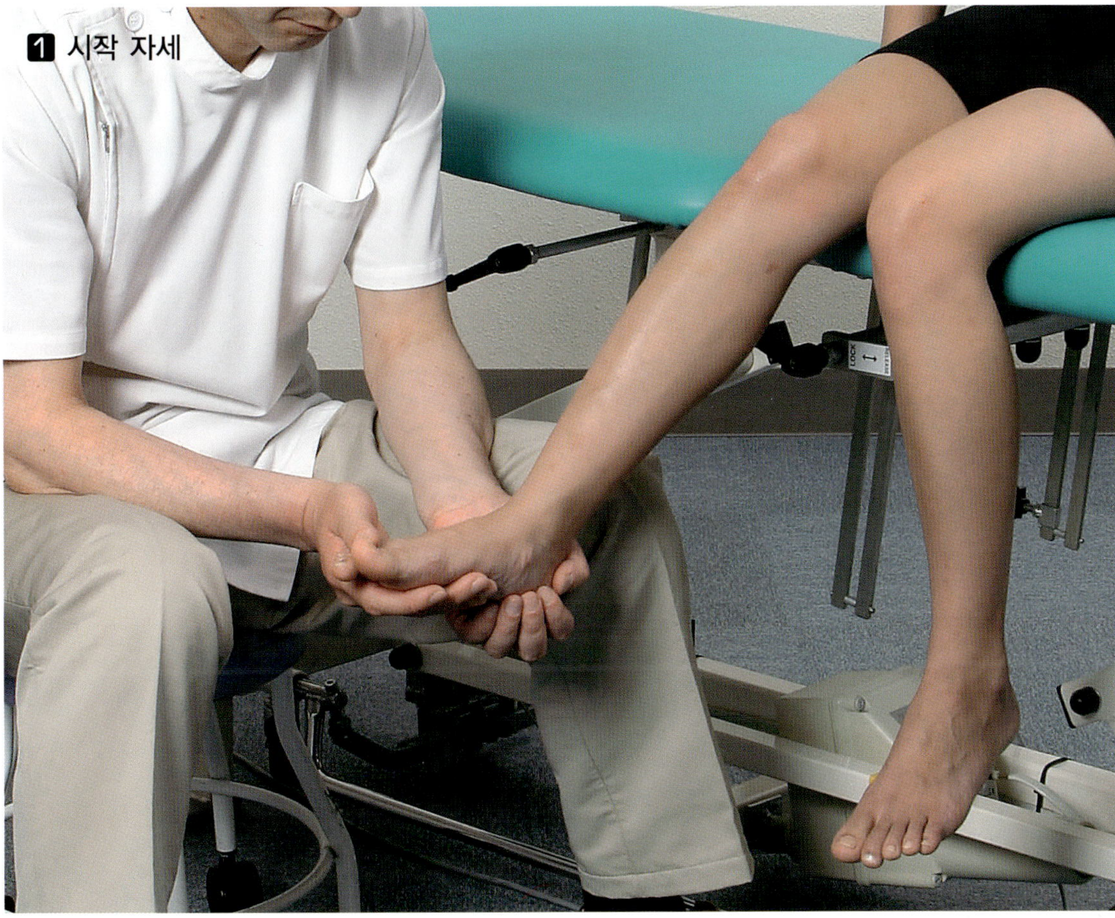
1 시작 자세

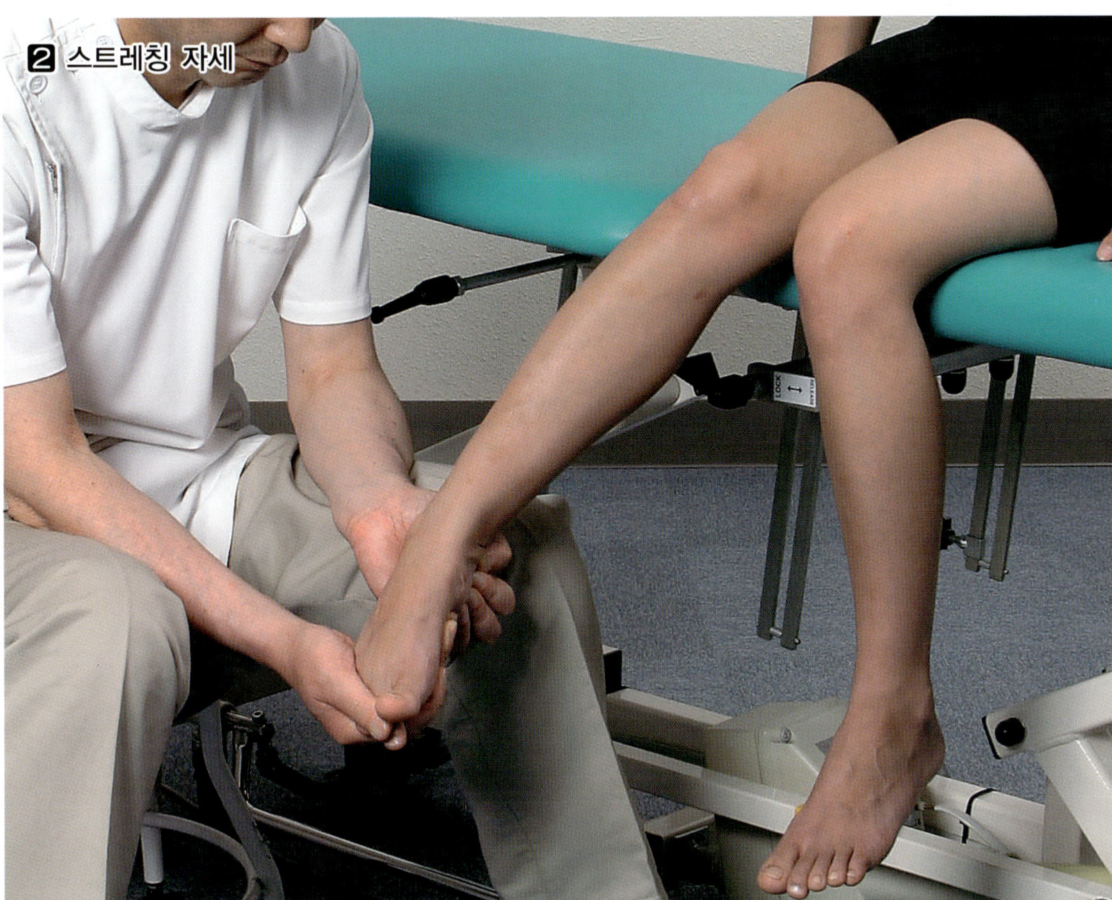
2 스트레칭 자세

## 장지신근 스트레칭법(복와위)

**시 작 자 세** : 복와위. 양 팔을 올리게 한다. 우측 슬관절은 약 120° 굴곡 상태.

**치료자의 위치** : 두부를 향해 우측에 앉는다. 왼손으로 하퇴 원위부를 잡고, 우측 엄지손가락을 제2~5족지 지배에 대고 손가락을 발바닥에 댄다.

**스 트 레 칭 법** : 왼손으로 종아리를 고정하고, 오른손으로 족관절을 최대 저굴 · 내반하면서 발가락을 굴곡한다.

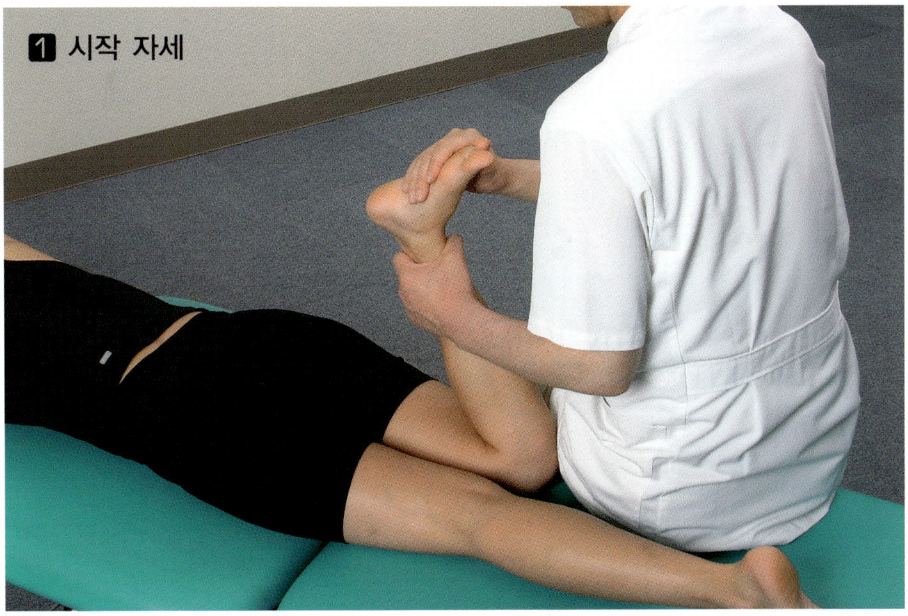
1 시작 자세

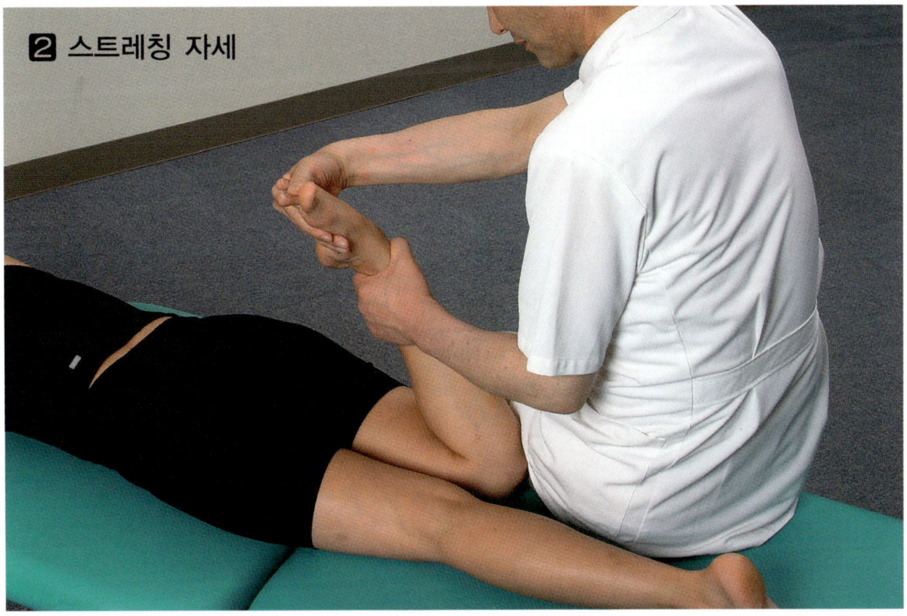
2 스트레칭 자세

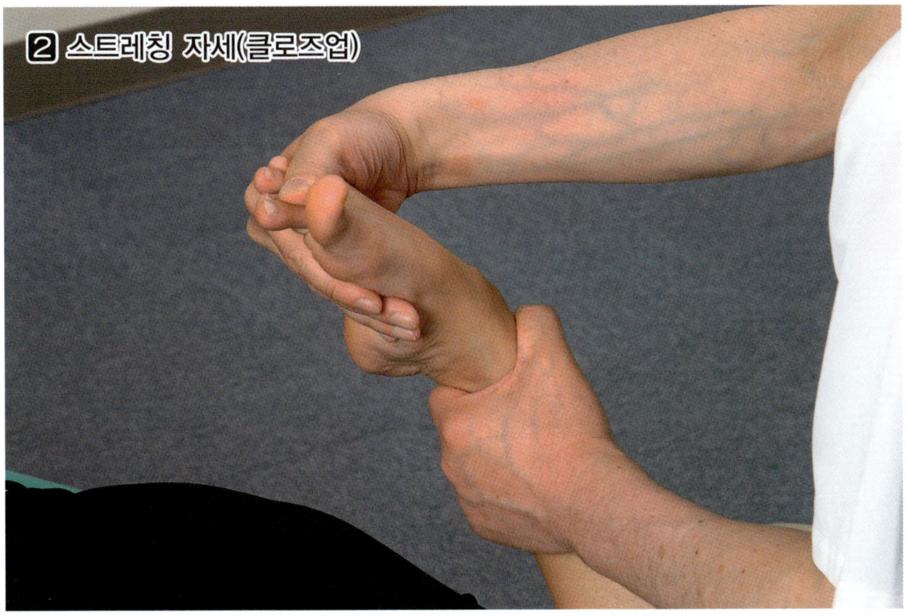
2 스트레칭 자세(클로즈업)

# 75 장무지신근 (extensor hallucis longus muscle)

87 장무지신근

**기 시** : 하퇴골간막, 비골중앙 내측면
**부 착** : 무지 말절골저, 일부는 기절골저
**신 경 지 배** : 심경골신경 L4~S1
**혈 관 지 배** : 전경골동맥 근지
**근 육 연 결** : 전경골근, 후경골근, 제3비골근, 장지신근, 장무지굴근

## 장무지신근 landmark

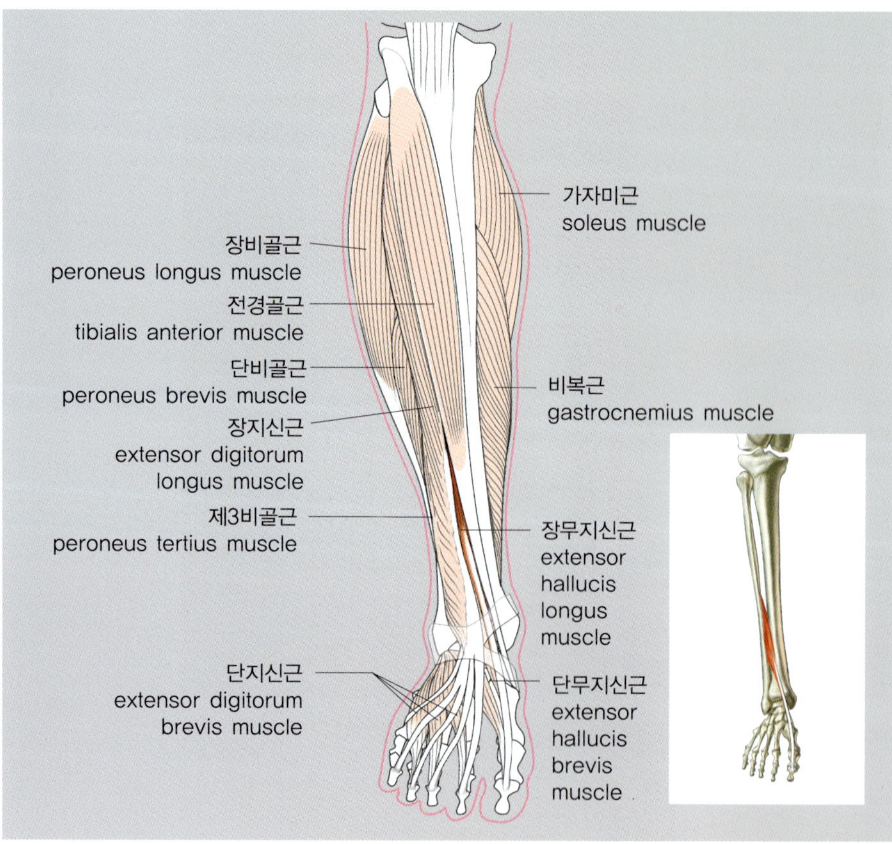


## 장무지신근 스트레칭법(단좌위)

**시 작 자 세** : 단좌위.
**치료자의 위치** : 우측 가장자리에 앉는다. 왼손으로 발꿈치를, 오른손으로 무지를 잡는다.
**스 트 레 칭 법** : 왼손으로 발꿈치를 들어 올려 오른손으로 족관절을 저굴 · 경도 외반하면서 무지를 굴곡한다.

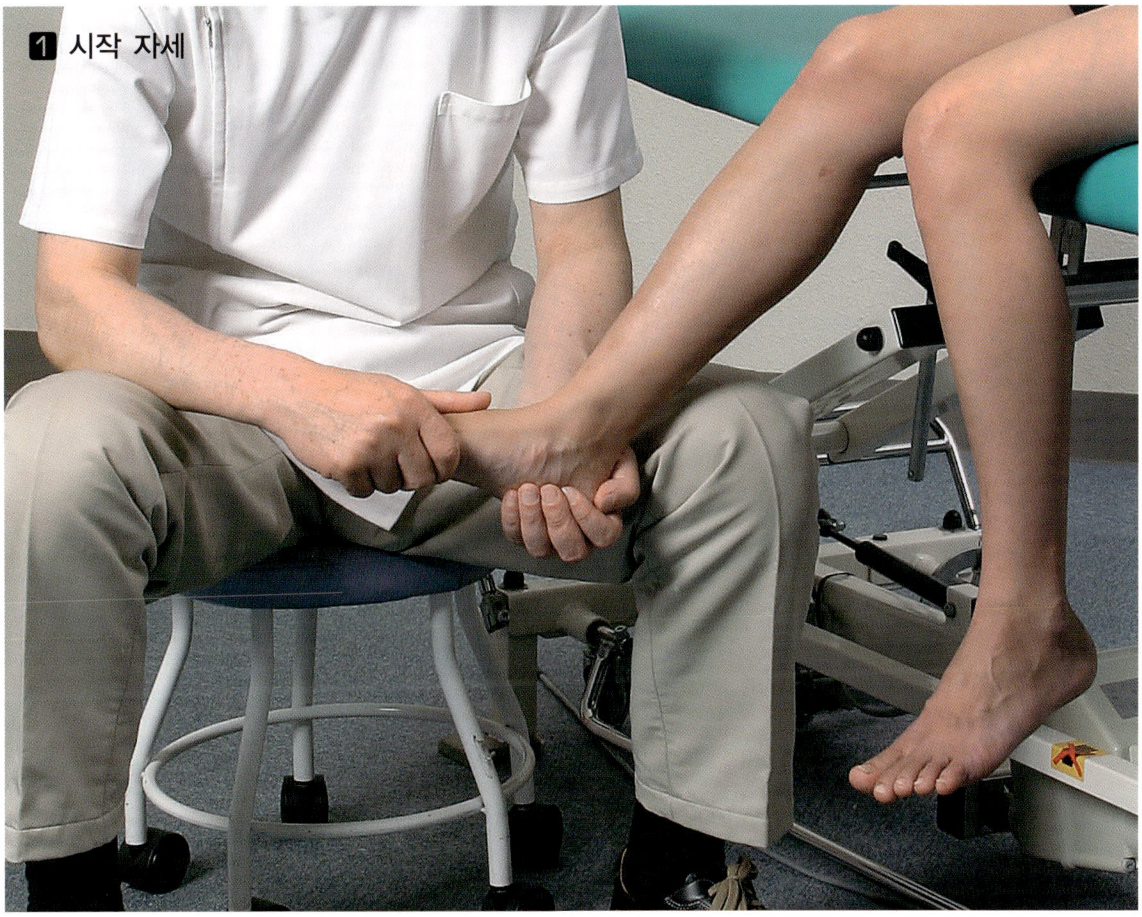
1 시작 자세

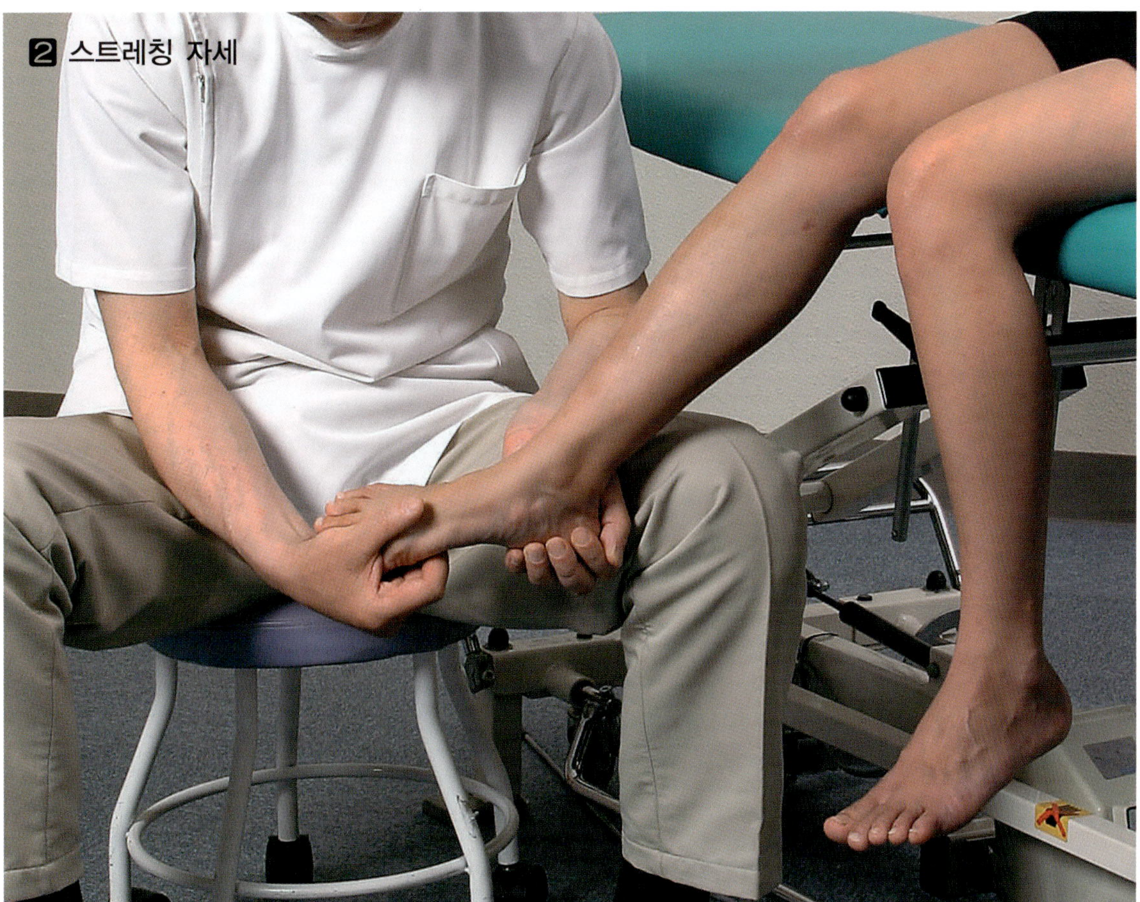
2 스트레칭 자세

## 장무지신근 스트레칭법(복와위)

**시 작 자 세** : 복와위. 양 팔을 올리게 한다. 우측 슬관절은 약 120° 굴곡 상태.

**치료자의 위치** : 두부를 향해 우측에 앉는다. 오른손으로 하퇴 원위부를, 왼손으로 발 내측으로부터 잡아 좌측 엄지손가락을 환자의 무지 지배에 댄다.

**스 트 레 칭 법** : 오른손으로 종아리를 고정하고, 왼손으로 족관절을 저굴 · 외반하면서 무지를 굴곡한다.

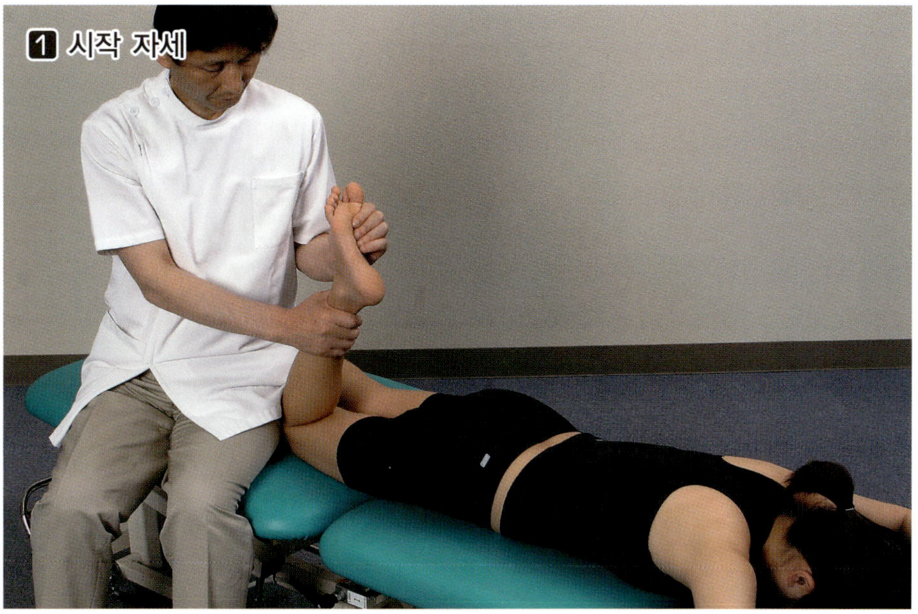
1 시작 자세

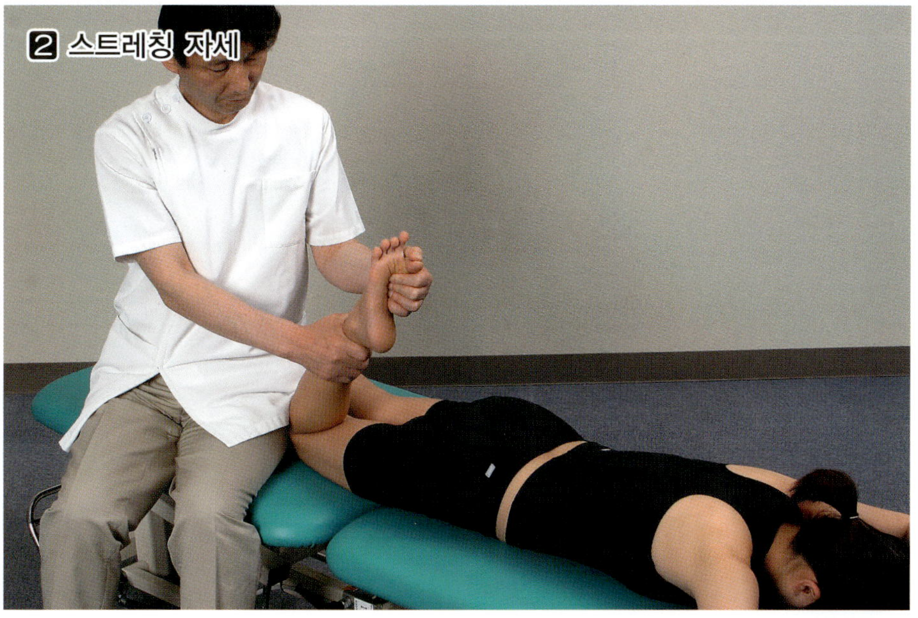
2 스트레칭 자세

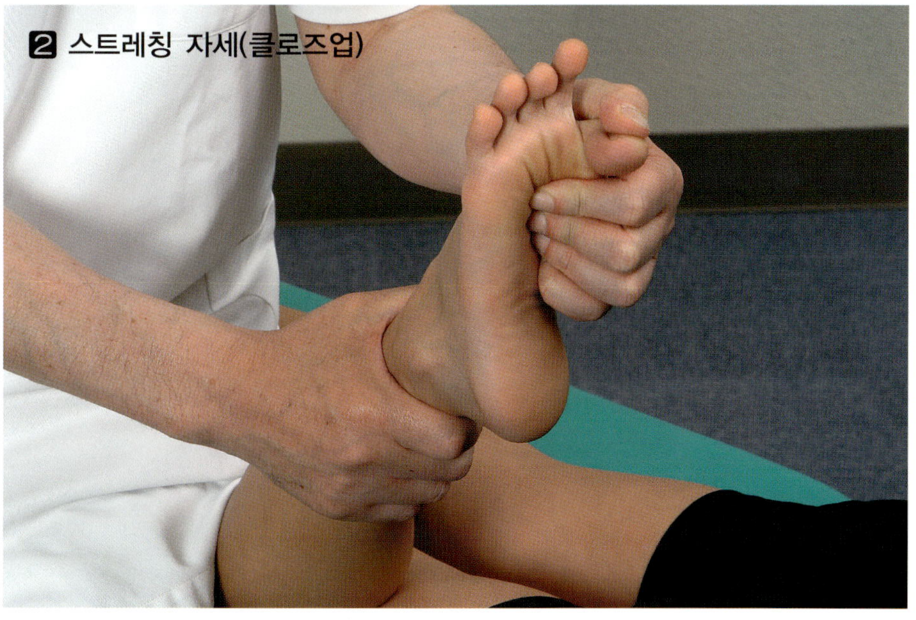
2 스트레칭 자세(클로즈업)

# 76 장비골근(peroneus longus muscle)

→ 88 장비골근

기　시 : 경골 외측과, 강비관절낭, 비골두, 비골외측연 상방 2/3, 전 · 후하퇴근간 중격, 하퇴근막
부　착 : 제1이상골 족저면, 제1중족골저
신경지배 : 천비골신경 L5~S1
혈관지배 : 외측하슬동맥, 비골동맥, 전경골동맥
근육연결 : 단비골근, 무지내전근, 제3비골근, 장지신근, 대퇴이두근 장두, 장무지굴근, 가자미근, 족저근

## 장비골근 landmark

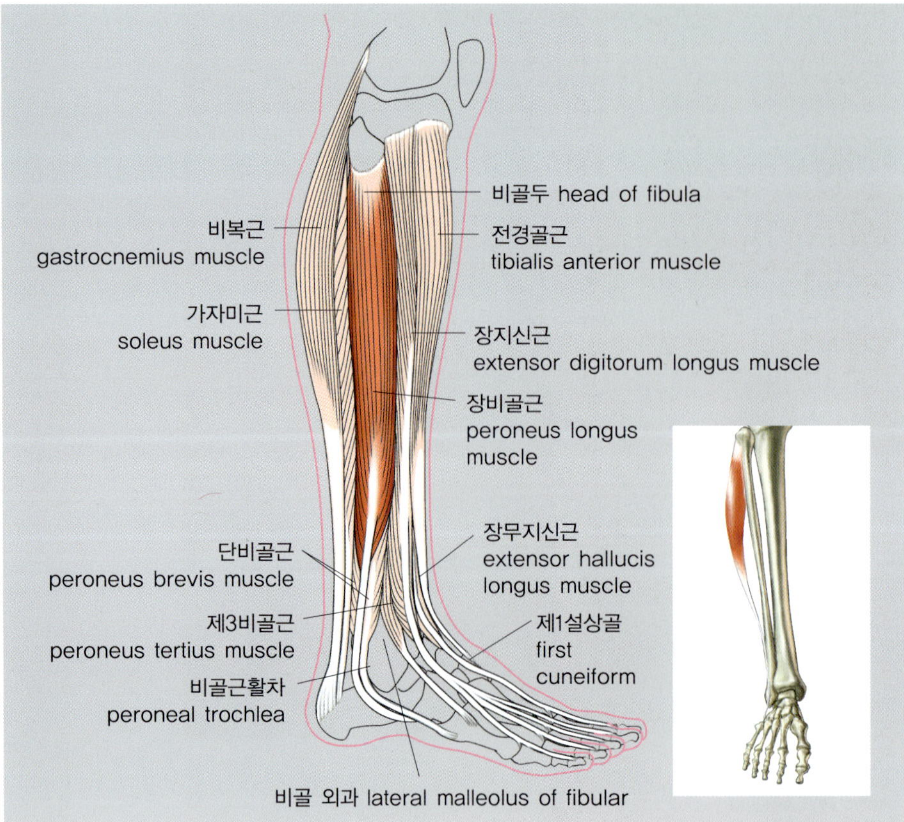

# 77 단비골근(peroneus brevis muscle)

89 단비골근

**기　시**: 비골외측면
**부　착**: 제5중족골조면
**신경지배**: 천비골신경 L5~S1
**혈관지배**: 후경골동맥, 비골동맥
**근육연결**: 장비골근, 제3비골근, 장무지굴근, 장지신근

## 단비골근 landmark

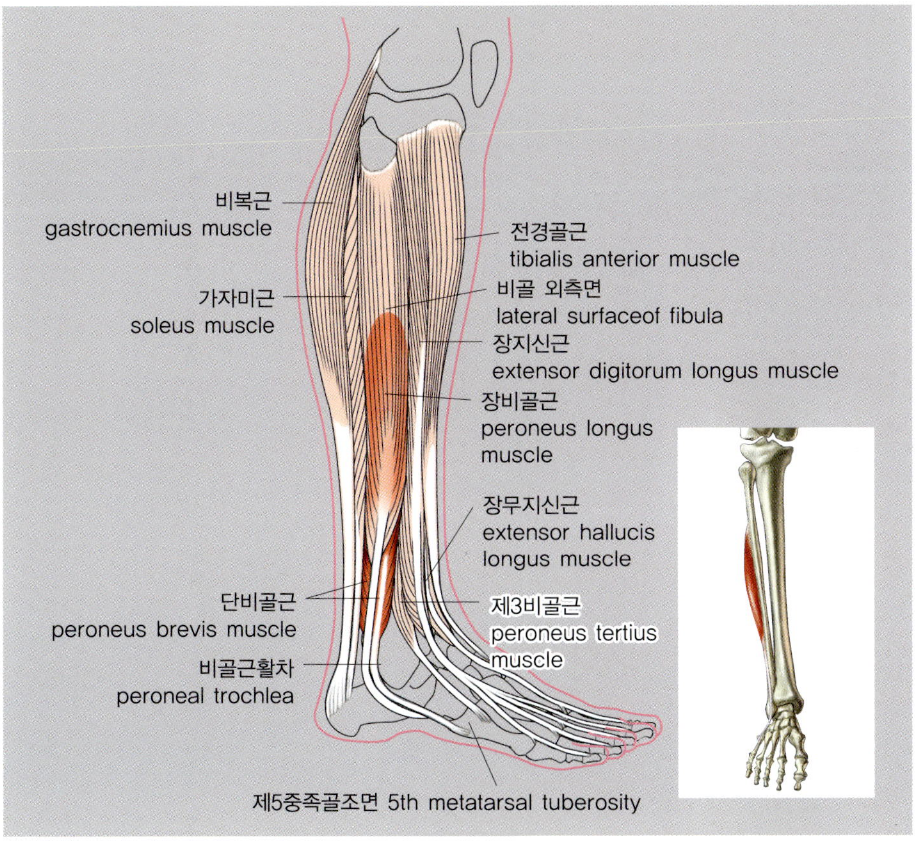

## 장 · 단비골근 스트레칭법 1

**시 작 자 세** : 배와위. 우측 고관절은 경도 굴곡 · 내전 상태. 슬관절은 신전 상태.

**치료자의 위치** : 좌측에 선다. 왼손으로 종골을, 오른손으로 전족부 외측연을 잡는다.

**스 트 레 칭 법** : 왼손으로 발꿈치를 위에 들어 올리면서 족관절을 저굴 · 내반한다.

**비 고** : 고관절을 경도 굴곡 · 내전하는 것은 대퇴이두근을 동시에 신장해 비골두를 고정하기 위해서이다.

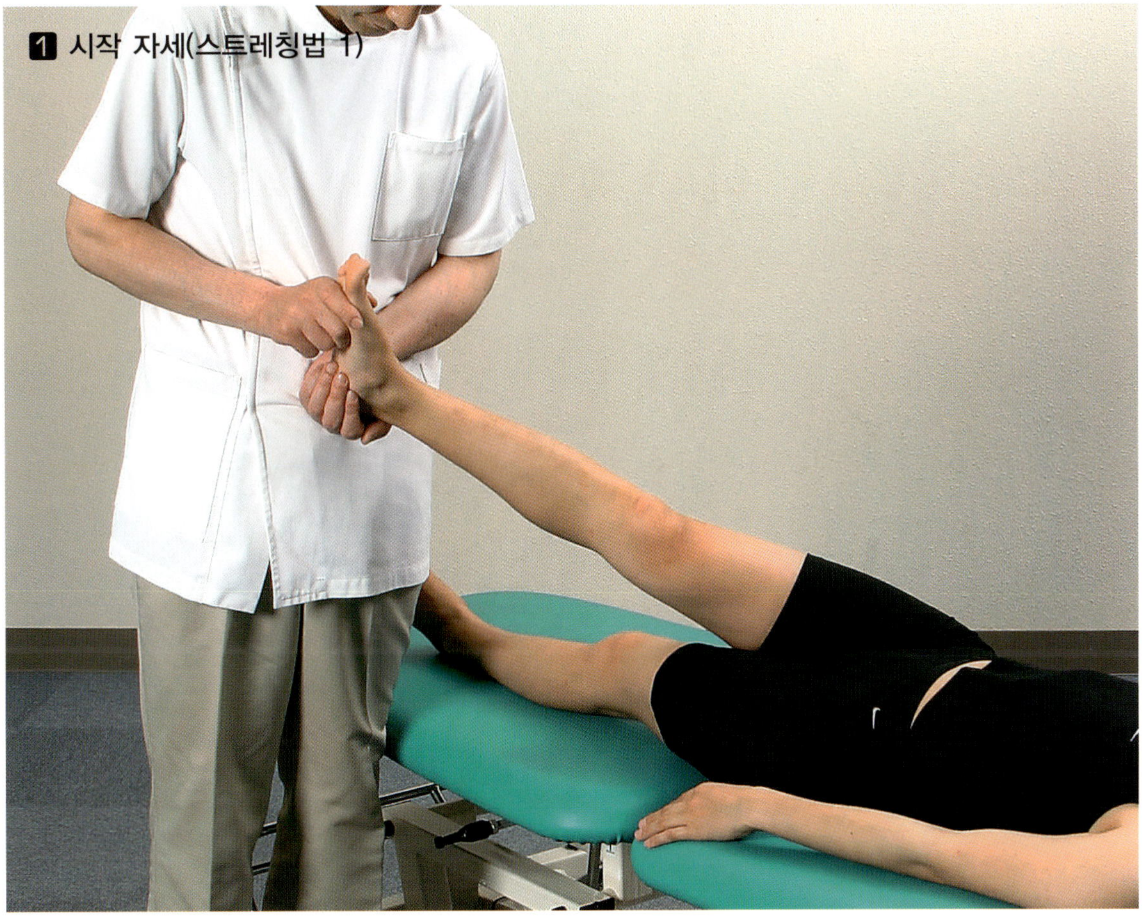

1 시작 자세(스트레칭법 1)

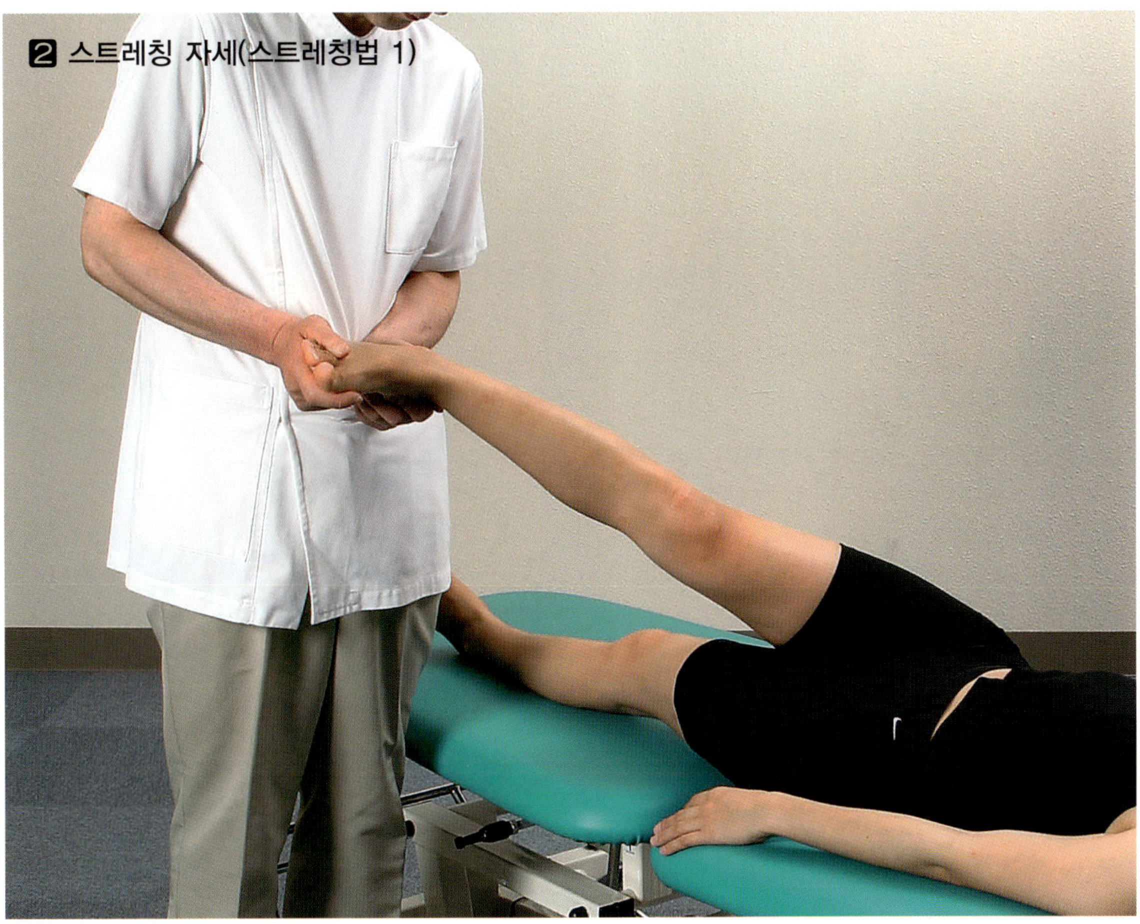

2 스트레칭 자세(스트레칭법 1)

## 장 · 단비골근 스트레칭법 2

**시 작 자 세** : 배와위. 우측 고관절은 경도 굴곡 · 내전 상태. 슬관절은 신전 상태.

**치료자의 위치** : 발 쪽을 향해 좌측에 선다. 왼손으로 전발 외측연을, 오른손으로 아킬레스건부를 잡는다.

**스 트 레 칭 법** : 오른손으로 아킬레스건부를 상방으로 끌어올리면서 왼손으로 족관절을 저굴 · 내반한다.

**비 고** : 고관절을 약간 굴곡 · 내전하는 것은 대퇴이두근을 동시에 신장해 비골두를 고정하기 위해서이다.

## 장 · 단비골근 스트레칭법 3

**시 작 자 세** : 배와위. 우측 고관절은 경도 굴곡 · 내전 상태. 슬관절은 신전 상태.

**치료자의 위치** : 양 다리를 어깨 너비로 벌려 좌측에 선다. 왼손으로 우측 전발 외측연을, 오른손으로 우측 슬관절 내측부를 잡는다.

**스 트 레 칭 법** : 우측 다리에 체중을 이동시켜 고관절을 더욱 굴곡 · 내전하면서 오른손으로 슬관절을 신전 상태로 고정한 채 왼손으로 족관절을 저굴 · 내반한다.

**비 고** : 고관절을 경도 굴곡 · 내전하는 것은 대퇴이두근을 동시에 신장해 비골두를 고정하기 위해서이다.

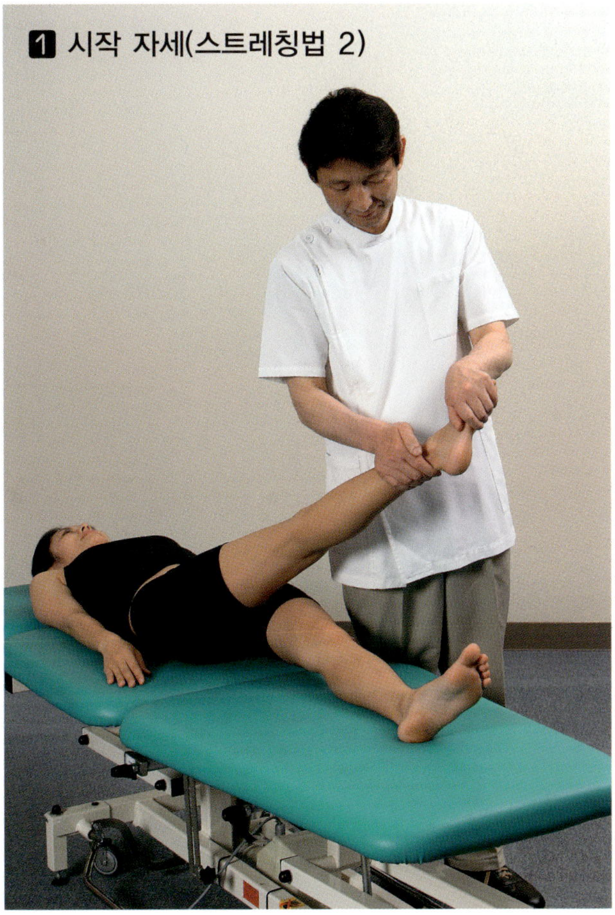

1 시작 자세(스트레칭법 2)

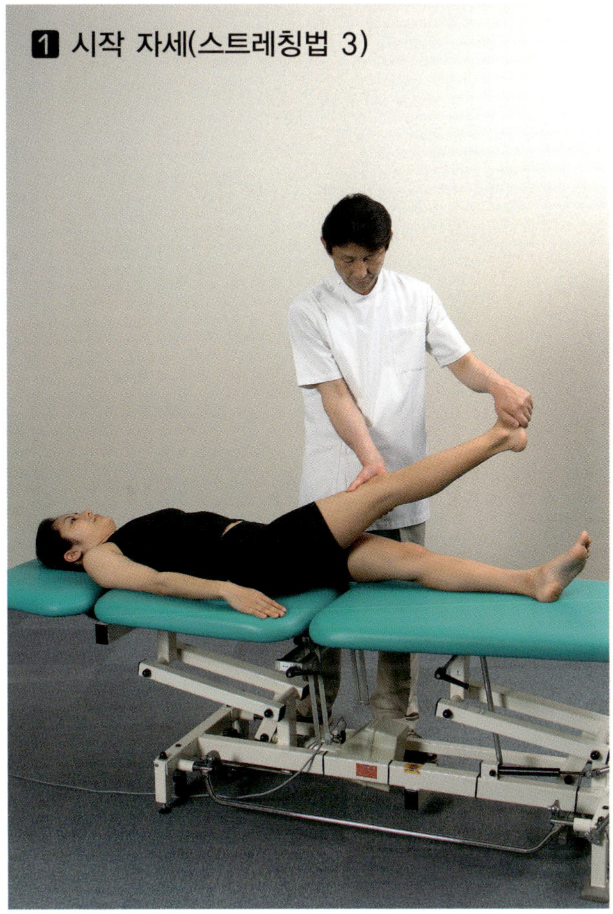

1 시작 자세(스트레칭법 3)

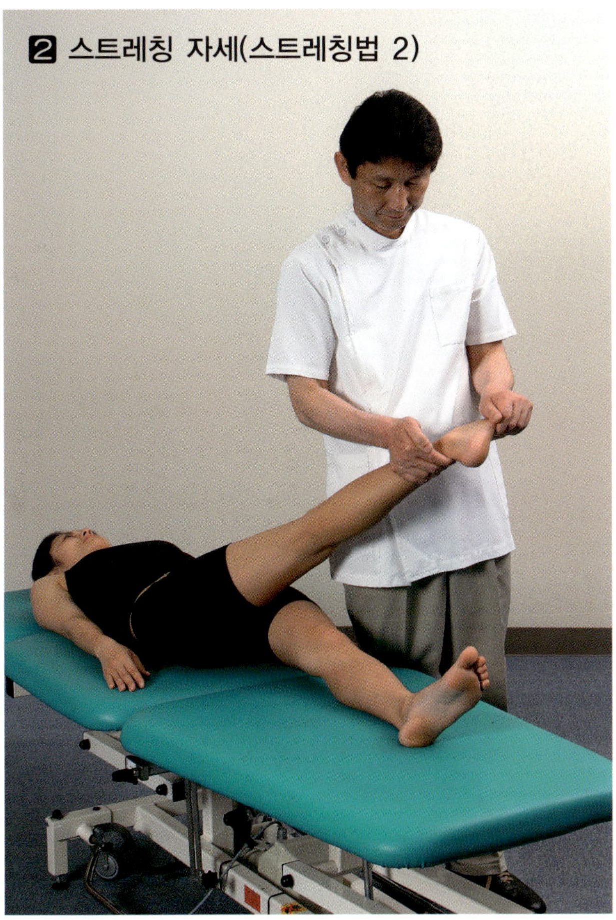

2 스트레칭 자세(스트레칭법 2)

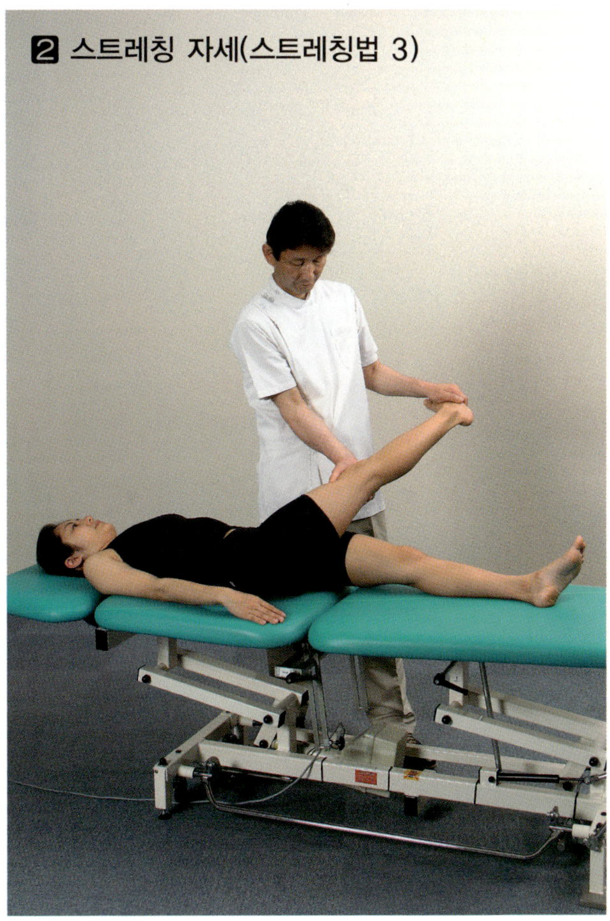

2 스트레칭 자세(스트레칭법 3)

# 78 장지굴근 (flexor digitorum longus muscle)

90 장지굴근

기 시 : 경골후면, 하퇴골간막
부 착 : 제2~5족지 말절골저
신 경 지 배 : 경골신경 L5~S2
혈 관 지 배 : 후경골동맥
근 육 연 결 : 족저방형근, 장무지굴근, 충양근, 후경골근, 비복근, 가자미근

## 장지굴근 landmark

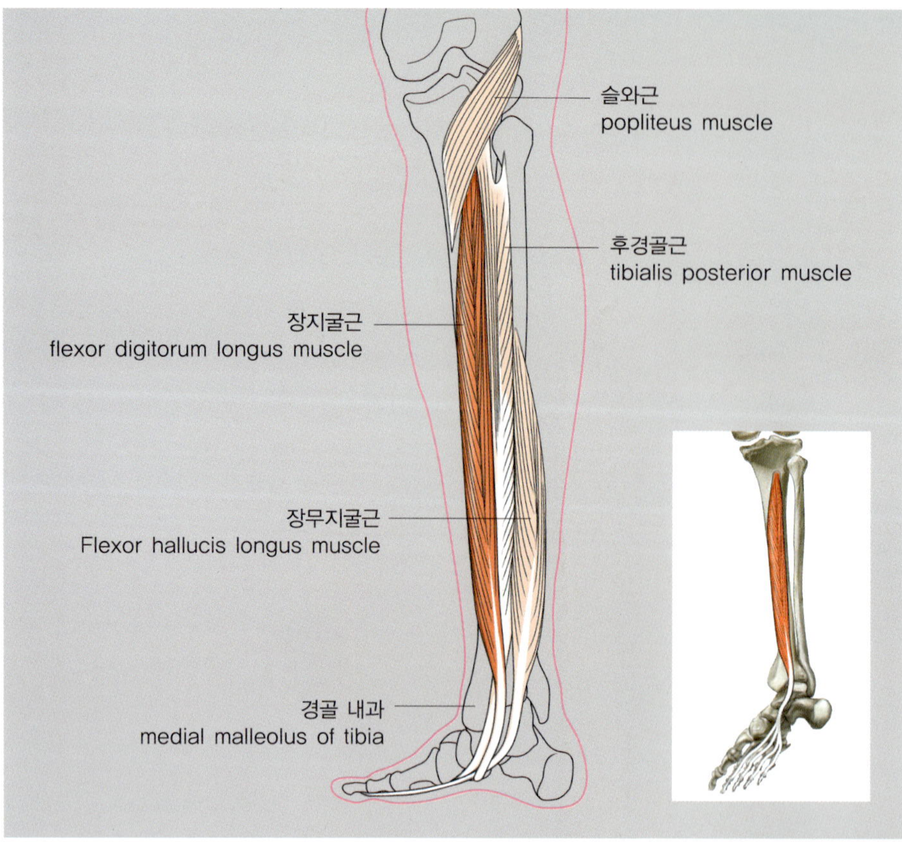


## 장지굴근 스트레칭법(배와위)

시 작 자 세 : 배와위. 우측 슬관절은 경도 굴곡 상태. 슬와부에 베개를 둔다.
치료자의 위치 : 우측에 선다. 오른손으로 발꿈치를 잡아 팔에 발바닥에 닿게 한다. 좌측 엄지손가락을 제2~5족지 지배에 댄다.
스 트 레 칭 법 : 오른손으로 하퇴 외회전, 족관절을 외전 · 최대 배굴한 후, 좌측 엄지손가락으로 제2~5족지를 신전한다.

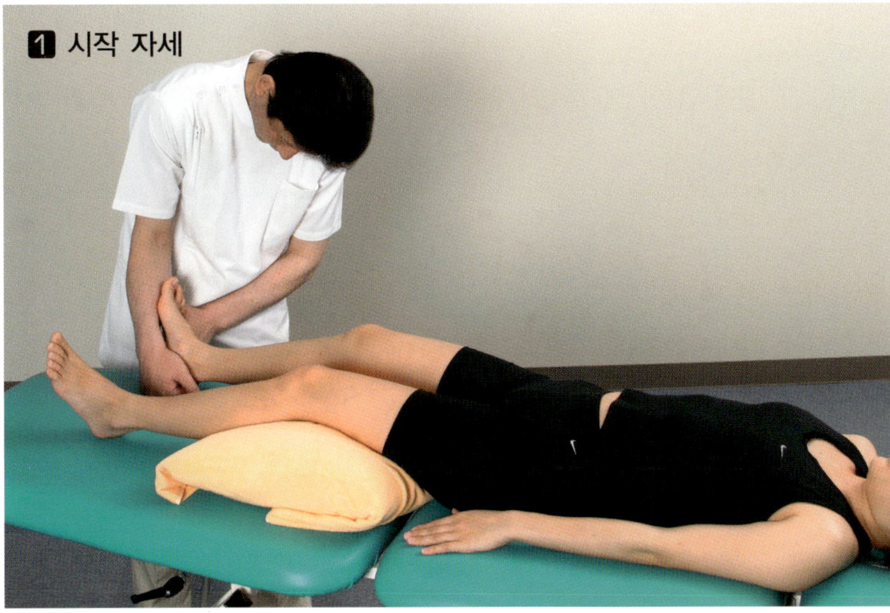

1 시작 자세

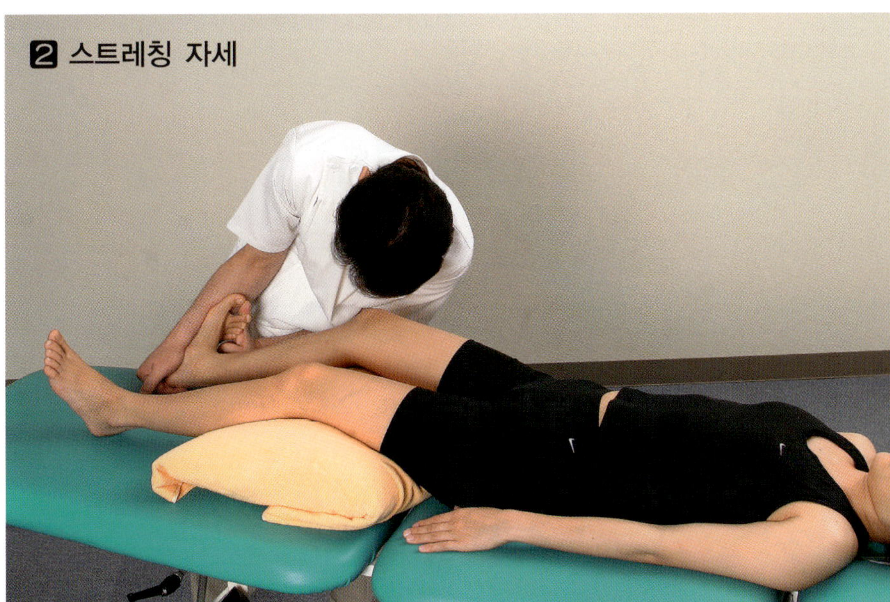

2 스트레칭 자세

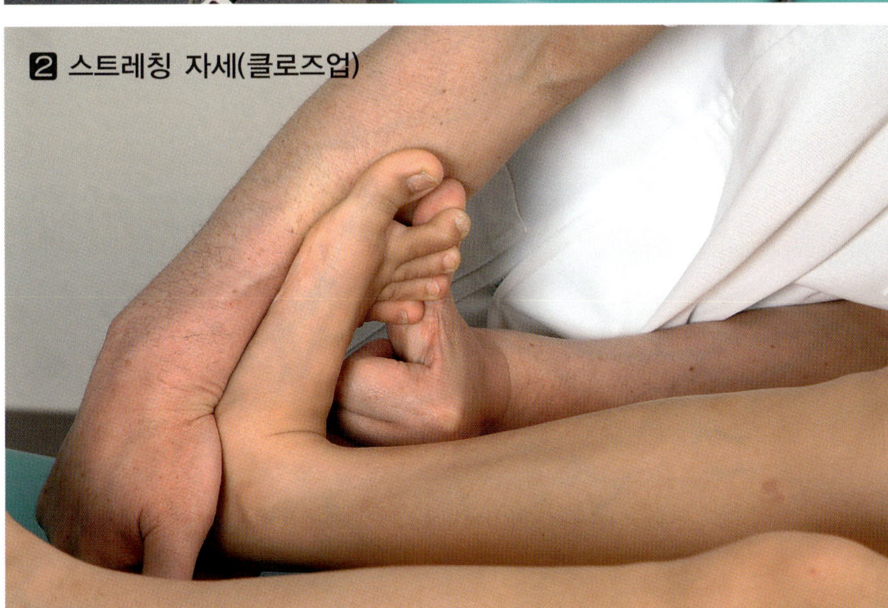

2 스트레칭 자세(클로즈업)

## 장지굴근 스트레칭법(복와위)

**시 작 자 세** : 복와위. 양 팔을 올리게 한다. 슬관절은 90° 굴곡 상태. 종아리는 외회전 상태. 족관절은 외전 상태.

**치료자의 위치** : 우측으로 발을 향해 앉는다. 오른손으로 족부 내측연을 잡아 팔을 팔꿈치 외측에 닿게 한다. 좌측 엄지손가락을 제2~5족지 지배에 댄다.

**스 트 레 칭 법** : 오른손으로 슬관절 굴곡을 증강하면서 족관절을 배굴하여, 좌측 엄지손가락으로 발가락을 신전한다.

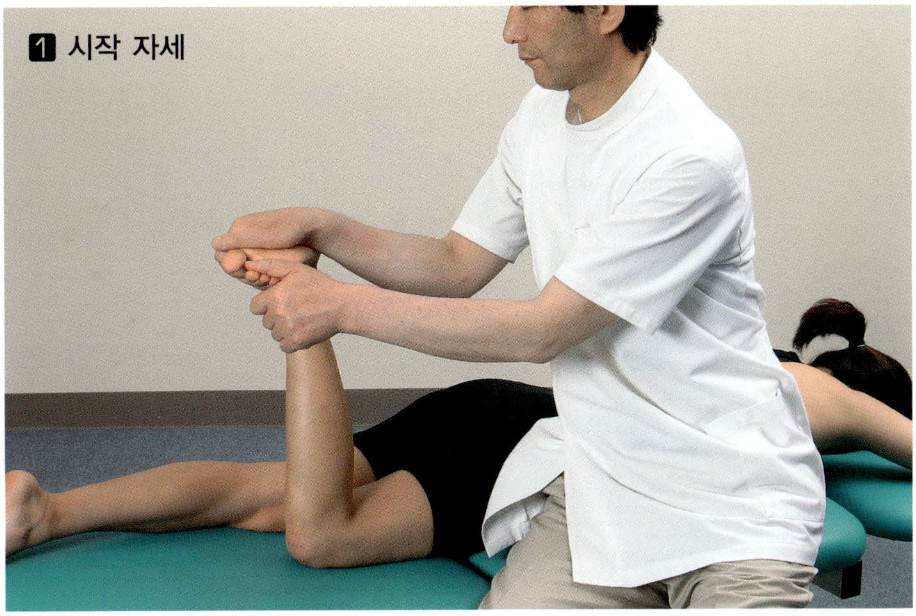

1 시작 자세

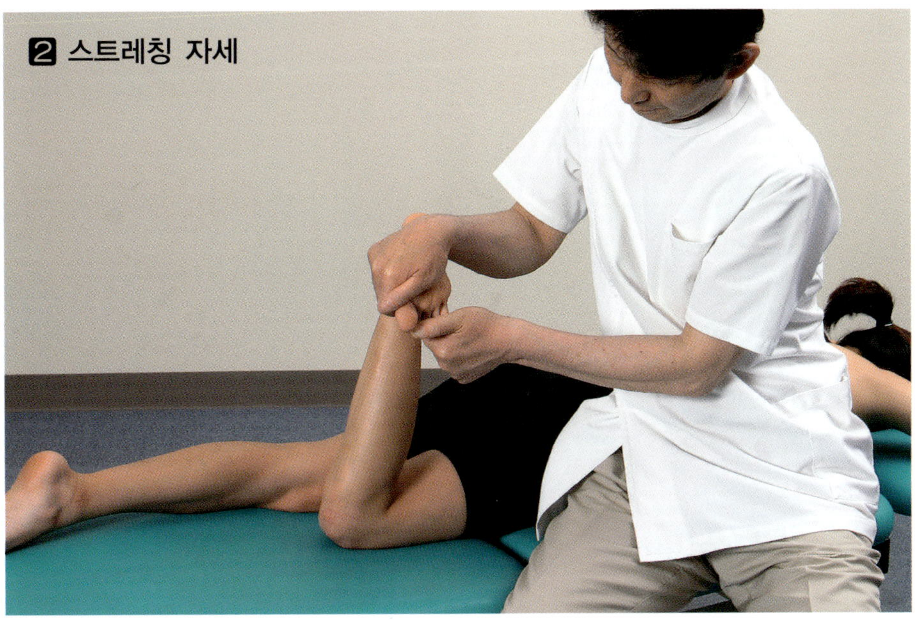

2 스트레칭 자세

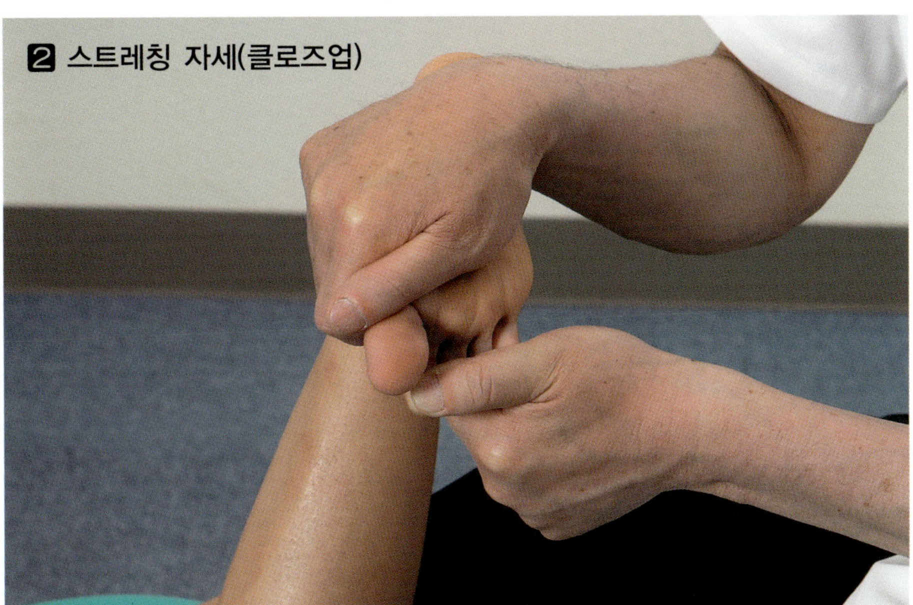

2 스트레칭 자세(클로즈업)

# 79 장무지굴근 (flexor hallucis longus muscle)

→ 91 장무지굴근

**기 시** : 비골 후면 하부 2/3, 하퇴골간막후면 하부
**부 착** : 무지 말절골저
**신 경 지 배** : 경골신경 L5~S2
**혈 관 지 배** : 비골동맥
**근 육 연 결** : 장지굴근, 후경골근, 장비골근, 단비골근, 전경골근, 장무지신근

## 장무지굴근 landmark

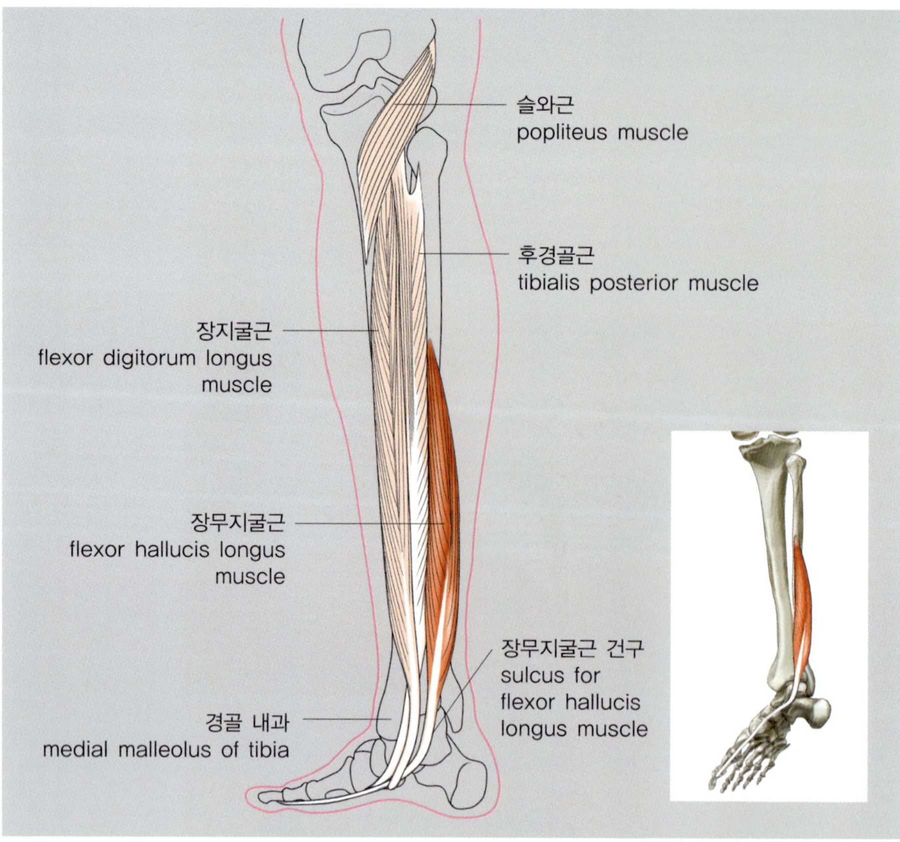


## 장무지굴근 스트레칭법(배와위)

**시 작 자 세** : 배와위. 우측 슬관절은 경도 굴곡 상태. 슬와부에 베개를 둔다.
**치료자의 위치** : 우측에 선다. 오른손 손바닥으로 발꿈치를 잡아, 팔을 발바닥에 댄다. 왼손으로 무지를 잡는다.
**스 트 레 칭 법** : 오른손으로 종아리를 외회전하여, 족관절을 외전 · 최대 배굴한 후 왼손으로 무지를 신전한다.

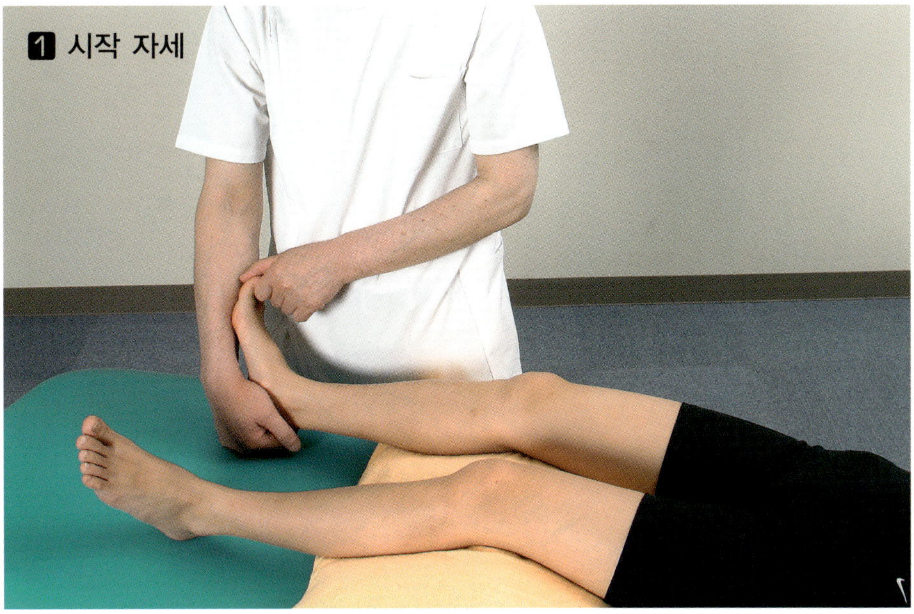

1 시작 자세

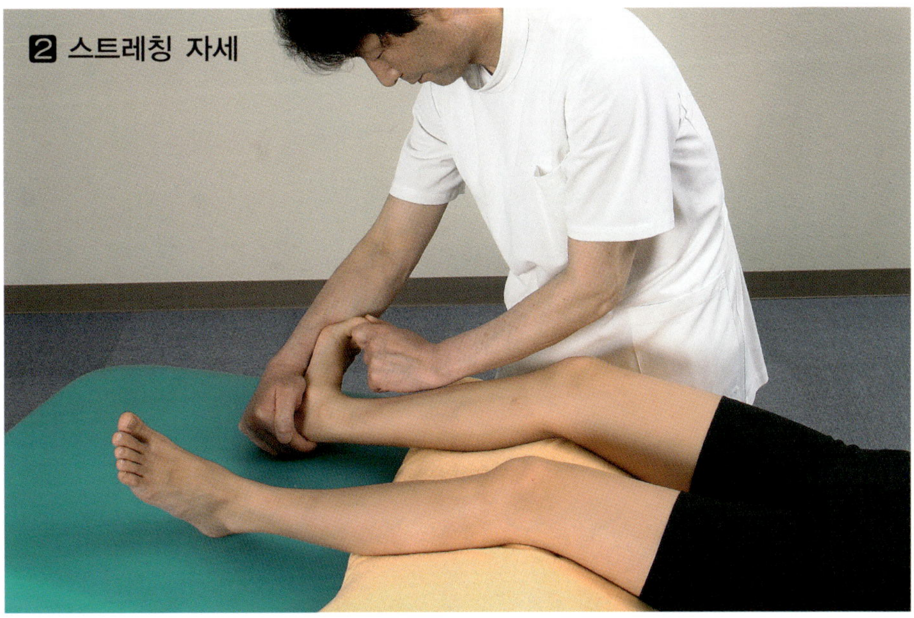

2 스트레칭 자세

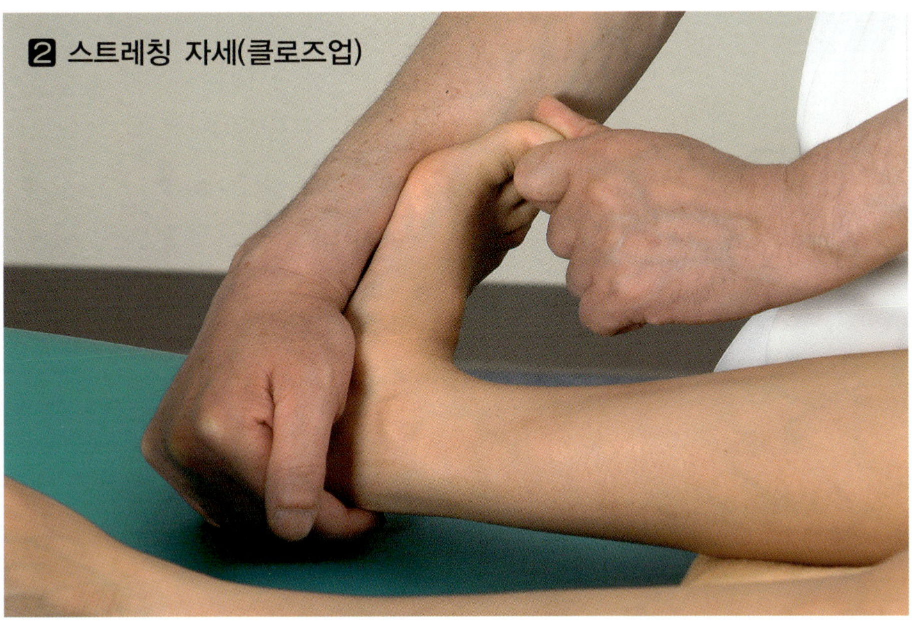

2 스트레칭 자세(클로즈업)

## 장무지굴근 스트레칭법(복와위)

**시 작 자 세** : 복와위. 양 팔을 올리게 한다. 우측 슬관절은 90° 굴곡 상태.

**치료자의 위치** : 오른발을 향해 앉는다. 오른손으로 발 내측연을 잡아 전완을 발꿈치 외측에 댄다. 왼손으로 무지를 잡는다.

**스 트 레 칭 법** : 오른손으로 슬관절을 굴곡 및 종아리를 외회전하여 족관절을 외전 · 배굴하면서 왼손으로 무지를 신전한다.

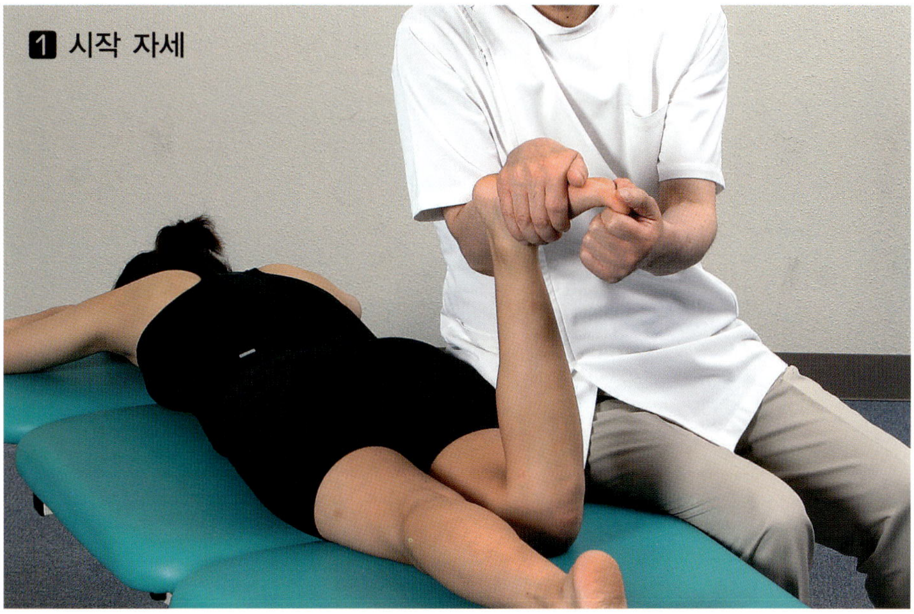

1 시작 자세

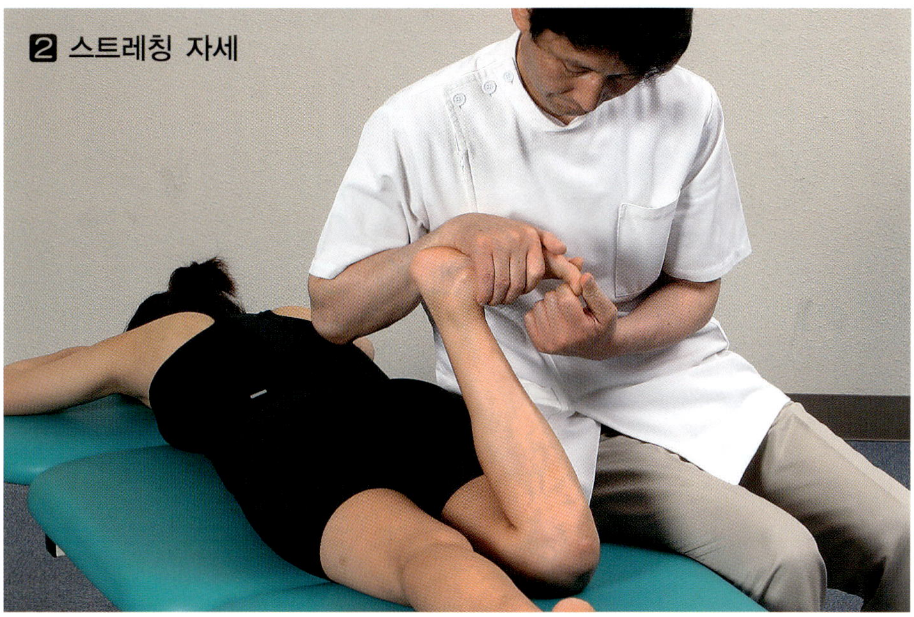

2 스트레칭 자세

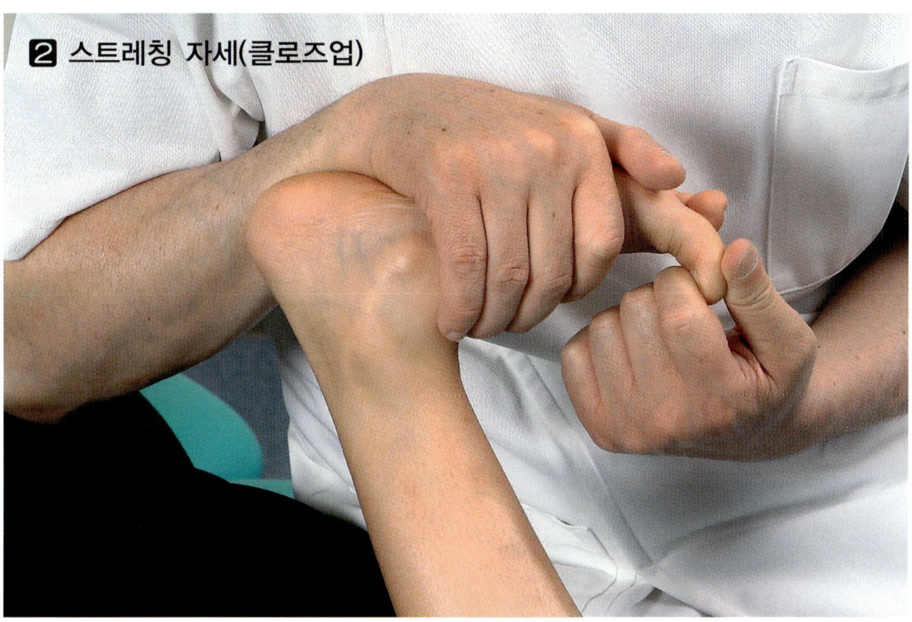

2 스트레칭 자세(클로즈업)

# 80 후경골근(tibialis posterior muscle)

→ 92 후경골근

**기　　　시** : 경골 후면, 비골 내측면, 하퇴골간막 후면
**부　　　착** : 주상골 조면, 제1~3이상골, 입방골, 제2~4중족골저 측면
**신 경 지 배** : 비골신경 L5~S2
**혈 관 지 배** : 후경골동맥, 비골동맥
**근 육 연 결** : 전경골근, 장무지굴근, 장지굴근, 가자미근, 장무지신근, 슬와근

## 후경골근 landmark

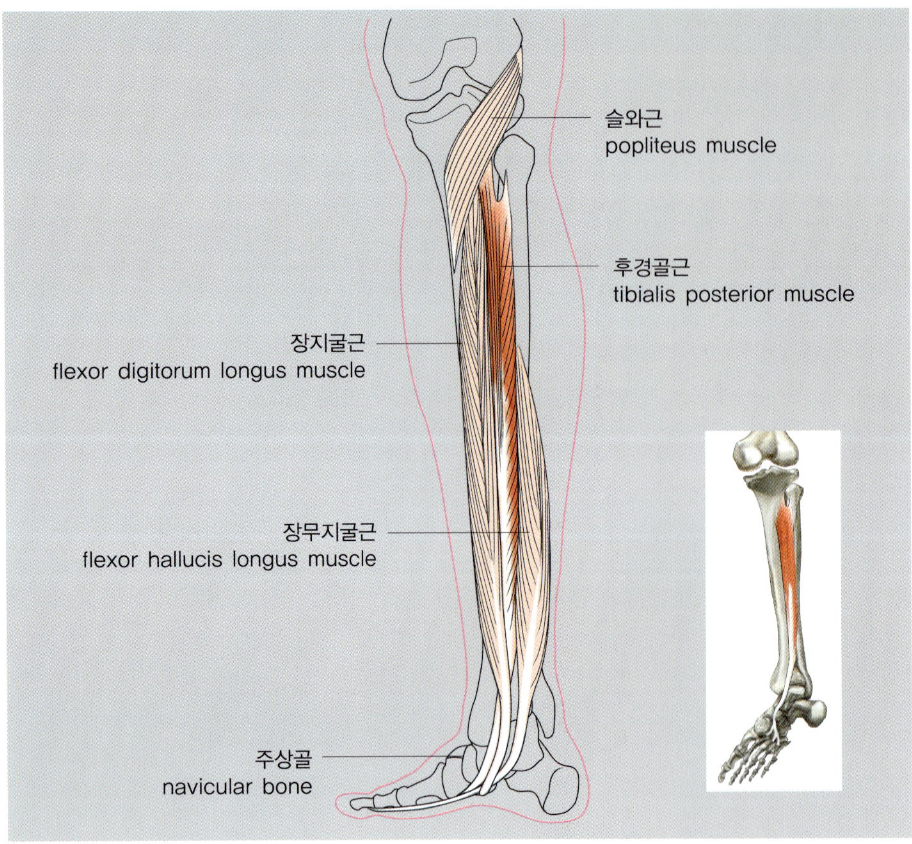


## 후경골근 스트레칭법

**시 작 자 세** : 복와위. 양 팔을 올리게 한다. 우측 고관절은 경도 외전 상태. 슬관절은 90° 굴곡 상태. 종아리는 외회전 상태. 족관절은 외전 상태.

**치료자의 위치** : 우측에 선다. 양손으로 발을 잡아, 양 엄지손가락을 발바닥에 둔다.

**스 트 레 칭 법** : 오른다리를 앞으로 내디뎌, 슬관절을 굴곡 및 족관절을 배굴하면서 경골내과 하부에 강직이 미치도록 오른손으로 외반 방향으로 밀어 넣는다.

**비　　　고** : 본법은 부착부에 가까운 곳을 신장한다.

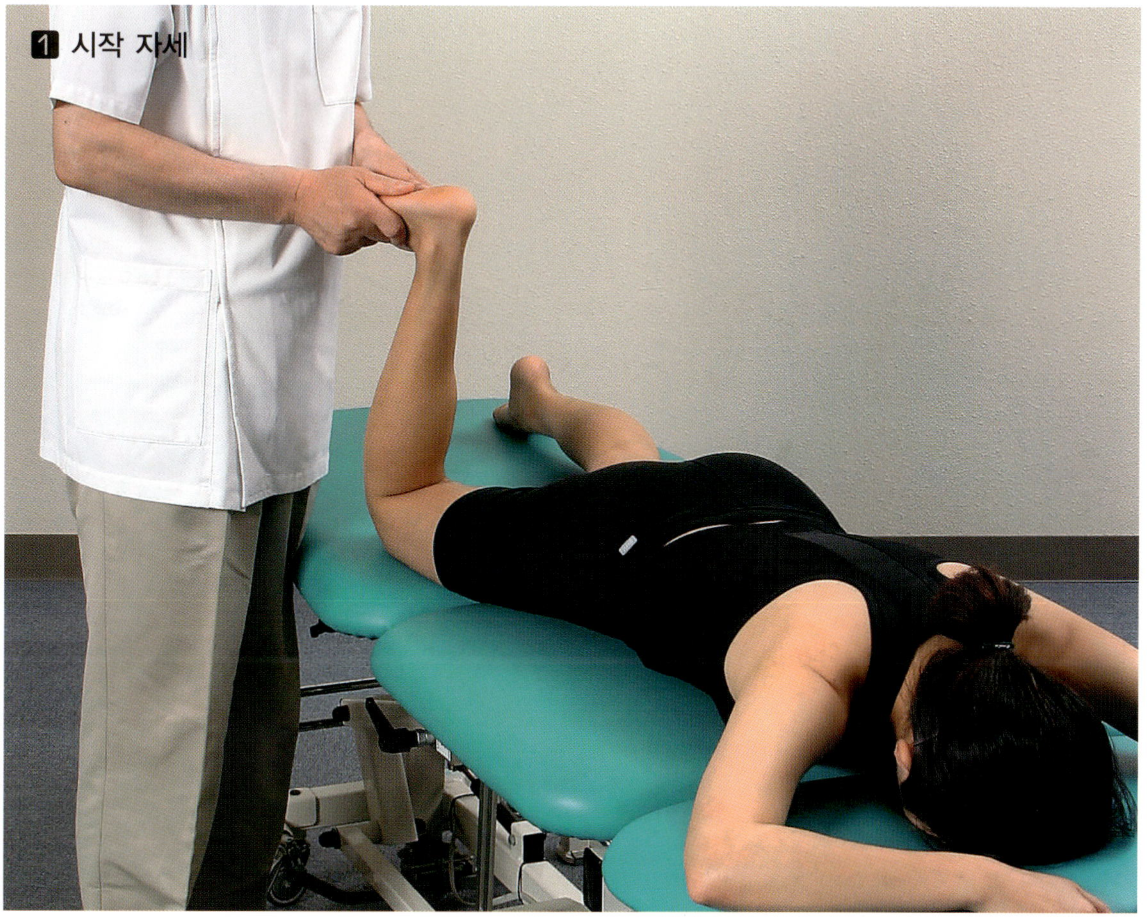
1 시작 자세

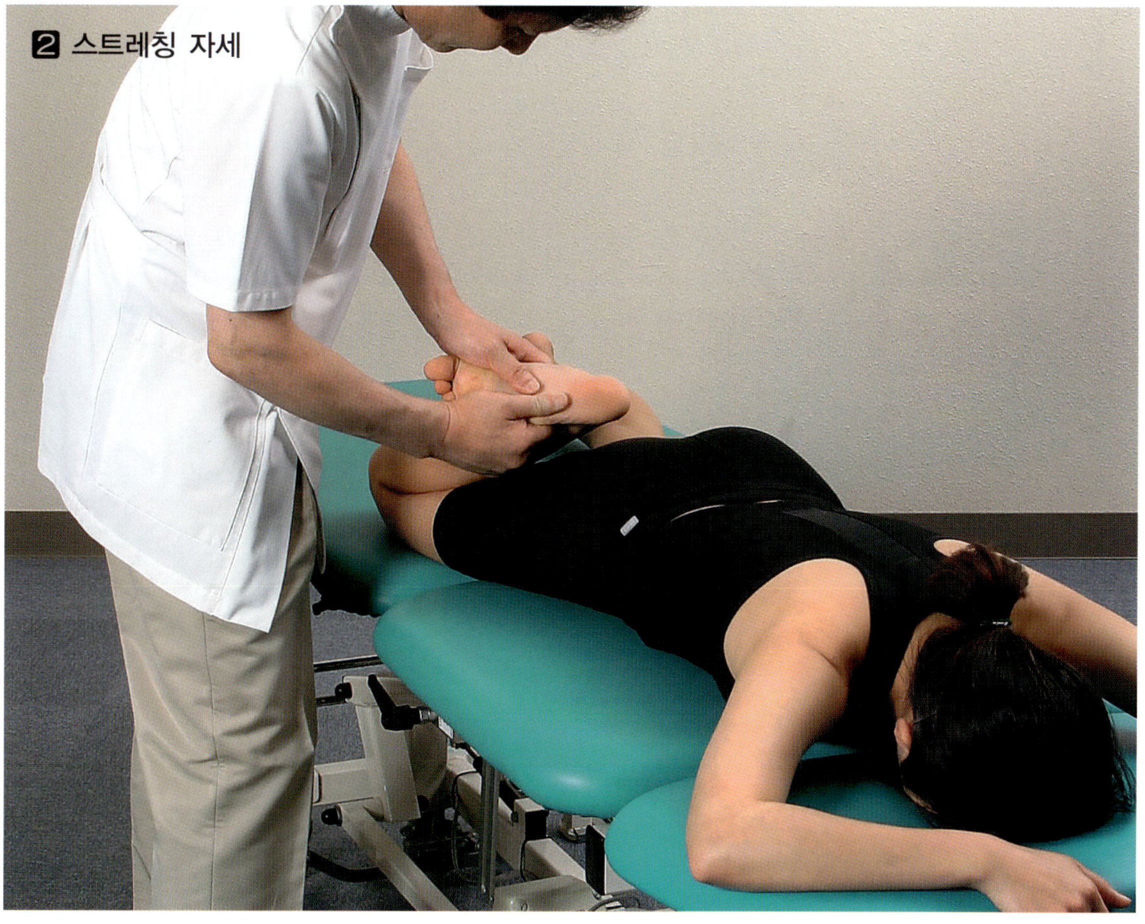
2 스트레칭 자세

# 81 단지신근 (extensor digitorum brevis muscle)

93 단지신근

**기 시** : 종골전부 배측면 및 외측면
**부 착** : 제2~4지배측건막
**신 경 지 배** : 심비골신경 L4~S1
**혈 관 지 배** : 족배동맥, 외측족근동맥
**근 육 연 결** : 단무지신근

## 단지신근 landmark

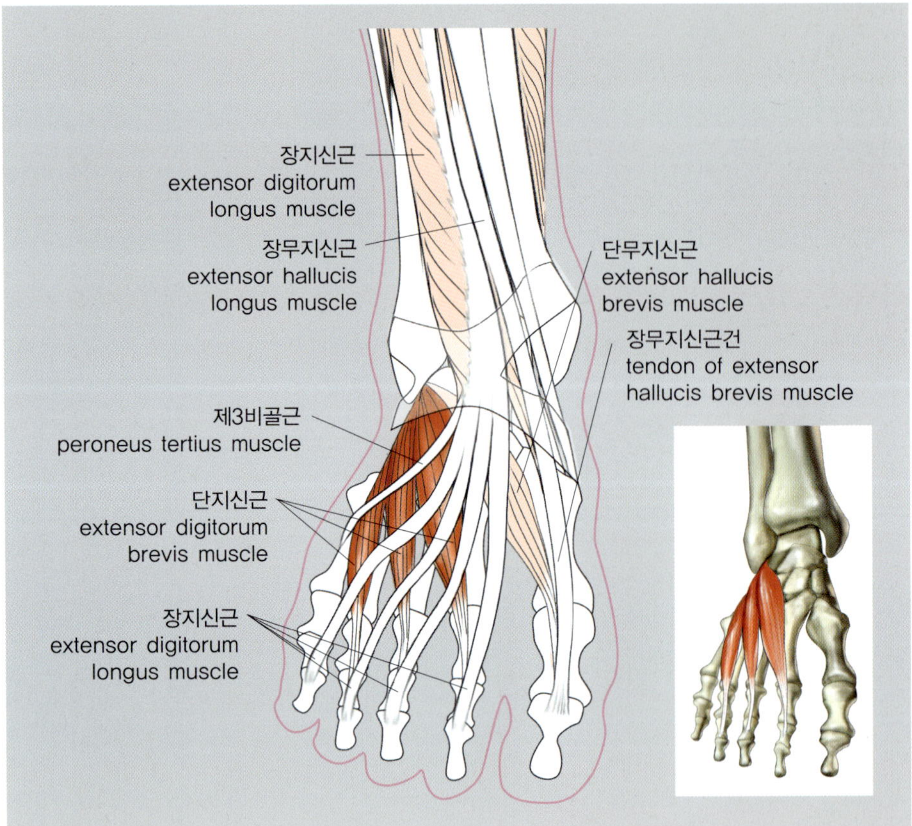


## 단지신근 스트레칭법(단좌위)

**시 작 자 세** : 단좌위.
**치료자의 위치** : 우측 전방에 앉는다. 왼손으로 발꿈치를 잡아 우측 엄지손가락 제2~5족지 지배에 대고 손가락은 발바닥에 댄다.
**스 트 레 칭 법** : 오른손으로 족관절을 내반하면서 발가락을 굴곡한다.
**비 고** : 본 스트레칭법에서는 장지신근과 구별하기 위해 내반을 강조한다.

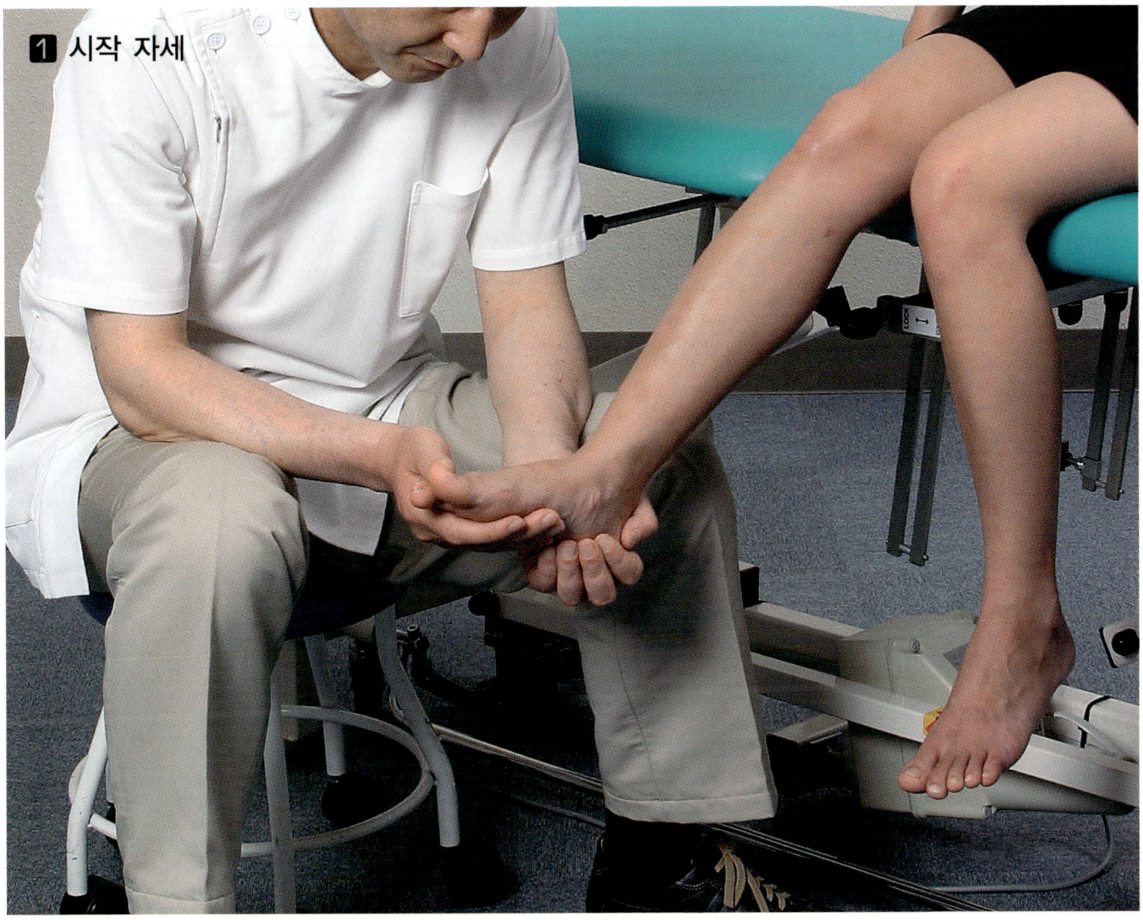

1 시작 자세

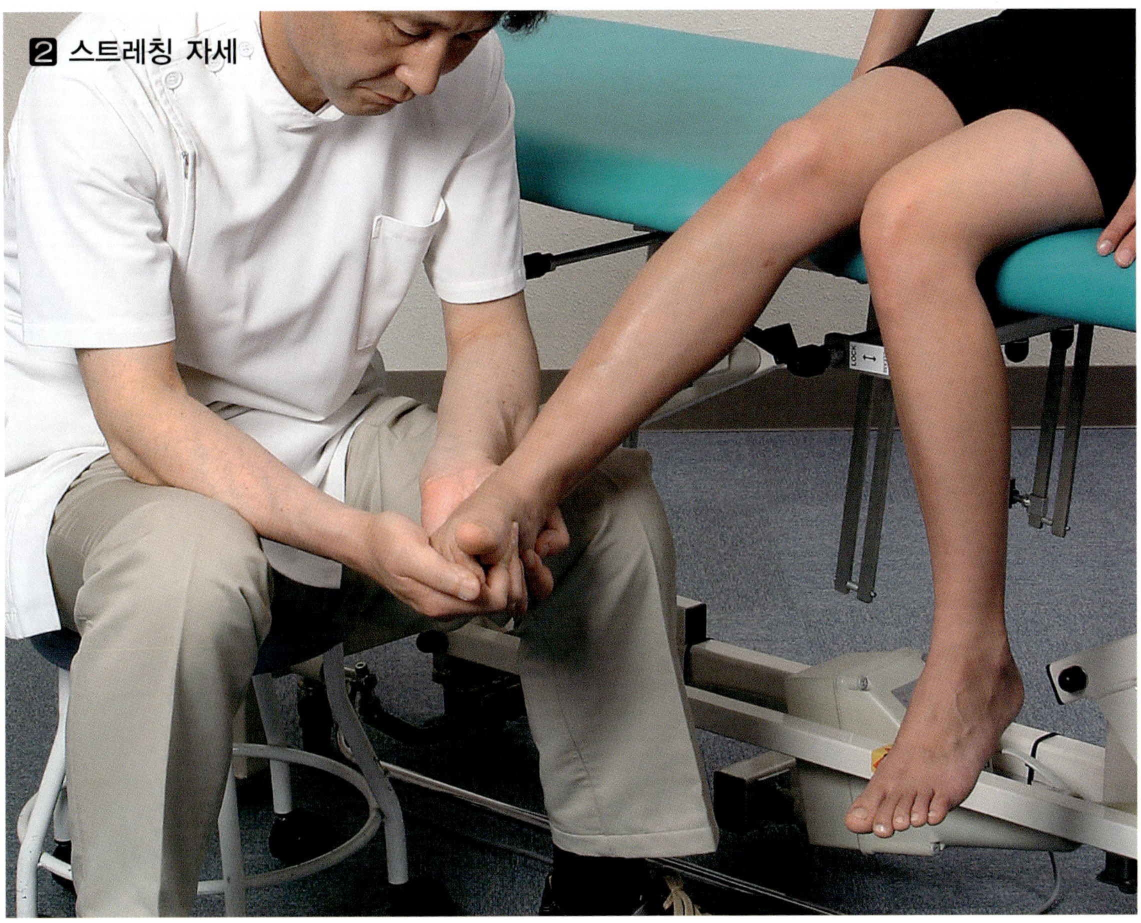

2 스트레칭 자세

## 단지신근 스트레칭법(복와위)

**시 작 자 세** : 복와위. 양 팔을 올리게 한다. 슬관절은 약 120° 굴곡 상태.

**치료자의 위치** : 두부를 향해 우측에 앉는다. 우측 무지를 제2~5족지 지배에 대어 손가락을 발바닥에 댄다. 왼손으로 하퇴 원위부를 잡는다.

**스 트 레 칭 법** : 왼손으로 종아리를 고정해 오른손으로 족관절을 내반하면서 발가락을 굴곡한다.

**비 고** : 본 스트레칭법에서는 장지신근과 구별하기 위해 내반을 강조한다.

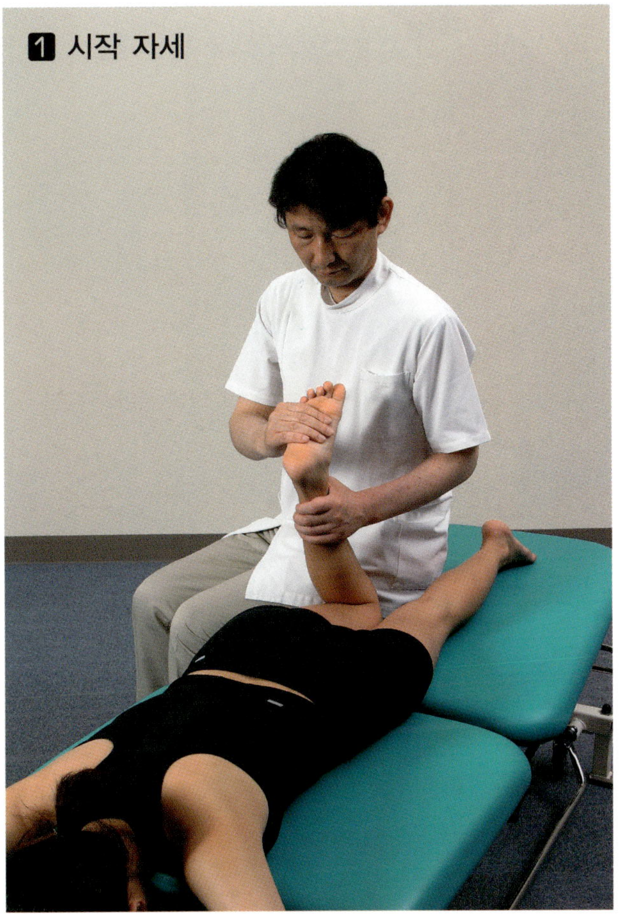
1 시작 자세

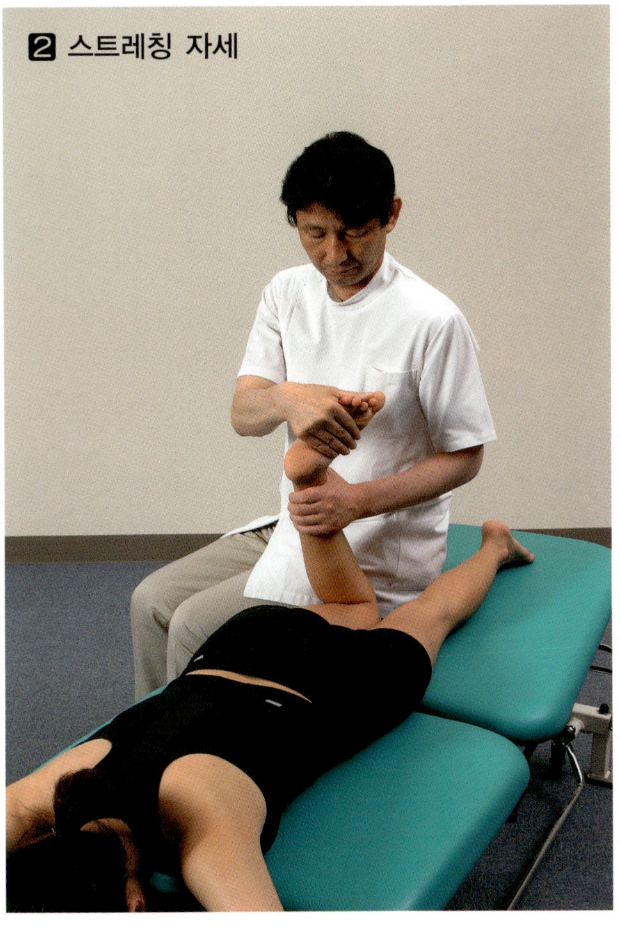
2 스트레칭 자세

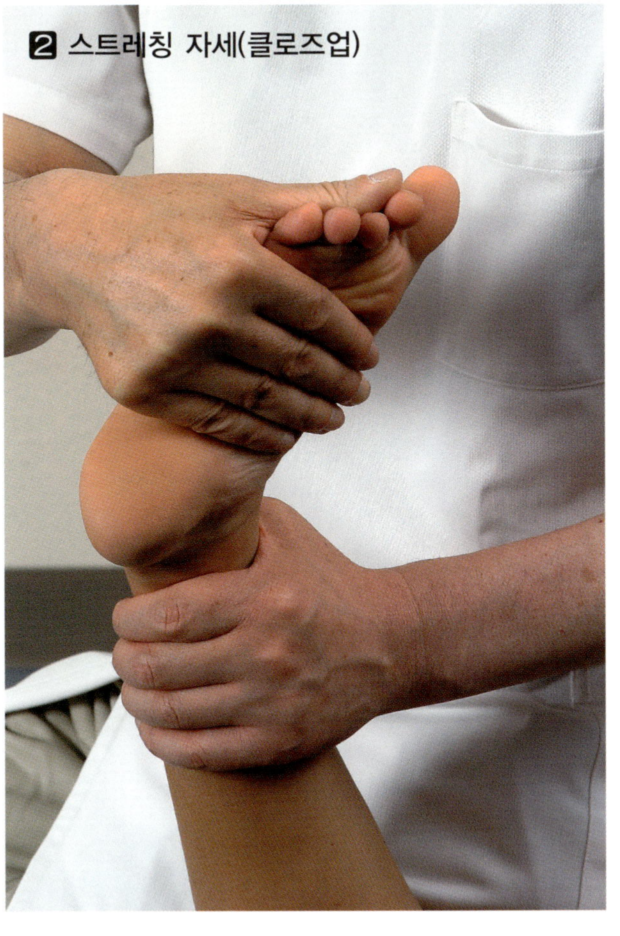
2 스트레칭 자세(클로즈업)

## 단지신근 스트레칭법(측와위)

**시 작 자 세** : 좌측 측와위. 우측 고관절은 90° 굴곡 상태. 슬관절은 90° 굴곡 상태. 우측 전족부는 침대의 끝에서 밖으로 나오게 한다.

**치료자의 위치** : 좌측 두부를 향해 선다. 우측 엄지손가락을 제2~5족지 지배에 대어 왼손으로 하퇴 원위부를 잡는다.

**스 트 레 칭 법** : 왼손으로 종아리를 고정해 오른손으로 족관절을 내반하면서 발가락을 굴곡한다.

**비 고** : 본스트레칭법에서는 장지신근과 구별하기 위해 내반을 강조한다.

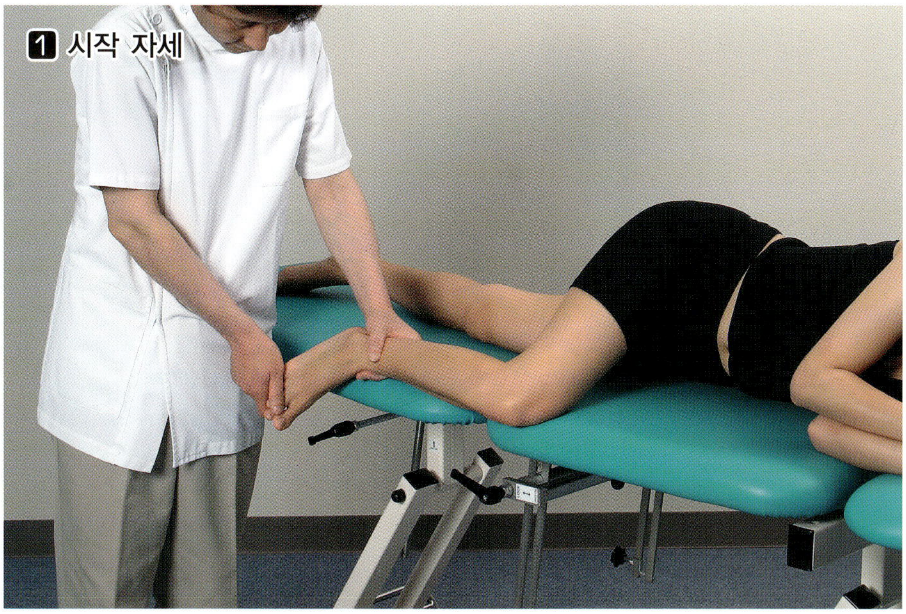
1 시작 자세

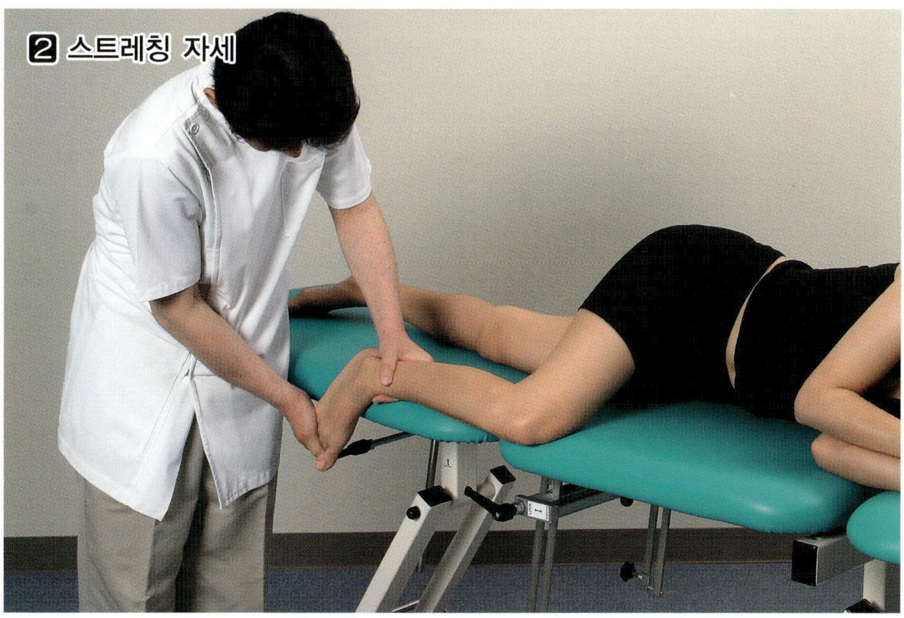
2 스트레칭 자세

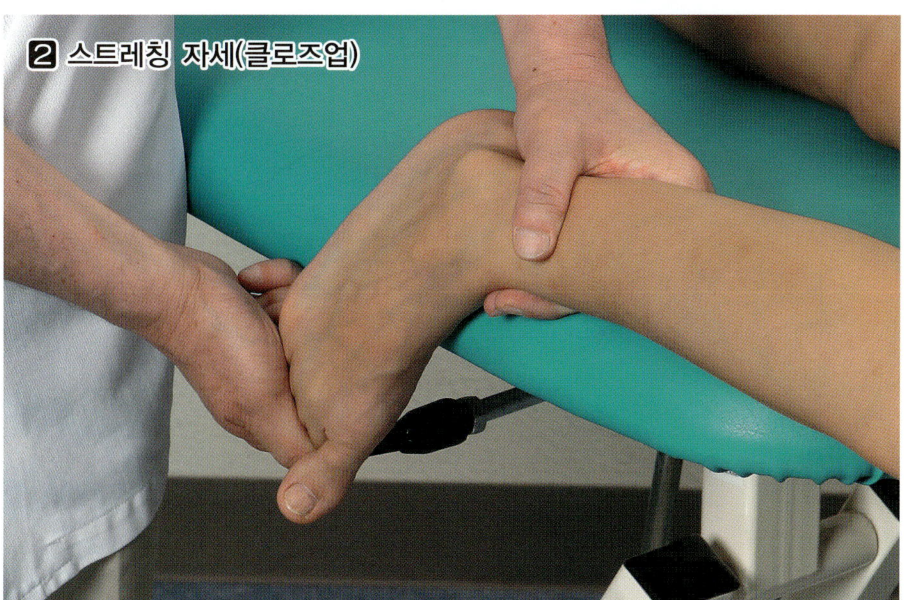
2 스트레칭 자세(클로즈업)

# 부 록

부표 1. 신체 부위와 주목해야 할 근육군

부표 2. 스포츠 종목별 ID 스트레칭

# 부표 1. 신체 부위와 주목해야 할 근육군

| 부 위 | 관계된 근군 | | | 관계된 질환 등 |
|---|---|---|---|---|
| 두부 | 1 장늑근<br>2 최장근<br>4 승모근 상부<br>7 두반극형근 | 8 두판상근<br>9 견갑거근<br>10 흉쇄유돌근<br>11 전사각근 | 12 중사각근<br>13 후사각근<br>23 극상근 | 외상성 경부증후군, 후종인대골화증, 어깨결림, 급성 항부강직, 선천성 사경, 경부척추증, 흉곽출구증후군 |
| 흉부 | 3 전거근<br>16 대흉근 쇄골부 | 17 대흉근 흉늑부<br>18 대흉근 복부 | 19 소흉근<br>30 오훼완근 | 흉곽출구증후군, 배낭마비 |
| 배부 | 1 장늑근<br>2 최장근 | 5 승모근 중부<br>14 대능형근 | 15 소능형근 | 어깨결림, 척주측만증 |
| 요부 | 1 장늑근<br>2 최장근 | 6 승모근 하부<br>27 광배근 | 49 대둔근<br>50 중둔근 | 근 · 근막성 요통, 후장골릉 골단염, 요추 분리증, 요추 추간판 헤르니아, 급성 요통, 변형성 척추증 |
| 견관절 주위 | 4 승모근 상부<br>16 대흉근 쇄골부<br>17 대흉근 흉늑부<br>18 대흉근 복부<br>20 삼각근 쇄골부 | 21 삼각근 견봉부<br>22 삼각근 견갑극부<br>23 극상근<br>24 극하근<br>25 소원근 | 26 대원근<br>27 광배근<br>28 상완삼두근<br>29 상완이두근 | 견관절 주위염, 충돌증후군, 활액낭염, 견판손상, 상완이두근 장두건장애, 삼각근구축증, 극상근건염, 회선근건판손상 |
| 주관절 주위 | 28 상완삼두근<br>29 상완이두근<br>31 완요골근 | 32 장요측수근신근<br>33 단요측수근신근<br>34 척측 수근신근 | 41 요측수근굴근<br>42 장장근<br>43 척측수근굴근 | 야구엘보, 테니스엘보, 골프엘보, 투창엘보, 주내장애, 내반주, 외반주, 외상과염, 전 · 후골간신경마비 |
| 수관절 주위 | 31 완요골근<br>32 장요측수근신근<br>33 단요측수근신근<br>34 척측수근신근<br>35 총지신근<br>36 장무지신근 | 37 단무지신근<br>38 장무지외전근<br>39 시지신근<br>40 소지신근<br>41 요측수근굴근 | 42 장장근<br>43 척측수근굴근<br>44 천지신근<br>45 심지굴근<br>46 장무지굴근 | skier의 무지, 추지(망치손가락), 투르크만 구축, 단추구멍 변형, 수덱 골위축증, 월상골연화증, 용수철손가락, 드꿰르벵 병, 수근관증후군, 크루켄베르그구축 |
| 고관절 주위 | 47 장골근<br>48 대요근<br>49 대둔근<br>50 중둔근<br>51 대퇴근막 장근<br>52 봉공근<br>53 치골근 | 54 단내전근<br>55 장내전근<br>57 박근<br>58 이상근<br>59 외폐쇄근<br>60 내폐쇄근<br>61 상쌍자근 | 62 하쌍자근<br>63 대퇴방형근<br>64 대퇴직근<br>67 반건양근<br>68 반막모양근<br>69 대퇴이두근 | 변형성 고관절증, 근 · 근막성 요통, 좌골신경통, 용수철 고관절, 이상근증후군, 후장골릉 골단염, 요추 분리증, 요추 추간판 헤르니아, 급성 요통 |
| 슬관절 주위 | 51 대퇴근막장근<br>57 박근<br>64 대퇴직근<br>65 내측광근 | 66 외측광근<br>67 반건양근<br>68 반막모양근 | 69 대퇴이두근<br>70 비복근 외측두<br>71 비복근 내측두 | 전 · 후 십자인대 손상, 슬개골 아탈구증후군, 내측 측부인대 손상, 아족염(아족하골활액낭염), 슬개인대염(점퍼무릎), 대퇴사두근구축증, 오스굿-슐라터병, 장경인대염, 변형성 슬관절증 |
| 족관절 주위 | 70 비복근 외측두<br>71 비복근 내측두<br>72 가자미근<br>73 전경골근 | 74 장지신근<br>75 장무지신근<br>76 장비골근<br>77 단비골근 | 78 장지굴근<br>79 장무후지굴근<br>80 후경골근<br>81 단지신근 | 경골과로성 골막염(신스프린트), 테니스레그, 아킬레스건염, 족관절 염좌, 비골근 건초염, 족저근막염, 후경골근건염, 종골후부 활액낭염, 편평족, 구획증후군 |

# 부표 2. 스포츠 종목별 ID 스트레칭(1)

여기에서는 가장 간단하게 효과적인 방법, 즉 대상 운동이 가장 일어나기 어려운 ID 스트레칭만을 기재하였다.

## 야구 · 소프트볼

| 체간 · 상지 | 하 지 |
|---|---|
| 1 장늑근, 2 최장근, 14 대능형근, 15 소능형근, 16 대흉근 쇄골부, 17 대흉근 흉늑부, 18 대흉근 복부, 19 소흉근, 20 삼각근 쇄골부, 21 삼각근 견봉부, 22 삼각근 견갑극부, 23 극상근, 24 극하근, 25 소원근, 26 대원근, 27 광배근, 28 상완삼두근, 29 상완이두근, 31 완요골근, 41 요측수근굴근, 42 장장근, 43 척측수근굴근, 44 천지굴근, 45 심지굴근, 46 장무지굴근 | 47 장골근, 48 대요근, 49 대둔근, 50 중둔근, 51 대퇴근막 장근, 52 봉공근, 53 치골근, 54 단내전근, 55 장내전근, 56 대내전근, 57 박근, 64 대퇴직근, 65 내측광근, 66 외측광근, 67 반건양근, 68 반막모양근, 69 대퇴이두근, 70 비복근 외측두, 71 비복근 내측두, 72 가자미근, 73 전경골근, 76 장비골근, 77 단비골근, 78 장지굴근, 79 장무지굴근 |

## 축구

| 체간 · 상지 | 하 지 |
|---|---|
| 1 장늑근, 2 최장근, 4 승모근 상부, 9 견갑거근, 10 흉쇄유돌근, 11 전사각근, 12 중사각근, 13 후사각근, 14 대능형근, 15 소능형근, 16 대흉근 쇄골부, 17 대흉근 흉늑부, 18 대흉근 복부, 19 소흉근, 20 삼각근 쇄골부, 21 삼각근 견봉부, 22 삼각근 견갑극부, 26 대원근, 27 광배근, 28 상완삼두근, 29 상완이두근 | 47 장골근, 48 대요근, 49 대둔근, 50 중둔근, 51 대퇴근막 장근, 52 봉공근, 53 치골근, 54 단내전근, 55 장내전근, 56 대내전근, 57 박근, 58 이상근, 59 외폐쇄근, 60 내폐쇄근, 61 상쌍자근, 62 하쌍자근, 63 대퇴방형근, 64 대퇴직근, 65 내측광근, 66 외측광근, 67 반건양근, 68 반막모양근, 69 대퇴이두근, 70 비복근 외측두, 71 비복근 내측두, 72 가자미근, 73 전경골근, 74 장지신근, 75 장무지신근, 76 장비골근, 77 단비골근, 78 장지굴근, 79 장무지굴근, 81 단지신근 |

## 농구

| 체간 · 상지 | 하 지 |
|---|---|
| 1 장늑근, 2 최장근, 3 전거근, 14 대능형근, 15 소능형근, 16 대흉근 쇄골부, 17 대흉근 흉늑부, 18 대흉근 복부, 20 삼각근 쇄골부, 21 삼각근 견봉부, 22 삼각근 견갑극부, 26 대원근, 27 광배근, 28 상완삼두근, 29 상완이두근, 31 완요골근, 32 장요측수근신근, 33 단요측수근신근, 34 척측수근신근, 41 요측수근굴근, 42 장장근, 43 척측수근굴근, 44 천지굴근, 45 심지굴근, 46 장무지굴근 | 47 장골근, 48 대요근, 49 대둔근, 50 중둔근, 51 대퇴근막 장근, 52 봉공근, 53 치골근, 54 단내전근, 55 장내전근, 56 대내전근, 57 박근, 64 대퇴직근, 65 내측광근, 66 외측광근, 67 반건양근, 68 반막모양근, 69 대퇴이두근, 70 비복근 외측두, 71 비복근 내측두, 72 가자미근, 73 전경골근, 76 장비골근, 77 단비골근, 78 장지굴근, 79 장무지굴근 |

## 배구

| 체간 · 상지 | 하 지 |
|---|---|
| 1 장늑근, 2 최장근, 3 전거근, 16 대흉근 쇄골부, 17 대흉근 흉늑부, 18 대흉근 복부, 20 삼각근 쇄골부, 21 삼각근 견봉부, 22 삼각근 견갑극부, 26 대원근, 27 광배근, 28 상완삼두근, 31 완요골근, 32 장요측수근신근, 33 단요측수근신근, 34 척측수근신근, 41 요측수근굴근, 42 장장근, 43 척측수근굴근, 44 천지굴근, 45 심지굴근 | 47 장골근, 48 대요근, 49 대둔근, 50 중둔근, 51 대퇴근막 장근, 52 봉공근, 53 치골근, 54 단내전근, 55 장내전근, 56 대내전근, 57 박근, 64 대퇴직근, 65 내측광근, 66 외측광근, 67 반건양근, 68 반막모양근, 69 대퇴이두근, 70 비복근 외측두, 71 비복근 내측두, 72 가자미근, 76 장비골근, 77 단비골근, 78 장지굴근, 79 장무지굴근 |

## 럭비

| 체간 · 상지 | 하 지 |
|---|---|
| 1 장늑근, 2 최장근, 3 전거근, 4 승모근 상부, 5 승모근 중부, 6 승모근 하부, 7 두반극형근, 8 두판상근, 10 흉쇄유돌근, 11 전사각근, 12 중사각근, 13 후사각근, 16 대흉근 쇄골부, 17 대흉근 흉늑부, 18 대흉근 복부, 20 삼각근 쇄골부, 21 삼각근 견봉부, 22 삼각근 견갑극부, 26 대원근, 27 광배근, 28 상완삼두근, 29 상완이두근, 31 완요골근, 44 천지굴근, 45 심지굴근, 46 장무지굴근 | 47 장골근, 48 대요근, 49 대둔근, 50 중둔근, 51 대퇴근막 장근, 52 봉공근, 53 치골근, 54 단내전근, 64 대퇴직근, 65 내측광근, 66 외측광근, 67 반건양근, 68 반막모양근, 69 대퇴이두근, 70 비복근 외측두, 71 비복근 내측두, 72 가자미근, 73 전경골근, 74 장지신근, 76 장비골근, 77 단비골근, 78 장지굴근, 79 장무지굴근, 81 단지신근 |

## 테니스

| 체간 · 상지 | 하 지 |
|---|---|
| 1 장늑근, 2 최장근, 3 전거근, 16 대흉근 쇄골부, 17 대흉근 흉늑부, 18 대흉근 복부, 20 삼각근 쇄골부, 21 삼각근 견봉부, 22 삼각근 견갑극부, 24 극하근, 25 소원근, 26 대원근, 27 광배근, 28 상완삼두근, 31 완요골근, 41 요측수근굴근, 42 장장근, 43 척측수근굴근, 44 천지굴근, 45 심지굴근, 46 장무지굴근 | 47 장골근, 48 대요근, 49 대둔근, 50 중둔근, 51 대퇴근막 장근, 52 봉공근, 53 치골근, 54 단내전근, 64 대퇴직근, 65 내측광근, 66 외측광근, 67 반건양근, 68 반막모양근, 69 대퇴이두근, 70 비복근 외측두, 71 비복근 내측두, 72 가자미근, 73 전경골근, 76 장비골근, 77 단비골근 |

## 체조

| 체간 · 상지 | 하 지 |
|---|---|
| 1 장늑근, 2 최장근, 3 전거근, 4 승모근 상부, 5 승모근 중부, 6 승모근 하부, 7 두반극형근, 8 두판상근, 12 중사각근, 14 대능형근, 15 소형능근, 16 대흉근 쇄골부, 17 대흉근 흉늑부, 18 대흉근 복부, 20 삼각근 쇄골부, 21 삼각근 견봉부, 22 삼각근 견갑극부, 27 광배근, 28 상완삼두근, 29 상완이두근, 31 완요골근, 32 장요측수근신근, 33 단요측수근신근, 34 척측수근신근, 41 요측수근굴근, 42 장장근, 43 척측수근굴근, 44 천지굴근, 45 심지굴근, 46 장무지굴근 | 47 장골근, 48 대요근, 49 대둔근, 50 중둔근, 51 대퇴근막 장근, 52 봉공근, 53 치골근, 54 단내전근, 55 장내전근, 56 대내전근 57 박근, 64 대퇴직근, 65 내측광근, 66 외측광근, 67 반건양근, 68 반막모양근, 69 대퇴이두근, 70 비복근 외측두, 71 비복근 내측두, 72 가자미근, 73 전경골근, 76 장비골근, 77 단비골근, 78 장지굴근, 79 장무지굴근 |

## 수영

| 체간 · 상지 | 하 지 |
|---|---|
| 1 장늑근, 2 최장근, 3 전거근, 4 승모근 상부, 5 승모근 중부, 6 승모근 하부, 7 두반극형근, 8 두판상근, 10 흉쇄유돌근, 14 대능형근, 15 소능형근, 16 대흉근 쇄골부, 17 대흉근 흉늑부, 18 대흉근 복부, 20 삼각근 쇄골부, 21 삼각근 견봉부, 22 삼각근 견갑극부, 26 대원근, 27 광배근, 28 상완삼두근, 29 상완이두근, 31 완요골근, 32 장요측수근신근, 33 단요측수근신근, 34 척측수근신근, 41 요측수근굴근, 42 장장근, 43 척측수근굴근, 44 천지굴근, 45 심지굴근, 46 장무지굴근 | 47 장골근, 48 대요근, 49 대둔근, 50 중둔근, 51 대퇴근막 장근, 52 봉공근, 53 치골근, 54 단내전근, 55 장내전근, 56 대내전근, 57 박근, 64 대퇴직근, 65 내측광근, 66 외측광근, 67 반건양근, 68 반막모양근, 69 대퇴이두근, 70 비복근 외측두, 71 비복근 내측두, 72 가자미근, 73 전경골근, 74 장지신근, 75 장무지신근, 78 장지굴근, 79 장무지굴근, 81 단지신근 |

## 육상(달리기)

| 체간 · 상지 | 하 지 |
|---|---|
| 1 장늑근, 2 최장근, 14 대능형근, 15 소능형근, 16 대흉근 쇄골부, 17 대흉근 흉늑부, 18 대흉근 복부, 19 소흉근, 20 삼각근 쇄골부, 21 삼각근 견봉부, 22 삼각근 견갑극부, 26 대원근, 27 광배근, 28 상완삼두근, 29 상완이두근 | 47 장골근, 48 대요근, 49 대둔근, 50 중둔근, 51 대퇴근막 장근, 52 봉공근, 53 치골근, 54 단내전근, 55 장내전근, 56 대내전근, 57 박근, 64 대퇴직근, 65 내측광근, 66 외측광근, 67 반건양근, 68 반막모양근, 69 대퇴이두근, 70 비복근 외측두, 71 비복근 내측두, 72 가자미근, 73 전경골근, 76 장비골근, 77 단비골근, 78 장지굴근, 79 장무지굴근 |

## 육상(던지기)

| 체간 · 상지 | 하 지 |
|---|---|
| 1 장늑근, 2 최장근, 3 전거근, 4 승모근 상부, 5 승모근 중부, 6 승모근 하부, 7 두반극형근, 8 두판상근, 9 견갑거근, 10 흉쇄유돌근, 14 대능형근, 15 소능형근, 16 대흉근 쇄골부, 17 대흉근 흉늑부, 18 대흉근 복부, 19 소흉근, 20 삼각근 쇄골부, 21 삼각근 견봉부, 22 삼각근 견갑극부, 26 대원근, 27 광배근, 28 상완삼두근, 29 상완이두근, 45 심지굴근, 46 장무지굴근 | 47 장골근, 48 대요근, 49 대둔근, 50 중둔근, 51 대퇴근막 장근, 52 봉공근, 53 치골근, 54 단내전근, 55 장내전근, 56 대내전근, 57 박근, 64 대퇴직근, 65 내측광근, 66 외측광근, 67 반건양근, 68 반막모양근, 69 대퇴이두근, 70 비복근 외측두, 71 비복근 내측두, 72 가자미근, 73 전경골근, 76 장비골근, 77 단비골근, 78 장지굴근, 79 장무지굴근 |

## 유도

| 체간 · 상지 | 하 지 |
|---|---|
| 1 장늑근, 2 최장근, 3 전거근, 7 두반극형근, 8 두판상근, 9 견갑거근, 10 흉쇄유돌근, 11 전사각근, 12 중사각근, 13 후사각근, 16 대흉근 쇄골부, 17 대흉근 흉늑부, 18 대흉근 복부, 19 소흉근, 20 삼각근 쇄골부, 21 삼각근 견봉부, 22 삼각근 견갑극부, 24 극하근, 25 소원근, 26 대원근, 27 광배근, 28 상완삼두근, 29 상완이두근, 31 완요골근, 45 심지굴근, 46 장무지굴근 | 47 장골근, 48 대요근, 49 대둔근, 50 중둔근, 51 대퇴근막 장근, 52 봉공근, 53 치골근, 54 단내전근, 55 장내전근, 56 대내전근, 57 박근, 64 대퇴직근, 65 내측광근, 66 외측광근, 67 반건양근, 68 반막모양근, 69 대퇴이두근, 70 비복근 외측두, 71 비복근 내측두, 72 가자미근, 73 전경골근, 76 장비골근, 77 단비골근, 78 장지굴근, 79 장무지굴근 |

## 공수도

| 체간 · 상지 | 하 지 |
|---|---|
| 1 장늑근, 2 최장근, 3 전거근, 9 견갑거근, 10 흉쇄유돌근, 16 대흉근 쇄골부, 17 대흉근 흉늑부, 18 대흉근 복부, 20 삼각근 쇄골부, 21 삼각근 견봉부, 24 극하근, 25 소원근, 26 대원근, 27 광배근, 28 상완삼두근, 29 상완이두근 | 47 장골근, 48 대요근, 49 대둔근, 50 중둔근, 51 대퇴근막 장근, 52 봉공근, 53 치골근, 54 단내전근, 55 장내전근, 56 대내전근, 57 박근, 64 대퇴직근, 65 내측광근, 66 외측광근, 67 반건양근, 68 반막모양근, 69 대퇴이두근, 70 비복근 외측두, 71 비복근 내측두, 72 가자미근, 73 전경골근, 78 장지굴근, 79 장무지굴근 |

## 검도

| 체간 · 상지 | 하 지 |
|---|---|
| 1 장늑근, 2 최장근, 3 전거근, 4 승모근 상부, 5 승모근 중부, 6 승모근 하부, 7 두반극형근, 8 두판상근, 9 견갑거근, 10 흉쇄유돌근, 11 전사각근, 12 중사각근, 13 후사각근, 14 대능형근, 15 소능형근, 16 대흉근 쇄골부, 17 대흉근 흉늑부, 18 대흉근 복부, 19 소흉근, 20 삼각근 쇄골부, 21 삼각근 견봉부, 22 삼각근 견갑극부, 26 대원근, 27 광배근, 28 상완삼두근, 29 상완이두근, 31 완요골근, 32 장요측수근신근, 33 단요측수근신근, 34 척측수근신근, 41 요측수근굴근, 42 장장근, 43 척측수근굴근, 44 천지굴근, 45 심지굴근, 46 장무지굴근 | 47 장골근, 48 대요근, 49 대둔근, 50 중둔근, 51 대퇴근막 장근, 52 봉공근, 53 치골근, 54 단내전근, 55 장내전근, 56 대내전근, 57 박근, 64 대퇴직근, 65 내측광근, 66 외측광근, 67 반건양근, 68 반막모양근, 69 대퇴이두근, 70 비복근 외측두, 71 비복근 내측두, 72 가자미근, 73 전경골근, 78 장지굴근, 79 장무지굴근 |

## 골프

| 체간 · 상지 | 하 지 |
|---|---|
| 1 장늑근, 2 최장근, 3 전거근, 7 두반극형근, 8 두판상근, 10 흉쇄유돌근, 14 대능형근, 15 소능형근, 16 대흉근 쇄골부, 17 대흉근 흉늑부, 18 대흉근 복부, 20 삼각근 쇄골부, 21 삼각근 견봉부, 22 삼각근 견갑극부, 26 대원근, 27 광배근, 28 상완삼두근, 29 상완이두근, 31 완요골근, 32 장요측수근신근, 33 단요측수근신근, 34 척측수근신근, 41 요측수근굴근, 42 장장근, 43 척측수근굴근, 44 천지굴근, 45 심지굴근, 46 장무지굴근 | 47 장골근, 48 대요근, 49 대둔근, 50 중둔근, 51 대퇴근막 장근, 52 봉공근, 53 치골근, 54 단내전근, 55 장내전근, 56 대내전근, 57 박근, 64 대퇴직근, 65 내측광근, 66 외측광근, 67 반건양근, 68 반막모양근, 69 대퇴이두근, 70 비복근 외측두, 71 비복근 내측두, 72 가자미근, 76 장비골근, 77 단비골근, 78 장지굴근, 79 장무지굴근 |

# 부표 2. 스포츠 종목별 ID 스트레칭(2)

여기에서는 각 근육과 ID 스트레칭의 방법(번호로 나타냄) 및 각 스포츠 경기와의 관계를 체간 · 상지, 하지로 나누어 정리하였다.

＊표시는 각 스포츠 경기에서 특히 ID 스트레칭이 필요한 근육을 나타낸다.

| | 근육이름 | 야구 · 소프트볼 | 축구 | 농구 | 배구 | 럭비 | 테니스 | 체조 | 수영 | 육상 (달리기) | 육상 (던지기) | 유도 | 공수도 | 검도 | 골프 |
|---|---|---|---|---|---|---|---|---|---|---|---|---|---|---|---|
| 체간 · 상지 | 1 장늑근 | ＊ | ＊ | ＊ | ＊ | ＊ | ＊ | ＊ | ＊ | ＊ | ＊ | ＊ | ＊ | ＊ | ＊ |
| | 2 최장근 | ＊ | ＊ | ＊ | ＊ | ＊ | ＊ | ＊ | ＊ | ＊ | ＊ | ＊ | ＊ | ＊ | ＊ |
| | 3 전거근 | | | ＊ | ＊ | ＊ | ＊ | ＊ | ＊ | | ＊ | ＊ | ＊ | ＊ | ＊ |
| | 4 승모근 상부 | | ＊ | | | ＊ | | ＊ | ＊ | | ＊ | | | ＊ | |
| | 5 승모근 중부 | | | | | ＊ | | ＊ | ＊ | | ＊ | | | ＊ | |
| | 6 승모근 하부 | | | | | ＊ | | ＊ | ＊ | | ＊ | | | ＊ | |
| | 7 두반극형근 | | | | | ＊ | | ＊ | ＊ | | ＊ | ＊ | | ＊ | ＊ |
| | 8 두판상근 | | | | | ＊ | | ＊ | ＊ | | ＊ | ＊ | | ＊ | ＊ |
| | 9 견갑거근 | | ＊ | | | | | | | | ＊ | ＊ | ＊ | ＊ | |
| | 10 흉쇄유돌근 | | ＊ | | | ＊ | | | ＊ | | ＊ | ＊ | ＊ | ＊ | ＊ |
| | 11 전사각근 | | ＊ | | | ＊ | | | | | | ＊ | | ＊ | |
| | 12 중사각근 | | ＊ | | | ＊ | | | | | | ＊ | | ＊ | |
| | 13 후사각근 | | ＊ | | | ＊ | | | | | | ＊ | | ＊ | |
| | 14 대능형근 | ＊ | ＊ | ＊ | | | | ＊ | ＊ | ＊ | ＊ | | | ＊ | ＊ |
| | 15 소능형근 | ＊ | ＊ | ＊ | | | | ＊ | ＊ | ＊ | ＊ | | | ＊ | ＊ |
| | 16 대흉근 쇄골부 | ＊ | ＊ | ＊ | ＊ | ＊ | ＊ | ＊ | ＊ | ＊ | ＊ | ＊ | ＊ | ＊ | ＊ |
| | 17 대흉근 흉늑부 | ＊ | ＊ | ＊ | ＊ | ＊ | ＊ | ＊ | ＊ | ＊ | ＊ | ＊ | ＊ | ＊ | ＊ |
| | 18 대흉근 복부 | ＊ | ＊ | ＊ | ＊ | ＊ | ＊ | ＊ | ＊ | ＊ | ＊ | ＊ | ＊ | ＊ | ＊ |
| | 19 소흉근 | ＊ | ＊ | | | | | | | ＊ | ＊ | ＊ | | ＊ | |
| | 20 삼각근 쇄골부 | ＊ | ＊ | ＊ | ＊ | ＊ | ＊ | ＊ | ＊ | ＊ | ＊ | ＊ | ＊ | ＊ | ＊ |
| | 21 삼각근 견봉부 | ＊ | ＊ | ＊ | ＊ | ＊ | ＊ | ＊ | ＊ | ＊ | ＊ | ＊ | ＊ | ＊ | ＊ |
| | 22 삼각근 견갑극부 | ＊ | ＊ | ＊ | ＊ | ＊ | ＊ | ＊ | ＊ | ＊ | ＊ | ＊ | | ＊ | ＊ |
| | 23 극상근 | ＊ | | | | | | | | | | | | | |
| | 24 극하근 | ＊ | | | | | | | | | | ＊ | ＊ | | |
| | 25 소원근 | ＊ | | | | | | | | | | ＊ | ＊ | | |
| | 26 대원근 | ＊ | ＊ | ＊ | ＊ | ＊ | ＊ | | ＊ | ＊ | ＊ | ＊ | ＊ | ＊ | ＊ |

| 부위 | 근육이름 | 야구·소프트볼 | 축구 | 농구 | 배구 | 럭비 | 테니스 | 체조 | 수영 | 육상(달리기) | 육상(던지기) | 유도 | 공수도 | 검도 | 골프 |
|---|---|---|---|---|---|---|---|---|---|---|---|---|---|---|---|
| 체간·상지 | 27 광배근 | * | * | * | * | * | * | * | * | * | * | * | * | * | * |
| | 28 상완삼두근 | * | * | * | * | * | * | * | * | * | * | * | * | * | * |
| | 29 상완이두근 | * | * | * | * | * | * | * | * | * | * | * | * | * | * |
| | 30 오훼완근 | | | | | | | | | | | | | | |
| | 31 완요골근 | * | | * | * | * | * | * | * | | | * | | * | * |
| | 32 장요측 수근신근 | | | * | * | | | * | * | | | | | * | * |
| | 33 단요측 수근신근 | | | * | * | | | * | * | | | | | * | * |
| | 34 척측 수근신근 | | | * | * | | | * | * | | | | | * | * |
| | 35 총지신근 | | | | | | | | | | | | | | |
| | 36 장무지신근 | | | | | | | | | | | | | | |
| | 37 단무지신근 | | | | | | | | | | * | * | | * | * |
| | 38 단무지외전근 | | | | | | | | | | | | | | |
| | 39 시지신근 | | | | | | | | | | | | | | |
| | 40 소지신근 | | | | | | | | | | | | | | |
| | 41 요측 수근굴근 | * | | * | * | | | * | * | | | | | * | * |
| | 42 장장근 | * | | * | * | | * | * | * | | | | | * | * |
| | 43 척측 수근굴근 | * | | * | * | | * | * | * | | | | | * | * |
| | 44 천지굴근 | | | * | * | * | * | * | * | | | | | * | * |
| | 45 심지굴근 | * | | * | * | * | * | * | * | | * | * | | * | * |
| | 46 장무지굴근 | * | | * | | | * | * | * | | * | * | | * | * |
| 하지 | 47 장골근 | * | * | * | * | * | * | * | * | * | * | * | * | * | * |
| | 48 대요근 | * | * | * | * | * | * | * | * | * | * | * | * | * | * |
| | 49 대둔근 | * | * | * | * | * | * | * | * | * | * | * | * | * | * |
| | 50 중둔근 | * | * | * | * | * | * | * | * | * | * | * | * | * | * |
| | 51 대퇴근막 장근 | * | * | * | * | * | * | * | * | * | * | * | * | * | * |
| | 52 봉공근 | * | * | * | * | * | * | * | * | * | * | * | * | * | * |
| | 53 치골근 | * | * | * | * | * | * | * | * | * | * | * | * | * | * |
| | 54 단내전근 | * | * | * | * | * | * | * | * | * | * | * | * | * | * |
| | 55 장내전근 | * | * | * | * | | | * | * | * | * | * | * | * | * |
| | 56 대내전근 | * | * | * | * | | | * | * | * | * | * | * | * | * |
| | 57 박근 | * | * | * | * | | | * | * | * | * | * | * | * | * |

| 부위 | 근육이름 | 야구 · 소프트볼 | 축구 | 농구 | 배구 | 럭비 | 테니스 | 체조 | 수영 | 육상 (달리기) | 육상 (던지기) | 유도 | 공수도 | 검도 | 골프 |
|---|---|---|---|---|---|---|---|---|---|---|---|---|---|---|---|
| 하지 | 58 이상근 | | * | | | | | | | | | | | | |
| | 59 외폐쇄근 | | * | | | | | | | | | | | | |
| | 60 내폐쇄근 | | * | | | | | | | | | | | | |
| | 61 상쌍자근 | | * | | | | | | | | | | | | |
| | 62 하쌍자근 | | * | | | | | | | | | | | | |
| | 63 대퇴방형근 | | * | | | | | | | | | | | | |
| | 64 대퇴직근 | * | * | * | * | * | * | * | * | * | * | * | * | * | * |
| | 65 내측광근 | * | * | * | * | * | * | * | * | * | * | * | * | * | * |
| | 66 외측광근 | * | * | * | * | * | * | * | * | * | * | * | * | * | * |
| | 67 반건양근 | * | * | * | * | * | * | * | * | * | * | * | * | * | * |
| | 68 반막모양근 | * | * | * | * | * | * | * | * | * | * | * | * | * | * |
| | 69 대퇴이두근 | * | * | * | * | * | * | * | * | * | * | * | * | * | * |
| | 70 비복근 외측두 | * | * | * | * | * | * | * | * | * | * | * | * | * | * |
| | 71 비복근 내측두 | * | * | * | * | * | * | * | * | * | * | * | * | * | * |
| | 72 가자미근 | * | * | * | * | * | * | * | * | * | * | * | * | * | * |
| | 73 전경골근 | * | * | * | | * | * | * | * | * | * | * | * | | |
| | 74 장지신근 | | * | | | * | | | * | | | | | | |
| | 75 장무지신근 | | * | | | | | | * | | | | | | |
| | 76 장비골근 | * | * | * | * | * | * | * | | * | * | * | | | * |
| | 77 단비골근 | * | * | * | * | * | * | * | | * | * | * | | | * |
| | 78 장지굴근 | * | * | * | * | * | | * | * | * | * | * | * | * | * |
| | 79 장무지굴근 | * | * | * | * | * | | * | * | * | * | * | * | * | * |
| | 80 후경골근 | | | | | | | | | * | * | | | | |
| | 81 단지신근 | | * | | | * | | | * | * | * | | | | |